Evelyn Schmidt

Lehrbuch Konzentrative Bewegungstherapie

Lehrbuch Konzentrative Bewegungstherapie

Grundlagen und klinische Anwendung

Herausgegeben von **Evelyn Schmidt**

Mit Beiträgen von Barbara Bayerl, Waltraut Betker, Ralph Blunk, Elvira Braun, Christine Breitenborn, Anemone Carl, Katrin Damhorst, Margit Eberl, Brigitte Eulenpesch, Anita M. Franz, Birgit Kluck-Puttendörfer, Heidi Lechler, Christine Möller, Degenhard Offergeld, Evelyn Schmidt, Ulrike Schmitz, Karin Schreiber-Willnow, Renate Schwarze und Helmuth Stolze

Mit 20 Abbildungen
und 5 Tabellen

Schattauer Stuttgart New York

Dipl.-Päd. Evelyn Schmidt
Berliner Straße 34
53340 Meckenheim
E-Mail: eve.schmidt@t-online.de

Bibliografische Information der Deutschen Bibliothek
Die Deutsche Bibliothek verzeichnet diese Publikation in der Deutschen Nationalbibliografie; detaillierte bibliografische Daten sind im Internet über <http://dnb.ddb.de> abrufbar.

E-Mail: info@schattauer.de
Internet: http://www.schattauer.de
Printed in Germany

Lektorat: mariscript Lektorat, Marianne Schmidt M. A., Rottenburg
Umschlagabbildung: Max Ernst: »un homme en peut cacher un autre«; © VG Bild-Kunst, Bonn 2005.
Satz: Satzpunkt Ursula Ewert GmbH,
Oswald-Merz-Straße 3, 95444 Bayreuth
Druck und Einband: fgb – freiburger graphische betriebe GmbH & Co. KG, Bebelstraße 11,
79108 Freiburg

ISBN-10: 3-7945-2461-6
ISBN-13: 978-3-7945-2461-7

Vorwort

Die Konzentrative Bewegungstherapie ist ein seit vielen Jahren anerkanntes leiborientiertes psychotherapeutisches Verfahren. Ausgehend von aufmerksamem Wahrnehmen und Bewegen können Erlebens- und Verhaltensmuster deutlich werden. Emotionale Erfahrungen und Erinnerungen, die mit dem leiblichen Ausdrucksgeschehen verbunden sind, werden durch das konzentrative Spüren angeregt und dadurch der bewussten Reflexion zugänglich. Das Verfahren hat seine Wurzeln in frühen körperorientierten Ansätzen der Psychotherapie etwa bei Groddeck, Heyer und Heyer-Grote sowie in der mit dem Namen von Elsa Gindler verbundenen Gymnastikarbeit. Durch Gertrud Heller, eine Schülerin Gindlers, lernte Helmuth Stolze den Wert der Spür- und Bewegungsarbeit kennen. Er verband die damals noch neuen Erfahrungen mit Haltung, Bewegung, Atem und spielerischer Gestaltung von Interaktionen mit seinem psychotherapeutischen Wissen und gab der Methode ihren Namen: *Konzentrative Bewegungstherapie* (KBT). Ab 1959 stellte er sie zunächst mit Gertrud Heller, dann mit Miriam Goldberg bei den Lindauer Psychotherapietagen vor. Seither hat sich die Methode durch vielfältige therapeutische Erfahrungen mit unterschiedlichen Gruppen als Selbsterfahrungsmöglichkeit für Gesunde und körperorientierte Behandlung für Patienten entwickelt. Das Engagement von Ursula Kost, deren besonderes Anliegen es war, die Methode der Konzentrativen Bewegungstherapie lehr- und lernbar zu machen, führte 1977 zur Gründung des Deutschen Arbeitskreises für Konzentrative Bewegungstherapie (DAKBT). In kollegialem Austausch und Diskussionen entstand eine Weiterbildungsordnung, die in den folgenden Jahren kontinuierlich weiterentwickelt wurde. Dies war immer ein gemeinsames Werk, in das unterschiedliche persönliche und theoretische Sichtweisen einflossen. Bedeutsam ist in diesem Zusammenhang, dass im DAKBT die unterschiedlichen Berufsgruppen eine gemeinsame Ausbildung durchlaufen. Krankengymnastinnen, Ärzte, Psychologinnen, Pädagogen, Krankenschwestern, Ergotherapeutinnen und Theologinnen u. a. wenden die Konzentrative Bewegungstherapie in ihren jeweiligen Berufsfeldern an. Gleichzeitig ist aber auch ein eigenes Berufsbild entstanden. Konzentrative Bewegungstherapie ist in vielen Fachkrankenhäusern und Rehabilitationkliniken für psychische und psychosomatische Erkrankungen ein anerkannter und integrierter Behandlungsbestandteil, der von ausgebildeten Therapeutinnen für Konzentrative Bewegungstherapie durchgeführt wird.

Die Lehrbeauftragten im DAKBT sind zuständig für die Durchführung der Weiterbildung und die Weiterentwicklung und Anpassung der Ausbildungsordnung an neue therapeutische Anforderungen und theoretische Erkenntnisse. Sie begannen im Herbst 1995 mit der Ausarbeitung des aktuellen Ausbildungscurriculums. In einem mehrjährigen Diskussionsprozess verständigten sie sich auf die in der Ausbildung wesentlichen Lehrinhalte. Was sollten zukünftige KBT-Therapeutinnen theoretisch und methodisch wissen, um sich in der Arbeit mit den Patienten zurechtzufinden. In diesem Zusammenhang entstand die Idee dem seit 2001 gültigen Curriculum ein Lehrbuch folgen zu lassen. Etwa zwanzig Autorinnen und Autoren beteiligten sich an dem gemeinsamen Projekt. Dadurch können viele individuelle Sichtweisen und therapeutische Erfahrungen dargestellt werden; aber auch das allen gemeinsame Spezifische der Konzentrativen Bewegungstherapie wird deutlich. Die Ausführungen zeigen, wie KBT-Therapeutinnen denken, wie sie leib-seeli-

sche Phänomene verstehen und wie sie mit Patientinnen arbeiten. Das vorliegende Buch soll sowohl für die Weiterbildungskandidaten und Kandidatinnen als auch für Interessierte aus anderen therapeutischen Verfahren eine Orientierung und Anregung für die eigene Arbeit mit Patienten sein.
In den einzelnen Kapiteln gibt es eine Fülle von praktischen Beispielen. Das zeigt: KBT entsteht von Fall zu Fall. Es gibt keinen festgelegten Kanon von Übungen, sondern eine Vorgehensweise: achtsames Spüren, Wahrnehmen und Bewegen. Verbunden mit differenzierter Reflexion kann sich die Konzentrative Bewegungstherapie auf sehr unterschiedliche Erfordernisse und Nöte einstellen. Es ist ein Verfahren, das mit einfachen Mitteln arbeitet und sich in der Arbeit mit kranken wie gesunden Menschen immer wieder neu erfindet.

Die Kapitel im ersten Teil widmen sich den für die bewegungstherapeutische Arbeit grundlegenden Denkmodellen. Anemone Carl und ich zeigen, wie sich Bewegungs- und Ausdrucksgeschehen auf dem Hintergrund analytischer und entwicklungspsychologischer Modelle verstehen lässt.
Die Konzentrative Bewegungstherapie ist eine phänomenologische Methode, die das therapeutische Geschehen, wie es sich unmittelbar in Ausdruck, Bewegung, Haltung und Verhalten zeigt, durch eine genaue Beschreibung zu erfassen sucht. Von da aus lassen sich dann Bezüge zur Lebenssituation oder Biographie herstellen, Bewegungen und Szenen erhalten symbolische Bedeutung. Helmuth Stolze entwickelte in einer seiner letzten Schriften exemplarisch die Zusammenhänge. Der im Dezember 2004 verstorbene Pionier der KBT kann die Veröffentlichung leider nicht mehr erleben.
Noch neu ist die Beschäftigung von KBT-Therapeutinnen mit den Neurowissenschaften, die unser Verständnis von Psychotherapie durch neue Aspekte beeinflussen wird. Eine Einschätzung des aktuellen Kenntnisstands und seiner Bedeutung für die Psychotherapie übernahm Ralph Blunk.

Die empirische Überprüfung und Erforschung der Arbeitsweise der KBT ist seit vielen Jahren ein Anliegen der Forschungsgruppe im DAKBT. Karin Schreiber-Willnow versteht Forschung als notwendige begleitende Reflexion der Arbeit und stellt dar, wie die therapeutische Arbeit durch die Forschung bereichert werden kann.
Die Methode der KBT lässt sich sicher am ehesten am eigenen Leib erfahren. Von daher enthält die Ausbildung einen hohen Anteil an Selbsterfahrung. Diese Erfahrungen sind individuell und an den je besonderen Moment der Erfahrung gebunden. Gleichwohl lassen sich die wichtigsten methodischen Elemente wie die Arbeit mit Haltung und Bewegung, Berührung, Sinneswahrnehmung, Umgang mit Gegenständen, Spiel, Umgang mit Raum und Zeit zusammenfassend beschreiben und die Möglichkeiten ihres Einsatzes in bestimmten therapeutischen Situationen reflektieren. Einen Überblick über die methodischen Grundelemente geben die Autorinnen: Waltraut Betker, Barbara Bayerl, Christine Möller, Brigitte Eulenpesch, Ulrike Schmitz, Katrin Damhorst, Heidi Lechler und Renate Schwarze.
Das Hauptanliegen des Buches ist die Beschreibung und Reflexion der therapeutischen Arbeit. Viele Kolleginnen und Kollegen arbeiten in psychosomatischen Kliniken und in psychiatrischen Einrichtungen. In ihren Praxen behandeln sie oft Menschen mit strukturellen Störungen und/oder psychosomatischen Erkrankungen.
Renate Schwarze und Anemone Carl schildern das Vorgehen in der Einzel- und Gruppenbehandlung.
Anschließend werden Behandlungswege bei verschiedenen Krankheitsbildern vorgestellt. Die KBT hat sich bei der Behandlung unterschiedlicher Erkrankungen bewährt. Sie ist vor allem für Patienten hilfreich, bei denen der Bezug zum Selbst und zum anderen eingeschränkt ist, die Schwierigkeiten beim Umgang mit ihren Gefühlen und der eigenen Leiblichkeit haben. Die Autorinnen beschreiben in ihren Kapiteln zunächst die leib-seelischen Phänomene, die

sich in der Behandlung zeigen, die leibliche Verfassung, den Zugang zu eigenen Gefühlen und Leiberleben, die Beziehungsgestaltung ihrer Patientinnen und Patienten. Sie erläutern dann ihre theoretischen Überlegungen. Dabei benutzen sie vor allem psychoanalytische Modelle der psychischen Dynamik, der Entwicklung und des Verständnisses der therapeutischen Beziehung und der Krankheitslehre, aber auch Erkenntnisse aus den jeweiligen Fachgebieten. Anschließend schildern sie detailliert und anhand von vielen Fallbeispielen und Behandlungssequenzen ihr Vorgehen. Elvira Braun, Christine Breitenborn, Birgit Kluck-Puttendörfer, Heidi Lechler, Ulrike Schmitz, Barbara Bayerl, Brigitte Eulenpesch und Anita Franz geben diesen aufschlussreichen Einblick in die Arbeitsweise der KBT in der therapeutischen Praxis. Margit Eberl zeigt, wie die Methode der KBT wirkungsvoll in der therapeutischen Arbeit mit Kindern und Jugendlichen eingesetzt werden kann. Die supervisorische Arbeit mit KBT in therapeutischen Zusammenhängen stellt Anita Franz vor.

KBT wird nicht nur in der Psychotherapie eingesetzt; sie bereichert auch Beratungen und Ausbildungssituationen. Degenhard Offergeld zeigt, wie KBT als Selbsterfahrung in der pädagogischen Ausbildung genutzt wird.

Als Herausgeberin hatte ich die Aufgabe das gemeinsame Buchprojekt zu koordinieren. Ich bedanke mich bei allen beteiligten Autorinnen und Autoren für ihre Bereitschaft, ihre in langjähriger Praxis gesammelten Erfahrungen zu beschreiben und einem interessierten Publikum zur Verfügung zu stellen. Ich danke ebenso den im Hintergrund mitwirkenden Kolleginnen für Rat und Ermutigung und dem Vorstand des DAKBT, der das Projekt unterstützt hat, Frank Damhorst, Linda Leopold-Lackner und besonders Anke Dalhoff für ihre guten Ideen im richtigen Moment.

Noch ein Wort zur Schreibweise. Der Verlag gab uns die Wahl zwischen drei Möglichkeiten: immer beide Geschlechter benennen wie Therapeutinnen und Therapeuten, Patienten und Patientinnen oder nur die weibliche Form oder nur die männliche Form zu verwenden. Ich entschied mich für die weibliche Form, wo es um allgemeine Nennungen geht. Es sind überwiegend Frauen, die Konzentrative Bewegungstherapie ausüben, sowohl als Therapeutin wie auch als Patientin. Wenn also in den Texten überwiegend die weibliche Form benutzt wird, sind doch immer beide Geschlechter gemeint.

Meckenheim,
im Februar 2006

Evelyn Schmidt

Anschriften der Autoren

Dipl.-Psych. Barbara Bayerl
Klosterheiderweg 5a
13467 Berlin
E-Mail: barbarabayerl@aol.com

Waltraut Betker
Jörg-Ratgeb-Straße 23
75173 Pforzheim
E-Mail: Betker_Ergotherapie@web.de

Dr. med. Ralph Blunk
Parkklinik Bad Rothenfeld
Abteilung für Psychosomatik
Parkstraße 12–14
49214 Bad Rothenfeld
E-Mail: RalphBlunk@gmx.de

Elvira Braun
Sylvanerweg 6
69198 Schriesheim
E-Mail: elvira.braun@web.de

Christine Breitenborn
Volkartstraße 24
80634 München
E-Mail: BreitenbornKBT@aol.com

Dipl.-Päd. Anemone Carl
Johann-Mohr-Weg 5
22763 Hamburg
E-Mail: anemonecarl@t-online.de

Katrin Damhorst
Walhallastraße 72
32108 Bad Salzuflen
E-Mail: damhorst@aol.com

Mag. phil. Mag. rer. nat. Margit Eberl
Severingasse 17/8
1090 Wien
Österreich
E-Mail: eberl.margit@gmx.at

Brigitte Eulenpesch
Keplerstraße 30/4
89073 Ulm
E-Mail: kbteulen@web.de

Anita M. Franz
Egensbach 507
91238 Offenhausen
E-Mail: anita.m.franz@freenet.de

Birgit Kluck-Puttendörfer
Schierenbergstraße 47
72250 Freudenstadt
E-Mail: birgit.kluck_puttendoerfer@web.de

Dipl.-Sozialpäd. Heidi Lechler
Sibyllastraße 35
76275 Ettlingen
E-Mail: Heidi.Lechler@web.de

Dipl.-Psych. Christine Möller
Fasanenstraße 44
10719 Berlin
E-Mail: cmoeller.c@web.de

Dr. theol. Degenhard Offergeld
Hochstallerweg 15
86316 Friedberg
E-Mail: d.offergeld@VR-web.de

Dipl.-Päd. Evelyn Schmidt
Berliner Straße 34
53340 Meckenheim
E-Mail: eve.schmidt@t-online.de

Ulrike Schmitz
Kühnertsgasse 24
90402 Nürnberg
E-Mail: kbt@schmitz-praxis.de

Dr. rer. medic. Dipl.-Math.
Karin Schreiber-Willnow
Hochwinkel 56
51069 Köln
E-Mail: schreibwil@netcologne.de

Renate Schwarze
Hornsteinstraße 18
81679 München
E-Mail: renate.schwarze@t-online.de

Inhalt

II Methode

III Behandlungsformen

IV Behandlung bei spezifischen Krankheitsbildern

I Theoretische Orientierung

1 Zur Bedeutung des Körperbildes

Evelyn Schmidt

1.1 Begrifflichkeit und historische Entwicklung

Einführung

Wir beziehen uns in der therapeutischen Arbeit auf das Körperbild eines Menschen im Sinne eines inneren Bildes, das er von seinem Körper hat. Tatsächlich gibt es kein festes im Gehirn abgespeichertes Bild, vielmehr ist das Körperbild zunächst ein theoretisches Konstrukt, ein Begriff, und ebenso wie das Ich nicht unmittelbar zu beobachten.

Zu den Begriffen Körperbild, Körperschema, Körper-Selbst und Körpererfahrung gibt es eine Fülle wissenschaftlicher Literatur aus unterschiedlichen wissenschaftlichen Richtungen. Neurophysiologie, Kognitionspsychologie sowie die unterschiedlichen psychoanalytischen Schulen haben zur Forschung und theoretischen Begriffsbildung beigetragen.

Grundsätzlich geht es um die Frage, wie Körperlichkeit physiologisch und psychologisch repräsentiert ist. Wie können wir uns in unserer Umwelt zurechtfinden? Haben wir ein konstantes Bild von uns? Wo ist es im Gehirn lokalisiert? Wie erleben Kinder ihren Körper? Welche Funktion hat das Körperbild hinsichtlich unseres Verhaltens, unserer Persönlichkeit und unserer Beziehungsgestaltung? Ist es unbewusst oder in Teilen dem Bewusstsein zugänglich? Wie wirken sich seelische Konflikte im Körperbild aus?

Die vielfältigen Fragen und Forschungsbemühungen führten teilweise zu einer Begriffsverwirrung. Ich will hier einige der wichtigsten Ansätze skizzieren.

Anfänge der Forschung

Die Körperschemaforschung geht bis zum Anfang des 20. Jahrhunderts zurück. Die beginnende neurophysiologische Forschung beschäftigte sich mit dem Phänomen des Phantomglieds und gelangte darüber zu der Annahme von Schemata, die unabhängig von der aktuellen Körpererfahrung im Gehirn vorhanden sind (kortikale Repräsentation). Head (1920) kam zu dem Ergebnis, dass wir uns mithilfe solcher Schemata am eigenen Körper orientieren und dass uns dies die Bewegung in unserer Umwelt gestattet. Wir können gehen, ohne uns über den Bewegungsablauf bewusst zu sein; wir gehen durch eine Tür, ohne unsere Größe zu berechnen. Head unterschied zwischen einem Haltungs- und einem Oberflächenschema, das alle aus der Bewegung (kinästhetisch) oder Berührung (taktil) stammenden Reize aufnimmt und, indem es sie mit dem vorhandenen Schema vergleicht, einordnet. Für Head ist das Körperschema eine autonome Funktion des Zentralnervensystems, die bereits in frühen Entwicklungsphasen angelegt ist, die autonom reift, sich aber mit den zunehmend vielfältigen Handlungs- und Bewegungserfahrungen im Laufe der Entwicklung ausdifferenziert.

Das funktionierende Körperschema ermöglicht uns unsere Bewegung zielgerichtet zu steuern, ohne anzustoßen durch einen Türrahmen zu gehen, einen Ball zu fangen, zu balancieren, Teile des eigenen Körpers zu lokalisieren, rechts und links zu unterscheiden, uns im Raum zu orientieren.

Die Ausbildung und Schulung des Körperschemas spielt bei der Frühförderung und im Sport eine große Rolle. Durch Anregung und Wiederholung von Bewegungserfahrungen werden die

Orientierung am Körper und mit Gegenständen sowie der Raum-Umgebungs-Bezug verbessert. Dies kann dann auch psychologische Auswirkungen haben wie etwa eine größere Selbstsicherheit. Von Störungen des Körperschemas spricht man vorwiegend in der klinischen Neurologie.

Psychoanalytische Konzepte

Der Psychoanalytiker Paul Schilder knüpft an die Überlegungen Heads an und verbindet sie weiter mit psychoanalytischen Erkenntnissen. Er spricht dann vom »body-image«, was auch unbewusste Vorstellungen vom Körper mit einbezieht.

»*Das Bild des menschlichen Körpers bedeutet die psychische Repräsentanz unseres Körpers, die wir in unserer Vorstellung formen [...] Das Körperschema ist das dreidimensionale Bild, das jeder von sich selber hat. Wir können es auch Körperbild (body-image) nennen.*« (Schilder 1950)

Diese Definition trug einiges zur begrifflichen Verwirrung bei, allerdings muss man sehen, dass Schilder hier konsequent psycho-somatisch denkt. Für ihn greifen physiologische und psychische Prozesse ineinander, die Trennung in einen organischen und einen psychischen Bereich ist für ihn künstlich.

»*Wir sollten aber nicht vergessen, dass die reinen psychischen Prozesse gleichzeitig auch organische Prozesse von spezifischem Charakter und Komplexitätsgrad sind. Es gibt keine psychischen Prozesse, in die nicht Gehirnmechanismen involviert sind.*« (Schilder 1950)

Körperbildphänomene sind nach Schilder wie in einem Schichtenmodell auf mehreren Ebenen organisiert, wobei die unterste Ebene rein physiologisch im Sinne Heads zu verstehen ist, die obere Ebene den psychischen Prozessen entspricht. Die Prozesse auf diesen Ebenen stehen untereinander in Verbindung, beeinflussen und bedingen sich wechselseitig. Das Körperbild entwickelt sich in dieser Konzeption in der Erfahrung, die der Einzelne im kommunikativen Austausch mit seiner Umwelt macht. Es ist dynamisch, also keine konstante Größe, und wird immer wieder neu gebildet und strukturiert.

»*Das Körperbild ist [...] niemals eine vollständige Struktur, es ist niemals statisch: Es gibt immer Zerfallstendenzen. Mit den wechselnden physiologischen Situationen des Lebens müssen neue Strukturbildungsprozesse ablaufen, die Lebenssituationen verändern sich laufend.*« (Schilder 1950)

Darüber hinaus hat das Körperbild eine eigene libidinöse und emotionale Struktur. Es entwickelt sich in der Lebensgeschichte, wie es die psychoanalytische Entwicklungstheorie beschreibt. Es ist in einen sozialen Kontext eingebunden, das heißt, Einstellungen und Verhalten von Personen der sozialen Umgebung beeinflussen das Körperbild im Sinne eines Lernens am Modell. Projektion und Introjektion verändern das Körperbild, das heißt, wir nehmen Haltungen und Körperbildteile anderer Personen in unser Körperbild auf bzw. wir projizieren Teile des eigenen Körperbildes auf andere Personen und auf unsere Umgebung.

Zusammenfassend kann man sagen, dass für Schilder das Körperbild den Kern der Ich-Entwicklung bildet und damit ein zentraler Begriff für eine psychoanalytische Theorie vom Menschen ist. Es unterliegt den aus der Untersuchung der psychischen Mechanismen bekannten Wirkmodalitäten: Introjektion, Projektion, Verschiebung libidinöser Energie innerhalb des Körperbildes, Abspaltung, Verzerrung. Es kann regredieren bis auf frühe Formen und es kann sich mit dem Entstehen reifer Objektbeziehungen nach Überwindung des Ödipuskomplexes sich in Richtung eines einheitlichen und sicheren Körpererlebens entwickeln.

Begriffliche Ordnung

Mit dem Entstehen der körperorientierten Therapieformen kam erneut Interesse an Körperbildtheorien auf. Man wollte die dort erlebten Phänomene besser verstehen und wissenschaftlich einordnen. Die alten Ansätze bei Head und Schilder wurden wieder aufgegriffen und weiterentwickelt. Zu nennen sind hier Joraschky (1986), der dem Körperschema den Begriff »Körper-Selbst« gegenüberstellt, Bischof (1966) spricht vom »Körper-Ich«, Fisher (1970) von »Körper-Bewusstheit«. Hinzu kam eine Fülle empirischer Untersuchungen.

Bielefeld (1986) unternahm dann den Versuch, die Begriffsvielfalt zu ordnen und schlug als Oberbegriff »Körpererfahrung« vor. Dieser umfasst die beiden Teilbereiche Körperschema und Körperbild. Sie beschreiben die wahrnehmungsorientierte und persönlichkeitsorientierte Auseinandersetzung mit dem Körper.

Körpererfahrung verweist *»zunächst auch auf das Wahrnehmen (hier des eigenen Körpers), doch wird dieses Wahrnehmen nicht allein als neurophysiologischer Prozess der Intero- und Exterozeptoren verstanden, vielmehr ist jede Wahrnehmung zugleich auch untrennbar mit Empfindungen (Erlebnisqualitäten), mit Gefühlen der Zustimmung oder Ablehnung, der Freude oder des Ärgers, usw. verbunden.«* (Bielefeld 1986)

Bielefeld schlägt eine klare Trennung der Bereiche Körperbild und Körperschema vor, denen er jeweils besondere Aspekte zuordnet.

- Das **Körperschema** ist der neurophysiologische Teilbereich der Erfahrung, der alle perzeptiv-kognitiven Leistungen bezüglich des eigenen Körpers umfasst. Dazu gehört die Orientierung am eigenen Körper mithilfe der Oberflächen- und Tiefensensibilität und der kinästhetischen Wahrnehmung, das Einschätzen der Größenverhältnisse sowie der räumlichen Ausdehnung des eigenen Körpers und die Kenntnis von Bau und Funktion des eigenen Körpers einschließlich Rechts-Links-Unterscheidung.
- Das **Körperbild** ist der psychologisch-phänomenologische Teilbereich der Körpererfahrung, der alle emotional-affektiven Leistungen bezüglich des eigenen Körpers erfasst. Dazu gehören die psychische Repräsentation des Körpers, das Erleben der Körpergrenzen sowie die mit dem Körper verbundenen Einstellungen und Wertungen.

Durch diese Einteilung wird begriffliche Klarheit geschaffen, die Verständigung bei unterschiedlichen Theoriehintergründen erleichtert. Zudem sind die benannten Einzelaspekte besser der empirischen Forschung zugänglich.

Neuropsychologische Forschung

Auch die Erkenntnisse der neueren neurobiologischen und neuropsychologischen Forschung helfen, Vorstellungen zum Körperschema bzw. Körperbild zu entwickeln. Deneke (2001) beschreibt, wie die Körperoberfläche im somatosensorischen Kortex repräsentiert ist, und zwar in vier Arealen, die jeweils den gesamten Körper so repräsentieren, dass eine Sinnesmodalität dominiert. Propriozeptive Signale aus Muskeln und Gelenken sind in einem Areal kartiert, Signale von der Haut in einem anderen. Sie werden in den anderen Arealen weiterverarbeitet und miteinander verknüpft. Die sensorischen Informationen werden dann mit Informationen aus anderen Kortexgebieten verknüpft und zu einem umfassenden Wahrnehmungseindruck integriert. Dieser Eindruck kann nun vom Gehirn vielfältig weiterbearbeitet werden und etwa mit gespeicherten Informationen und Erinnerungen verbunden werden. **Körpererinnerungen** entsprechen weitgehend Erfahrungen, die im implizit-prozeduralen Gedächtnis gespeichert sind.

»Zu den Inhalten des impliziten Gedächtnissystems gehören nicht nur Sinneswahrnehmungen, sondern ebenfalls Bewegungs- und Verhaltensmuster zusammen mit den gleichzeitig er-lebten Affekten.«

»Früh erworbene Erwartungen und Verhaltensstrategien, wie sie zum Beispiel von der Bindungsforschung beschrieben werden«, gehen ins implizite Gedächtnis ein. *»Sie sind dem Bewusstsein nicht zugänglich und treten nur im Verhalten in Erscheinung. Auch die früh erlebten Affektmuster werden zunächst im implizit-prozeduralen Gedächtnis gespeichert und bilden den so genannten ›affektiven Kern‹.«* (Köhler 1998)

Aber auch bedeutsame Beziehungsszenen, die im explizit-deklarativen Gedächtnis gespeichert sind, können bei der aktuellen Körperwahrnehmung erinnert werden.
Der Vorgang der aktuellen Körperwahrnehmung erscheint aus der Sicht der neuropsychologischen Forschung als komplexe neuronale Aktivität, die wiederum mit anderen komplexen Hirnleistungen, etwa Gedächtnisleistungen und Gefühlen, verknüpft ist. Dies kann wiederum neuronale Aktivitäten zur Folge haben, die die organismische Reaktion beeinflussen.
Im **Erleben** des Einzelnen treten Empfindungen, organismische Reaktionen, Gefühle und Vorstellungsbilder zusammen. Aus dieser Sicht erscheint das Körperschema als Wahrnehmungsbasis, die mit gespeicherten Informationen, z. B. früheren Erfahrungen, Gefühlen oder Beziehungsszenen zum Körperbild verknüpft wird.
Körperwahrnehmung ist damit vielfältig verknüpft mit Erinnerungen und Phantasien; auf der anderen Seite aber auch mit dem Organismus in seiner stoffwechselregulativen Funktion. (Durchblutung, Ausschüttung von Hormonen). Damit lässt sich das Körperbild auch als vermittelnde Instanz zwischen Organismus und Psyche denken.
Eine klare Unterscheidung zwischen Körperschema und Körperbild lässt sich meines Erachtens aus den neuropsychologischen Theorieansätzen nicht ableiten. Vielmehr scheint sich die Sichtweise Schilders zu bestätigen, die Körperschema und Körperbild als ganzheitlichen und komplexen Prozess beschreibt.

1.2 Das Körperbild in der frühkindlichen Entwicklung

Das Körperbild entwickelt sich in der Interaktion mit den frühen Bezugspersonen in bestimmten Differenzierungs- und Entwicklungsschritten. Dies wird zum einen beeinflusst durch die natürliche Reifung des Kindes, seine zunehmenden sensorischen und motorischen Fähigkeiten, zum anderen durch die Beziehungen, in die das Kind eingebunden ist, und die leiblichen wie verbalen Antworten, die es auf seine leibhaften Äußerungen erhält. Es kann einer fördernden oder hemmenden Umwelt ausgesetzt sein, die Eltern können liebevoll, unterstützend, aber auch gleichgültig, ablehnend oder gewaltsam auf das Kind einwirken. Die psychophysischen Spuren dieser Beziehungen prägen das Körpererleben und bestimmen das Körperbild.
Psychoanalytische Autoren haben vielfach die frühe Entwicklung und die sie begleitende Interaktion und deren Auswirkungen beschrieben. Bereits Freud (1905) beschreibt ja mit seinem triebtheoretischen Konzept der oralen, analen und genitalen Phase frühe Körperbilder.

Margret Mahler

Mahler hat sich ausführlich mit den frühen Selbstbildungsprozessen befasst. Das Körperbild sieht sie als eine eigene Struktur, die sich im Prozess der Subjekt-Objekt-Differenzierung bildet.
»*Die Wahrnehmung innerer Vorgänge, etwa die mit dem Füttern und der Reaktion auf Berührung verbundenen, die später durch die Wahrnehmung von Entfernung ergänzt werden, bilden die Grundlagen der seelischen Repräsentation des Körpers als Körperschema. All das konstituiert den Kern des Ichs, des Zentrums, um das sich Erinnerungsspuren, Gefühle und Vorstellungen vom Selbst kristallisieren, strukturieren und organisieren.*« (Mahler 1968)
Nach Mahler entstehen noch innerhalb der symbiotischen Matrix durch rhythmische Lust-Unlust-Sequenzen erste »Engrammata« bezüglich des eigenen Körpers. Über die taktile Zuwendung durch die Mutter kann das Kind Aufmerksamkeit nach außen wenden und Haut und Sinnesorgane libidinös besetzen. Mit der Aneignung von motorischen Fähigkeiten und zunehmender Differenzierung der sinnlichen Wahrnehmungen werden Körperbildstrukturen aufgebaut, in die Spuren der Beziehungser-

fahrungen und der damit verbundenen Gefühle aufgenommen werden. Erst wenn die libidinöse Besetzung der Körperperipherie und des Körperinneren gefestigt ist, beginnt die Entwicklung eines Identitätsgefühls und die Loslösung vom Objekt.

»*Die Integration unserer Körpergefühle und unbewussten Phantasien über das Körper-Selbst, insbesondere seinen Inhalt, verbunden mit visuellen, akustischen und kinästhetischen Daten darüber, ist eine relativ späte Errungenschaft des Ichs. Sie fällt zusammen mit der ersten Integrationsebene des Identitätsgefühls, das ein Produkt des im Gange befindlichen Loslösungs- und Individuationsprozesses ist.*« (Mahler 1968)

Selbstpsychologie

Im Gegensatz dazu stehen selbstpsychologisch orientierte Theoretiker, die sich auf die Erkenntnisse der Säuglingsforschung beziehen, wie Stern, Lichtenberg und Sander. Die These einer undifferenzierten Matrix wird aufgrund von Säuglingsbeobachtungen verworfen. Stern kommt durch empirische Forschungsergebnisse zu der Theorie von angeborenen Schemata von »Selbst« und vom »Anderen« und vom »Selbst zusammen mit Anderen«. Er hebt im Selbsterleben das körperliche Selbst hervor, »*das als kohärente physische Entität mit eigenem Willen, einzigartigen Affektregungen und eigener Geschichte erlebt wird*« (Stern 1992).

Lichtenberg (1991) spricht von Bedürfnisstrukturen, die von Anfang an vorhanden sind und durch die vom Kind mit seiner Umwelt gemachten Erfahrungen erweitert werden. Das Kind bringt in den Dialog mit der Umwelt bereits alle Sinnesmodalitäten sowie eine differenzierte Wahrnehmungsfähigkeit mit. Durch affektive Einstimmung nimmt die Mutter modifizierend an der Welt des Kindes teil. Durch die Resonanz, die das Kind findet, kann es seine innere Welt aufbauen.

Die selbstpsychologisch orientierten Autoren entwickeln keinen expliziten Körperbildbegriff, sprechen eher vom Körperselbst.

Francoise Dolto

Dolto beschäftigt sich mit dem unbewussten Bild des Körpers. Sie unterscheidet Körperschema und Körperbild. Das Körperschema ermöglicht uns den Kontakt zur physischen Welt und ist »*für alle Individuen der Gattung Mensch das gleiche*«. Es strukturiert sich durch Lernen und Erfahrung. Das Körperbild ist individuell. »*Es ist an das Subjekt und seine Geschichte gebunden [...] ist die lebendige Synthese unserer emotionalen Erfahrungen.*« Es wird durch den kommunikativen Austausch mit anderen strukturiert. »*Nur dank unserem Körperbild, das getragen und durchkreuzt wird von unserem Körperschema, können wir mit anderen kommunizieren.*« (Dolto 1987)

Dies ist für sie gemäß den »großen Körperthemen« strukturiert. Es gibt für sie somit ein orales, ein anales, ein urethrales und ein genitales Körperbild.

Diese Körperbilder enthalten die mit den Bezugpersonen erlebten Interaktionen. In den ersten beiden Lebensjahren entstehen eine Differenzierung von außen und innen und die zunehmende Abgrenzung des eigenen Körpers vom Körper der Mutter. Etwa im dritten Lebensjahr kommt es durch die Spiegelerfahrung zu einer tief greifenden Änderung. Über die Identifikation mit seinem Spiegelbild kommt das Kind zu einer neuen Erfahrung von Einheitlichkeit. Die vorher aufgebauten und an konkrete Interaktionen gebundenen Körperbilder werden zugunsten einer einheitlichen Vorstellung vom Körper verdrängt. Damit wird es möglich, den eigenen Körper so zu sehen, wie ihn andere sehen, sowie sich mit anderen zu vergleichen. Die Entdeckung des Geschlechtsunterschiedes wird möglich, womit die Voraussetzung für die ödipale Situation gegeben ist.

Dolto betont in ihrer Konzeption die Bedeutung der Sprache. Worte, die zunächst eine liebevolle Interaktion begleiten, später ersetzen, helfen dem Kind aus einem zunächst chaotischen ein strukturiertes Körpererleben und Körperbild aufzubauen. Damit das Kind ein von der Umwelt und von seinen unmittelbaren

Bedürfnissen und Trieben losgelöstes Bild von sich und seinem Körper entwickeln kann, braucht es eine »symboligene Kastration«. Zum Beispiel ist es wichtig, das Kind von der Brust zu entwöhnen und ihm gleichzeitig die verbale Verbundenheit als Ersatz anzubieten: Worte statt Milch. Der Weg »vom Substanziellen zum Sublimen« ist für Dolto Voraussetzung für die Teilnahme an der menschlichen Gemeinschaft. Das Körperbild ist in ihrer Konzeption eng mit der Sprache verknüpft. Durch die sprachliche Benennung wird es unabhängig von der jeweils besonderen unmittelbaren Erfahrung als dauerhaftes Bild verankert.

Die meisten Autoren beziehen sich auf den Aufbau des Körperbildes in den ersten Lebensjahren. Das Körperbild erfährt aber auch in der späteren Entwicklung tief greifende Veränderungen. Insbesondere die Pubertät wird in ihrer Auswirkung auf das Körperbild oft unterschätzt. Zudem haben Erfahrungen wie Schwangerschaft und Geburt nachhaltigen Einfluss, ebenso die Veränderungen durch Altern.

1.3 Körperbildphänomene in der KBT-Arbeit

Körperbilder als Verständnishintergrund

KBT-Therapeutinnen begannen sich mit dem Körperbild zu beschäftigen, um die in der Arbeit auftauchenden Phänomene verstehen und einordnen zu können. Sie orientierten sich dabei weitgehend an psychoanalytischen Körperbildtheorien.

Becker beschreibt die Konzentrative Bewegungstherapie als therapeutisches Einwirken auf das Körperbild.

»Der als Anspüren des eigenen Körpers bezeichnete Vorgang beruht auf der Entwicklung eines intensiven Körperschemas, besser Körperraumbildes (body image). Normalerweise haben wir nur ein sehr unbestimmtes Gefühl von der Wertheit des eigenen Körpers, welches allerdings durch Bewegungen, durch das Hinzutreten der kinästhetischen Komponente beträchtlich verstärkt wird [...] Die sensiblen Resteindrücke und die kinästhetische Wahrnehmung sind aber eine Voraussetzung zur Entstehung eines Körperraumbildes. Sie tragen dazu bei, dass – mit den Worten Schilders – aus dem ›leeren‹ ein ›volles‹ (beseeltes) Wissen vom Körper wird.« (Becker 1981)

Durch die konzentrative Einengung auf die Wahrnehmung von Körperempfindungen wird das Körperbild aktiviert, das heißt, die mit dem Körper oder einer Körperregion verknüpften Körpererinnerungen und Beziehungsszenarien werden wieder belebt. Dies schließt Empfindungen und Gefühle mit ein.

Beim Auftauchen von Erinnerungen, die mit dem Körper verbunden sind, sollte uns klar sein, dass es sich hierbei nicht um Originale handelt, sondern um im Moment der Erfahrung neu konstruierte Vorstellungen. Die gespeicherten Erinnerungsspuren (sensorische Eindrücke und Bilder) werden mit der aktuellen Wahrnehmung verknüpft. Wir finden in unserer Arbeit kein konstantes Körperbild, sondern ein vielfältig variierendes. Ich spreche daher lieber von **Körperbildern.**

Frauke Besuden hat mit ihren Ausführungen eine für die praktische Arbeit bis heute gültige Grundlage geschaffen.

»Das Körperbild ist als ein inneres Modell zu verstehen, das der Mensch von seinem Körper hat und das als Matrix für sein Körpererleben, für seine Vorstellungen von seinem Körper und für sein aktives Umgehen mit dem Körper gilt.« (Besuden 1984)

Sie benennt drei Aspekte, die in der therapeutischen Arbeit wichtig sind:

- die bewusste Vorstellung vom Körper, die über reale und phantasierte Anteile verfügt
- die unbewusste Einstellung zum Körper
- das Fremdbild, das sich dem Beobachter zeigt in Haltung, Bewegung, Interaktion

Hinweise auf das Körperbild

Raum und Grenzen

Das Erleben der Körpergrenzen sowie des Innen- und Umraums geben erste Hinweise auf das Körperbild. Der Innenraum wird am deutlichsten als Eigenraum erlebt. Er wird mit dem eigenen Selbstempfinden verbunden und als das mehr oder weniger gut vom Selbst bewohnte »Haus« erlebt. Die Haut begrenzt diesen Raum als Hülle, die im Normalfall als sicher, schützend, abgrenzend, aber durchlässig erscheint; metaphorisch ausgedrückt als offene Poren oder schützende Hülle oder atmende Haut. Klinische Phänomene sind: sich wie in einem Panzer fühlen, Körpergrenzen undeutlich oder mit Verwundungen oder Löchern wahrnehmen, Teile oder den ganzen Körper als unabgegrenzt offen und schutzlos oder verschmolzen mit der Umgebung empfinden.

Der Innenraum wird normalerweise als im Rhythmus der Atembewegung sich weitender und zurückschwingender Raum erfahren, erscheint als freier und leerer Raum, auch als Raum für Gefühle und Empfindungen. Wenn die Hinwendung nach innen möglich ist, wird ein Gefühl der Ruhe damit verbunden. Er kann auch als zu erforschender geheimnisvoller Raum erscheinen, angefüllt mit noch nicht entdeckten Möglichkeiten. Andererseits kann der Erfahrende sich eher flach fühlen, also keine räumliche Präsenz spüren, der Raum kann schrumpfen oder aufgebläht sein; leer und ohne Leben oder angefüllt mit Affekten.

Für die Erforschung des Innenraums ist eine wache, nach innen gerichtete Aufmerksamkeit erforderlich, Introspektionsfähigkeit, wie sie viele Patienten zunächst nicht haben. Sie gleiten dann ab in den Schlaf, langweilen sich oder werden unruhig.

Insofern die Entstehung der Körpergrenzen auf die frühe Entwicklungszeit zurückführt, geben diese Erfahrungsweisen oft einen Hinweis auf frühe bzw. basale Störungen eines Menschen und werden tatsächlich häufig bei Psychosomatosen, psychiatrischen Erkrankungen und narzisstischen Krankheitsbildern beschrieben. Ich rate trotzdem davon ab, eindeutige Zuordnungen im Sinne eines diagnostischen Systems zu treffen. Das Körperbilderleben ist auch stark von der derzeitigen Lebenssituation und der aktuellen Situation während einer Körpererfahrung abhängig. Verluste von wichtigen Bezugspersonen, innere Konflikte sowie das Gruppengeschehen und die momentane Beziehung zur Therapeutin beeinflussen das aktuelle Körpererleben in nicht immer abzuschätzender Weise.

Den Umraum kann man in drei Erlebnisschichten aufteilen.

- Zunächst ist dies der **unmittelbare Raum**, der von dem sensiblen Spüren der Haut ausgeht und meist als zur Körpergrenze zugehörig erlebt wird, manchmal auch wie »ausstrahlend« wahrgenommen, auch der Raum intimer Begegnung. Hiermit sind Wünsche nach Halt und Berührung, nach Nähe und Anwesenheit verbunden, oft als Sehnsucht erlebt.
- Die zweite Schicht wird vom Tastsinn und der Motorik bestimmt. Es ist der Raum, der durch tastende Bewegungen ausgefüllt wird, der Raum, in dem wir jemand oder etwas ergreifen oder wegstoßen, auch uns abwenden oder zuwenden. Diese Schicht ist bestimmt durch Hinwendung zum Außen, auch zum Anderen, durch willentliche Aktivität und unmittelbar aufsteigende Bewegungsimpulse. Das kann mit Neugier auf Erfahrungen und Lust an eigener Aktivität verbunden sein, aber auch von Ängsten, Hemmungen und zurückgehaltenen Impulsen bestimmt werden. Dieser unmittelbare **greifbare Umgebungsraum** wird oft als »personaler« Raum erlebt. Verinnerlichte Elternfiguren können im hinteren Raum, Partner an der Seite oder im vorderen Raum erlebt werden.
- In einer dritten Schicht erfahren wir den äußeren Raum über Hören und Sehen als **Fernraum**. Er kann zum Möglichkeitsraum werden und zu erforschender Bewegung anregen. Dies erfordert eine Trennung von der vertrauten Umgebung. Das Eigene kann in einem Bild des Ganzen verortet werden, wo-

mit es einbezogen, aber auch relativiert wird. In Gruppen erscheinen die anderen Gruppenmitglieder als Mitspieler und Bezugspunkte. Während wir im bisher Beschriebenen die Themen der frühen Entwicklung und des Individuationsprozesses erkennen können, sehen wir hier die Aufgabe, den Beziehungsraum über die unmittelbaren Beziehungen hinaus zu erweitern zum Gruppenraum. Eine sichere Bewegung in diesem Raum setzt eine gelungene Ablösung und die innere Möglichkeit der Triangulierung voraus. Eigene Wege können ausprobiert werden. Auch die Lebenszeit als gefüllter Raum hinter mir oder als vor mir liegende Lebenszeit wird imaginiert. Für viele Patienten ist dieser Raum zunächst völlig uninteressant oder wird als Fluchtraum vor den nahen Begegnungen genutzt.

Struktur

Die Wahrnehmung der Körpergröße, die Orientierung am eigenen Körper, die Erfahrung der knöchernen Struktur sowie die Gliederung des Körpers durch gelenkige Verbindungen sind mit der Erfahrung einer differenzierten Ganzheit, mit dem Gefühl von innerem Halt und Zusammenhang verbunden. Besonders wenn angstvolle Phantasien das Körpererleben beherrschen, kann durch die Zentrierung der Wahrnehmung auf diesen mehr dem Körperschema zugehörigen Bereich die Verbindung zur Realität gefördert werden.

Organe

Organe werden meist im Zusammenhang mit dem Innenraum thematisiert. Außer dem Herzen durch den Herzschlag und dem Darm durch Geräusche können sie bei gesundem Funktionieren nicht gespürt werden, sind aber durch imaginatives Erleben zugänglich. Ist ein Organ mit Krankheit belastet, wird es zum Gegenstand vielfältiger Phantasien, die dysfunktionale Prozesse abbilden. Psychoanalytische Autoren (Kutter 1981, Plassmann 1993) sehen Organerkrankungen auch im Zusammenhang mit unbewussten Phantasien, die konflikthaftes Beziehungsgeschehen abbilden. In der therapeutischen Arbeit mit KBT können solche Phantasien bewusst werden.

Geschlecht

Die Wahrnehmung des Körpers als weiblicher oder männlicher Körper ist oft mit verinnerlichten Rollenbildern und Bewertungen verbunden. Die Erfahrung und Benennung von Geschlechtsteilen kann mit Schamgefühlen belastet sein. In der KBT können männliche bzw. weibliche innere Modelle bewusst werden und durch das Anregen spielerischer Bewegungsmöglichkeiten mehr in lustvoller Weise erlebt werden.

Größenverzerrungen und Spannungen

Unterschiede zwischen dem Erleben der rechten und linken Körperhälfte oder der oberen und unteren Körperhälfte sind sehr häufig. Sie weisen, ebenso wie Verspannungen in Körperzonen, auf innere Konflikte hin. Rechts-links-Unterschiede zeigen meist entwickeltere und »kindliche« Anteile im Konflikt, auch »männliche« und »weibliche« Seiten, rationale oder gefühlsorientierte Seiten. Die Unterschiedlichkeit kann als »verschiedene Seiten« erlebt werden, aber auch bis zur Abspaltung einer Seite gehen. Spannungen weisen oft auf einen Konflikt zwischen Bewegungsimpuls und Hemmung hin.

Die therapeutische Arbeit

Für die praktische Arbeit fragen wir nach der Körperwahrnehmung, nach den damit verbundenen Gefühlen und den aufkommenden inneren Bildern, um die erlebten Phänomene gemeinsam mit dem Patienten zu erschließen. Deutungen werden vermieden, vielmehr wird ein Selbsterforschungsprozess angeregt, der zu allmählichen Veränderungen im Körperbild führt. Mit den KBT-Angeboten können wir dabei gezielt Konflikte oder Defizite ansprechen.

Alle Angebote, die wir in der KBT machen, führen zu Hinweisen auf das Körperbild und zu seiner Modifikation. Durch die KBT-Angebote fokussieren wir bestimmte Themen der Entwicklung und der Beziehungserfahrungen und finden damit Körperbilder aus verschiedenen biographischen Schichten. Ein entwickeltes und integriertes Körperbild bei einer Körpererfahrung im Stehen kann mit einem fragmentierten oder verzerrten Körperbild bei einer Erfahrung im Liegen wechseln. Die beobachteten und erlebten Phänomene sollten dann durch weitere therapeutische Arbeit in eine »Szene« gebracht werden, um so Bedeutung und Einordnung zu erfahren. Das heißt, wir versuchen, mit dem Patienten von der aktuellen Erfahrung aus zu der verinnerlichten Beziehungserfahrung zu gelangen. Dazu im Folgenden einige Beispiele.

Körperhaltung

Frau D. steht Kopf gesenkt, Brust eingesunken, Arme eng an den Körper gezogen. Der Oberkörper ist leicht zurückgebogen, das Becken leicht nach vorne geschoben, die Beine fest gegen den Boden gestemmt.

FDer therapeutische Beobachter sieht deutlich zwei entgegengesetzte Bewegungsrichtungen: ein Vorwärtsdrängen im unteren Bereich, ein Zurückweichen im oberen Körper. Ebenso in der Vertikalen: kraftvoll gegen den Boden nach oben stemmen und von oben her einsinken bzw. nach unten gedrückt sein.

Der Patientin ist diese Haltung »natürlich«. Um die in dieser Haltung deutlich werdende, zunächst nicht bewusste Widersprüchlichkeit bewusst wahrnehmbar zu machen, könnte eine mögliche Intervention sein: »Nehmen Sie sich in Ihrem Stehen wahr.« Und in einem zweiten Schritt: »Verstärken Sie das, was Sie wahrnehmen.«

Die Patientin beschreibt sich: »Mit den Füßen bin ich in den Boden gekrallt, in den Beinen bin ich fest und sicher. Oben bin ich so geduckt.« Ich frage, welche Gefühle mit dieser Haltung verbunden sind, worauf die Patientin sagt, es sei unangenehm, anstrengend. Ich stelle mich ihr gegenüber und frage nach den Gefühlen mir gegenüber, worauf sie leicht erstaunt sagt, es sei so, als ob sie sich schäme, und im weiteren Verlauf: »Aber mit den Beinen stehe ich fest, da lasse ich mich nicht niedermachen.«

Ich trete wieder zur Seite und rege die Patientin an, die Augen zu schließen und sich eine Person vorzustellen, die zu ihrer Haltung passt. Nach einer Weile löst sie sich aus der Haltung und sagt: »Ich sehe meinen Vater vor mir, der unzufrieden mit mir ist und mich runtermacht.«

Dies war eine Szene, die sich etwa ab dem 7./8. Lebensjahr häufig wiederholt hatte und die sich in verdichteter Form im Körperausdruck, in der Haltung der Patientin zeigte. In der Haltung wird so, der Patientin unbewusst, eine das Körperbild bestimmende beziehungsleitende Phantasie deutlich.

In der therapeutischen Arbeit ist es wichtig, zunächst die reale Körperhaltung wahrzunehmen. Dabei zeigt sich in diesem Fall ein klares, voll entwickeltes Körperbild, das von Widersprüchen bestimmt ist. Durch Wahrnehmen, Verstärken und eine Zeit lang In-der-Haltung-Verweilen wird dies für die Patientin klar. Durch das reale Gegenüberstellen und/oder das imaginative Gegenüber klären sich die emotionale Botschaft sowie die biographisch bedeutsame Szene, die dann verbal weiter bearbeitet und verstanden werden muss. Anschließend können alternative Haltungen zu der erforschten fixierten Haltung erprobt werden.

»Stellen Sie sich noch einmal in Ihre gewohnte Haltung zurück. Bemerken Sie, welche Bewegungsimpulse jetzt in Ihnen entstehen.«

Frau D. richtet sich auf und tritt einen Schritt zurück. »So kann ich besser standhalten.« Ich fordere sie auf, verschiedene Möglichkeiten zu probieren, nicht sofort nach der »richtigen« Lösung zu suchen. Sie stampft auf, stemmt die Arme in die Seiten. Dann stellt sie sich in Standbein-Spielbein-Position und neigt kokett den Kopf zur Seite.

Auf diese Weise kommen sowohl aggressive Regungen als auch Wünsche zu gefallen und zu flirten ins Spiel. In dieser Phase ist es wichtig, dass die Patientin sich nicht gleich wieder festlegt, sondern vielfältige Möglichkeiten erprobt, und die Therapeutin zur anregenden und Impulse aufgreifenden Mitspielerin wird.
Wenn wir Haltungen als Ausdruck eines inhärenten Körperbildes verstehen, kommt es darauf an, sie in »ursprünglich« wirkende Beziehungserfahrungen zu übersetzen, sie in Beziehungsszenen erlebbar zu machen. Von KBT-Therapeutinnen erfordert dies über die genaue Beobachtung hinaus die Entwicklung eines szenischen und imaginativen Denkens.

Körperregionen

Hände: Empfindung – Kontakt – Wünsche/ Verbote

Oft arbeiten wir nicht mit dem ganzen Körper, sondern mit einzelnen Regionen oder Teilen. Dabei werden Konflikte oder Defizite einer Person vom Körperbild her deutlich und bearbeitbar.

Frau K. hat in unseren Begegnungen meist kalte Hände. Sie wirkt auf der verbalen Ebene im Kontakt durchaus sicher, im Körperausdruck zurückgenommen. Ihre Hände erlebt sie als »Anhängsel«, die nicht richtig zu ihr gehören. Sie hat sich auch energetisch aus ihren Händen zurückgezogen.
Wir arbeiten zunächst auf der Ebene der Wahrnehmung: »Bemerken Sie die Empfindungen in Ihren Händen, die einzelnen Finger, die Handinnenflächen, die Handrücken, die Handgelenke. Gibt es Unterschiede zwischen rechts und links? Was geschieht, wenn sich die Hände berühren, die eine Hand die andere umfasst?«
Mit diesen Anregungen kommt Frau K. in einen vertieften inneren Kontakt mit ihren Händen. Sie erlebt sie stärker als Selbstausdruck. »Eine Hand fühlt sich kleiner an und will nur gehalten werden, die andere ist größer und kräftiger, ist neugierig, will austasten.«
Nachdem Frau K. eine Weile im Kontakt mit sich ihre Hände mit Halten, Tasten und Greifen erprobt hat, schlage ich ihr vor, einmal nach meinen Händen zu greifen und gemeinsam mit mir Möglichkeiten zu erproben. Es entsteht ein Dialog auf der körperlichen Ebene, den sie zunehmend mit Worten begleitet und in dem es zuerst um vorsichtiges Abtasten, dann um Zugreifen, Festhalten und auch Gehaltenwerden geht. Sie bemerkt dabei ihre Angst, mir »lästig« zu sein, und ihre Wünsche nach sicherem Kontakt. »Das hat was von Vertrauenkönnen.« Die Hände beleben sich dabei, werden warm. Schließlich bemerkt sie: »Jetzt ist es genug«, und löst ihre Hände von meinen.
Abschließend spürt sie ihre Hände deutlicher, belebter, auch klarer und differenzierter. Und: »Meine Hände gehören jetzt zu mir.«

Diese Arbeit mit dem Körperbild geht über das eigenleibliche Spüren hinaus und es kommt zu einem Aufgreifen der mit dieser Körperregion verbundenen Beziehungsthemen. Bei den Händen geht es dabei sehr oft um den Kontakt zum anderen und die damit verbundenen Ängste und Wünsche, die im (Körper-)Dialog sowohl ausprobiert als auch verbalisiert werden. In diesem Fall war nicht so sehr die biographische Szene wichtig als vielmehr die Verdeutlichung der teils unbewusst wirkenden Phantasien wie »Ich bin anderen lästig mit meinen Wünschen nach Halt und Mich-anvertrauen-Wollen.« Diese Wünsche wurden im Kontakt nicht mehr gelebt, die Patientin suchte den eher rationalen, sachlichen Dialog mit anderen, zog sich emotional in sich zurück bis hin in einen energetischen Rückzug, wie er in den kalten Händen deutlich wird.
Über die Bewusstwerdung hinaus sind dann durch wiederholtes »Üben« die vermiedenen Möglichkeiten wie das Nach-jemandem-Greifen, Sich-Festhalten etc. zu erproben, um damit Wandlungsprozesse im Körperbild anzustoßen. Dabei geht die Arbeit an dem konflikthaften Beziehungsthema oft in anderen Körperregionen weiter.

Bei Frau K. meldeten sich als Nächstes die Arme mit einem Gefühl von Kraftlosigkeit und Lähmung. Wir gingen wieder den Weg vom eigenleiblichen Spüren zum Körperdialog, bei dem sie ausprobierte, wie sie mich heranziehen und wieder wegstoßen konnte, wobei beide Richtungen mit Ängsten, etwas Falsches zu tun oder zu wollen, verbunden waren. Das wiederholte körperliche Ausprobieren der versagten oder verbotenen, nicht gelebten Möglichkeiten machte Frau K. sicherer.

Körperbildarbeit greift die (oft früh) unterbrochenen Bewegungen wieder auf und führt so zu einer Erweiterung des Bewegungsspielraums und zu Veränderungen im Selbst- und Körperkonzept eines Menschen.

Füße: Wahrnehmung – Impuls – Affekt

In einer Gruppe soll an der Wahrnehmung der Füße im Stehen und Gehen gearbeitet werden. Zunächst wird die Aufmerksamkeit auf die Wahrnehmung der Beschaffenheit der Füße gelenkt. »Wie spüren Sie Ihre Füße? Die Fußsohlen, Fußrücken, die Zehen, Fersen, die Fußgelenke? Wie ist die Temperatur? Wie beweglich erleben Sie Ihre Füße? Gibt es Unterschiede zwischen rechtem und linkem Fuß?«

Durch das differenzierte Ansprechen einzelner Teile und Empfindungen wird das Körperschema intensiviert, die Wahrnehmung differenzierter und gleichzeitig auf das Phänomen »Füße« fokussiert. In der weiteren Anleitung werden Kontakt zum Boden und Erkundung von Bewegungsimpulsen gefördert.

»Wie erleben Sie den Kontakt zum Boden? Welche Bewegungen sind Ihnen möglich, welche vertraut? Bemerken Sie, welche Impulse in den Füßen entstehen, in den Zehen, den Fußgelenken. Welchen Impulsen folgen Sie? Was probieren Sie aus, was vermeiden Sie?«

In dieser Phase geht es um aufmerksames Ausprobieren. Durch die Fokussierung auf die Bewegungsimpulse wird die affektive Beteiligung gefördert.
»Welche Gefühle entstehen in Ihnen? Was macht Spaß, was Angst?«
Nach der Phase des Ausprobierens, das zunehmend emotional erfahren wird, kommen die Gruppenteilnehmer zur Ruhe, spüren nach.
»Wie fühlen sich Ihre Füße jetzt an? Was haben Sie erlebt? Sind Gefühle, Bilder oder Erinnerungen wach geworden?«

In dieser Nachspürphase wird das Erlebte innerlich geordnet, zu einem für die Teilnehmer wesentlichen Eindruck verdichtet und oft auch bildhaft verarbeitet. In der Regel werden die Füße deutlicher und emotional gefüllter, als Teil der Person erlebt. Die Teilnehmer sind jetzt mit ihrem Körperbild in Kontakt.

Das Beispiel einer Gruppenteilnehmerin steht hier für viele: Sie war erst versunken in ruhigem Ausprobieren, gab in den Fußgelenken nach, strich mit den Fußsohlen über den Boden. Schließlich begann sie auf den Zehen zu wippen und erst vorsichtig, dann immer kräftiger und lauter aufzustampfen. In der Nachbesprechung sagt sie: »Ich hatte erst eine Bremse in den Füßen, aber dann immer mehr Lust, mal richtig Krach zu machen.« Dann folgt ein Transfer in ihre Alltagssituation: »Ich bin auch sonst eher ein Leisetreter.«
Ich fordere die Teilnehmerin auf, das Aufstampfen erneut zu probieren: »Was verbindet sich damit?« Sie stampft erneut kräftig mit dem rechten Fuß auf, aufgerichtet und das Kinn gehoben. »Etwas Trotziges, so wie ›Ich bin auch da!‹« Sie erinnert dann eine Szene aus ihrem Vorschulalter und berichtet, dass sie als einziges Kind unter vielen Erwachsenen aufgewachsen sei, die meist Ihre Ruhe haben wollten nach der Devise: »Gute Kinder sieht man nicht und hört man nicht.«

In der aktuellen Arbeit mit den Füßen werden sowohl das alte Verbot als auch die unterdrückten Möglichkeiten für die Teilnehmerin erfahrbar. Die Füße werden mehr als ein funktionierender Körperteil, sie werden ein ausdrucksstarker Teil des Selbst.

Die beschriebene Arbeit an den Füßen ist exemplarisch für viele Angebote in der KBT. Zuerst wird durch Anregung differenzierter Wahrnehmung mehr das Körperschema angesprochen. Gleichzeitig wird – durch Wahrnehmen der Bewegungsimpulse und durch experimentelles Handeln – das Körperbild als inneres handlungsleitendes Modell erfahrbar. Durch das Hinzutreten biographischer Einfälle lässt es sich verstehen und einordnen. Im weiteren Experimentieren oder auch im therapeutischen Gespräch können neue Handlungsmöglichkeiten erkundet werden.

Körperbilder im Liegen

Die Körperbildarbeit im Liegen führt oft zu frühen Schichten des Körperbildes. Das Körpergewicht wird nicht mehr durch die eigene Aktivität der Muskulatur getragen, sondern an die Tragfähigkeit des Bodens abgegeben. Subjektiv werden Erfahrungen von »Sich-Überlassen«, »Sich-Anvertrauen«, »Gehalten-Werden« erlebt. Diese Grunderfahrungen entsprechen dem frühen Gehalten- und Getragen-Werden der ersten Lebensmonate. In dieser Zeit ist die Beziehungserfahrung des Kindes ganz durch die unmittelbare Leiberfahrung, durch das reale Gehalten-Werden am Körper der Eltern, vor allem der Mutter bestimmt. Die eigene Ganzheit, Struktur und Begrenztheit sowie die damit verbundenen Gefühle von Sicherheit, Geborgenheit sowie Spuren von Lust- und Unlustspannungen bilden Schichten des frühen Körperbildes.

Das Wahrnehmen des Körpers im Liegen im Rahmen einer KBT-Stunde aktiviert diese frühen Körperbilder. Sind die Kindheitserfahrungen tatsächlich – wie hier beschrieben – von einem guten »Gehalten-Werden« bestimmt, kann es zu einer wohltuenden Regression kommen. Die Erfahrenden bekommen wieder Anschluss an die tragenden Kräfte in sich. In der Arbeit mit Patienten, deren Kindheit von Verlassenheit, wenig einfühlsamer Berührung oder sogar von Gewalt geprägt ist, führt die Arbeit im Liegen oft zu schwierigen, destabilisierenden Erfahrungen. Typische Anzeichen hierfür sind plötzliches Kalt-Werden und Frieren, Unruhig-Werden, Übelkeit, Schmerzen – insbesondere Kopfschmerzen –, undeutliche Körpergrenzen, Fragmentierungen, die Umgebung oder der eigene Körper werden als fremd oder nicht real erlebt, »Versinken« im Boden.

Wir verstehen diese Phänomene als Ausdruck früher Beziehungserfahrungen, Körpererinnerungen. Sie sind oft mit diffusen Angst- und Bedrohtheitsgefühlen verbunden. Von hier aus gibt es meines Erachtens zwei Wege der Weiterarbeit: Man kann die Erfahrung des Liegens zunächst zurückstellen, um verstärkt an Erfahrungen von Kraft und Widerstand und damit stärkend und stabilisierend zu arbeiten. Das Liegen kann zu einem späteren Zeitpunkt mit einem deutlichen Akzent auf eigene Kontrolle und Wirksamkeit angeleitet werden, zum Beispiel: »Üben Sie mit Armen und Füßen Druck auf den Boden aus. Rollen Sie über den Boden. Reiben Sie den Rücken, das Kreuzbein gegen den Boden. Machen Sie sich durch eigene Bewegung den Boden passend.« Man kann dann schrittweise von hoher Aktivität zu mehr Passivität kommen und so eine positive Erfahrung des Getragen-Werdens vorbereiten.

Eine andere Möglichkeit ist die Weiterarbeit mit den erlebten Körperphänomenen selbst.

Ein Patient erlebt beim Liegen seine Körpergrenzen undeutlich. »Ich fühle meinen Rumpf wie aufgeblasen. Der Boden ist gar nicht da, als würde ich schweben.« Ich lege Sandsäckchen eng um seinen Körper herum und bedecke mit einigen Säckchen seinen Oberkörper. Er bemerkt nach einigen Minuten, dass er sich fest gehalten fühlt, sich wieder besser in seinen Grenzen spürt. Ich rege ihn an, sich in dem Sandsäckchenring langsam zu bewegen. Dadurch spürt er verstärkt seine Konturen, verbunden mit wohligen Gefühlen. Abschließend bitte ich ihn, sich aus den Säckchen herauszubewegen und nachzuspüren. Die Körpergrenzen sind jetzt deutlich spürbar für ihn, »das Aufgeblasene ist weg«.

Eine Patientin findet keinen befriedigenden Halt für ihren Kopf. Entweder sind alle Hals- und Schultermuskeln krampfhaft angespannt oder »wenn ich loslasse, fällt mein Kopf hintenüber«. Alles Ausprobieren mit verschiedenen Unterlagen hilft nicht. Ich arbeite daher zunächst im Sitzen mit ihr weiter. Sie lässt den Kopf nach vorn in meine Hand sinken, zunächst wenig, dann gibt sie zunehmend mehr Gewicht ab. Die Aufrichtung unterstütze ich mit der anderen Hand zwischen den Schulterblättern. Allmählich lösen sich die Verkrampfungen. Wir arbeiten weiter im Sitzen, Rücken an Rücken und vielfältigen Möglichkeiten, den Kopf an meinen Kopf oder meinen Rücken anzulehnen. Schließlich wieder im Liegen, wo die Patientin ausprobiert, den Kopf in meine Hände zu legen und ihn meinen langsamen kleinen Bewegungen zu überlassen. Sie kann sich schließlich auch allein mithilfe einer Unterlage einen Platz für ihren Kopf einrichten. Der Kopf ist »gehalten«.

Grundsätzlich gehe ich in der Arbeit mit dem Körperbild von einer Modellszene aus, die ich gemeinsam mit der Patientin erarbeite. Da es meist keine konkreten Erinnerungen an die frühen leiblichen Erfahrungen gibt, versuchen wir durch Erinnerungen an andere Kindheitserfahrungen und durch bildhafte Assoziationen eine frühe Beziehungsszene zu konstruieren, die die erlebten Phänomene verständlich macht. Wir wissen es nicht, aber so könnte es gewesen sein. Damit werden die beunruhigenden Erfahrungen in einen Sinnzusammenhang gestellt. Auch wenn diese Szene schmerzlich und traurig ist, bedeutet dies für die meisten Patienten einen wichtigen Perspektivenwechsel. Sie sind nicht länger bloß Erleidende von beunruhigenden Körpersensationen, sondern können das Geschehen auch betrachten und einordnen. Die Therapeutin wird dabei zu einer begleitenden Zeugin. Von hier aus kann eine konkrete und gezielte Motivation für eine gemeinsame Arbeit an den damals entstandenen Verwundungen und Defiziten bzw. den zu entwickelnden Fähigkeiten entstehen.

Eine Patientin berichtet von sie plötzlich ergreifenden Ängsten, es könne ihr oder ihren Kindern etwas Furchtbares zustoßen, besonders, wenn sie weiter weg ist von zu Hause. Im Liegen erlebt sie sich im Boden versinkend und unklar in ihren Körpergrenzen. Sie verbindet damit Gefühle von Verlassenheit und Schutzlosigkeit. Aus Erzählungen weiß sie, dass die Mutter sie als Kleinkind häufig in ein abgelegenes Zimmer gestellt hat, um Ruhe zu haben.
Aus diesen Informationen entwickeln wir gemeinsam eine Szene, die die Patientin als inneres Modell für Situationen des Getrenntseins von anderen in sich trägt. Einen sich selbst überlassenen Säugling, überflutenden Ängsten ausgesetzt, abgetrennt von der beruhigenden Anwesenheit eines schützenden Anderen. Wir suchen von da aus Behandlungsmöglichkeiten. Was braucht die Patientin? Was beruhigt sie, wodurch erfährt sie Halt? In diesem Fall ist die Verbindung über die Stimme, mein begleitendes Sprechen oder die Berührung der Fußsohlen und des Kopfes hilfreich.

Das gemeinsame Entwickeln von therapeutischen Möglichkeiten entspricht einer frühen Einigungssituation. So wie sich idealerweise Mutter und Kind im körperlichen Dialog einigen, können sich Therapeutin und Patientin über die Behandlung des Körpers verständigen. Der Körper des Patienten wird erneut zum Ort für grundlegende Beziehungserfahrungen. Diese können sicher nicht die alten Erfahrungen aufheben, aber doch relativieren, indem neue Bahnungen im Körpererleben entstehen, die nach genügend häufiger Wiederholung in die Struktur des Körperbildes eingehen.

Zeichnen, Malen und Gestalten von Körper-Bildern

Vielfältig wird in der KBT mit gestalterischem Ausdruck von Körpererleben gearbeitet. Obwohl hier festzuhalten ist, dass das gezeichnete oder gemalte Bild des Körpers nicht das Körperbild ist, so enthalten die Gestaltungen als Projektionsmöglichkeiten doch Hinweise auf das Körperbild. Zur Unterscheidung nenne ich sie im Folgenden **Körper-Bilder**.

Im Anschluss an eine Wahrnehmungs- und Spürphase werden Körper-Bilder oder kleine Plastiken gestaltet. Dabei können u. a. folgende Möglichkeiten angeboten werden:

- »Zeichnen Sie einen Körper erst mit der linken, dann mit der rechten Hand.«
- »Malen Sie Ihren Körper, so wie Sie ihn erleben, mit den Farben, die Ihnen dazu passend erscheinen.«
- »Legen Sie ein Bild Ihres Körpers mithilfe von Gegenständen (KBT-Material) auf dem Boden aus.«
- »Nehmen Sie sich einen Klumpen Ton und formen Sie daraus eine Gestalt.«

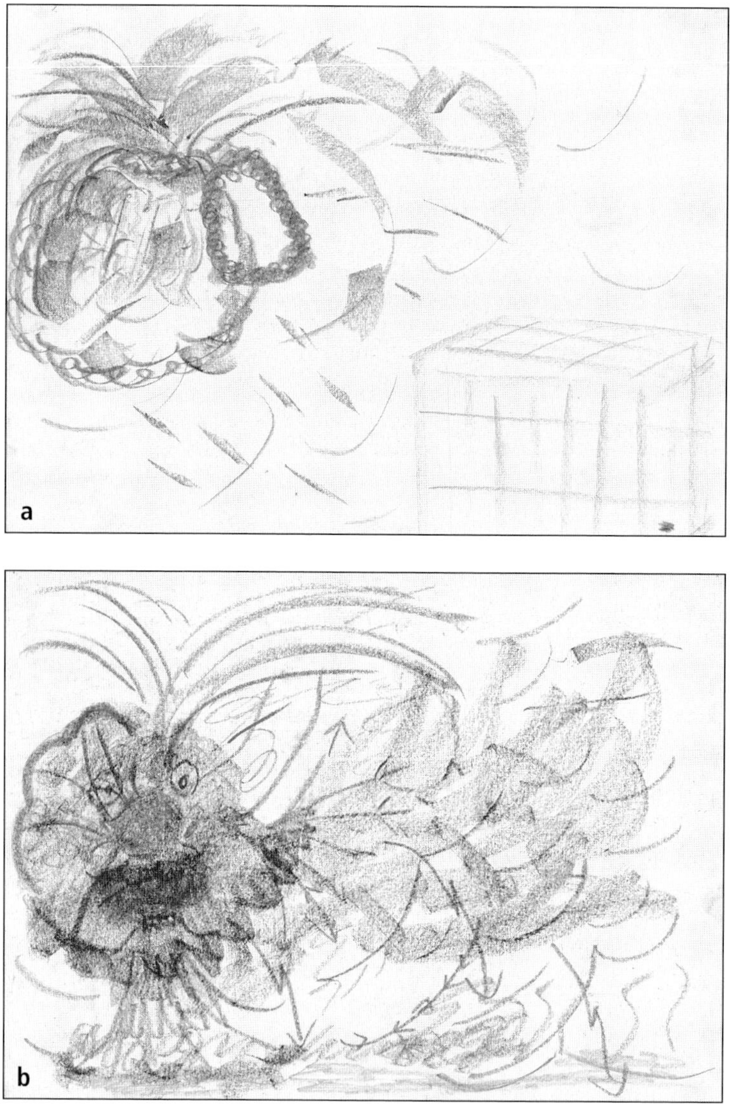

Abb. 1-1 Körper-Bilder einer Patientin:
»Angst« (**a**): Die Patientin erlebt Bedrohung und Zwang von außen, den eigenen Körper nur als kleinen Punkt.
»Wut« (**b**): Die Patientin erlebt wütende Gefühle als zu sich gehörig und im eigenen Körper spürbar.

Das **Zeichnen** mit rechter und linker Hand wird oft als diagnostisches Mittel eingesetzt. Dabei sollte die diagnostische Aussagekraft der Zeichnungen nicht überschätzt werden. Es ist nicht möglich, allein aus der Zeichnung diagnostische Rückschlüsse zu ziehen oder gar eine Zuordnung zu bestimmten diagnostischen Schemata zu treffen. Vielmehr lassen sich die Zeichnungen als Grundlage für einen **diagnostischen Dialog** nutzen. In einer gemeinsamen Betrachtung arbeiten Therapeutin und Patient das Bild heraus, das der Patient von sich hat und in sich trägt. Die Beschreibungen und assoziativen Einfälle des Patienten sowie die empathischen Beschreibungen und Anregungen zur Wahrnehmung und Assoziation der Therapeutin sind die unerlässlichen Mittel, um zu einer »diagnostischen« Einschätzung zu kommen. Für viele Patienten ist das Betrachten der Bilder mit Schamgefühlen verknüpft. Sie erleben sich als unzureichend, klein und mickrig, unfertig etc. Das mit der linken Hand gezeichnete Bild enthält oft überraschende Botschaften, die zunächst rätselhaft erscheinen können. So kann hier ein gegengeschlechtlicher Körper oder ein vom Alter wesentlich älterer oder jüngerer Körper erscheinen, der mit dem bewussten Körpererleben, wie es sich meist auf der rechten Seite zeigt, scheinbar nichts zu tun hat.

Eine 30-jährige Frau malt mit der linken Hand einen alten weiblichen Körper. Ihr fällt dazu ein, dass sie früher bei der Großmutter aufgewachsen ist. Die vielfältigen körperlichen Erfahrungen und unbewussten Identifikationen mit der Großmutter bestimmen bis heute ihre eigene Körpererfahrung.

Eine Patientin malt mit der linken Hand einen männlich anmutenden Körper mit breiten eckigen Schultern ohne Brüste und Geschlecht. Die sich in Verhalten und Kleidung sehr weiblich gebende Frau findet durch ihre Einfälle Zugang zu einem von ihr als »männlich« erlebten Wunsch nach stärkerer Durchsetzungsfähigkeit, mehr »männlicher Eckigkeit«.

Beim **Malen** des Körpers werden über die Farben mit dem Körper verbundene Gefühle und Wertungen bewusst. Auch im Körper gebundene Affekte können zum Ausdruck gebracht werden (Abb. 1-1). Das Malen wird im therapeutischen Prozess auch als Mittel eingesetzt, nichtsprachlichem Erleben einen Ausdruck und eine Form zu geben, oft auch als Zwischenschritt zur sprachlichen Formulierung.

Plastizieren, vor allem das Plastizieren mit geschlossenen Augen, greift vor allem das räumliche Erleben des Körpers auf. Da die Figur unmittelbar aus den Tasteindrücken und Impulsen der Hände entsteht, ist sie dem unbewussten Erleben des Körpers näher.

Wird ein Körper-Bild mithilfe von **Gegenständen und Material** gelegt, ist es einerseits näher an den realen Größenverhältnissen, bietet andererseits vielfältige symbolische Bezüge. Es hat zudem den Vorteil, dass kein gestalterisches Können notwendig ist (Abb. 1-2).

Wenn im therapeutischen Prozess häufiger Körper-Bilder gestaltet werden, lassen sich die oft beeindruckenden Veränderungen feststellen (Abb. 1-3 bis 1-5).

Die Gestaltungen sind ein guter Ausgangspunkt für den Dialog des Patienten mit sich selbst. Er

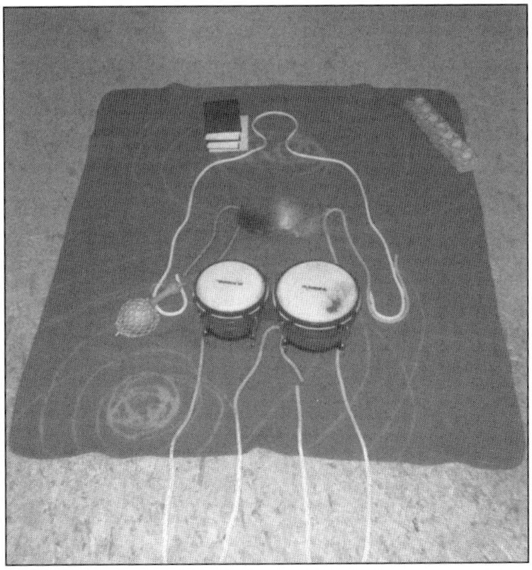

Abb. 1-2 Mit Gegenständen gelegtes Körper-Bild

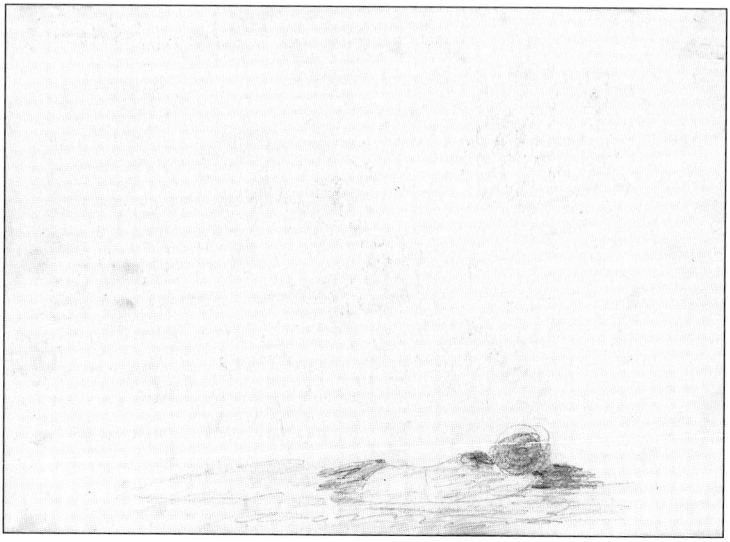

Abb. 1-3 Körper und Boden werden als ungetrennt erfahren. Die Patientin erlebt ein bedrohliches »Versinken« im Boden.

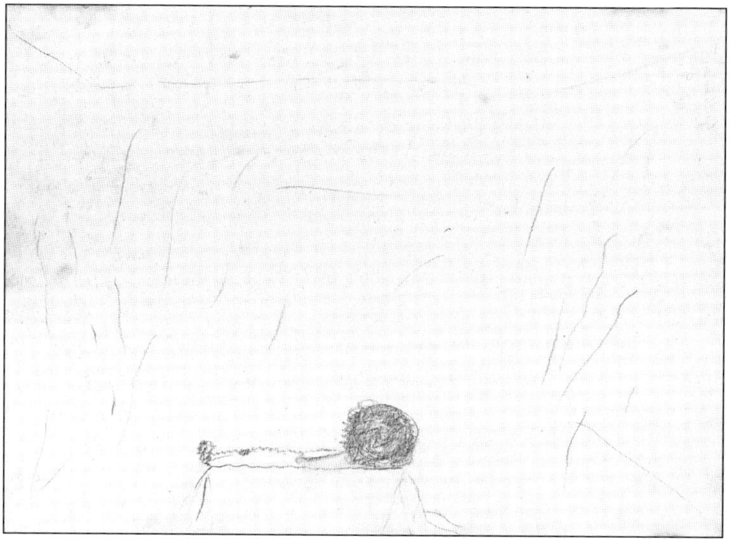

Abb. 1-4 Der Körper erscheint abgegrenzt zum Boden. Der Kopf wird »übergroß und schwer« wahrgenommen.

bekommt einerseits einen intensiveren Zugang zum eigenen Erleben, kann andererseits aber auch betrachtenden Abstand zu sich gewinnen. Dadurch kann er zum kompetenten Partner in seinem eigenen therapeutischen Prozess werden.

Ein Patient mit einer Angststörung bemerkt, dass er sich ohne Hände gemalt hat, »obwohl ich weiß, dass sie da sind, und ich sie auch spüre.« Er berichtet, er scheue sich zuzugreifen, jemanden zu berühren oder auch im übertragenen Sinn sich etwas zu nehmen. Das sei irgendwie »ungehörig«. Aus der Biographie ist bekannt, dass er ein schüchternes Kind einer ängstlichen Mutter war, die ihm enge Grenzen setzte, ihn ängstlich vor allem Neuen und Fremden zurückhielt. Im weiteren Gespräch entwickelt er für sich die Motivation, seine Hände mehr wahrzunehmen und mehr mit

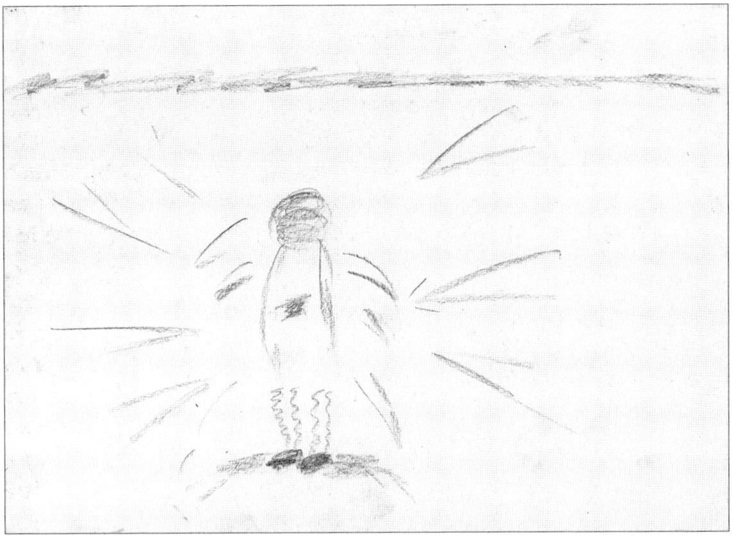

Abb. 1-5 Boden und Raum werden als eigener Umgebungsraum erlebt, »Ich auf unsicheren Beinen«.

ihnen zu machen. Er greift die Angebote – eigene Hände differenziert spüren, Arm und Hand der Therapeutin ertasten, mit Mitpatienten Hand in Hand gehen, Bälle werfen, gestische Handlungen – trotz Angst und Aufregung auf und erlebt so seine Hände als zu sich gehörig. Sie »gehorchen« jetzt ihm und nicht mehr alten Verboten.

Das Entstehen von Händen im Körperbild ermöglicht ihm, auch im übertragenen Sinn in seinem Lebensalltag zupackender, ein Handelnder zu werden. In dieser Arbeit erkennt der Patient selbst, was ihm fehlt und was er entwickeln möchte. Die Therapeutin begleitet ihn, macht ihm Vorschläge. Der Patient entscheidet, was er ausprobieren will.

1.4 Zusammenfassung

Der Begriff Körperbild ist eine Metapher für einen **Integrationsprozess**, in dem Sinneseindrücke bearbeitet und zu einem einheitlichen Bild zusammengestellt werden. Im Fall extremer Belastung kann das allerdings auch auseinander fallen, etwa bei großem äußeren Stress oder heftigen inneren Konflikten. Teile, die mit Konflikten verbunden sind, können abgespalten und verdrängt werden. Es kann zu Verschiebungen kommen, indem Empfindungen aus einem konfliktträchtigen Teil auf einen »harmlosen« verschoben werden. Das sind komplexe symbolische Prozesse, die bis ins Organische hineinwirken.

Die Wahrnehmungsarbeit in der KBT kann über die Aktivierung des Körperschemas Körperbilder erlebbar machen. Dabei können bewusst biographische Szenen erinnert werden, es kann aber auch zu Körperreaktionen kommen (warm/kalt werden, zittern) oder zu Bewegungsimpulsen (sich zusammenziehen, laufen wollen). In der Therapie werden solche Reaktionen aufgegriffen und durch die Konstruktion einer Modellszene in einen Sinnzusammenhang gestellt. Davon ausgehend werden »übend« neue Erlebnisweisen erarbeitet, das Körperbild in Richtung auf zunehmende Integration und Differenziertheit weiter entwickelt.

Das Körperbild ist nichts Statisches, sondern je nach Situation fortwährender Veränderung unterworfen. Der unbewusste Anteil des Körperbildes dürfte oft eher eine feste »Überzeugung« sein, die sich aber über die (körper-)therapeutische Arbeit verändern lässt.

Literatur

- Becker H (1981). Konzentrative Bewegungstherapie. Integrationsversuch von Körperlichkeit und Handeln in den psychoanalytischen Prozeß. Stuttgart, New York: Thieme.
- Besuden F (1984). Das Körperbild als Matrix des Körpererlebens. Konzent Bewegungsther; H. 11: 1–7.
- Bielefeld J (1986). Körpererfahrung, Grundlage menschlichen Bewegungsverhaltens. Göttingen, Toronto, Zürich: Hogrefe.
- Bischof N. Stellungs-, Spannungs- und Lagewahrnehmung. In: Metzger W (Hrsg) (1966). Handbuch der Psychologie, Bd. 1. Göttingen: Hogrefe; 422–30.
- Deneke FW (2001). Psychische Struktur und Gehirn. Die Gestaltung subjektiver Wirklichkeiten. Stuttgart, New York: Schattauer.
- Dolto F (1987). Das unbewusste Bild des Körpers. Weinheim, Berlin: Quadriga.
- Fisher S (1970). Body experience in fantasy and behavior. New York: Appelton Century Crofts.
- Freud S (1905). Drei Abhandlungen zur Sexualtheorie. In: Freud S (1972). Studienausgabe, Bd. V. Frankfurt/Main: Fischer; 37–145.
- Head H (1920). Studies in neurology, Vol. I u. II. London: Oxford University Press.
- Joraschky P. Das Körperschema und das Körper-Selbst. In: Brähler E (Hrsg) (1986). Körpererleben. Ein subjektiver Ausdruck von Leib und Seele. Berlin, Heidelberg, New York, Tokyo: Springer; 34–49.
- Köhler L. Einführung in die Entstehung des Gedächtnisses. In: Koukkou M, Leuzinger-Bohleber M, Mertens W (Hrsg) (1998). Erinnerungen von Wirklichkeiten. Psychoanalyse und Neurowissenschaften im Dialog, Bd. 1. Stuttgart: Verlag Internationale Psychoanalyse im Dialog.
- Kutter P (1981). Sein oder Nichtsein, die Basisstörung der Psychosomatose. Prax Psychother Psychosom; 26: 47–60.
- Lichtenberg J-D (1991). Psychoanalyse und Säuglingsforschung. Berlin, Heidelberg, New York: Springer.
- Mahler M (1968). Symbiose und Individuation. Zit. nach: Lemche E (1999). Das Körperbild in der psychoanalytischen Entwicklungspsychologie. Eschborn bei Frankfurt/Main: Dietmar Klotz; 60.
- Plassmann R (1993). Organwelten. Grundriß einer analytischen Körperpsychologie. Psyche; 47: 261–82.
- Schilder P (1950). The image and appearance of the human body. Zit. nach Maaser R, Besuden F, Bleichner F, Schütz R (1994). Theorie und Methode der körperbezogenen Psychotherapie. Stuttgart, Berlin, Köln: Kohlhammer; 28.
- Stern D (1992). Die Lebenserfahrung des Säuglings. Stuttgart: Klett-Cotta.

2 Symbol – Symbolik – Symbolisieren

Helmuth Stolze†

Aus der Fülle der Beschreibungen von »Symbol«, »Symbolik« und »Symbolisieren« allein auf dem psychologisch-psychotherapeutischen Gebiet kann hier nur in wenigen Sätzen das für die Konzentrative Bewegungstherapie (KBT) Bedeutsame hervorgehoben werden:

Unter »Symbol« verstehen wir mehr als nur »Zeichen für ...«. Es eignet dem Symbol, dass es zugleich ein konkret (leibhaftig) **Wahrnehmbares** und ein mit den Sinnen **nicht Wahrnehmbares** ist. Im Symbol kann Gegenwärtiges, Vergangenes und Zukünftiges gleichzeitig erfahren werden. Es bedeutet also immer mehr als das, was wir gerade vor uns haben – allerdings nur, wenn wir uns wirklich darauf einlassen. Das Symbol weist immer einen Bedeutungsüberschuss auf. Das ist mit dem rationalen Denken allein schwer zu erfassen.

Ein Beispiel aus unserem Arbeitsbereich kann das Gemeinte vielleicht erhellen:

»Werfen« ist körperlich die Aktivierung bestimmter Muskelgruppen in einer besonderen Bereitschaftshaltung und -stellung des Körpers, ist ein Ablauf, in dem sich ein Gegenstand, den die Hand ergriffen hat, aus der Hand löst und in den Raum hineinfliegt. Seelisch kann »Werfen« – aufgrund der gemachten Erfahrungen – vielerlei bedeuten: Zuwerfen (Geben, Hingeben), Abwerfen (Freiwerden von einer Last, aber auch – im Spiel – das Abwerfen eines Gegners), Vorwerfen (Vorwurf), Entwerfen (Entwurf, Projektion), Einwerfen (Ins-Spiel-Bringen, Ergänzen, Unterbrechen), Hinwerfen (zu einem Ziel, unwilliges Loswerden), Umwerfen, Bewerfen u. a.m.

In der psychischen Vorstellung allein, auch nicht mit einem begleitenden Gefühl, kann voll erlebt werden, was dieses jeweilige Werfen *ist*, denn dazu fehlen die gesamten Informationen, die dem Subjekt aus dem Körper zufließen. Ebenso wenig kann »Werfen« in der bloßen körperlichen Handlung ganz erlebt werden, denn ohne Bedeutungszuordnungen wäre es sinnloser Aktionismus, weniger als Gymnastik oder Sport.

Im innerlich zugewandten, konkreten Vollziehen des Werfens jedoch fügt sich ein Ganzes zusammen, das Körperliches und Seelisches umfasst. Zugleich wächst jeder der beiden Teilbereiche über sich hinaus, und »das Ganze ist« – nach dem bekannten Satz – »mehr als die Summe der Teile«. Das »Werfen« wird zum »Symbol« in der eigentlichen Bedeutung dieses Wortes: Es verweist nicht von einem Bereich auf den anderen, sondern es hat an beiden teil: im Äußeren offenbart es das Innere, im Körperlichen das Seelische, im Sichtbaren das Unsichtbare, und es *ist* zugleich beides.

Was sich ereignet, lässt sich schwer mit einem Wort benennen, weil es weit über Worte hinausreicht; am treffendsten könnte noch sein: »Wurf«.

»Symbol« ist nichts Statisches, sondern ein ständig Bewegtes und Bewegendes. Das kommt schon in der Herkunft des Wortes zum Ausdruck: Das griechische »symbállein« heißt »zusammenwerfen«, aber auch »erwägen«; »erwägen« wiederum geht zurück auf das angelsächsische »wägan«, und das heißt »bewegen«. »Symbolik« ist daher zu verstehen als ein auf Veränderung und Verwandlung drängendes Geschehen, und »Symbolisieren« meint eine Tätigkeit, die Verwandlung bewirkt.

Das Entscheidende ist, dass in der KBT als einer das Leibliche einbeziehenden, psychotherapeutischen Arbeitsweise *nicht nur das im Körperlichen Symbolisierte wahrgenommen und übersetzt wird in Sprache*, sondern dass *mit und an dem*

im Körperlichen Symbolisierten therapeutisch gearbeitet wird.
Der folgende Bericht aus einer KBT-Stunde kann das anschaulich machen:

Herr M., ein Mann in mittleren Jahren kommt zur Einzelarbeit in KBT. Er möchte, dass wir uns mit einem Problem befassen, das ihn in letzter Zeit zunehmend beschäftigt hat: Er kann nicht zu seiner Meinung stehen, auch wenn er weiß und erfährt, dass sie der Sache nach richtig ist. Seine Unsicherheit löst in ihm – je nach Situation – mehr schmerzliche Trauer oder mehr Ärger aus. Sie behindert auch seine berufliche Entfaltung, da er an einer Institution lehrend mit Kollegen zusammenarbeitet.
In der gleichzeitig von ihm besuchten KBT-Gruppe kommt es beim Thema »Polarisierung von Männlichem und Weiblichem« zu einer Situation, in der Herr M. in sich eine ungeheure Wut aufsteigen fühlt. Er erlebt sie als gegen seine Mutter gerichtet, von der er seiner Erinnerung nach zu der ihn behindernden Überanpassung erzogen worden ist. Mit dem Zehenballen des rechten Fußes auftretend macht er mit dem Bein eine Drehbewegung, sodass es aussieht, als ob er etwas zertreten wolle. Gleichzeitig erscheint es aber auch wie ein Drauftreten, so wie wenn etwas von unten Aufsteigendes nicht heraufkommen solle. Dem entspricht seine Äußerung, dass er »seine Wut nicht herauslassen« wolle – »nicht jetzt und nicht hier«. Die Gruppenleiterin gibt ihm nur den Hinweis: »Vielleicht in der Einzelarbeit.«
Fünf Tage danach nehme ich in der Einzelstunde die Szene wieder auf, als Herr M. seinen Ärger, den er spürbar als Folge unserer letzten Stunde noch in sich hat, auch nicht herauslässt. Ich fordere ihn auf, die Situation, die sich in der Gruppe ergeben hat, zu wiederholen: zu stehen und mit dem rechten Fuß diese »zertretende Bewegung« auszuführen. Als er es versucht, steigt sogleich wieder Wut, aber auch Trauer in ihm auf. Er atmet tief und stoßweise, bricht immer wieder den Versuch ab.
Mir fällt auf, dass das rechte Bein widersprüchliche Signale aussendet: Es drückt zwar den Fuß gegen den Boden, gleichzeitig hebt es auch ansatzweise den Fuß vom Boden ab. Dies bringt mich auf den Einfall, einen Schemel (18 cm hoch) zu holen und Herrn M. aufzufordern, darauf zu steigen. Mein Gedanke dabei ist, die angedeutete Bewegung des Fußes vom Boden weiterzuführen. Ich greife also die sichtbar gewordene »Ambivalenz« der Bewegung auf und versuche sie zu verstärken, um sie Herrn M. leibhaftig erlebbar zu machen.
Nun ergibt sich ein recht aufschlussreicher Verlauf: Herr M. steigt auf den Schemel, wobei er gehemmt und unsicher wirkt. Es sieht so aus, als ob er im Hinaufsteigen eine Strecke »überspringt«, das heißt nicht voll bei der Bewegung ist. Danach beim Hinuntersteigen kippt der Schemel, weil das Gewicht nicht vollständig auf das herabsteigende Bein verlagert wird; das andere Bein »klebt« noch am Schemel. Herr M. beschreibt das in seinem zwei Wochen später gegebenen Erlebnisbericht so:
»Ich spürte Widerstand und Schwere im Fuß. Am schwersten fiel mir der Übergang vom Lösen des Fußes zum Heben. Dies hatte etwas mit Entscheidung zu tun. Ich musste mich innerlich entscheiden, es auch wirklich tun zu wollen. Es war eine große Unsicherheit in mir: Was kommt, wenn ich wirklich den Fuß vom Boden löse? Es war aber auch ein Eindruck, als wenn ich etwas Unmögliches, Unerlaubtes tun würde.«
An diesem Ablauf lasse ich Herrn M. nun weiter üben, bis er erfährt, wie es beim Hinaufsteigen ohne »Überspringen« und beim Hinuntersteigen (= Sich-hinunter-Lassen) ohne »Kleben« geht. Allmählich wird daraus eine ganz lockere, selbstverständlich wirkende Bewegung. Dass es sich bei dieser Art des Sich-Bewegens um mehr als nur eine veränderte muskuläre Betätigung handelt, wird sogleich sichtbar, als Herr M. im Raum herumgeht: Er stellt fest, dass er sich aufgerichtet hat, den Kopf höher trägt. Er erlebt, wie ihn die Bewegung weiterträgt, wie sich ein Rhythmus, ein »Fluss« entwickelt.
Ich frage: »Wie ist das jetzt mit der Wut?«
Herr M.: »Ich kann sie nicht herbeiholen.«
Ich: »Es ist also wie bei der Frage: Wo ist der Wind, wenn er nicht weht?«
Wir lachen beide.

Dann arbeiten wir noch am Stehen, »oben« auf dem Schemel und »unten« auf dem Boden.
Herr M. sagt dazu: »Oben hat man eine größere Übersicht. Aber was denken die anderen über einen, der oben steht?«
Ich: »Ja, ja: ›Wer sich selbst erhöht, wird erniedrigt werden.‹«
Wieder lachen wir beide.
Ich: »Es kommt halt auf die Situation an, ob es gerade notwendig ist, seinen Standpunkt oben oder unten zu finden.«
Herr M. geht danach sehr frei und locker durch den Raum, sichtlich belebt und mit heiterer Miene.
Die Stunde ist zu Ende. Als Herr M. die Treppe hinuntergeht, wendet er sich lächelnd und gleichzeitig mit Kopfschütteln noch einmal um und sagt: »Wie schwer das ist, auf der Erde zu bleiben!«

Soweit diese Behandlungssequenz. Was ist aus ihr abzuleiten? Das gleichzeitige Zertreten und Nicht-aufsteigen-Lassen, wie es in der Gruppe in Erscheinung getreten war, hat sich durch den therapeutisch angeregten Bewegungsablauf verändert: Herr M. erlebt Angst vor dem Oben-Stehen und fühlt, wie er (bisher) diese Angst durch Wut abzuwehren versucht hat. Durch das Angebot, auf den Schemel zu steigen, wird aus einer in sich widersprüchlichen (»ambivalenten«) Bewegung ein Nacheinander. Es eröffnet sich ein Weg zwischen den Polen »unten« und »oben«, »hier« und »dort«, »jetzt« und »nachher« mit all dem, was diese räumlichen und zeitlichen Erfahrungen für Herrn M. bedeuten. Das unfruchtbare Auf-der-Stelle-Treten wird abgelöst von einem rhythmischen Geschehen des Weitergehens.

Mit dem Hinauf- und Hinuntersteigen wird gleichzeitig das Oben- und Unten-Stehen angerührt, was mit den Schwierigkeiten von Herrn M. in Zusammenhang steht. Diese werden aber von mir nicht angesprochen; ich beschränke mich auf einen Hinweis (ein Hin-Deuten) auf die jetzt gegebene Situation des Oben- oder Unten-Stehens.

Herr M. erlebt dabei leiblich, »wie schwer das ist, auf der Erde zu bleiben«. In seinem Erlebnisbericht meint er dazu:
»Allerdings: Auf dem Boden bleiben, mit den Füßen sicher auftreten, das Bewusstsein für die Gegebenheiten, die Realität zu behalten, fiel mir danach noch schwer, wie es die Unsicherheiten beim Treppe-Hinuntergehen verdeutlichen.«

Aber mit dem genauen Wahrnehmen hat Herr M. die Möglichkeit (und die Fähigkeit!) erlebt, übend mit dem »Stand« – in allen Bedeutungen des Wortes – umzugehen, um ihm nach und nach dadurch eine größere Sicherheit zu verleihen.

Die Wirkung zeigte sich nicht nur in dem bestimmteren Auftreten im Kreis der Kollegen. Sie reichte tiefer, bis hinein in seine Beziehung zu den Eltern-Imagines. So berichtet Herr M. in der letzten Einzelstunde »nebenbei«, dass er in den vergangenen Wochen öfter von seinem (schon verstorbenen) Vater geträumt habe:
»Wichtig war mir ein Traum, wo ich deutlich sein Gesicht vor mir gesehen habe; ich konnte ihn zum ersten Mal sehen, wie er wirklich war.«
In der ganzen 20-stündigen Einzelarbeit bin ich dabei nie auf die biographischen Hintergründe und die zurückliegenden »Traumatisierungen« eingegangen, die mir Herr M. immer wieder als Ursache seiner Schwierigkeiten anbieten wollte. Denn sie erschienen mir im Rahmen unserer Arbeit als bloße Wiederholungen; ich empfand sie als Abwehr gegen das Wahrnehmen dessen, was *jetzt ist.*

Man könnte an dieser Fallskizze gut die methodischen Schritte der KBT zeigen. Deren Darstellung muss hier aber in den Hintergrund treten. Unsere Frage richtet sich auf das Symbolisieren.
In dem Bericht von Herrn M. fallen die prägnanten körpersprachlichen Äußerungen ins Auge. Versteht man »Symbol« nur als »Zeichen für ...«, so beschränkt man solche Äußerungen

auf den Bereich der Diagnostik. Das Kleben des Fußes am Boden »symbolisiert« (in dieser Sicht) dann das Gebundensein an die Einflüsse aus dem mütterlichen Bereich, das nur angedeutete Abheben des Fußes und unsichere Hinaufsteigen »symbolisiert« die Entscheidungsschwierigkeiten, das Auf-dem-Schemel-Stehen »symbolisiert« das vom Vater nicht erlaubte Oben-Sein. Reduziert man so das Symbolische auf die Funktion eines Verweisens des Körperlichen auf das Seelische, so begibt man sich der Möglichkeit eines Arbeitens mit dem im Körpersprachlichen Wahrgenommenen.

Hier könnte sich allerdings ein für Theorie und Therapie der KBT gravierendes Missverständnis einschleichen. Man könnte meinen: Wenn man an dem leiblichen Ausdruck verändernd arbeitet, so verändert sich in direkter Übersetzung auch das seelische Erleben. Für Herrn M. – als Beispiel genommen – hieße das: Wenn er sicher auf dem Schemel stehen kann, so kann er auch seinen Standpunkt behaupten, seine Meinung vertreten. Auch wenn es in der therapeutischen Praxis zuweilen aussieht, als ob es so ginge, bleibt doch die Frage unbeantwortet nach dem Durcharbeiten – das man auch als ein »Verankern« der neuen Erfahrung bezeichnen kann. Verstehen wir aber eine »Äußerung« als eine gleichzeitige »Innerung« und eine »Innerung« als gleichzeitige »Äußerung«, so begreifen wir das Geschehende als Symbol im eigentlichen Sinn. Und wir erleben, dass im Akt eines wahrhaften Symbolisierens ein Zusammenhang zwischen Außen und Innen gestiftet wird, der das eigentlich Heilende ist.

Herr M. vergleicht das mit einem Gespräch ohne Worte, wenn er rückblickend schreibt:
»Es ist ein Dialog zwischen meinem Körper als einem Symbol des In-der-Welt-Seins und meinen ›inneren Strukturen‹ – wenn ich es einmal so vereinfacht ausdrücken darf – in Gang gekommen.«

Der Patient erlebt, nun wieder allgemein gesagt, die gelungene Symbolisierung als ein umfassendes Begreifen: »Ach, so ist das!« – »Ja, das ist es!« – »So stimmt es jetzt!«, das identisch ist mit den aus analytischen Behandlungen bekannten Aha-Erlebnissen und dem »Flash« in der Balint-Gruppen-Arbeit.

Das umfassende Begreifen ist dabei nie ein Endpunkt. Symbolisches ist, wie eingangs schon geschrieben, nichts Statisches. Arbeiten am und mit dem Symbolisierten öffnet immer neue Bedeutungsräume – wie aus dem Bericht über Herrn M. gut zu sehen ist: Gegen den Boden zu treten, sich gegen den Boden zu wehren, ist mehr als der wütende Versuch, sich aus der Gebundenheit an den mütterlichen Bereich zu lösen; das gleichzeitige Nicht-heraufkommen-Lassen ist mehr als ein Verdrängen: Es ist, erkennbar an dem begleitenden Gefühl der Trauer, das Sich-nicht-wirklich-einlassen-Können auf den Boden. Erst als Herr M. sich auf die »Mutter-Erde« stellen kann, wird es ihm möglich, sich auch von ihr abzuheben und den Weg zum »Vater« weiterzugehen. So ist diese »einfache« Bewegung des Hinaufsteigens auf einen Schemel Symbol des ganzen Wegs, den Herr M. vom Mutter-Boden zur Vater-Welt geht; es bildet nicht nur ein wichtiges Stück seiner Entwicklung ab, sondern *ist* diese Entwicklung selbst. *Deshalb* kann auch das übende Bewältigen der realen Stufe die gesamte Einstellung und Haltung von Herrn M. verändern.

Offen bleibt, aus welcher Quelle das Symbol seine bewegende Kraft schöpft, seine Dynamik entfaltet. Wir erleben sie zwar, sind aber zu ihrer Erklärung auf Spekulationen angewiesen (wobei daran erinnert sei, dass »spekulieren« im ursprünglichen Sinn ein »genaues, gerichtetes Hinsehen« meint). Bei Goethe finden wir eine treffliche Beschreibung dieses Kraftfeldes; er bezeichnet es als »Polarität und Steigerung« (in einem Brief an den Kanzler von Müller vom 24. Mai 1828). Das verweist uns auf etwas für die Praxis der KBT sehr Wichtiges, das sich so benennen lässt: Vor dem Zusammenschluss muss ein Auseinandertreten stattfinden.

Dass auch dieses Auseinandertreten zum Wesen des Symbols gehört, wird deutlich, wenn man daran denkt, dass das »symbolon« zunächst ein Tonblättchen bezeichnete, das zwei

Sich-Trennende zerbrachen, um je einen Teil mit sich zu nehmen. Diese Teile dienten dann als Erkennungszeichen, wenn sie von ihren Trägern wieder passend zu einem Ganzen zusammengefügt werden konnten.

»Symbolisieren« ist also kein Akt eines schnellen Harmonisierens; es müssen vielmehr zunächst Gegensätze herausgearbeitet werden. Dabei ist es aber ganz entscheidend, dass diese Gegensätze nicht als Dualität bestehen bleiben: Die Folge wäre nur ein Hin und Her auf *einer* Ebene; der Ambivalenzkonflikt bliebe ungelöst. Therapeutisch führt es nur weiter, wenn die Gegensätze im Sinne einer Polarität aufeinander bezogen werden, sich gleichsam durchflechten. Allgemein gesprochen heißt das für die KBT: »Es geht nicht« *und* »Es geht« *und* »Es geht (auch) anders«. Das kann dem Erleben des Patienten nahe gebracht und von ihm konkret erprobt werden.

Nun ist ein solches Polarisieren ein oft schmerzlicher Prozess, denn es verlangt ein Aufgeben »eingefleischter« Haltungen und Vorstellungen. Aber genau in diesem Feld entwickeln sich die Spannung und die Kraft zur Über-Windung des bisher Gewohnten, Eingeprägten und die Möglichkeit eines Um- und Neu-Bedeutens. Polarisieren steigert sich so zu neu gewonnenen Überzeugungen, die im Moment des *sich ereignenden Symbols* erfahren werden.

Empfohlene Literatur

1. Der philosophische Ansatz

- Cassirer E (1953). Philosophie der symbolischen Formen. 3 Bde. 2. Aufl. Darmstadt: Wissenschaftliche Buchgesellschaft.
- Cassirer E (1960). Was ist der Mensch? Stuttgart: Kohlhammer.

  Cassirers dreibändige »Philosophie der symbolischen Formen« (1. Auflage 1923–1929) ist als grundlegendes philosophisches Werk einer modernen Symbollehre anzusehen. Das Symbol wird hier »als Resultat eines Erkenntnisprozesses« betrachtet; Symbole »sind die Wege, die der Geist in seiner Objektivierung, das heißt seiner Selbstoffenbarung verfolgt«. Cassirer erweitert in einer späteren Arbeit (1960) diesem Erkenntnishorizont: »Der Begriff ›Vernunft‹ ist viel zu eng, um die Formen des menschlichen Kulturlebens in all ihrem Reichtum und ihrem Gehalt zu umgreifen [...] Aber alle diese Formen sind symbolische Formen. Anstatt den Menschen als ein animal rationale zu verstehen, sollten wir ihn daher als ein animal symbolicum definieren.«
- Langer S (1984). Philosophie auf neuem Wege. Frankfurt/M.: Fischer.

  Die Gedanken Cassirers fortführend beschreibt Langer die Bildung von Symbolen als »eine ebenso ursprüngliche Tätigkeit des Menschen wie Essen, Schauen oder Sich-Bewegen. Sie ist der fundamentale, niemals stillstehende Prozess des Geistes«. In den Mittelpunkt des Symbolverständnisses »im Denken, im Ritus und in der Kunst« (so der Untertitel des Werks) stellt Langer den Begriff der »Symbolischen Transformation«: Alles, was Menschen tun, ist das Ergebnis eines Verwandlungs- und Aneignungsprozesses. Ein Gebäude der Tatsachen und Sinnesdaten verwandelt sich in diesem Prozess in ein Gebäude von Bedeutungen.
- Seewald J (1992). Leib und Symbol. Ein sinnverstehender Zugang zur kindlichen Entwicklung. München: Fink; 21–67.

  In dem Abschnitt: »Zur Leib- und Wahrnehmungsphänomenologie Merleau-Pontys« – einer für die KBT grundlegend wichtigen Betrachtungsweise – wird zuerst der »Leib im Spiegel der Bewegung« und dann der »Leib im Spiegel der Wahrnehmung« betrachtet. »Wandlungen des Leiblichen im Handeln, Lernen und Kreativsein« führen zur Frage nach dem »Verhältnis des Leibes zu seiner sinnstiftenden Funktion«, die Merleau-Ponty auch »natürlichen Symbolismus« nennt.

2. Der psychologisch-psychoanalytische Ansatz

- Lorenzer A (1970). Kritik des psychoanalytischen Symbolbegriffs. Frankfurt/M.: Suhrkamp.

  In dieser gründlichen und umfassenden Studie wird zunächst die psychoanalytische Symbollehre in ihrer Entfaltung geschildert, um sie dann einer kritischen Revision zu unterziehen. Die wesentliche Konsequenz daraus ist: Das Symbol ist nicht nur das Produkt eines Erkenntnisvorgangs; das Symbolbildungsvermögen ist vielmehr als entscheidendes Element zwischenmenschlicher Beziehung anzusehen.

- Hirsch M. Wie der Körper spricht – zur Kommunikationsfunktion des Körpers in der analytischen Psychotherapie. In: Hirsch M (Hrsg) (2002). Der Körper als Symbol? Gießen: Psychosozial; 237–61.
  »Es gehört seit langem zur psychoanalytischen Praxis, den Körper als Kommunikationsorgan und Teil der therapeutischen Beziehung zu betrachten; bei jedem Patienten arbeiten wir alle in diesem Sinne mehr oder minder bewusst und systematisch mit dem Körper.« Diesem der Körperpsychotherapie entgegenkommenden Satz folgt allerdings Ernüchterung, wenn deutlich wird, dass psychoanalytisch gesehen doch nur die Körpersprache gilt, die »der Analytiker durch empathisches Hineinversetzen in den Körper des Patienten entschlüsseln – insbesondere wenn es sich um vorsprachliche Inhalte handelt – und dem Patienten sprachlich symbolisch zurückgeben soll«. Zu einem umfassenderen Ver-ständnis des Körpers als Symbol dringen weder dieser noch die anderen Beiträge dieses für die Bedeutung des Körpers auf anderen Gebieten interessanten Sammelbandes vor.
- Kast V (1990). Die Dynamik der Symbole. Olten: Walter.
  Tief in das Wesen und die Wirkung der Symbole tauchen die Gedanken dieses Buches ein: »Symbole sind Verdichtungskategorien: Eine Fülle von Assoziationen sind in einem Symbol gebunden, für unser Bedürfnis nach Eindeutigkeit ein Ärgernis, für unser Bedürfnis nach Geheimnis und Sinnfülle eine Fundgrube.« Wie der Therapeut aus dieser Fundgrube schöpfen kann, wird in den Kapiteln »Sich-Einlassen auf das Symbol«, »Symbolisierende Einstellung« und »Symbolische Handlungen« geschildert und in Verbindung gebracht mit den Grundlagen der Jung'schen Psychotherapie.

3. Der Ansatz der Konzentrativen Bewegungstherapie

- Schmidt E (1994). Sprechen und Bewegen. Zulassungsarbeit im Rahmen der Lehrbeauftragtenprüfung beim DAKBT (nicht im Druck erschienen).
  In Fortführung der Arbeit von Langer werden deren zentrale Begriffe der symbolischen Transformation, des präsentativen und diskursiven Symbolisierens auf die Konzentrative Bewegungstherapie übertragen. Drei Symbolisierungsformen, die sinnliche Wahrnehmung (empfinden/bewegen) – die inneren Bilder (imaginieren/erinnern) – die sprachliche Äußerung (sprechen/denken), werden in Bezug zur KBT dargestellt und an Fallbeispielen bewährt.
- Stolze H (1988). Zerfall und Zusammenhang. Konzent Bewegungsther; H. 15: 1–19.
- Stolze H (1997). Symbolisieren in der KBT. Konzent Bewegungsther; H. 28: 19–35.
- Stolze H (2001). Menschenbilder in Bewegung. Konzent Bewegungsther; 24, H. 32: 60–9.
  In den drei Vorträgen werden theoretisch und an Fallbeispielen aus der Arbeit mit KBT die Vorgänge der Abspaltung, des Polarisierens und der (Wieder-)Herstellung eines heilenden Zusammenhangs geschildert. Gewicht wird dabei auf das intuitive Sich-Annähern an den Prozess des Symbolisierens gelegt, der rational nie vollständig zu erfassen ist.

3 Entwicklungstheoretische Modelle

Anemone Carl

3.1 Bedeutung der Entwicklungstheorie für die KBT

Betrachtet man die Entwicklung, welche die Konzentrative Bewegungstherapie als Methode von ihren Anfängen in den Gymnastikräumen von Elsa Gindler bis heute als körperorientiertes psychotherapeutisches Verfahren durchlaufen hat, so fällt auf, dass diese – ähnlich wie die Entwicklung des Menschen – den Weg von einem ausschließlich auf den Körper konzentrierten Vorgang hin zu einem sehr viel komplexeren und die Sprache mit einschließenden Geschehen genommen hat. Auch deshalb lag es nahe, entwicklungstheoretische Modelle zur Begründung des therapeutischen Handelns heranzuziehen, wie dies im Zuge der theoretischen Fundierung der KBT durch Hans Becker, Helmuth Stolze u. a. schon sehr früh geschehen ist. Sylvia Cserny weist in ihrer Dissertation darauf hin, dass die KBT die einzige Therapiemethode ist, »welche direkt mit Bezugnahme auf die entwicklungspsychologischen Phasen arbeitet, sie also nicht nur als Grundlage und Erklärungsmuster für aufgetretene Störungen benutzt, sondern sie aktiv in den Entwicklungs- und Entfaltungsprozess des Patienten im Therapieverlauf mit einbezieht« (Cserny 1989). Mit dieser Aussage einher geht die Annahme, dass es im Verlauf einer Konzentrativen Bewegungstherapie möglich ist, über Erfahrungsangebote, die sich auf bestimmte Entwicklungsphasen beziehen, Nachreifungsprozesse in Gang zu setzen. Begründen lässt sich dies z. B. durch die Entwicklungstheorie von Jean Piaget (Piaget u. Inhelder 1972), wonach bei dem Kind in der sensomotorischen Entwicklungsphase aus körperlichen Erfahrungen bestimmte Verhaltensmuster entstehen, die durch Wiederholung zu einem Schema weiterentwickelt werden. Neue Bewegungserfahrungen können dann auch im späteren Alter zur Erweiterung und/oder Korrektur alter Muster führen. Beispiele für die Arbeit mit entwicklungspsychologischen Modellen sind weiter unten aufgeführt.

Neben der Entwicklungspsychologie von Jean Piaget hat auch die tiefenpsychologische Sicht der menschlichen Entwicklung ihren Beitrag zur theoretischen Fundierung der KBT geleistet. Hier sind es vor allem die Fixierungen auf der oralen und analen Stufe, die für die KBT relevant sind, da entsprechende Erfahrungsangebote regressionsfördernd wirken können und beispielsweise bei essgestörten Patientinnen die zumeist rigide Abwehr aufzuweichen helfen.

Hans Becker gründete als Erster die KBT konsequent auf die Entwicklungspsychologie sowohl von Erik Erikson wie auch Margret Mahler. In einer anschaulichen Tabelle stellte er dar, welche Erfahrungsmöglichkeiten die KBT für die einzelnen Entwicklungsphasen bei Erikson und Mahler bereitstellt (Becker 1997). Während die Säuglingsforschung die Theorie von Mahler teilweise revidierte, gilt Eriksons Modell bis heute für die KBT als ein sehr gut brauchbares Schema, zumal in seinen acht Stufen des menschlichen Lebenszyklus das gesamte Leben bis ins hohe Alter und nicht nur die Entwicklung des Menschen bis zur Pubertät einbezogen wird.

In den 1980er Jahren ergaben sich aus den zahlreichen Experimenten der modernen Säuglingsforschung neue Impulse und Einsichten, die auch für die KBT bedeutsam sind. Martin Dornes' Buch vom »kompetenten Säugling« (1994) ebenso wie die Veröffentlichungen von

Daniel Stern (1991) und anderen Autoren lenkten die Aufmerksamkeit erneut auf die ganz frühen Entwicklungsphasen, in denen das Kind nicht mehr als der autistische und symbiotisch verschmolzene Säugling gesehen wird, sondern als Kind, das von Anfang an mit allen Sinnen wahrnimmt und interaktiv auf seine Umwelt bezogen ist. Diese Sicht beinhaltet aber auch erhebliche Konsequenzen für frühe Traumatisierungen, die im Körpergedächtnis gespeichert und über KBT-Erfahrungen mobilisiert werden können.

Zusammenfassend lässt sich sagen, dass entwicklungspsychologische Kenntnisse die KBT-Therapeuten in die Lage versetzen, phasenspezifische Erfahrungsangebote zu wählen, die dem Patienten Möglichkeiten der Reinszenierung frühkindlichen Erlebens bieten und damit zur Bewusstwerdung verdrängter Inhalte ebenso wie auch zum Erwerb neuer Verhaltensmuster und damit zu Nachreifung und Wachstum beitragen. Dabei ist es von besonderem Vorteil, dass die Erfahrungen zunächst auf der Körperebene stattfinden und erst in einem zweiten Schritt verbalisiert werden, weil so frühe Erfahrungen aus der Zeit vor der Sprachentwicklung einbezogen werden. Daneben helfen entwicklungspsychologische Modelle der KBT-Therapeutin aber auch dabei, die Art und Weise, wie der Patient handelt und sich bewegt, in dessen lebensgeschichtlichen Zusammenhang einzuordnen.

3.2 Entwicklungstheorien

Jean Piaget

Mit seinem Konzept von der Entwicklung der Intelligenz des Kindes legte Piaget in der Mitte des 20. Jahrhunderts eine Theorie vor, mit der er als erster Forscher überzeugend darstellen konnte, wie sich menschliche Erkenntnis entwickelt. Was seine Theorie für die KBT besonders wichtig macht, war seine Beobachtung, dass in den ersten Lebensmonaten des Kindes Wahrnehmung und Bewegung die Entwicklung bestimmen. Da es sich hier um die Zeit vor dem Spracherwerb handelt, spricht Piaget von »praktischer Intelligenz«. Diese entwickelte sich nach seiner Vorstellung kontinuierlich von »niedersten« Lebensäußerungen wie dem Reflexverhalten des Säuglings bis hin zu »höchsten« Erkenntnisleistungen. Dabei unterscheidet Piaget sechs verschiedene Stufen, die aufeinander aufbauend Wahrnehmung, Bewegung, Einübung, Wiederholung und Deutung beinhalten (Piaget 1976).

Die Art und Weise, wie neue Erkenntnisse aufgenommen und verarbeitet werden, beschreibt Piaget mit den Begriffen der Assimilation und Akkommodation: Während es bei dem Prozess der Assimilation darum geht, neue Reize bzw. Erkenntnisse in die bereits bestehenden Wahrnehmungs- oder Bewegungsstrukturen zu integrieren, handelt es sich bei der Akkommodation um eine Neuorientierung bzw. Anpassung des Individuums an veränderte Außenweltbedingungen. Beide Prozesse zusammen sind nach Piaget geeignet, ein »Fließgleichgewicht der Informationsverarbeitung (Äquilibration)« herzustellen. Für ihn ist die Gleichgewichtsherstellung zwischen Organismus und Umwelt die Triebfeder des Entwicklungsprozesses. Dabei geht es stets um die Anpassung durch Handlungen, um zu jeweils höheren Denk- und Handlungsstrukturen zu kommen.

> In einer KBT-Gruppe wird ein Pezziball auf unterschiedliche Weise weitergegeben. Dabei macht ein Patient eine neue Erfahrung, als er einen anderen Patienten nachahmt und ebenso wie dieser den Ball seinem Nachbarn kraftvoll zuprellt; er assimiliert so ein neues Verhalten, das er in den Bewegungsablauf des Weitergebens integrieren kann. Als die Gruppenleiterin vorschlägt, die Weitergabe mit geschlossenen Augen fortzusetzen, erfordert dies von allen Patienten eine Anpassung (Akkommodation) an die neue Situation, indem nun die Art der Weitergabe bzw. die Körperhaltung entsprechend modifiziert wird.

Piaget unterscheidet fünf Phasen bei der Entwicklung der Intelligenz:

- die sensomotorische Intelligenz
- das vorbegrifflich-symbolische Denken
- das anschauliche Denken
- die konkreten Operationen
- die formalen Operationen

Für die KBT erweist sich das **Konzept zur Entwicklung der sensomotorischen Intelligenz** als besonders wichtig. Es handelt sich bei dieser Phase um die ersten beiden Lebensjahre, in denen die folgenden sechs Stufen durchlaufen werden (Piaget 1976):

- 1. Stufe (bis ca. 4 Wochen): **Reflexverhalten** und eine Koordination von Reiz und Reaktion ist vorherrschend (z. B. Saugreflex).
- Die 2. Stufe (4 Wochen bis 4 Monate) nennt Piaget die Stufe der **einfachen Gewohnheiten**. Hier beobachtet er vermehrt die oben beschriebenen Mechanismen von Assimilation und Akkommodation.
- Die 3. Stufe wird als Stufe der **aktiven Wiederholung** bezeichnet und im Alter von 4–8 Monaten erreicht. Hier koordiniert sich das Seh- und Greifschema, was die Handlungsfähigkeit fördert.
- Die 4. Stufe (8.–12. Monat) beinhaltet die **Verknüpfung von Mittel und Zweck**. So ist z. B. jetzt gezieltes Greifen zu beobachten, somit werden Handlungsschemata differenzierter als bisher koordiniert.
- Die 5. Stufe (12.–18. Monat) bezeichnet Piaget als die Stufe des **aktiven Experimentierens**, das heißt, neue Erfahrungen können gezielt erprobt werden, Akkommodation wird aktiv gesucht.
- Die 6. Stufe (18.–24. Monat) gilt als Stufe des **Erfindens**, was völlig neue Möglichkeiten dadurch schafft, dass praktisches Erproben der gewohnten Handlungsschemata ersetzt werden kann durch »verinnerlichtes Handeln«, ein Übergang zur Phase des symbolischen Denkens.

Bedenkt man, dass Piaget frühe Störungen als das Ergebnis unzureichend entwickelter Inhalte der sensomotorischen Intelligenz betrachtet, so erhalten KBT-Erfahrungsangebote eine besondere Bedeutung, da sie genau auf dieser frühen Erlebensebene liegen können. Anneliese Budjuhn stellt in ihrem Buch über die psychosomatischen Verfahren (1992) in einer Tabelle Beispiele solcher Angebote sowohl Piagets Entwicklungsstufen wie auch denen von Margret Mahler und Erik Erikson gegenüber, um zu zeigen, wie die KBT versuchen kann, mangelhafte Entwicklungen der sensomotorischen Intelligenz auszugleichen. Obwohl Piaget der emotionalen Entwicklung wenig Aufmerksamkeit widmet, ist aber zu bedenken, dass sowohl die emotionale Seite einer konkreten Handlung oder eines Bewegungsablaufs wie auch die kognitive Seite an einem erfolgreichen Lernvorgang beteiligt sind. Aus seiner Theorie kann daher geschlossen werden, dass aus emotionalem Mangel eine motorische Hemmung entsteht, die wiederum eine kognitive Behinderung zur Folge hat. Eine solche wechselseitige Beeinflussung heißt für die KBT, dass mit dem Einüben neuer Bewegungen zugleich eine emotionale Erfahrung einhergeht, die auch eine kognitive Veränderung bewirkt.

Die psychoanalytische Phasenlehre nach Freud

Die Psychoanalyse bietet eine Entwicklungstheorie, die in ihrer ursprünglich, klassischen Form von Sigmund Freud (1905) entwickelt wurde und sich auf die Entwicklung der kindlichen Sexualität konzentriert. Dabei ist zu bedenken, dass es Freud seinerzeit nicht darum ging, eine entwicklungspsychologische Theorie aufzustellen, sondern sein Interesse galt der Erklärung des Zusammenhangs zwischen Sexualität und neurotischer Erkrankung. So konzentrierte er sich mit seinen Ausführungen auf die Entwicklung der so genannten Partialtriebe, die schließlich im Rahmen der Pubertät zu einem reifen Genitaltrieb heranwachsen. Freud war noch der Meinung, dass die gesamte psychische Entwicklung des Kindes unter diesem Gesichtspunkt zu sehen ist, während heute die Entwicklung der Sexualität nur als eine Entwicklungslinie neben vielen anderen wie z. B. der der Objektbeziehungen betrachtet wird.

Das Verständnis der KBT als tiefenpsychologisches Verfahren macht es sinnvoll, sich auch mit diesem Konzept kindlicher Entwicklung zu beschäftigen. Kenntnisse der »Themen«, die in der jeweiligen Phase von besonderer Bedeutung sind, ermöglichen es der KBT-Therapeutin auch hier, mit gezielten Erfahrungsangeboten den Patienten mit den abgewehrten Inhalten einer Entwicklungsphase zu konfrontieren bzw. ihm Gelegenheit zu geben, bisher ausgebliebene Erfahrungen zu machen.

Für die Zeit unmittelbar nach der Geburt nimmt Freud eine **Phase des »primären Narzissmus«** an, ein Zustand der subjektiven Unabhängigkeit von der Umwelt, analog zu der von Mahler (1990) beschriebenen symbiotischen Phase, in der nicht zwischen Subjekt und Objekt unterschieden wird. (Schultz-Hencke [1981] spricht hier von der »intentionalen Phase«, Riemann [1975] von »sensorischer Phase«, beide weisen mit ihren Überlegungen damit bereits auf die späteren Forschungsergebnisse der modernen Säuglingsforschung hin).

Freud hatte jedoch für die Zeit ab etwa 8 Wochen vor allem das orale Triebgeschehen im Blick und sprach daher von der **Oralen Phase,** in der das Erleben in erster Linie über die erogenen Zonen von Mund, Lippen und Zunge abläuft. Die Mutterbrust wird libidinös besetzt, es geht sowohl um das Bekommen (oral-rezeptiv) wie um das Haben-Wollen und Sich-Nehmen (oral-aggressiv). Schultz-Hencke (1981) ergänzt diese beiden Begriffe noch um den des »oral-kaptativen«, womit er die zunehmende motorische Entwicklung der Hände im Blick hat. Für die emotional-affektive Entwicklung bedeutet dies die erste Aneignung der Umwelt über passiven Berührungskontakt hinaus.

Bei vielen psychosomatischen Patienten, aber auch gerade im Bereich der Essstörungen finden wir eine Fixierung auf der oralen Stufe mit der dazu gehörenden Aggressionshemmung. KBT-Erfahrungen, die hier ansetzen, tragen häufig dazu bei, die orale Fixierung bewusst zu machen, oder aber auch, die große Angst vor aggressivem Verhalten anderen gegenüber in spielerischer Weise oder im Wege des Probehandelns abzubauen.

In einer ambulanten Gruppe fällt eine Patientin häufig auf wegen ihres starken Geltungsbedürfnisses, das sich zunächst vor allem in den Gesprächsrunden zeigt, in denen sie immer wieder einen großen Teil der zur Verfügung stehenden Zeit beansprucht, dies selbst aber trotz entsprechender Vorhaltungen durch Gruppenteilnehmer nicht sehen kann.

In einer Gruppensitzung kommt es dann zu folgender Situation: Die Teilnehmerinnen sitzen im Kreis mit geschlossenen Augen. Jede hat sich zuvor einen Gegenstand gewählt, den sie mit den Händen erforscht und dann laut Vorschlag der Gruppenleiterin weitergibt, um selbst auch die Gegenstände der anderen zu betasten, solange, bis sie ihren eigenen Gegenstand wieder in Händen hält. Dazu kommt es aber nicht; das Weitergeben stockt nach einer Weile, mehrere Gruppenteilnehmerinnen öffnen irritiert die Augen und es zeigt sich, dass die anfangs erwähnte Patientin zwar alle Gegenstände, die ihr gereicht wurden, angenommen hat, sie dann aber neben sich ablegte, sodass sie am Ende alle Gegenstände um sich angehäuft hatte.

Diese Erfahrung machte ihr nun allerdings deutlich, wie stark ihr Bedürfnis nach Haben- und Behalten-Wollen war, ein anschauliches Beispiel für eine Fixierung im oral-kaptativen Erleben.

Im Verständnis der Freudschen Phasenlehre folgt mit ca. 18 Monaten die **Anale Phase,** in der als erogene Zone der After bzw. der Enddarm in den Erlebnismittelpunkt des Kindes rückt, das heißt in der Freud'schen Terminologie beziehen sich sexuelle Spannungen und Befriedigungen nun hauptsächlich auf diesen Körperbereich und sind mit Rückhalt und Ausscheiden des Kotes verbunden. Da in unserer westlichen Zivilisation in dieser Zeit auch die Reinlichkeitserziehung beginnt, erhalten Ausscheidungsvorgänge damit eine besondere Akzentuierung (seit dem Siegeszug der Wegwerfwindeln klingt diese Begründung heute allerdings nicht mehr überzeugend). Elhard (1984) weist in diesem Zusammenhang auf folgende Grundkonflikte dieser Phase hin: Hergeben versus Verweigern, Sich-gehen-Lassen versus Sich-Beherrschen sowie die Konfrontation mit den Kategorien der Ordnung und der Zeit, aber auch erste Ansätze (anal-)aggressiver Möglichkeiten. Während Freud in diesem Zusammenhang von einer anal-sadistischen Befriedigung spricht, sehen andere Forscher wie z. B. Schultz-Hencke in dieser Phase eher die motorisch-aggressive Komponente, die noch nicht in einem destruktiven Sinn verstanden werden muss.

Festzuhalten bleibt aber, dass Fixierungen auf diese Phase stets mit einer unzureichenden Bewältigung der oben genannten Themen verbunden sind, was KBT-Therapeuten mit entsprechenden Erfahrungsangeboten aus diesem Themenkreis beantworten können. Gelegentlich zeigen aber auch Patienten auf überraschende Art und Weise ihre Störung, wie im folgenden Beispiel.

In einer Klinikgruppe befand sich ein Patient, der in allen bisherigen Sitzungen äußerst zurückhaltend war, im o.g. Sinn also »verweigernd« und »beherrscht«, obwohl manchmal durchaus spürbar war, dass ihn diese Haltung viel Kraft kostete. Er hatte damit in der Gruppe eine Stimmung verbreitet, die in der Therapeutin Gefühle der Ohnmacht und Hilflosigkeit hervorrief. Sie entschloss sich, die bisherigen Versuche »klassischer« KBT-Arbeit zunächst aufzugeben, und bot der Gruppe einen großen Bogen Papier und Fingerfarben an mit dem Vorschlag, ihre Stimmung auf diese Weise zum Ausdruck zu bringen. Zunächst blieb es bei der bisherigen Verweigerungshaltung, bis plötzlich der anfangs erwähnte Patient die Flasche mit der braunen Farbe nahm und damit einen riesigen »Kothaufen« auf das Papier setzte. An dieser Stelle lösten sich nun die Spannungen zunächst in einem großen Gelächter – Lachen hier spürbar als Spannungsabbau – und es konnten im Folgenden über mehrere Sitzungen, auch in der anschließenden analytischen Gruppe, die bis dahin hintangehaltenen Aggressionen besprochen und bearbeitet werden.

Gegen Ende des 3. Lebensjahres folgt nun die **phallische Phase,** in der sich das sexuelle Interesse auf die Genitalien verlagert, es ist die Zeit der intensiv einsetzenden Sexualneugier und der Entdeckung des Geschlechtsunterschiedes. Freud wählte den Ausdruck »phallisch«, da er seine Theorie ganz überwiegend aus dem männlichen Blickwinkel heraus formulierte, was ihm später auch als unzulässige Einseitigkeit vorgeworfen wurde. Weiterhin gültig ist jedoch die Tatsache, dass das Kind in dieser Phase vor die Aufgabe gestellt ist, seine eigene Geschlechtsidentität zu finden und sie auch zu bejahen. Ebenfalls in diese Phase gehört die Bewältigung des so genannten Ödipuskonfliktes, das heißt die Auseinandersetzung mit der Dreiersituation Vater/Mutter/Kind, innerhalb derer sich nach psychoanalytischem Verständnis das Über-Ich herausbildet.

Wie in den vorhergehenden Phasen kann auch hier die gestellte Aufgabe – vor allem die der sexuellen Identitätsfindung – unzureichend gelöst werden oder die Lösung sogar misslingen. So steht daher mitunter auch die KBT-Therapeutin vor der Frage, wie hier im Rahmen einer Therapie auf die Frage nach der eigenen Sexualität und dem diesbezüglichen Selbstverständnis eingegangen werden kann. Konkrete körperbezogene Arbeit stößt hier manchmal bei den Therapeuten an deren Grenzen, innerhalb derer sie sich sicher und kompetent fühlen. Aber auch in Weiterbildungsgruppen kann und darf das Thema Sexualität nicht ängstlich ausgeklammert werden.

Eine Möglichkeit, die u. U. weniger Ängste und Widerstand hervorruft, besteht darin, den Gruppenteilnehmern vorzuschlagen, sich im Gehen auf die Wahrnehmung ihrer Geschlechtsorgane zu konzentrieren und im weiteren Verlauf zu versuchen, bewusst »als Mann« respektive »als Frau« zu gehen. Auf eine solche Wahrnehmungsarbeit kann dann das Gestalten

oder Malen von männlichen und weiblichen Körpern aufgebaut werden, um sowohl das innere Bild der eigenen Männlichkeit wie der eigenen Weiblichkeit zu verdeutlichen.
Das Geschehen in der phallischen Phase wird abgelöst durch die **Latenzphase,** die in der Regel mit der Schulreife erreicht ist. Nunmehr sorgt das Über-Ich für die Einschränkung der direkten Triebbefriedigung, Abwehrmechanismen stabilisieren sich und Ich-Funktionen gewinnen an Bedeutung.
Mit Beginn der Pubertät wird schließlich die **genitale Phase** eingeleitet, in der sich in einer gesunden Entwicklung die volle Organisation der Sexualfunktion etabliert.
Mit der Pubertät ist zwar die psychoanalytische Entwicklungslehre nicht abgeschlossen, sie geht jedoch von einer bis dahin weitgehend fertigen »Weichenstellung« aus, entsprechend der Freud'schen Auffassung von der »Anatomie als Schicksal«.

Das entwicklungspsychologische Modell nach Margret Mahler

Margret Mahler (1990) legt den Hauptakzent ihrer Theorie auf den Aufbau der Objektbeziehungen. Im Unterschied zu Freud, der seine Theorie quasi retrospektiv entwickelte, stützt sich Mahler auf direkte Beobachtungen an Säuglingen und Kleinkindern unter experimentellen Bedingungen, die es erlaubten, »die spontane, alltägliche Beziehung von Mutter und Kind in einem natürlichen Rahmen« zu beobachten. Nach dieser Theorie ist die »psychische Geburt des Menschen«, so der Titel ihres Hauptwerkes, mit dem 3. Lebensjahr abgeschlossen.
Mahlers Einteilung gliedert den kindlichen Entwicklungsprozess in 3 Phasen, wobei die 3. Phase ihrerseits vier Subphasen kennt, die für die KBT-Arbeit von besonderem Interesse sind.

Die normale autistische Phase

Diese Phase gilt für den ersten Lebensmonat. In dieser Zeit herrscht eine hohe Reizschranke nach außen, es gelten ähnliche Bedingungen wie während des intrauterinen Lebens. Wahrgenommene Reize gehen vom Körperinneren aus (Hunger, Müdigkeit), das heißt, physiologische Prozesse stehen vor psychologischen und es herrscht ein Gefühl vor, mit der Umwelt eins zu sein.

Die normale symbiotische Phase

Dieser Abschnitt wird für die Zeit des 2. bis 4. Lebensmonats angenommen. Die »autistische Schale« der ersten Phase öffnet sich und Außenreize nehmen an Bedeutung zu. Der Säugling erlebt sich als »Zweieinheit innerhalb des eigenen Selbst«, das heißt, er unterscheidet noch nicht zwischen Selbst und Nicht-Selbst. Die Besetzung des Körper-Ichs findet vor allem über den Hautkontakt zur Mutter statt.
Beide Phasen entsprechen in ihrer Bedeutung dem Freud'schen Begriff vom primären und sekundären Narzissmus bzw. der oralen Phase. Die Aufgabe der Mutter, den Säugling in diesen beiden Phasen vor Reizüberflutung zu schützen und quasi Uterusfunktionen zu übernehmen, kann bei einem früh gestörten Patienten für die KBT-Therapeutin ähnlich lauten, wie Hans Becker (1997) dies am Beispiel eines Borderline-Patienten zeigt. Eine Arbeit am mangelhaft ausgebildeten Körperschema ist zu diesem Zeitpunkt jedoch nicht möglich. Vielmehr muss die noch vorherrschende Spaltung zwischen gutem und bösem Objekt akzeptiert und stattdessen die Wahrnehmung der eigenen Grenzen ausdrücklich gefördert werden.

Der Loslösungs- und Individuationsprozess

Dieser Prozess ist u. a. deshalb für die KBT von besonderer Wichtigkeit, weil es nach Mahlers Verständnis hier um die Differenzierung und Entwicklung des Körperschemas geht. Wie bereits erwähnt, gliedert sich diese Phase in vier Abschnitte:
4.–6. Monat: In dieser Zeit finden sich sichere Anzeichen dafür, dass das Kind seinen eigenen

Körper von dem der Mutter zu unterscheiden beginnt. Die **Abgrenzung des Selbst vom Nicht-Selbst** wird durch Sehen und Tasten des Kindes unterstützt, es »erforscht« das Gesicht sowie Teile des mütterlichen Körpers.

Die Zeit bis zum 18. Lebensmonat wird als **Übungsphase** bezeichnet, zunächst die »frühe Übungsphase« des Krabbelalters und mit dem Laufenlernen die »eigentliche Übungsphase«. Über Krabbeln und Klettern bis zum freien, aufrechten Gang wird nun die Umwelt erforscht. Voraussetzung ist allerdings »Wachstum und Funktionieren der autonomen Ich-Apparate in enger Verbundenheit mit der Mutter«. Die wachsende Fortbewegungsfähigkeit erweitert nun ständig die Erfahrungswelt und schafft auch die Möglichkeit, die Mutter aus größerer Entfernung wahrzunehmen. Typisch für die frühe Übungsphase ist aber die Notwendigkeit des periodischen »emotionalen Auftankens«. Vor allem in der eigentlichen Übungsphase gewinnt das Kind durch die »Flucht aus der Verschmelzung mit der Mutter« einen neuen Schub bei der narzisstischen Besetzung seiner Körperfunktionen. Hier hängt eine gelungene Entwicklung des kindlichen Sicherheitsgefühls stark von dem Vertrauen der Mutter ab.

Es ist gut vorstellbar, dass auch in diesen beiden Übungsphasen eine ängstliche, überfürsorgliche Mutter die kindliche Entwicklung hemmen oder blockieren kann, ebenso wie eine Mutter, die das Bedürfnis nach »emotionalem Auftanken« nicht befriedigt. Dies kann sich dann später sowohl motorisch als auch im Hinblick auf Selbstvertrauen und Autonomiegefühle zeigen.

Eine ca. 45 Jahre alte Frau wird wegen einer Bewegungsstörung zur ambulanten KBT-Behandlung überwiesen. Sie klagt über massive Einschränkung ihres Geh- und Stehvermögens, die sich zeigt durch eine sehr verkrampfte Art, die Füße aufzusetzen, anstatt sie abzurollen, zudem berichtet sie von gelegentlichen Lähmungserscheinungen und plötzlichem Stolpern beim Gehen. Die Angst davor verhindert in den Therapiestunden fast völlig ein vorgeschlagenes Erkunden des Raumes und der KBT-Materialien, stattdessen hält sie sich ängstlich an ihrem Stuhl fest und spannt sich sogar im Sitzen besonders stark an, als die Therapeutin vorschlägt, ihr den Arm einmal zum Halten zu überlassen. So wird bald deutlich, dass es sich bei der Bewegungsstörung um die Angst vor Hingabe handelt. Diese wird der Patientin dann in einer Szene selbst sehr bewusst, als sie just in dem Moment »den Boden unter den Füßen verliert« als sie der Therapeutin »gesteht«, wie wohl sie sich bei ihr fühlt.

Dies ist ein eindrucksvolles Beispiel für den v. Uexküll'schen Begriff vom Kampf der Motive: auf der einen Seite der Wunsch, sich fallen zu lassen, auf der anderen Seite die Angst, mit diesem Wunsch fallengelassen zu werden. Eine über mehrere Monate dauernde Arbeit sowohl am Raum- und Bodenkontakt als auch am weiteren Aufbau von Vertrauen in die therapeutische Beziehung ermöglichte es der Patientin schließlich, noch einmal neu »laufen zu lernen«.

Die dritte Subphase dauert etwa bis zum 24. Monat und ist bekannt als die **Wiederannäherungsphase**. War in der eigentlichen Übungsphase das Autonomiestreben noch verbunden mit einem allgemeinen körperlichen Hochgefühl, führt das zunehmende Gewahrwerden des Getrennt-Seins zu gesteigerter Trennungsangst und damit zu dem Bedürfnis nach Wiederannäherung. Es geht nun darum, eine optimale Nähe zur Mutter zu finden, dabei spielt der Vater im Zusammenhang mit der Triangulierung eine wichtige Rolle. Sylvia Cserny (1989) weist allerdings zu Recht darauf hin, dass man bei Mahler »die angemessene Evaluation des präödipalen Vaters als Vorbereiter und Helfer des Ablösungsvorgangs« vermisst.

Der bei vielen Patienten vorhandene Nähe-Distanz-Konflikt hat vielfach in dieser Phase seinen Ursprung, da in der Sprache der Objektbeziehungstheorie hier der Beginn einer Verinnerlichung der Objektrepräsentanzen sowie der Aufspaltung der Objektwelt in gut und böse zu finden ist. Kann die Wiederannäherungskrise nicht befriedigend gelöst werden, bleibt ein Defizit zurück, dem die KBT ihre Möglichkeiten der Arbeit mit dem Nähe/Distanz-Thema entgegensetzen kann. Eine Voraussetzung ist dabei allerdings eine vorhandene Fähigkeit zum symbolischen Spiel. Dann sind sowohl in Gruppen als auch in Einzeltherapien Situationen denkbar, in denen der Patient nachholend erlebt, dass auch in größerer Entfernung und ohne körperliche Berührung zum Übertragungsobjekt die Beziehung im Sinne einer libidinösen Objektkonstanz erhalten bleibt.

Die vierte Subphase dient der **Konsolidierung der Individualität** und dem weiteren Aufbau sowie der Festigung der Objektkonstanz. Sie umfasst in etwa das gesamte 3. Lebensjahr, in dessen Verlauf ein stabiles Gefühl der Einheitlichkeit erworben werden soll. Dazu gehört auch eine Vereinigung von gutem und bösem Objekt in eine Gesamtrepräsentanz, ein beständiges, positiv besetztes Mutterbild. Das bedeutet, dass in der Logik dieser Theorie erst im 3. Lebensjahr die Mutter während ihrer physischen Abwesenheit durch ein zuverlässiges inneres Bild ersetzt werden kann. Können aufgrund von mangelhafter Zuwendung oder gar Traumatisierung keine verlässlichen Objektbeziehungen hergestellt werden und bleibt so eine Spaltungstendenz erhalten, besteht die Gefahr einer Borderline-Störung, die auch die KBT vor enorme Probleme stellt. Umgekehrt sieht Mahler in der psychischen Geburt das Entstehen eines einheitlichen Selbstbildes, das im weiteren Verlauf der Entwicklung zur Selbst-Identität führt.

Das Modell der Persönlichkeitsentwicklung nach Erik Erikson

Eriksons Entwicklungstheorie (Erikson 1981) ist vor allem eine Identitätstheorie, das heißt, er versucht damit, die Entwicklung und Veränderung des Selbsterlebens in den einzelnen Phasen des Lebenszyklus nachzuvollziehen. Obwohl Erikson in Wien eine psychoanalytische Ausbildung bei Anna Freud und anderen berühmten Psychoanalytikern des Instituts durchlief, grenzte er sich später von der Freud'schen Phasenlehre ab und beschäftigte sich vor allem mit dem Aufbau der Ich-Identität und ihrer lebenslangen Entwicklung. Durch seine Behandlungen bei Kindern und Jugendlichen gewann er hierfür reiches Anschauungsmaterial und betonte zunehmend die schöpferischen, selbstheilenden Kräfte, wie sie sich im kindlichen Spiel beobachten lassen. Eine gute Übersicht zu Leben und Werk Eriksons bietet Peter Conzen (1996).

Im Wesentlichen sind es wohl zwei Gründe, warum Eriksons Modell für die KBT eine so besondere Bedeutung erlangte:

- Zum einen konzipiert er als Erster eine Entwicklungstheorie, die das gesamte menschliche Leben und nicht nur die Kindheit und Jugend erfasst. Zum anderen bleibt er in seinen theoretischen Formulierungen zwar durchaus der tiefenpsychologischen Sichtweise nah, löst sich aber von den naturwissenschaftlichen Vorstellungen des 19. Jahrhunderts und propagiert stattdessen eine ganzheitliche Sicht des Menschen, dessen körperlicher Zustand, seelische Verfassung und soziale Beziehungen für seine Entwicklung wesentlich sind.
- Erikson nennt sein Modell »Die acht Stufen des menschlichen Lebenszyklus« und gibt jeder dieser Stufen eine antithetische Überschrift, mit der die Chancen und Risiken des jeweiligen Lebensabschnitts gekennzeichnet werden. Während Freud sich in seiner Neurosenlehre auf die ungelösten Konflikte der Kindheit konzentrierte, betrachtet Erikson jede Entwicklungsphase vor allem unter dem Aspekt der Grundaufgaben, die gelöst werden müssen, ohne deshalb die Folgen mangelhafter oder fehlgeschlagener Lösung zu verschweigen.

Die Säuglingszeit: Urvertrauen versus Urmisstrauen

Vom Gelingen oder auch Scheitern dieser ersten Beziehungserfahrungen hängt nach Eriksons Auffassung das weitere Kontaktverhalten des Kindes ab. Dabei spielen neben dem oralen Erleben zunehmend die sensitiven Bereiche des ganzen Körpers eine Rolle, die Aufnahmefähigkeit und Aufnahmebereitschaft bezieht auch die Haut, die Augen und den Tastsinn mit ein. Vertrauen wird daher auch im weiteren Leben am nachhaltigsten über den Körperkontakt vermittelt. So hängt die Entwicklung ganz wesentlich davon ab, ob das Kind am Anfang seines Lebens eine »genügend gute Mutter« vorfindet.

Zwei Grundmuster lösen nach diesem Verständnis einander in der ersten Phase ab: der »passiv-inkorporierende Modus« und der »aktiv-inkorporierende Modus«. Dies ähnelt den Begriffen des »oral-rezeptiven« und »oral-kaptativen« Modus und meint einerseits das vertrauensvolle Aufnehmen des Angebotenen und andererseits das Festhalten des Bekommenen nach der Devise: »Ich bin, was man mir gibt.«

KBT-Erfahrungsangebote, die eine Regression auf diese frühe Erlebensstufe ermöglichen sollen oder aber Fixierungen auf der oralen Ebene bearbeiten können, wurden – wie oben erwähnt – bereits von Becker, Budjuhn und anderen zusammengetragen. Hier noch einmal die wichtigsten Aspekte:

- den Boden im entspannten Liegen wahrnehmen
- Gegenstände bekommen; Berührungen der Füße, Hände, des Kopfes erhalten
- angebotene Gegenstände nehmen und betasten dürfen
- einfache Nahrungsmittel wie Obst oder Gemüse lutschen, kauen, beißen können
- von anderen gehalten, gewärmt, angelächelt, angesprochen werden; leise Musik hören; aufgerichtet werden oder sich aufrichten

Das Kleinkindalter: Autonomie versus Scham und Zweifel

Neue motorische Fähigkeiten wie Krabbeln, Aufrecht-Stehen, Gehen und Laufen bringen dem Kind im 2. Lebensjahr einen erheblichen Zuwachs an Autonomie. Es kann nun nicht mehr nur nehmen und festhalten, sondern auch loslassen, hergeben und wegwerfen. Von der Reaktion der Umwelt hängt es im Wesentlichen ab, ob dieses Mehr an Autonomie zu einer »neuen Grundtugend – dem Willen« wird oder ob sich Zwanghaftigkeit und Eigensinn entwickeln. Erikson weist in diesem Zusammenhang darauf hin, dass »sowohl Zwanghaftigkeit wie zwanghafte Aufsässigkeit etwas mit der inadäquaten Verarbeitung von Schamgefühlen zu tun haben«. Schamgefühle werden in dieser Phase am ehesten dann entstehen, wenn die Bezugspersonen des Kindes seine neu entstandenen Autonomiegefühle herabsetzen und missachten. Hierbei spielt in unserer Gesellschaft gerade die Sauberkeitserziehung, die zumindest traditionell in diese Phase fällt, eine entscheidende Rolle. Erikson gibt dieser Phase die Devise: »Ich bin, was ich unabhängig wollen kann.«

KBT-Erfahrungsangebote, die zu dieser Phase passen, sind u. a.

- aufrichten, zum Stehen kommen, einen sicheren Stand finden, den Übergang vom Stehen zum Gehen finden
- etwas oder jemanden festhalten und loslassen, den ganzen Körper anspannen und lösen; sich etwas herausnehmen; Angebotenes ablehnen, nein sagen
- Raum und Gegenstände erforschen
- eigene Grenzen und die Grenzen anderer testen
- sich verbergen – sich zeigen mit dem, was man kann

Das Kindergartenalter: Initiative versus Schuldgefühl

Das 3. Lebensjahr steht im Zeichen einer fortschreitenden Organisation der Bewegung wie auch des Sprachvermögens, sodass sich auch die eigene Vorstellungswelt zunehmend erweitern kann. Diese Veränderungen begünstigen das jetzt verstärkt einsetzende Neugierverhalten, das zu unterschiedlichsten »Initiativen« führt, die u. a. zur Klärung der eigenen geschlechtlichen Identität dienen. Entsprechend der Ausprägung des kindlichen Gewissens im Rahmen des jetzt aktuellen Ödipuskomplexes werden diese Initiativen entweder durchlebt oder aber durch übermäßige Schuldgefühle unterdrückt. Den Identitätszuwachs dieser Entwicklungsstufe bezeichnet Erikson mit der wachsenden Überzeugung des Kindes, »dass unbedrängt von Schuldgefühlen ich das bin, wovon ich mir vorstellen kann, dass ich es sein werde«.

Da für diese Phase offensichtlich das Handeln stark im Vordergrund steht, können Patienten mit einer Hemmung in ihrer Initiative und Zielstrebigkeit von solchen KBT-Angeboten profitieren, die das »Sich-Behaupten« und »Sich-Durchsetzen« zum Ziel haben. Dabei kann es einerseits um spielerische Machtkämpfe gehen, aber auch darum, für sich herauszufinden, was man braucht, und dies zu artikulieren. Auf dem Weg zu solchen Fähigkeiten bietet sich aber oftmals auch zunächst ein ganz körperbezogenes Vorgehen an, indem beispielsweise das kraftvolle Vorwärtsgehen oder das konkrete »Eindringen« und Erforschen neuer Räume erprobt wird.

In einer ambulanten Weiterbildungsgruppe für Ärzte und Psychologen hatte eine ältere Teilnehmerin über einen längeren Zeitraum jede Gruppenaktivität blockiert, die in spielerische Kämpfe »auszuufern« drohte. Ihren Rationalisierungen für ihr Verhalten konnte so recht niemand Paroli bieten, sodass sich eine gemeinsame Vermeidungshaltung einstellte. Schließlich kam es in einer Stunde, die mit dem Angebot »kräftig voranschreiten« begann, zu dem anschließenden Vorschlag, das Gehen in das vor der Praxis liegende Treppenhaus und von dort in den hinter dem Haus liegenden kleinen Garten auszudehnen, was nach und nach von allen Teilnehmern auch genutzt wurde. Als alle wieder im Gruppenraum versammelt waren, erschien als Letzte die oben erwähnte Teilnehmerin mit leuchtenden Augen und berichtete, sie sei heute »fast bis aufs Dach gestiegen«, habe eine unverschlossene Rumpelkammer auf dem Dachboden besichtigt und sich dabei »wie ein Kind gefreut«.

Die Grundschulzeit: Werksinn versus Minderwertigkeitsgefühl

Die Zeit etwa ab der Grundschule bis zur Pubertät gilt für die Psychoanalyse als Latenzphase, was oftmals als »Ruhe vor dem Sturm« der Pubertät oder auch eine Art Wartestand angesehen wird. Erikson hat diese Phase jedoch insofern aufgewertet, als er deren Bedeutung für die Persönlichkeitsentwicklung heraushebt. Seiner Auffassung nach ergibt sich diese Bedeutung aus der Entfaltung des »Werksinns« durch Wissenserwerb und schulische Leistungen, während Erfahrungen des Scheiterns und der Unzulänglichkeit Minderwertigkeitsgefühle entstehen lassen.

Dies ist in der KBT gerade auch im körperlichen Bereich bedeutsam, etwa wenn es in Gruppen um spielerische Angebote geht wie »Purzelbäume schlagen« oder auch einfach nur »einen Ball fangen«. Hier erlebt die Gruppenleiterin gelegentlich Menschen, die fest davon überzeugt sind, selbst einfache körperliche Übungen nicht leisten zu können, und häufig stellt sich bei Nachfragen heraus, dass dies seine Wurzeln auch in schulischen Erfahrungen etwa im Turnunterricht hat. Hier bewährt sich immer wieder die Frage, wie es denn »anders« gehen könnte als bisher vergeblich versucht, und die Ermutigung, andere, eigene Möglichkeiten auszuprobieren.

Die Adoleszenz: Identität versus Identitätsdiffusion

Wie bereits in der von Erikson gewählten Überschrift angedeutet, steht die Pubertät und Adoleszenz ganz im Zeichen der Suche nach der »selbstverantwortlichen Identität des Erwachsenen«. Durch den Hormonschub zu Beginn der Pubertät verändert sich der Körper und die Geschlechtsreife wird erreicht. Die Zeit ist aber auch erfüllt von Zweifeln und Unsicherheit, was den eigenen Körper anbelangt ebenso wie bezüglich der eigenen sozialen Position. So kann es auch zu einer »Rollenverwirrung« kommen, was Erikson wohl mit dem Begriff der Identitätsdiffusion meint.

Es sind nicht nur die magersüchtigen Patientinnen und Patienten, die uns vorkommen wie steckengeblieben in der Pubertät; auch weniger stark gestörte Menschen bleiben über Gebühr lange in dieser Phase stecken und können hier gerade in KBT-Gruppen noch einiges an Entwicklung und Identitätsklärung nachholen. Die »Peergroup« spielt ja in diesem Alter eine ganz besondere Rolle, um Neues zu erleben, sich auseinander zu setzen, sich zugehörig zu fühlen und sein »Ich« auch innerhalb einer Gruppe zu bewahren, und eine KBT-Gruppe kann u. U. eine solche »Peergroup« repräsentieren.

Das Erwachsenenalter

Erikson teilt das Erwachsenenalter nochmals in drei Abschnitte und gibt jedem dieser Teile eine eigene Aufgabenstellung:

- das **junge Erwachsenenalter**: Intimität und Distanzierung versus Isolierung
- die **mittleren Lebensjahre**: Generativität versus Stagnation
- das **hohe Erwachsenenalter**: Integrität versus Verzweiflung und Ekel

Partnerwahl und eine feste Etablierung der eigenen sozialen Position stehen am Anfang des Erwachsenenalters. Während die Erfahrung der Fähigkeit zu Intimität und Bindung einen weiteren Identitätszuwachs bewirkt, führt deren Fehlen zu sozialer Isolierung, Rückzug und dem Gefühl des Unverstanden-Seins.

Einen eigenen Stellenwert gibt Erikson der »Generativität« in der mittleren Erwachsenenphase, das heißt dem »existenziellen Wunsch, sich in der nächsten Generation weiterzugeben«. Dieser Wunsch beschränkt sich allerdings nicht allein auf Kinder, sondern auf alles, was ein Mensch kreativ hervorbringt und hinterlässt.

Als Gefahr für diese Phase benennt Erikson die Stagnation, »wie sie häufig durch zwanghaftes Arbeiten oder die Suche nach immer neuen Ersatzbefriedigungen überdeckt wird, auf die Dauer aber Unzufriedenheits- und Leeregefühle nach sich zieht«.

Schließlich steht der Mensch nach Erikson im Alter vor der Aufgabe, seine »Ich-Integrität« zu finden, dem eigenen Lebensweg eine Abrundung zu geben. Misslingt dies, besteht die Gefahr der Verzweiflung, für Erikson die Grundangst des Alters. Den Identitätszuwachs im Alter beschreibt er mit dem Ausdruck »Ich bin, was von mir überlebt«.

Für das Erleben in der KBT stellen sich mithin für diesen Entwicklungsabschnitt vor allem die Fragen nach dem Einlassen auf Beziehung bei gleichzeitiger Aufrechterhaltung der eigenen Grenzen wie auch nach dem Loslassen. Die aus der Gindler-Arbeit stammende Aufforderung, das jeweils Eigene zu finden, was gut tut und voranbringt, ebenso wie sich von Unpassendem und Störendem zu distanzieren, gilt hier uneingeschränkt.

Die moderne Säuglingsforschung

Wie anfangs bereits erwähnt, revolutionierten die Ergebnisse der modernen Säuglingsforschung in den 1980er Jahren die bis dahin zwar bereits modifizierte, aber immer noch gültige Sicht des Säuglings als eines zunächst isolierten, undifferenzierten und seinen Trieben ausgelieferten Wesens. Martin Dornes (1994) betont, dass diese Sichtweise nur einen Teil der Säuglingserfahrung als ihr Ganzes ausgibt. Zahlreiche interessante Experimente, die in seinem Buch ausführlich beschrieben werden, zeigen vielmehr einen Säugling, der von Anfang an mithilfe einer angeborenen »Grundausstattung« zu einem aktiven Dialog mit der Umwelt imstande ist. Zu dieser Grundausstattung gehören alle Sinnesmodalitäten und in diesem Zusammenhang auch die so genannte kreuzmodale Wahrnehmung; diese bedeutet die Fähigkeit, eine einzelne Wahrnehmung in ein Gesamtbild zu integrieren. Weiter gehören dazu die entwickelte mimische Muskulatur, sodass unterschiedliche Affekte wie Freude, Erstaunen, Kummer und Zorn beobachtet werden können. Besonders hervorgehoben wird auch das Interesse und die Neugier als ein grundlegendes Motiv des normalen Säuglings.

Auch Daniel Stern wählt in seiner Entwicklungstheorie ein Stufenmodell wie schon die meisten Entwicklungspsychologen vor ihm. Im Folgenden sollen zunächst Sterns vier Entwicklungsstufen des Selbstempfindens (Stern 1985) dargestellt werden.

Vier Entwicklungsstufen des Selbstempfindens nach Stern

- Das **auftauchende Selbstempfinden** wird auf die Zeit von der Geburt bis zum 2. Lebensmonat datiert. Mit der bereits erwähnten angeborenen Grundausstattung, aber auch durch Lernen erwirbt das Kind ein erstes Gefühl von Ordnung und Struktur. Für diese Zeitspanne nimmt Stern bereits eine Trennung von Selbst und Objekt an, er nennt dies »self-versus-other«.
- Für die Zeit bis zum 9. Monat entsteht nach seiner Theorie das **Kernselbstempfinden**. Die Erfahrung des physischen Getrenntseins von anderen ermöglicht jedoch durchaus Gemeinsamkeitserlebnisse, die Stern »self-with-other« nennt, womit er auf die Begriffe von Symbiose und Verschmelzung reagiert. Die vom Kind gefühlten Grenzen zwischen Selbst und Objekt gehen jedoch im Normalfall nicht verloren. Diese Aufrechterhaltung der Grenzen zwischen Selbst und Objekt ist Stern äußerst wichtig, denn damit wird auch die Annahme einer normalen autistischen und/oder symbiotischen Phase hinfällig. Dabei ist jedoch der Hinweis von Dornes bedeutsam, dass es sich bei der Unterscheidung von Selbst und Objekt »um eine Empfindung und keine Leistung im Sinne des reflexiven Ich-Bewusstseins« handelt. Im Übrigen schlägt Dornes, der sich ausführlich mit dem Begriff der Symbiose beschäftigt, hier einen brauchbaren Kompromiss vor, nämlich anstatt von symbiotischer Phase eher von »symbiotischen Momenten« in dieser Zeit zu sprechen.
- Die Phase des **subjektiven Selbstempfindens** (sense of a subjective self) dauert etwa bis zum 18. Monat. Durch die Wahrnehmung unterschiedlicher Affekte und Stimmungen oder Aufmerksamkeit der Bezugspersonen erlebt das Kind bewusster als bisher die Möglichkeiten der Interaktion und Kommunikation. Die Objektvorstellung des Kindes ist stark geprägt von der Sinneswahrnehmung, die das Objekt in ihm auslöst. Da das Kind in diesem Alter nach Sterns Auffassung noch nicht phantasieren kann, bestimmt die Realitätswahrnehmung sein Affektleben.
- Durch den Spracherwerb zwischen dem 15. und 18. Monat entsteht das **verbale Selbstempfinden**, eine Steigerung der bisherigen Kommunikationsmöglichkeiten, die mehr Verbindung zulässt.

In diesem Zusammenhang sollte ein Begriff von Sander erwähnt werden, der gerade für die KBT wichtig ist. Sander (zit. in Grothe 1991) spricht von »shared awareness« – geteiltes Gewahrsein. Damit ist die Tatsache angesprochen, dass die Möglichkeit der verbalen Mitteilung und deren Bestätigung durch die Mutter für Kinder diesen Alters eine besondere Bedeutung hat, weil erst dadurch das mitgeteilte Erlebnis eine stabile Realität erhält. Durch die von der Mutter geteilte Wahrnehmung der mitgeteilten Gefühle stabilisiert sich die Selbstwahrnehmung und in ebendiesem Sinn arbeitet auch die KBT an einer Verbesserung und Differenzierung der Selbstwahrnehmungskompetenz.

3.3 Die Bedeutung der Säuglingsforschung für die KBT

Die neue Sichtweise, welche die Säuglingsforschung nahe legt, hat auch einige Konsequenzen für eine körperbezogene Therapieform wie die KBT. Wenn beispielsweise gesagt wird, dass das Objektempfinden des Kindes im Wesentlichen geprägt ist von den Sinneswahrnehmungen, die das Objekt bei ihm auslöst, oder dass das Denken des präsymbolischen Kindes überwiegend handlungs- und wahrnehmungsgebunden ist, so gewinnen die Erfahrungsmöglichkeiten im Rahmen einer Konzentrativen Bewegungstherapie eine große Bedeutung. Gerade weil die Körpersprache der Bewegungen, Gesten und Gesichtsausdrücke die Sprache ist, welche der Säugling versteht und auf die er reagiert, besteht die Möglichkeit, den Erwachsenen im Rahmen nonverbaler Kommunikation und Interaktion auch auf einer sehr frühen Ebene zu erreichen, auf der seine Mangelerfahrung oder Traumatisierungen stattgefunden haben mögen. Kann man es also einerseits als alarmierend ansehen, dass der Säugling eben nicht die noch von Mahler angenommene autistische Phase durchläuft und dadurch auch einen gewissen Schutz erhält, so liegt andererseits in der neuen Sicht des Kindes als von Anfang an wach und kommunikativ auch die Chance, durch eine Arbeit am und mit dem Körper zu ganz frühen Erfahrungen vorzudringen und heilsame Möglichkeiten der Nachreifung zu finden.

Eine ca. 30-jährige Frau hat eine KBT-Einzeltherapie begonnen, da sie zwar in mehreren Therapieversuchen im Laufe der letzten Jahre eine Menge »verstanden« hat über die Hintergründe ihrer schier grenzenlosen Bedürftigkeit und ihres immer wieder auftauchenden Gefühls des Alleinseins und der eigenen Wertlosigkeit, jedoch mit diesem Wissen sich nur sehr unzureichend selbst behelfen kann. Sie hat daher beschlossen, ihre »Mutterproblematik« – wie sie es nennt – nun noch einmal im Rahmen der KBT zu bearbeiten.

Bereits im Vorgespräch zeigt sich eine dramatische Ambivalenz der Therapeutin gegenüber, die sich erst dadurch etwas abbauen lässt, dass diese der Patientin anbietet, sich mit ihr gemeinsam auf den Fußboden zu setzen, wo sie sich sicher fühlt und den Abstand zur Therapeutin besser bestimmen kann. Dabei wird deutlich, dass es nicht Worte oder Erklärungen sind, die ihre Angst mindern, sondern das Aufsuchen einer gemeinsamen Basis, von der aus man zusammen starten könnte.

Nach einer Phase der vorsichtigen Annäherung äußert sie zu Beginn einer Sitzung den Wunsch, sich mit ihrer Unfähigkeit zur Selbstversorgung zu beschäftigen. Hierzu schlägt ihr die Therapeutin zunächst vor, auf ihrer Decke in einer von ihr als stimmig erlebten Haltung zu erspüren, welche konkreten Bedürfnisse sie denn heute habe, für die sie selbst sorgen wolle. Die Patientin legt sich auf den Rücken und berichtet nach wenigen Minuten, dass sie sich einerseits sehr allein fühle, getröstet und geliebt werden wolle, gleichzeitig aber keine körperliche Nähe eines Anderen wünsche, da sie große Angst vor Abhängigkeit habe. Die Therapeutin reicht ihr ein Seil mit dem Vorschlag, das eine Ende zu fassen, während sie selbst weiterhin auf ihrem Platz bleibend das andere Ende halten werde. Die Patientin geht darauf ein, doch schon nach kürzester Zeit richtet sie sich wieder auf und berichtet von der Angst, die »Mutter werde am anderen Ende verhungern«. Es wird deutlich, dass sie es nicht schafft, sich vertrauensvoll auf die durch das Seil symbolisierte Verbindung zur »Mutter« einzulassen, und stattdessen versucht, die phantasierten Erwartungen der Mutter zu erfüllen und nun umgekehrt für diese zu sorgen, um nicht von ihr fallengelassen zu werden. Die Erinnerung an eine Szene wird lebendig, in der das Kind die Mutter vor dem Gasofen fand mit der Absicht, sich umzubringen. Die Therapeutin konzentriert sich nun darauf, diesem Bild und dem daraus entstandenen Verhaltensmuster etwas Neues entgegenzusetzen, und schlägt vor, sich erneut auf die Decke zu legen, diesmal aber das Seil nicht in die Hand zu nehmen, sondern unter den Fuß, sodass sie die Verbindung zwar körperlich spüren kann, sich dabei aber nicht festgehalten fühlt. Diese Variation bewirkt eine deutliche Entspannung für die Patientin; jedes Mal, wenn die Therapeutin vorsichtig das Seil bewegt, um zu signalisieren, dass die Verbindung aufrechterhalten wird, seufzt sie behaglich. Schließlich sagt sie ganz verwundert: »Ich kann mich also jetzt hier zusammenrollen und Sie passen auf mich auf?« Als die Therapeutin dies bestätigt, nimmt sie das Seil wieder in die Hand und verbringt die letzten Minuten der Stunde mit einem zufriedenen Lächeln auf dem Gesicht.

Die geschilderte therapeutische Situation illustriert die Möglichkeit der KBT, Ängste aus einer ganz frühen Zeit – die mangelnde Sicherheit einer lebenswichtigen Verbindung, z. B. über die Nabelschnur – aufzunehmen und ihnen eine neue, andere körperlich wahrnehmbare Erfahrung entgegenzusetzen, in diesem Fall das Seil als eine Möglichkeit, die die Patientin ergreifen kann, aber nicht muss, sodass sie aktiv die Interaktion zwischen Selbst und Objekt gestalten kann.

Literatur

- Becker H (1997): Konzentrative Bewegungstherapie. Gießen: Psychosozial.
- Budjuhn A (1992). Die psychosomatischen Verfahren. Dortmund: modernes lernen.
- Conzen P (1996). Erik Erikson. Stuttgart: Kohlhammer.
- Cserny S (1989). Das Leib-Seele-Problem. Diss. Salzburg.
- Dornes M (1994). Der kompetente Säugling. Frankfurt/Main: Fischer.
- Dornes M (1997). Die frühe Kindheit. Frankfurt/Main: Fischer.
- Elhard S (1984). Tiefenpsychologie. Stuttgart: Kohlhammer.
- Erikson E (1981). Identität und Lebenszyklus. Frankfurt/Main: Suhrkamp.
- Freud S (1905). Drei Abhandlungen zur Sexualtheorie. Studienausgabe (1982). Frankfurt/Main: Fischer.
- Grothe KD (1991). Weder Autismus noch Symbiose. Konzent Bewegungsther; H. 20: 19–20.
- Mahler M (1990). Die psychische Geburt des Menschen. Frankfurt/Main: Fischer.
- Piaget J (1976). Psychologie der Intelligenz. München: Kindler.
- Piaget J, Inhelder B (1972). Die Psychologie des Kindes. Freiburg/Brsg.: Walter.
- Riemann F (1975). Grundformen der Angst. München: Reinhard.
- Schultz-Hencke H (1981). Lehrbuch der analytischen Psychotherapie. Stuttgart, New York: Thieme.
- Stern D (1979). Mutter und Kind. Die erste Beziehung. Stuttgart: Klett-Cotta.
- Stern D (1985). The Interpersonal World of the Infant. New York: Basic Books.
- Stern D (1991). Tagebuch eines Babys. München: Piper.

4 Neuropsychologie für Psychotherapeutinnen

Ralph Blunk

Dieses Kapitel will den Beitrag der Neuropsychologie zu psychotherapeutischen Fragen skizzieren, aber auch zu einem kritischen Umgang mit den Möglichkeiten der Hirnforschung anregen, insbesondere in den Bereichen, in denen ein eigentlicher interdisziplinärer Ansatz nicht verwirklicht wird und hoher technischer Untersuchungsaufwand mit »Küchenpsychologie« korreliert wird. Durch Erfahrung und Therapieforschung belegte psychotherapeutische Methoden bedürfen nicht notwendig der biologischen Begründung. Ebenso kann ein biologisches Korrelat einem fragwürdigen psychotherapeutischen Vorgehen selbstverständlich keine Rechtfertigung geben. Angesichts der modernen bildgebenden Verfahren möchte ich zu einer kritischen Haltung gegenüber einer naiven »Bildergläubigkeit« ermutigen. Statt eines unidirektional-linearen Ursachenmodells ist ein dynamisches und systemisches Modell der Gehirn-Umwelt-Interaktion zu skizzieren (Aktivität von Nervenzellen ist nicht die Ursache von psychischem Erleben – wie die Wurzeln nicht die Ursache der Blätter; beide sind Teile eines Ganzen), wie es Voraussetzung ist für eine fruchtbare Zusammenarbeit von Psychotherapeuten und Hirnforschern.
Zunächst wird ein Überblick über die Entwicklung der Hirnforschung gegeben. Welche Bedeutung die Ergebnisse der neuropsychologischen Forschung für die Psychotherapie haben, soll anschließend am Beispiel von vier sich überschneidenden Themenkomplexen aufgezeigt werden.

4.1 Rückblick: Die klassische Neuropsychologie

Die Beschäftigung mit der Geschichte der Hirnforschung kann uns verdeutlichen, was wir im aktuellen Forschungsgeschehen nur schwer erkennen: Das Gehirn dient häufig als Projektionsfläche für psychosoziale Vorurteile. Durch den Verweis auf angeblich gefundene Hirnbesonderheiten haben vorgefasste Meinungen schon früher den Anspruch erhoben, biologisch begründet und damit wissenschaftlich zu sein. Jede Epoche hat ihr eigenes Modell vom Gehirn. In ihm spiegeln sich die gesellschaftlichen Strukturen und die ökonomisch-technische Entwicklung wider.
Die klassische Neuropsychologie untersuchte vorwiegend die Folgen von manifesten Hirnschädigungen (Schlaganfällen, traumatischen Hirnverletzungen, Operationen) für psychische Leistungen. Störungen komplexer menschlicher Fähigkeiten wie die der Sprache, des planenden Handelns und des Erkennens (Aphasien, Apraxien, Agnosien) wurden als die Folge der Schädigung kortikaler Zentren oder von deren Verbindungswegen (Diskonnektionssyndrome) verstanden. Die Art des Störungsbildes erlaubte es dem Neuropsychologen durchaus, den wahrscheinlichen Schädigungsort im ZNS vorauszusagen.
Diese Störungsbilder faszinierten als eine Art »Naturexperiment« auch Forscher anderer Disziplinen: Linguisten suchten anhand dieser »Störungsbilder« nach Hinweisen auf die innere Struktur sprachlicher Leistungen, Psychologen und Philosophen nach der inneren Archi-

tektur der Wahrnehmung oder des Denkens. Dabei bestimmte ihr jeweiliges theoretisches Konzept die Sicht auf das »Naturexperiment«.

Die betroffenen Patienten haben in der Regel eindeutige, früher aber oft erst nach dem Tode feststellbare Hirndefekte und zeigen »psychische« Defizite, die in subtiler Weise abhängig sind von der Art der psychologischen Aufgabenstellung bzw. des situativen Kontextes. Hierzu zwei Beispiele: Trotz fehlender Lähmung sind Patienten mit ideomotorischer Apraxie nicht in der Lage, Bewegungen nur aus der Vorstellung heraus auszuführen, welche ihnen beim Gebrauch von Gegenständen durchaus gelingen (sie sind nicht in der Lage auf Aufforderung zu pusten, eine Kerze auszublasen gelingt), Patienten mit Aphasie können eventuell nur einzelne, entstellte Worte oder sinnlose Silben produzieren, singen aber auf Aufforderung ganze Texte.

Manche dieser Symptome werden auch heute noch gelegentlich als »psychogen« missverstanden, da komplexe Leistungen in Abhängigkeit von subtilen Variablen manchmal gelingen, manchmal misslingen. Spontan vermuten wir bei Veränderungen komplexer »psychischer« Leistungen, insbesondere wenn sie situativ variieren, eher eine »Psychogenese«, bei der Störung scheinbar einfacher Leistungen, z. B. der Motorik, eher eine organische Läsion – verwechseln »psychisch« mit »psychogen«. Die Hirnforschung zeigt uns aber, dass auch eine elementar erscheinende Funktion, wie die der Schmerzwahrnehmung sehr komplex und keineswegs nach dem »Klingelschnurprinzip« peripherer Reiz – zentrales Schmerzerleben funktioniert. Trotzdem sucht nicht nur der Laie die Schmerzursache instinktiv »dort, wo es weh tut« in der Peripherie. Das dort mit bildgebenden Verfahren dann Vorgefundene wird zum ursächlich erklärenden »Befund« erhoben. Sehr komplex anmutende Qualitäten des menschlichen Erlebens wie die des Bewusstseins wiederum können durch eine sehr begrenzte Läsion störbar sein, z. B. beim Wachkoma als Resultat einer begrenzten Mittelhirnläsion (apallisches Syndrom). Die Untersuchung klinischer Phänomene wie des Nichtwahrnehmens der eigenen (linksseitigen) Lähmung (Anosognosie), des Nichtbeachtens von Reizen einer Raumhälfte (hemi-neglect) oder des so genannten »Blindsehens« zeigen, dass bei fehlender bewusster Wahrnehmung dennoch ein unbewusstes Wahrnehmen und Lernen nachweisbar sein kann – was aber eben keineswegs Ausdruck einer »psychogenen« Blindheit ist und auch mit »Verleugnung« nicht ausreichend erklärt werden kann.

Einerseits wurden die Art des Krankheitsprozesses, der Ort und die Ausdehnung des Defektes untersucht und in immer differenzierteren Hirnkarten lokalisiert, andererseits die inneren Mechanismen der Störungsbilder psychologisch analysiert. Fortschritte der Neuropsychologie beruhen auf der Entwicklung neuer Methoden zur Untersuchung des biologischen Substrates, aber ebenso auf der Entwicklung differenzierter und der Empirie zugänglicher Modelle des »psychischen Apparates«. Beide Entwicklungen haben sich gegenseitig gefördert: die Computertomographie einerseits und die moderne Linguistik sowie die Aphasieforschung andererseits.

Die klassische Neuropsychologie konzentrierte sich lange auf Störungen kognitiver Funktionen, emotionale Störungen wurden weniger beachtet bzw. dem Gebiet der Neuropsychiatrie (biologischen Psychiatrie) zugeordnet. Die entsprechenden Störungsbilder waren weniger präzise zu definieren, mögliche Störungsorte weniger gut zu erfassen bzw. diffuser lokalisiert (klassischer Begriff des hirnorganischen Psychosyndroms). Einigen schwer wiegenden Symptomen schien kein organisches Korrelat zu entsprechen. Man sprach von »psychogen«, neuerdings neutraler von »somatoform« oder »pseudoneurologisch«, z. B. bei Sinnesstörungen oder Lähmungen ohne den Nachweis eines adäquaten organischen Korrelates. Wir können aber heute davon ausgehen, dass jegliches »psychische« Geschehen ein biologisches Korrelat haben muss, dass einseitige Ursachenmodelle durch komplexe Wechselwirkungen ersetzt werden müssen: Das Gehirn gestaltet aktiv seine

Umwelt und wird von dieser geprägt. Das organische Geschehen ist eine conditio sine qua non des Psychischen. Klassische lineare Ursache-Wirkungs-Konzepte sind dem Komplexitätsgrad des Organismus nicht angemessen.

Rätselhaft blieben zunächst auch die Funktion neuropsychologisch »stummer« Regionen zum Beispiel der Frontallappen, deren Schädigung nicht mit offensichtlichen motorischen oder kognitiven Defiziten einhergehen. Angehörige erleben diese Patienten trotz des Fehlens einer Lähmung oder einer Sprachstörung nicht als gesund, sondern als in ihrer Persönlichkeit verändert. Auch erhebliche Eingriffe wie die operative Durchtrennung des Balkens (»Split-brain« des Corpus callosum, des Verbindungssystems zwischen den Hirnhälften) blieben klinisch scheinbar folgenlos. Erst unter den speziellen Untersuchungsbedingungen einer Tachistoskopie, bei der verschiedene Informationen (»Chimären-Reize«) in das jeweilige Gesichtsfeld der rechten oder linken Hirnhälfte geblitzt werden, konnte man die Informationsverarbeitung der beiden Hemisphären getrennt untersuchen. Schon damals wurden die Forschungsergebnisse über die Unterschiede der Hirnhälften popularisiert und unkritisch zur pseudowissenschaftlichen Grundlage alter und neuer Therapieansätze gemacht – die rechte Hirnhälfte wurde zum Sitz des Unbewussten und der Kreativität erklärt. Es reicht nicht, wenn sich Psychotherapieschulen nur das Präfix »Neuro-« zulegen oder wenn psychologische Darlegungen sich unter dem modisch gewordenen Verweis aufs Gehirn und neuronale Netze einen biowissenschaftlichen Anstrich geben.

Die oft nur mit einfachsten »bedside-tests« erhobenen klassischen neuropsychologischen Störungsbilder erlaubten durchaus Aussagen über die Lokalisation der Läsion, dennoch wurde bereits in der klassischen Neuropsychologie der Begriff der »Lokalisation« kritisch diskutiert. Man sprach zwar pragmatisch z. B. von einem Aphasiezentrum, als wäre die Sprachfunktion dort lokalisiert, genauer wäre es aber, von einem »Störungsort« zu sprechen, wo eine Funktion beeinträchtigt wird. Alternativ könnte man das klinische Bild zum Beispiel einer Sprachstörung auch als (wenn auch veränderte) Leistung des »Restgehirns« auffassen – ein Kompensationsversuch. Eine Schädigung z. B. in der rechten Hirnhälfte würde uns dann nicht zeigen, was dort »lokalisiert« war, als vielmehr, welche Leistung die linke Hirnhälfte noch zu erbringen in der Lage ist (z. B. bei visuo-konstruktiven Leistungen erfasst sie die Details, aber nicht mehr die Gesamtgestalt einer Figur). Im Weiteren erkannte man aber auch, dass das Gehirn nicht als die Summe geschädigter und gesunder Strukturen zu verstehen ist, sondern dass zwischen diesen eine neue dynamische Beziehung entsteht – dass kranke Anteile zum Beispiel durchaus auch gesunde Leistungen »blockieren«, gesunde Anteile durch verschiedene Wege der Reorganisation Leistungsdefizite kompensieren können. Ebenso kritisch sollte man auch die modernen, verfeinerten Versuche zur Lokalisation psychischer Störungen sehen. Biologisch reduktionistische Modelle, oft mit Redewendungen wie »rein organisch«, »nur«, »nichts als« vertreten (z. B. Monoaminhypothese der Depression – Träume seien nichts als unsinnige Reaktionen des Kortex auf rein physiologische Hirnstammerregungen), erweisen sich als nicht haltbar.

Die Situation der Hirnforschung hat sich in den letzten Jahrzehnten grundlegend geändert mit der Möglichkeit, die biologischen Korrelate psychischer Funktionen mit hoher zeitlicher und räumlicher Auflösung und ohne Belastung auch an Gesunden zu untersuchen, aber auch mit der Wende des Interesses der akademischen Psychologie von »rein« kognitiven zu emotionalen Aspekten des Seelenlebens. Der »Sprung vom Psychischen ins Organische« erscheint heute weniger rätselhaft. Mit den neuen apparativen, aber auch differenzierten neuropsychologischen Methoden konnten Forschungsansätze entwickelt werden, die ebenso von Interesse für den Psychotherapeuten sind.

4.2 Psychobiologische Wirkungen früher Beziehungserfahrungen

Plastizität ist ein Kennzeichen des Gehirns. Das Gehirn gewährleistet unsere Identität und ermöglicht gleichzeitig Entwicklung und Anpassung. Entsprechend ermöglichen die genetischen Programme z. B. den Spracherwerb; die individuelle Sprachentwicklung wird durch die Plastizität des Nervensystems abgebildet. Die Selbstorganisation des Gehirns erfolgt in der Interaktion mit dem Umfeld und ist durch mangelnde oder inadäquate Stimulation störbar (vgl. mangelnde Entwicklung der Sehrinde bei defektem Auge). Die gewaltige Zahl der Neuronen und ein Großteil ihrer Vernetzung sind zum Zeitpunkt der Geburt angelegt. Lernvorgänge, z. B. die Unterscheidung muttersprachlicher Laute, beginnen schon intrauterin. Auf das Wandern der Neurone, das rasche Anwachsen der Neuronenfortsätze und die Ausbildung unzähliger Synapsen, die im Übermaß gebildet werden (Höhepunkt ist etwa das zweite Lebensjahr), folgt eine Phase der konkurrierenden Verbindungswege, die in Abhängigkeit vom Gebrauch verstärkt, bei Nichtgebrauch aber wieder abgebaut werden. Lernen heißt Verstärkung beanspruchter Verbindungswege und Synapsen. Kinder lernen schneller, aber weniger gezielt. Beim Erwachsenen beträgt die Synapsendichte etwa noch 60% derjenigen des Kindes. Diese Selektion erfolgt erfahrungsabhängig, mag Möglichkeiten der Entwicklung einengen, stabilisiert aber auch das als überlebenswichtig Gelernte. Dies erklärt die besondere Bedeutung früher Erfahrungen: Sie legen gleichsam fest, wie viel Verarbeitungskapazität für bestimmte Funktionen angelegt wird. Wer zum Beispiel früh ein Musikinstrument erlernt, hat ein größeres Hirnareal als Repräsentationsfeld für diese Fähigkeit zur Verfügung. Dieses ermöglicht dann ein erfolgreiches Weiterlernen. Es gibt ein lebenslanges Lernen. Entgegen klassischen Dogmen wurde noch beim Erwachsenen eine Neubildung von Nervenzellen (Neurogenese) speziell in einem Anteil des Hippocampus nachgewiesen, deren funktionelle Bedeutung aber noch zu klären ist. Bestimmte Fähigkeiten werden aber zeitlich in sensiblen Perioden und situativ in einem bestimmten emotionalen Kontext besonders effektiv erlernt. Erfahrungen in zwischenmenschlichen Beziehungen verändern unsere Gehirnstruktur, wobei genetisch angelegte Programme angestoßen werden. Wiederholte Reize führen zur Stimulation von Genprogrammen im Zellkern, die ihrerseits über die Produktion von Proteinen eine Membran- und Rezeptorveränderung der Zelle in Gang setzen, sodass diese Zelle auf weitere Reize sensibilisiert zu antworten lernt.

Die moderne Hirnforschung zeigt, dass in der frühkindlichen Phase gegebene Zuwendung unsere Gehirnentwicklung über eine solche Genexpression fördert und dass die Zahl der Synapsen und Verschaltungen im Gehirn bei bemutterten Tieren erhöht ist gegenüber Vergleichstieren. Dies ist aber schon intrauterin keine »Einbahnstraße«. Das kindliche Gehirn steht intrauterin in einer Wechselwirkung mit dem mütterlichen Organismus, z. B. hormonell. Die Beziehung der Mutter zu ihrem Kind ist eine psychobiologische. Dabei ist die »Passung« zwischen kindlichem und mütterlichem Verhalten vor allem auch im nonverbalen Bereich Grundlage eines unmittelbaren Verstärkerprozesses der Hirnentwicklung.

Das Gehirn ist weder primär eine »Tabula rasa«, noch sind wir »vorprogrammiert«. Gerade die moderne Neurobiologie unterstützt keineswegs die Vorstellung, dass wir durch innere biologische Faktoren einseitig in unserem Erleben und Verhalten festgelegt werden, vielmehr zeigt sich überall eine Wechselwirkung zwischen den inneren biologischen Vorgängen, den verinnerlichten Erfahrungen und den äußeren sozialen Vorgängen. Das gilt auch für die Psychotherapie. Diese Wechselwirkung erfolgt in beide Richtungen von peripher nach zentral (bottom-up) wie von zentral nach peripher (top-down), zum Beispiel bei Schmerzentstehung und -verarbeitung.

Frühe Erfahrungen wirken sich positiv (protektiv) oder negativ auf die Verarbeitung späterer Belastungsfaktoren aus. Negative Erfahrungen können sich funktionell auswirken im Sinne ungünstiger Lernerfahrungen (Engramme), unbewusst gespeichert im prozeduralen Gedächtnis, wo sie durch Schlüsselreize ausgelöst werden. Negative Erfahrungen können sich aber auch in strukturellen Defiziten abbilden; Deprivation etwa in mangelnder neuronaler Differenzierung der Nervenverzweigungen und Synapsen. »Negativität« von Einflüssen entscheidet sich u. a. an Charakteristika des äußeren Reizes (z. B. Über- oder Unterstimulation, Vorhersehbarkeit), aber auch an der Verarbeitungskompetenz des Betroffenen ebenso wie an den zur Verfügung stehenden inneren und äußeren Bewältigungsmöglichkeiten. Chronisch negativer Stress und Traumata führen über Veränderungen der zirkadianen Cortisonausschüttung unmittelbar zur Schädigung von Neuronen insbesondere des Hippocampus.

Einzelne Neuronen reagieren in präziser Abstimmung mit auslösenden Signalen. Es gibt »Spezialistenzellen«, die auf ganz spezifische Reize antworten, etwa die Bewegung optischer Kanten in eine bestimmte Richtung. Andere erweisen sich als hoch spezialisiert und antworten auf komplexe Reize wie individuelle Gesichter (halb im Scherz sprach man von einer »Omazelle«, die auf eine emotional bedeutsame Physiognomie spezialisiert sei) oder auf einen bestimmten Gesichtsausdruck trotz unterschiedlicher physiognomischer Merkmale. Das Gehirn scheint gleichermaßen holistisch als Ganzes, wie mit einem Ensemble stark spezialisierter Zellen zu arbeiten. Sehr bekannt wurden die so genannten Spiegelneurone, die eine besondere Aktivität entfalten bei der Beobachtung nicht intentionaler, aber auch kommunikativer Bewegungen (Mimik, Gestik). Sie sind vermutlich biologische Module beim wechselseitigen emotionalen Spiegeln in der Mutter-Kind-Kommunikation und damit Grundlage von Imitation und Internalisierung. Die Reaktionen des menschlichen Umfeldes in der Beziehung zum Säugling unterstützen dessen neuronale Organisation. Angeborene neuronale Erwartungssysteme befähigen schon den Säugling, Gesichter zu erkennen oder sprachliche Regeln aus der Flut von Reizen zu extrahieren. Genetisch determinierte, basale Emotionen verarbeitende Strukturen differenzieren sich durch »spiegelnde« Interaktion. Die jeweilige angepasste Reaktion der Mutter (attunement) verstärkt die innere Kohärenz und das Selbstwirksamkeitserleben des Säuglings.

Entsprechend hat mütterlicher Stress (Inkongruenz und mangelnde Vorhersehbarkeit der Stressreize sind dabei entscheidend) Auswirkungen auf das Stressverarbeitungssystem des Kindes. Wichtig ist die Erkenntnis, dass zuverlässige Bindung nicht etwa psychologisch im alten Sinne, sondern psychobiologisch über Schutzmechanismen bzw. Vulnerabilität im weiteren Leben entscheidet, insbesondere in späteren, eventuell Symptome auslösenden Situationen von Entsagung und Verlust. Entsprechend wurde von einer sozialen Konstruktion des menschlichen Gehirns gesprochen. Hier begegnen sich analytische Bindungsforschung und Objektbeziehungstheorie, die Verhaltenstheorie mit ihrem Stress-Vulnerabilitäts-Konzept und die moderne Neurobiologie.

Vergangene wie aktuelle gute zwischenmenschliche Beziehungen können uns vor den negativen Auswirkungen von Stresserlebnissen schützen. Signifikante Änderungen unserer Umwelt – und was wäre bedeutungsvoller als zwischenmenschliche Beziehungen – haben unmittelbare Auswirkungen auf unser Nerven-, Hormon- und Immunsystem. Psychotherapie baut ein zwischenmenschlich tragendes und schützendes Umfeld auf, hilft Gefühle von Hilflosigkeit zu dämpfen und verändert unsere Wahrnehmung und unser Verhalten in einer Weise, die uns hilft die entsprechenden Situationen so zu gestalten, dass wir uns weniger ausgeliefert fühlen.

4.3 Neuropsychologische Grundlagen der Emotionen

Es gibt nicht ein einzelnes Emotionssystem, sondern eine Fülle von Emotionssystemen, die jeweils für einen eigenen funktionalen Zweck entwickelt wurden und die sich erst sekundär im Bewusstsein manifestieren (sodass der merkwürdige analytische Begriff »unbewusster Gefühle« doch einen Sinn hat). Die körperliche Reaktion ist ein integraler Bestandteil des gesamten emotionalen Prozesses. Wir erkennen unsere Emotionen dadurch, dass sie (willkommen oder nicht) über Körperreaktionen in unser Bewusstsein dringen. Wir erleben unsere Emotionen als zum Kern unserer Identität gehörig, doch zugleich scheinen sie nach einem eigenen Schema abzulaufen, oft ohne unser bewusstes Zutun und ohne unsere Zustimmung. Nach einer heute verbreiteten Ansicht sind Emotionen körpernahe Bewertungssysteme, eine Art von elementarer und primitiver Wahrnehmung in lebensrelevanten Grundsituationen. Sowohl das Angstgefühl als auch das Herzklopfen sind Folgen der Aktivierung dieses Systems, ohne dass wir uns immer der auslösenden Reize und der inneren Bewertungsprozesse bewusst wären. Bewusste Inhalte beziehen sich auf die Ergebnisse dieser Prozesse – die wir oft im Nachhinein rational begründen. Diese unbewussten Abläufe sind die Regel, nicht die Ausnahme – sowohl für emotionale als auch für kognitive Prozesse. Das Gehirn hat z. B. Mechanismen zur Berechnung von Form, Farbe, Lage und Bewegung von Gegenständen, die an weit auseinander liegenden Orten im Gehirn verarbeitet werden. Auf der Grundlage einer Analyse der physischen Merkmale von Reizen beginnt das Gehirn eine Bedeutung zu konstruieren. Die Reizkonstellation wird verglichen mit Daten des Langzeitgedächtnisses über ähnliche Objekte. Was uns bewusst wird, ist das Ergebnis, aber nicht dessen Entstehungsprozess. Wahrnehmung ist gewissermaßen eine Hypothese. Dies gilt ebenso fürs Gedächtnis: Auch dieses bildet keine Wirklichkeit ab, sondern konstruiert sie jeweils neu. Unsere »Wirklichkeit« ist ein Entwurf.

Es wird vermutet, dass das emotionale Gehirn und das so genannte Wortgehirn parallel operieren und deshalb nicht unbedingt in der Lage sind, miteinander zu kommunizieren. Die Fähigkeit, flexibel mit kognitiv-emotionalen Diskrepanzen umzugehen, ist eines der Kriterien Ich-struktureller Reife. Wahrscheinlich angeborene und transkulturell nachweisbare Basisemotionen werden überformt durch komplexe, sekundäre emotionale Netzwerke, die durch bewusste und unbewusste Erfahrungen geprägt sind. Hierdurch wird insbesondere der Einsatz dieses emotionalen Vokabulars im sozialen Kontext geregelt. Mark Twain formulierte dies anschaulich:

»*An Stellen, an denen ein naher Angehöriger schluchzt, hat ein intimer Freund einen traurig wirkenden Laut von sich zu geben, ein entfernter Bekannter zu seufzen und ein Fremder lediglich mitfühlend an seinem Taschentuch zu fummeln.*«

Die Bedeutung sowohl eines Wortes oder Satzes, deutlicher noch einer Geste, aber auch einer Handlung konstruiert das Gehirn aus dem inneren und äußeren Kontext. Schon deshalb reicht es nicht, die psychischen Funktionen als etwas zu verstehen, was »im Gehirn« lokalisiert ist.

Unserer subjektiv empfundenen Fähigkeit, emotionale Reaktionen zu hemmen oder zuzulassen, entspricht (in bildgebenden Verfahren nachweisbar) ein verändertes Gleichgewicht zwischen Frontalhirn und den emotionsverarbeitenden Strukturen. Der Aktivierung des Mandelkerns bei Angst sowie benachbarter Regionen wie des Temporalpols (zur Bewertung des Reizes anhand von Erfahrungsbildern) und des Hypothalamus (Einleitung hormoneller Reaktionen) stehen die Hemmungs- und Steuerungsstrukturen des Vorderhirns gegenüber.

Emotionen basieren auf vielfältigen und weit gestreuten subkortikalen und kortikalen Strukturen. Sie sind hierarchisch strukturiert. Auf jeder Ebene gibt es automatische, selbstregulative Mechanismen. Ihre Lokalisation ist nicht auf ein einheitliches limbisches System einzugrenzen. Für die Entwicklung sozial angemessener, sekundärer Emotionen ist die Entwicklung des Frontalhirns entscheidend. Das Frontalhirn reift bis in die frühe Erwachsenenzeit. Patienten mit entsprechenden Schädigungen oder mangelnder Reifung zeigen Störungen der Einfühlung, haben Schwierigkeiten, in komplexen Situationen »aus dem Bauch« Entscheidungen zu treffen (Intuition). Ihre neuropsychologischen Defizite ähneln durchaus dem, was Analytiker als »strukturelle Störung« bezeichnen. Die Fähigkeit zu flexibler affektiver Selbstregulierung (statt unangemessener Affektivität oder übermäßiger Kontrolle) ist ein wesentliches Charakteristikum der strukturellen Reife der Persönlichkeit. Möglicherweise beinhalten Bereiche des Frontalhirns durch Erfahrung entworfene Planungssysteme, die es ermöglichen, kognitive, emotional-körperliche und soziale Erfahrungen zu verknüpfen und in hochkomplexen sozialen Situationen Entscheidungen zu treffen, entsprechend längerfristige Ziele zu definieren (Antizipation) und abweichende Impulse zu hemmen.

Die Entwicklung und Ausdifferenzierung solcher integrativen Repräsentationen (aus kognitiven, emotional-körperlichen und sozialen Aspekten) ist eine zentrale psychotherapeutische Aufgabe, wofür sich psychotherapeutische Methoden besonders eignen, die Erfahrungsangebote auf all diesen Ebenen machen.

4.4 Biologische und psychologische Aspekte der Stressverarbeitung

Biologisch wie psychologisch hat unser Organismus zwei entgegengesetzte Aufgaben: Erhaltung der inneren Stabilität und Identität, aber auch Veränderung im Dienste der Anpassung. Auch das Stressbewältigungssystem dient dem Schutz ebenso wie der vorausschauenden Bewältigung von Veränderungen. Die hierzu notwendigen Informationen aus der Umwelt stellt das Sinnessystem bereit, wobei Gehirn, vegetatives Nervensystem, Hormon- und Immunsystem interagieren. Informationsverarbeitende Teile des Nervensystems steuern die Anpassungsreaktionen der verschiedenen Organsysteme (z. B. Herz-Kreislauf-System). Sinnesinformationen werden unmittelbar an die Kerne des Corpus amygdaloideum weitergeleitet, wo eine erste Bewertung hinsichtlich des Grades möglicher Bedrohlichkeit erfolgt und über den Hypothalamus Hormonbereitstellungen für Flucht oder Kampfbereitschaft auslöst. Der »Bewertung« durch das Corpus amygdaloideum entsprechen ein dazugehöriges Gefühl der Angst und eine Notfallreaktion mit Aktivierung und Einengung der Wahrnehmungs- und Verhaltensmöglichkeiten (bis hin zur Panik).

Für das elementare »Notfallsystem« der Überlebenssicherung durch Angst ist ein direkter Weg von der Wahrnehmung über den Mandelkern zu den Effektoren verantwortlich. Diese unbewusst und unwillkürlich ablaufenden Mechanismen werden überformt im Dienste differenzierter und kontextabhängiger Steuerung. Hierfür scheinen Teile des Frontalhirnes maßgeblich, die es uns ermöglichen, komplexe Entscheidungen »aus dem Bauch« heraus zu fällen oder rational begründet zu hemmen. Für solche gefühlsgetragenen Entscheidungen scheinen Körpererinnerungen (somatische Marker) wegweisend zu fungieren. Diese sind psychologisch abhängig von Vorerfahrungen, biologisch von intakten Strukturen des ventromedialen Frontalhirns.

Erst über den »längeren« Weg der Informationsweitergabe und -bearbeitung durch kortikale Zentren wird die Situation weiter analysiert und es findet eine Modifikation im Sinne der Anpassung an die Umweltgegebenheiten bis hin zur Unterdrückung der unmittelbaren Reaktion statt. Die »Sachinformation« darüber, was wo in welchem Kontext geschieht (bzw. geschehen ist), erfolgt durch die Assoziation mit weiteren Informationen im Sinne der kortikalen Verarbeitung.

Gefahrensituationen führen zur Aktivierung der Alarmzentren des Gehirns mit der Bereitstellung entsprechender hormoneller Bodenstoffe. Als akut und zu bewältigend eingestufte Situationen lösen über die Hypothalamus-Nebennierenrinden-Achse eine andere Hormonantwort (Adrenalin/Noradrenalin) aus als Situationen, die als langfristig bedrohlich und die eigenen Kompetenzen potenziell übersteigend eingestuft werden (Cortisonantwort). Man spricht von den zwei Achsen des Stresssystems. Welche der beiden aufgrund der Bewertung beschritten wird, ist entscheidend für die Art der Bereitstellung von Körperfunktionen und die möglichen psychosomatischen Folgeerscheinungen. Vorwiegend unbewusste Bewertungen des äußeren Reizes entscheiden über Art und Ausmaß der Stressreaktion. Ungünstiger Stress hat eine unmittelbare Folge auf unsere Gehirnstrukturen, insbesondere scheint ein auf längere Zeit erhöhter Cortisolwert (bzw. gestörter Biorhythmus) zum Untergang von Nervenzellen, insbesondere im Hippocampus, zu führen, was möglicherweise zu einer Verschlechterung des Gedächtnisses bzw. zu einer Lernstörung führen kann. Es entsteht potenziell ein ungünstiger Circulus. Eine posttraumatische Substanzminderung des Hippocampus wurde im MRT nach schwer wiegenden aktuellen Traumatisierungen durch Missbrauch nachgewiesen. Längerfristig erhöhte Ausscheidung von Cortison schwächt das differenzierte Abspeichern von Erfahrung, was potenziell die Stressbereitschaft weiter erhöht, es schwächt aber auch die zelluläre Immunabwehr und begünstigt damit Infekte und Entzündungsprozesse.

Es gibt bei Primaten wie beim Menschen ausreichende Belege dafür, dass posttraumatisch erhebliche psychobiologische Veränderungen auftreten, die auch von einer Generation auf die nächste übertragen werden können. Waren die Bedingungen der Nahrungsversorgung für die Affenmütter unvorhersehbar, obwohl durchaus ausreichend, zeigten die Affenkinder der gestressten Mütter eine höhere Konzentration von Cortison auslösenden Botenstoffen in der das Hirn umgebenden Flüssigkeit. Hormonmessungen bei Frauen die in ihrer Kindheit missbraucht oder geschlagen wurden, zeigten einen sechsfach erhöhten Spiegel des adrenokortikotropen Hormons (ACTH), unabhängig davon, ob sie unter Depressionen litten oder nicht. Die mit Traumatisierung ebenfalls einhergehende Substanzminderung des Hippocampus wurde bereits erwähnt. Über unser Gehirn reflektiert unser Körperzustand einschließlich der Hormone und des Immunsystems unsere Umwelt. Dies erscheint auf den ersten Blick fast beängstigend, dient aber der optimalen Anpassung. Felduntersuchungen an Affen zeigten eine Wechselwirkung zwischen Hormonstatus und Gruppenstatus des Einzeltieres und deren interdependente Veränderung. Das soziale Gefüge und dessen Änderung, wie etwa unsere wechselnde Position in ihm, bilden sich nicht nur in unserer subjektiven Befindlichkeit ab, sondern auch in unserem körperlichen z. B. hormonellen Zustand.

Das rasch lernende, situative Gedächtnis speichert einmalige Ereignisse bei nicht überflutender, aber hoher emotionaler Beteiligung effizient ab. Dies dürfte dafür sprechen, dass therapeutische Verfahren wie die Konzentrative Bewegungstherapie, die komplexe, multimodale Erfahrungsräume schaffen bei einem mittleren Level von Sicherheit und Verunsicherung, hocheffiziente Lernbedingungen bieten. Im Gegensatz zu unserem Wissenssystem bedürfen Inhalte aus diesem episodischen Gedächtnis keiner häufigen Wiederholung. Neuropsychologisch ausgedrückt kommt es bei einer Einspeicherung mit Beteiligung der Fasersysteme der Amygdala zu einer raschen Engrammstabilisierung – eventuell nach einem einmaligen Erlebnis – negativ als Trauma, positiv als »korrigierende emotionale Erfahrung«. Dies ist ein neurobiologisches Argument dafür, dass psychotherapeutische Interventionen einen besseren Erfolg haben, wenn sie getragen werden von einem lebhaften Beziehungserleben mit milder emotionaler Aktivierung des thalamo-kortiko-amygdalären Schaltkreises. Lernen und Umlernen finden statt, wenn der entsprechende Erfahrungsbereich emotional aktiviert wird. Psychotherapien machen das methodisch unterschiedlich effektiv. Auch der Abruf des Gelernten erfolgt kontext- und zustandsabhängig. Dies bestimmt auch, ob das Gelernte im Alltag aktiviert werden kann. In kritischen Situationen können wir dann – auf der Basis hilfreicher Erfahrungen in einer Psychotherapie – Entscheidungen treffen, die »uns gut tun«.

Das emotionale Gedächtnis, z. B. auch das Gedächtnis an Schmerzen oder Angst auslösende Situationen, scheint weitgehend in diesem impliziten Gedächtnissystem gespeichert zu sein. Der Lernvorgang hängt nicht von bewusster Wahrnehmung ab, und wenn er stattgefunden hat, braucht der Reiz ebenfalls nicht bewusst wahrgenommen zu werden, um die entsprechenden Reaktionen hervorzurufen.

Die Ergebnisse der modernen Hirnforschung sprechen sehr dafür, dass Emotion und Kognition getrennt, aber miteinander wechselwirkend durch verschiedene Hirnsysteme vermittelt werden. Die perzeptuelle Repräsentation eines Objektes und die emotionale Bedeutung eines Objektes werden vom Gehirn getrennt verarbeitet. Die Bewertung der emotionalen Bedeutung eines Objektes kann einsetzen, bevor die Wahrnehmungssysteme den Reiz vollständig verarbeitet haben. Es kommt sogar vor, dass das Gehirn weiß, ob etwas gut oder schlecht ist, ehe eine ausdifferenzierte Wahrnehmung erfolgen konnte.

Auch scheint die Erinnerung an die emotionale Bedeutung von Reizen anders abgespeichert und abrufbar zu sein als die kognitive Erinnerung an dieselben Reize. Bei entsprechenden psychobiologischen Störungsbildern können Menschen kognitive Wahrnehmungen nicht mit entsprechenden hilfreichen emotionalen Markierungen verbinden. Eine mangelnde Integration von kognitiver Wahrnehmung, emotionaler Markierung und Körpergefühlen kann ganz unterschiedliche Auswirkungen haben z. B. zwanghaftes, rationales Grübeln, welches nicht zu dem befreienden Gefühl führt, »das Richtige« zu tun oder getan zu haben. Der Betroffene verharrt in quälender Ambivalenz und Zwiespältigkeit auch in Beziehungen. Ein wesentliches psychotherapeutisches Ziel ist hier die Integration. Die verschiedenen Methoden bieten hierfür unterschiedliche Spielräume – können im negativen Fall aber auch diese verhinderte Integration erneut zementieren.

4.5 Rolle der Gedächtnissysteme Lernen, Erinnern und Vergessen in der Psychotherapie und -biologie

Ohne unser Gedächtnis sind wir nichts – individuell wie kulturell. Von der immensen Informationsflut der Sinnesorgane nehmen wir – nach entsprechender Selektion – nur eine sehr geringe Menge vorübergehend ins Kurzzeitgedächtnis bzw. Arbeitsgedächtnis und eine noch geringere Auswahl ins Langzeitgedächtnis auf. Die dauerhafte Konsolidierung erfolgt durch assoziative Verknüpfung in weit verstreuten Gebieten unseres Zentralnervensystems. Diese enorme Selektion, aber auch Reduktion auf das Wesentliche, ist eine entscheidende Fähigkeit unseres Nervensystems. Sie zeigt, dass sinnvolles Lernen nur möglich ist, wenn wir auch verwerfen und vergessen können.

Dem Patienten H. M. wurden aufgrund einer unbehandelbaren Epilepsie beide Temporalpole entfernt. Danach war dieser Patient nicht mehr in der Lage, irgendetwas Neues in seinem bewussten Gedächtnis abzuspeichern (vermutet wird auch eine Läsion des Hippocampus). Es zeigte sich aber, dass er durchaus in der Lage war, Fertigkeiten zu erlernen, obwohl er sich nicht erinnerte, diese Fertigkeit überhaupt jemals gelernt zu haben. Der verbale und bewusste Gedächtnisabruf war gestört, ein nichtsprachliches Lernen von Fertigkeiten aber durchaus möglich.

Gedächtnis ist keine einheitliche Leistung, seine Inhalte können bewusst zugänglich sein oder unbewusst wirken. Gedächtnissysteme in verschiedenen Hirnsystemen tragen dazu bei und sind unabhängig voneinander störbar.

Das Arbeitsgedächtnis wird in den Frontallappen lokalisiert. Der Hippocampus speichert Ereignisse im episodischen Gedächtnis, wenn sie zwei Qualitäten aufweisen: Neuigkeit und Bedeutsamkeit. Längeres Abspeichern (Konsolidierung) erfolgt in Interaktion mit kortikalen Arealen. Die Repräsentation erfolgt ausgedehnter und differenzierter in Abhängigkeit von Aktivität und »Erfahrung«. Dieser Prozess der Konsolidierung findet auch im Schlaf statt, wobei die »Bedeutsamkeit« der Information möglicherweise vor dem Hintergrund unbewusster Überlebensstrategien neu gewichtet werden (»das fällt mir nicht im Schlaf ein«).

In Abhängigkeit von positivem (Freude, Geborgenheit, Sicherheit) oder negativem (Bedrohung) Kontext wird mehr die »sachliche« Informationsverarbeitung mit der Fähigkeit zur freien Assoziation und Kreativität oder mehr die angstausgelöste Notfallreaktion über das Corpus amygdaloideum aktiviert, wobei Letzteres über den Hypothalamus (Stressachse) körperliche Antworten auslöst.

Das Langzeitgedächtnis konsolidiert Inhalte über die Veränderung von Nervennetzen, aufgrund neuronaler Plastizität entstehen synaptische Bahnungen. Der Hippocampus hat hierbei die Funktion eines Durchgangstores, ermöglicht die retrograde Reaktivierung genau der Hirnbereiche für die längerfristige Abspeicherung von Erinnerungen, die auch bei deren Wahrnehmung aktiviert waren. Möglicherweise spielt hier auch die Traumtätigkeit eine essenzielle Rolle. Man kann ein sprachlich zugängliches Gedächtnis (cool memory) mit situationsunabhängigem, bewusst und frei abrufbarem autobiographischem Bezug unterscheiden von einem kontextabhängig nur »situativ« zugänglichen Gedächtnis (hot memory). Hier erfolgt der Abruf durch Hinweisreize (cues) emotional, eher nonverbal durch erlebendes Tun, z. B. in Form von Körpererinnerungen. Das Gedächtnis ist für die Einheit und Kontinuität unseres Ichs grundlegend, aber es ist kein »objektives«, unveränderliches Protokoll, sondern es korrigiert, zensiert und erfindet sich ständig neu. Das Erinnerte ist abhängig vom Abrufkontext, von der Art der Befragung. Es dient eben der Anpassung ans aktuell Notwendige und nicht der unveränderlichen Protokollierung. Dies betrifft ganz offensichtlich das biographische und episodische Gedächtnis, wo es auch zu »falschen« Erinnerungen kommt. Das abstrahierende Wissen ist stabiler – weil sich hier auch die »Wirklichkeiten« langsamer ändern?

Die größere Veränderlichkeit des episodischen Gedächtnisses ist nicht nur als Unzulänglichkeit zu sehen. Ihr entspricht das Fließende und rasch Veränderliche des sozialen Verhaltens: Was in der Herkunftsfamilie geschah und wie man sich dort einfügte, kann für die spätere Anpassung unbrauchbar sein. Die Anforderung an die Veränderbarkeit unseres Selbst-, Welt- und Menschenbildes ist hoch, während es gleichzeitig notwendig ist, sich ein Identitätsgefühl zu erhalten. Das Sachwissen verändert sich demgegenüber langsamer bzw. Veränderungen und Dissonanzen sind weniger bedrohlich.

Psychotherapie kann u. a. als Nach- und Umerzählen dieser eigenen Geschichte im Dienste einer erfolgreicheren Lösung und eines geringeren Leidens verstanden werden. Zu dieser Form des episodischen Gedächtnisses haben bevorzugt psychotherapeutische Methoden Zugang, die handelndes Erinnern mit allen Sinnen zulassen. Wie wir gesehen haben, sollte der Grad der Aktivierung von negativen Gefühlen der Angst kein erhebliches Ausmaß erreichen, da die Erfahrung sonst nur wenig differenziert wahrgenommen und abgespeichert werden kann, im Extrem sogar Auslöser neuer Fehlverarbeitung oder gar traumatisierend werden könnte. In der Psychotherapie mit Vorstellungsbildern (Visualisierung) zu arbeiten, wird neurobiologisch unterstützt: Innere Bilder sind von ähnlichen Hirnaktivitäten und von ähnlichen körperlichen Reaktionen begleitet wie die unmittelbare Wahrnehmung von Objekten und realen Situationen. Zum Beispiel stimuliert ein Erfolg in einem Wettkampf (aber auch dessen lebendige Imagination) die Ausschüttung von Testosteron, welches dann seinerseits Einfluss hat auf Wahrnehmung und Handlungsbereitschaft.

Eine innere Bühne bereitzustellen und sie mit heilsamen und nicht nur katastrophisierenden Szenen zu bevölkern, ist die nachholende Aufgabe der Psychotherapie. Erfolgreiche therapeutische Strategien aktivieren nicht nur verbal-rationales Lernen, sondern ermöglichen im geschützten Rahmen einer therapeutischen Beziehung szenisches Lernen (prozedurales Gedächtnis), bildhaftes Vorstellen und Körperprozesse.

Das Gehirn extrahiert aus einzelnen Erfahrungen Regeln und Muster, konstruiert Möglichkeitsräume. Die so angelegten komplexen inneren Repräsentationen ermöglichen das Entdecken von Eigenem, das vorher so nicht geübt wurde. Psychotherapeuten sprechen von einer inneren Bühne, einem inneren Raum, welcher ein Probehandeln ermöglicht. In der Therapie erlebend, wiederholend, inszenierend werden eigene kreative Schritte insbesondere durch solche Therapieformen gefördert, die einen spielerisch-explorativen Umgang im therapeutischen Rahmen zulassen. Da unser Gehirn Wahrnehmung, Erinnerung und somit Wirklichkeit aktiv konstruiert, kann auch die therapeutische Situation nur eine gemeinsam entworfene Wirklichkeit sein.

Die psychotherapeutische Überzeugung, dass Worte heilen können (»talking cure«) wird durch die Neuropsychologie bestätigt über das Sichtbarmachen des biologischen Korrelates von Interventionen. Deren Angemessenheit und Wahrheit aber können nur in der therapeutischen Beziehung und sozialen Kontext, nicht durch »bildgebende« Verfahren beurteilt werden.

4.6 Abschließende Betrachtung

Die Unterscheidung zwischen psychosomatischen und »rein somatischen« Krankheiten, wie sie bis heute in der Medizin und Psychologie immer noch üblich ist, kann weder theoretisch noch empirisch begründet werden. Zudem sind psychotherapeutisch wirkungsvolle Interventionen genauso real und biologisch wirksam wie ein Medikament, wenn auch in anderer Weise. Worte und durch sie hervorgerufene Vorstellungsbilder können den Zustand des Gehirns modifizieren und haben so ebenso Auswirkungen auf körperliche Zustände. »Psychische« Störungen entwickeln sich in einem komplizierten Gefüge aus Belastungsereignissen, endogenen Rhythmusstörungen und molekulargenetischen Veränderungen, in denen die Grenzen zwischen Umgebungseinfluss und Körperphysiologie oft nicht mehr erkennbar sind. Psychische Funktionen betreffende Erkrankungen wie z. B. Depressionen weisen massive hormonell-physiologische, »körperliche« Änderungen auf und gehen mit hoher Wahrscheinlichkeit auch mit neuroplastischen Veränderungen einher. Dagegen weisen so genannte »rein organische« Störungen wie z. B. Herzkrankheiten, Epilepsie, Immunschwächeerkrankungen und Diabetes psychologische Auslöser auf, die ebenfalls keine stringente Trennung zwischen »psychisch oder organisch verursacht« erlauben. Nicht nur die Ursachen, auch der Verlauf von Krankheiten wird von einem komplexen Geflecht so genannter »psychischer« und »biologischer« Faktoren bestimmt. Diese polare Gegenüberstellung und Trennung ist auch in pragmatischer, das heißt handlungsleitender Hinsicht falsch und oft ineffektiv.

Psychotherapeuten, die von der Hirnforschung eine Fundierung oder gar Rechtfertigung ihres Tuns erwarten, vergessen, dass auch Hirnforschung ein Denken von Gehirnen über Gehirne ist und keine unumstößliche »Außenposition« jenseits einer erkenntniskritischen Reflexion. Gehirne sind keine isolierten Organe, die Erleben und Verhalten hervorbringen. »Umwelt« ist auch das Experiment und die wissenschaftliche Fragestellung an das Gehirn. Neuropsychologische Leistungen sind in diffiziler Weise abhängig von den Untersuchungsbedingungen und Aufgaben: Das passive Betrachten von Worten, das Hören, das Nachsprechen oder Finden eines geeigneten Wortes aktiviert unterschiedliche Hirnsysteme. Das stellte schon die klassische Neuropsychologie fest. Die neuere Forschung zeigt in viel radikalerer Weise, wie Teilaspekte einer von uns ganzheitlich erlebten Leistung in weit auseinander liegenden Hirnorten bearbeitet werden und wie je nach Aufgabenstellung und Kontext unterschiedliche funktionelle neuronale Netze aktiviert werden in Abhängigkeit von spezifischen Umweltsituationen (bottom-up). Deren Wahrnehmung wird aber auch von zentral (top-down) modifiziert (vgl. z. B. Schmerzwahrnehmungs- und Schmerzbewältigungssystem).

Die Befunde der Neuropsychologie erscheinen dem Laien in gewissem Sinne wirklicher als die Befunde etwa der Psychotherapieforschung. Dabei würde niemand auf die Idee kommen, überprüfte Handlungsstrategien in der Psychotherapie infrage zu stellen, nur weil das biologische Korrelat nicht nachgewiesen wurde. Der Erfolg und die Berechtigung einer bestimmten Therapieform werden sich auch in naher Zukunft nicht hauptsächlich an »bildgebenden« Verfahren messen lassen, sondern am Befinden des Patienten und dem Erfolg oder Misserfolg seiner Lebensgestaltung auch in Beziehungen. »Bildgebende« Verfahren geben uns keinen Einblick in eine unmittelbare Wirklichkeit. Sie sind veranschaulichte Messwerte (statt Zahlenkolonnen werden Bilder ausgedruckt, weil unser Gehirn die Menge der Daten so gestalthaft erfassen kann) und unterliegen – ebenso wie jedes andere Untersuchungsergebnis – den Kriterien von Reliabilität und Validität. Angesichts der bisherigen Trennung von Psychotherapie und Medizin bedeutet das Wissen über biologische Korrelate »psychischer« Störungen und biologischer Effekte psychotherapeutischer Interventionen allerdings eine Stärkung der psychosomatischen Position.

Einfache Handlungsanleitungen sind der Hirnforschung nicht zu entnehmen. Beide Seiten, die primär biologische Erforschung von Gehirnfunktionen und die Theoriebildung sowie Forschung im Bereich der Psychotherapie, können sich nur gemeinsam entwickeln und gegenseitig fördern. Ansätze, die das Gehirn verkürzt sehen als ein Organ, »in dem etwas geschieht«, sind durch dynamische Modelle zu ersetzen, die die systemische Verknüpfung des Gehirns mit seiner Umwelt und mit anderen Gehirnen zu erforschen erlauben. Ich darf hierzu abschließend J.W. Goethe zitieren:

»Nichts ist drinnen, nichts ist draußen, denn was innen ist, das ist außen.«

Empfohlene Literatur

- Birbaumer N, Schmidt RF (1999). Biologische Psychologie. Berlin, Heidelberg, New York: Springer.
- Blunk R. Konzentrative Bewegungstherapie. In: Studt HH (Hrsg) (2000). Psychotherapeutische Medizin. Berlin, New York: Walter de Gruyter; 344–6.
- Blunk R (2001). Das Organ der Psyche. Konzent Bewegungsther; 24, H. 32.
- Lautenbacher S, Gauggel S (2004). Neuropsychologie psychischer Störungen. Berlin, Heidelberg, New York: Springer.
- Pritzel M, Brand M, Markowitsch HJ (2003). Gehirn und Verhalten. Heidelberg, Berlin: Spektrum.
- Spitzer M. Was Psychiater von Flusskrebsen lernen können. In: Spitzer M (2003). Nervensachen. Stuttgart, New York: Schattauer; 279–82.

5 Empirische Forschung

Karin Schreiber-Willnow

5.1 Wozu braucht die KBT wissenschaftliche Reflexion?

Die Konzentrative Bewegungstherapie wurde aus der individuellen Bewegungsarbeit Elsa Gindlers (1885–1961) entwickelt. In dem großen Aufbruch am Beginn des 20. Jahrhunderts ging es um die Befreiung des Körpers von Einengungen – realen wie der des Korsetts wie auch gesellschaftlichen – und um die Entfaltung der Bewegung von innen heraus. Diese Gymnastik Gindlers diente vor allem der Menschenbildung, sie war nicht primär als Krankenbehandlung entwickelt worden. Durch die Erfahrungen Gertrud Hellers (1892–1984) mit der Bewegungsarbeit in einer psychiatrischen Klinik und Helmuth Stolzes (1917–2004) in seiner analytischen Praxis wurde der Nutzen der **Spürarbeit** für psychisch erkrankte Menschen entdeckt und bekam den Namen Konzentrative Bewegungstherapie. In den 1980er und 90er Jahren wurde diese Therapieform zu einer Methode der Krankenbehandlung ausformuliert (z. B. Pokorny et al. 1996).

Wie lässt sich nun herausfinden, ob das alltägliche therapeutische Tun für den Patienten stimmig ist und ob es mit der Methode übereinstimmt? Im praktischen Handeln dienen die individuelle Evidenz sowie die Reflexion in der Supervision der Bestätigung des therapeutischen Tuns. Die wissenschaftliche Reflexion geht einen Schritt darüber hinaus, indem sie nach allgemeinen Gesetzmäßigkeiten im therapeutisch Einmaligen sucht und implizite sowie explizite Behandlungsregeln und Überzeugungen erkennen und hinterfragen will. Damit wird eine Transparenz der Methode geschaffen, die es auch jenen, die nicht in KBT ausgebildet sind, erlaubt, über Anwendungsbereich, Nutzen und Grenzen der KBT zu urteilen.

Die Forschungsaktivitäten der letzten Jahre zeigen, dass die KBT von Impulsen der Forschung gewinnen kann, ohne ihre methodische Grundposition zu verlieren. Schon Elsa Gindler verstand ihre Arbeit von Anfang an als Forschungsarbeit. Die Methoden der wissenschaftlichen Forschung haben sich seither verfeinert, der Auftrag bleibt jedoch bestehen, die eigene Arbeit zu reflektieren und immer wieder infrage zu stellen.

Im Weiteren wird anhand von neun ausgewählten wissenschaftlichen Untersuchungen dargestellt, welche Fragestellungen bearbeitet worden sind und welche Konsequenzen sich für die KBT-Arbeit daraus ergeben.

5.2 Was ist ein Zu-sich-Kommen, ein Still-Werden, ein Zur-Ruhe-Kommen?

»*Ich habe ein Laboratorium. Ich möchte niemanden ausbilden. Ich möchte forschen – wer dabei mitforschen will, ist sehr willkommen.*« (Gindler, zit. nach Zeitler 1991, S. 7)

Fragestellung:
In ihrer pädagogischen Bewegungsarbeit fragte sich Elsa Gindler in den 1920er Jahren, wie es möglich ist, körperliche Spannungen zu lösen, ohne dabei zu erschlaffen oder zu erstarren.

Modell:
Gindler untersuchte in ihren Kursen das Verhältnis von Ruhe und Unruhe, von Ermüdung

und Erholung, von Anspannung und Schlaffheit. Sie griff dabei auf biologische Forschungen zurück: Mimosenblätter ziehen sich zusammen, wenn sie gereizt werden, und brauchen etwa 15 Minuten Regenerationszeit, bis sie sich wieder ganz entfalten. Kommt vorher ein erneuter Berührungsreiz, so wiederholt sich der organische Prozess des Wiederaufrichtens und Straffens nicht vollständig, die Pflanze *ermüdet.* Erst wenn genügend Regenerationszeit gegeben ist, kann die Pflanze wieder in ihre normale Spannung kommen (Ludwig 2002, S. 117 f.). Nach diesem Modell untersuchte Gindler nun das menschliche Regenerationsverhalten.

Methode:
Ihre Untersuchungsmethode bestand in der genauen Beobachtung von Bewegungen und der aufmerksamen Wahrnehmung des Körperinneren, um die Dynamik von Spannungszuständen bei verschiedenen Bewegungsabläufen zu erkunden. Sie nutzte Fotografien zum Vorher-nachher-Vergleich von Körperhaltungen und Körperspannung.
»*Nehmen wir eine Arbeitsbewegung, die darin besteht, in einer bestimmten Höhe einen Knopf einzuschalten. Es ist eine energetische Veränderung im Zustand des Armes nötig, um ihn dort hinauf zu befördern. Bei der Rückkehr könnte die Energie abnehmen, da bei einer Auswirkung der Schwerkraft der Arm von selbst an seinen Ausgangspunkt zurückkehren könnte. Wenn wir dies ausnützen und den Arm nicht schlaff oder starr zurückkehren lassen, so können wir uns in der Zwischenzeit erholen. Wenn Sie Leuten, die viel in der Arbeit leisten, zusehen, so werden Sie immer wieder sehen, dass sie nach diesem Prinzip arbeiten und dass die Leute, die sich bei der Arbeit anstrengen, immer die Rückwege in Starrheit und Erschlaffung zurücklegen.*« (Ludwig 2002, S. 125)

Ergebnis:
Gindler kam zu dem Ergebnis, dass es beim Menschen wie bei der Pflanze eine latente Regenerationstendenz gibt, die aber kulturell überformt wird. Sie sei bei kleinen Kindern noch sichtbar, bei Erwachsenen aber durch Erziehung, Drill, Wollen oder Müssen verschüttet. Ruhe, nicht Schlaffheit, war für sie die Voraussetzung für Regeneration. Spannungen lösen, ohne zu erschlaffen, könnte helfen, »*den größten Teil unserer Körper- und Bewegungsprobleme zu lösen*« (Ludwig 2002, S. 125).

5.3 Wie zeigt sich das *Anspüren* des Körpers im EEG und in den Eigenreflexen?

»*Es gibt zwei Weisen der Zuwendung zur Außenwelt, die als Aufmerksamkeit und Konzentration unterschieden werden können.[...] Im Zustand der Aufmerksamkeit bin ich über meine aktuelle und lebensgeschichtliche Situation genau orientiert. Alle Dinge gewinnen ihre Bedeutung aus ihrer Beziehung zu mir, die Welt, die ich aufmerksam überblicke, wird deutlich als das Nicht-Ich, als das Andere [...] erlebt. [...] In der Konzentration engt sich die Beziehung zur Außenwelt auf einzelne Dinge ein, denen wir uns besonders intensiv zuwenden. Unsere aktuelle und lebensgeschichtliche Situation mit ihren Ängsten und Befürchtungen tritt zurück.*«
»*In der konzentrativen Zuwendung zum eigenen Körper erfolgt die Wahrnehmung seiner Gestalt und seiner Funktion unmittelbar, das heißt Besorgnisse und Befürchtungen, die sich aus der Beschaffenheit des Leibes ergeben können, werden überhaupt nicht aktualisiert.*« (Meyer 1961, S. 55 f.)

Fragestellung:
Unterscheiden sich konzentrative Entspannungsübungen und Autogenes Training in ihrer Wirkung auf den Muskeltonus?

Modell:
Der Psychiater Joachim Ernst Meyer untersuchte Anfang der 1960er Jahre das konzentrative Anspüren des eigenen Körpers im Vergleich zum Autogenen Training und zu Zen- und Yoga-Praktiken. Das Anspüren nannte er auch

konzentrative Entspannung, womit eine leichte Versunkenheit, aber weder hypnoide noch asketische Zustände gemeint waren. Er vermutete, dass schon allein die Zuwendung zu einem Körperteil – ohne motorische Intention – zu einer messbaren Tonisierung der Muskulatur im Sinne einer gesteigerten Aktionsbereitschaft führe.

Methode:
Bei mehreren in der Methode geübten studentischen Versuchspersonen wurden die Eigenreflexe vor und nach konzentrativen Entspannungsübungen im Elektromyogramm (EMG) gemessen. Ein Elektroenzephalogramm (EEG) wurde im Verlauf der Entspannung abgeleitet.

Ergebnis:
Das EEG zeigte in der Regel keine Veränderungen des Grundrhythmus. Eine Aktivierung des Alpha-Rhythmus, der bei Zen- oder Yoga-Übenden gefunden wurde, ließ sich unter konzentrativer Entspannung nicht nachweisen. Wenn die Probanden ihre Konzentration auf die Extremitäten richteten, kam es zu deutlichen Steigerungen des Achillessehnenreflexes im EMG. Es ließ sich erkennen, *»dass unter Zuwendung eine ›Tonisierung‹, das heißt eine überschwellige Aktivierung der Motoneurone des Rückenmarks (Hintergrundaktivität) eintreten kann«* (Meyer 1961, S. 53).
Meyer interpretierte diese Ergebnisse als einen überraschend deutlichen Hinweis darauf, dass durch die konzentrative Entspannung nicht eine passive Haltung wie durch das autogene Training, sondern dass durch die Intensivierung des Körperraumbildes eine gesteigerte Aktionsbereitschaft erreicht wird. Er sah die psychotherapeutische Wirksamkeit der konzentrativen Entspannungsübungen unter anderem in der affektiv neutralen Fähigkeit, die Welt an sich herankommen zu lassen, sich auf einzelne Dinge wieder einzulassen, wobei Angstspannung oder Erwartungsschmerz verschwinden.
Physiologische Fragestellungen dieser Art sind in den folgenden Jahrzehnten nicht weiter verfolgt worden. Aus den konzentrativen Entspannungsübungen entwickelten Stolze (1984), Gräff (2000) und andere die Konzentrative Bewegungstherapie als Krankenbehandlung im engeren Sinne.
Die KBT verbreitete sich seit den 1970er Jahren an psychosomatischen Kliniken und wurde dort vor allem als gruppentherapeutisches Verfahren eingesetzt (Goll 1994). Die empirische Forschung wandte sich dem besonderen Erleben in KBT-Gruppen zu.

5.4 Werden KBT- und analytische Selbsterfahrungsgruppen unterschiedlich erlebt?

»So bedeutet ›Aktivität‹ in der KBT nicht bloßes Ausagieren von Impulsen, sondern aktives Erspüren und Selbstwahrnehmen, konzentratives ›Bei-der-Sache-Sein‹, was sich als Impuls in eine Handlung fortsetzen kann, aber nicht muss.« (Badura-MacLean u. Stolze 1981, S. 157)

Fragestellung:
Wie unterscheidet sich das Selbsterleben in KBT-Gruppen von dem in analytischen Selbsterfahrungsgruppen?

Modell:
Eine Möglichkeit, über das Erleben in Gruppen Auskünfte zu bekommen, besteht in der Befragung der Gruppenmitglieder. In der empirischen Psychotherapieforschung wurden einige Fragebögen entwickelt, die vor allem in Gesprächsgruppen zur Anwendung kamen. Die Besonderheiten von Gruppen, in denen auch geschwiegen oder gehandelt wird, konnten von diesen Fragebögen nicht unbedingt erfasst werden. Ermann und Lermer (1977) hatten deshalb den Stuttgarter Bogen (SB) speziell entwickelt, um verschiedene gruppentherapeutische Methoden zu vergleichen. Der SB sollte objektive Grundlagen für die Beurteilung der in der Gruppe stattfindenden Prozesse bereitstellen.

Er besteht aus 15 Adjektiv-Polaritäten, in denen die Gruppenmitglieder nach jeder Gruppenstunde ihr Erleben beschreiben. Die 15 Werte werden drei Skalen mit den Bezeichnungen **Aktivität, Reaktive Emotionalität** und **Selbststärke** zugeordnet.

- Hohe Werte auf der Aktivitäts-Skala sind gekennzeichnet durch eine Selbsteinschätzung als »impulsiv, lebhaft, kämpferisch, draufgängerisch und spontan«, während niedrige Werte ein Selbsterleben als »selbstkontrolliert, nachdenklich, fliehend, zurückhaltend, zögernd« beschreiben.
- Reaktive Emotionalität wird auf der einen Seite durch die Adjektive »resigniert, ausgeliefert, unbehaglich, fremd, elend und unverstanden« und auf der anderen Seite durch »hoffnungsvoll, geschützt, behaglich, vertraut, pudelwohl, verstanden« beschrieben.
- Die Selbststärke kann zwischen den Polen »unterlegen, verwirrt, kindlich-hilflos, verunsichert« und »überlegen, durchblickend, souverän, selbstsicher« variieren.

Ermann und Lermer fanden in KBT-Gruppen eine höhere Aktivität als in analytischen Gruppen und nur geringe Unterschiede bezüglich der erlebten Selbststärke und reaktiven Emotionalität.

Methode:

Badura-MacLean und Stolze (1981) haben 95 Teilnehmerinnen von 8 KBT-Weiterbildungsgruppen untersucht. 621 Bögen von Gruppenmitgliedern und -leiterinnen wurden ausgewertet. Als Vergleichsgruppen dienten die KBT- und die analytischen Weiterbildungsgruppen aus der Studie von Ermann und Lermer (1977).

Ergebnis:

Das Erleben von Gruppenmitgliedern in den drei Skalen des Stuttgarter Bogens – Aktivität, Reaktive Emotionalität und Selbststärke – wich von denen der KBT-Gruppen aus der Vergleichsstudie von Ermann und Lermer nur geringfügig ab, es lag jedoch deutlich höher als in den dortigen analytischen Gruppen. Viele Gruppenmitglieder beschrieben am Ende der KBT-Gruppenarbeit, dass es ihnen besser gehe als zu Beginn; in den SB-Skalen im Verlauf der Gruppenarbeit wurden diese Besserungen aber nicht sichtbar.

Die Autorinnen diskutierten die Ergebnisse kritisch: Da es sich in allen Fällen um Weiterbildungs- bzw. Selbsterfahrungsgruppen von Psychotherapeutinnen gehandelt habe, sei die Übertragbarkeit auf klinische Gruppen noch weiter zu untersuchen. Möglicherweise seien dort deutliche Veränderungen im Behandlungsprozess erkennbar. Auch könne es sein, dass besonders die Skala Aktivität in analytischen Gruppen vor allem die aktive sprachliche Beteiligung am Gruppenprozess erfasst, während es in KBT-Gruppen sowohl die Bewegung im Raum als auch die Aktivität des inneren Spürens gebe, die nicht nach außen sichtbar oder hörbar ist, sodass ganz Unterschiedliches damit beschrieben werde. Eine erhöhte Aktivität in diesem Sinne wäre methodenkonform. Ein erneuter Vergleich von KBT- und analytischen Gruppen mit dem SB unter identischen Studienbedingungen steht noch aus.

5.5 Wie lassen sich gruppendynamische Prozesse beschreiben, wenn KBT und Analytische Gruppentherapie kombiniert werden?

»In unserem Verständnis der stationären Psychotherapie hatten wir angenommen, dass beide Therapieformen [KBT und Analytische Gruppentherapie AGT] sich gegenseitig ergänzen. [...] Wir gingen von folgender Grundannahme aus: Da es sich um die gleiche Patientengruppe handelt, läuft in beiden Gruppen ein gemeinsamer gruppentherapeutischer Prozess ab. Die Gruppendynamik beider Therapieformen kann nicht unabhängig voneinander gesehen werden.« (Carl et al. 1984, S. 167 f.)

Fragestellung:
Anemone Carl und ihre Kolleginnen auf der psychosomatischen Station der Freiburger Universitätsklinik behandelten ihre Patientinnen in einem integrierten gruppentherapeutischen Konzept. Alle Patientinnen bekamen je vier Gruppenstunden KBT und AGT pro Woche. Ergänzen sich die beiden Methoden? Wie lassen sich die gruppendynamischen Prozesse beschreiben?

Modell:
In der psychoanalytischen Theorie geht man davon aus, dass zwischen allen psychischen Vorgängen erkannte oder unerkannte Zusammenhänge jeden Grades von Intensität bestehen. Das wird auch als Gesetz der Überdeterminiertheit des Psychischen bezeichnet. Diese Gesetzmäßigkeit wird auch für Gruppenprozesse angenommen. Wenn dies für analytische Gruppen gelten soll, so müsse es auch – so die Autorinnen – für die KBT-Gruppen gelten, die im selben Zeitraum mit derselben Gruppe, nur mit einer anderen Therapeutin und einer anderen Methode durchgeführt werden. Zu vermuten ist also, dass sämtliche Vorgänge auf einer Station prozesshaft aufeinander zu beziehen sind. Carl et al. untersuchten nun die These, dass die Gruppe eine innere Kontinuität in beiden Methoden hat, dass also ein durchgängiger Gruppenprozess bei beiden Methoden abläuft. Auftretende Ungleichheiten wurden als komplementär angesehen, das heißt, die Therapieverläufe sind zwar verschieden in beiden Methoden, aber sie ergänzen sich sinnvoll.

Methode:
Zwei Wochen lang wurden die KBT- und AGT-Stunden mithilfe von ausführlichen Sitzungsprotokollen dokumentiert. In einem formalen Teil wurden Kategorien wie Vollzähligkeit, Sitzordnung, Verspätungen oder Verlassen des Raumes sowie der Gesamtverlauf summarisch erfasst. In einem inhaltlich-dynamischen Teil wurde der Gruppenprozess von den jeweiligen Leiterinnen umgangssprachlich und phänomennah beschrieben: Was war die Eingangsszene, welches KBT-Angebot wurde gewählt, welche Interaktionen (Konflikte, Beziehungen), welche Wünsche und welche Ängste traten in der Gruppe auf? Diese Protokolle zu schreiben, erforderte jeweils ca. zwei Stunden für eine Gruppenstunde.

Ergebnis:
In ihrer zusammenschauenden Interpretation der Protokolle fanden die Autorinnen einen Beleg für die Komplementarität der AGT und KBT. Patientinnen verhielten sich komplementär, sie waren z. B. entweder in der KBT oder in der analytischen Gruppe aktiv. So hatten die beiden Therapieformen eine Ergänzungsfunktion (**Personenkomplementarität**). Es passierte aber auch, dass dasselbe Thema, z. B. dass Patientinnen sich eine positive Reaktion der Therapeutin wünschten, einmal in der KBT im nonverbalen Raum, dann in der AGT mit verbalen Mitteln geäußert wurde (**Ausdruckskomplementarität**). Inhaltlich zeigte sich ein Thema häufig in der KBT zuerst in der leiblichen **nonverbalen Darstellung** (z. B. Passivität und Rückzug), in der AGT war es den Patientinnen dann möglich, dieses Verhalten zur Sprache zu bringen. Passivität und Rückzug wurden als Abwehrverhalten verstanden. In der nächsten KBT-Stunde erfolgte eine symbolische Darstellung der bedrohlichen Dinge (das Abgewehrte zeigte sich im Beispiel als Mordphantasien in Form von Seilschlingen). Der Besprechung am Ende der KBT-Stunde folgte eine weiter gehende Bearbeitung in der nächsten AGT. Diese wechselseitige Ergänzung des Gruppenprozesses verlief um ein durchgängiges Thema, sodass hier auch sichtbar wurde, wie sich der Gruppenprozess von einer zur nächsten Gruppenstunde kontinuierlich fortsetzte.
Die Autorinnen fassten diese Beobachtungen in zwei Hypothesen zusammen (Carl et al. 1984, S. 176):

»*1. Phänomene der Abwehr stellen sich in der KBT früher und als weniger zu verleugnende dar.*
2. Dem kognitiven Durcharbeiten in der AGT geht eine Phase emotionaler Erfahrbarkeit in der KBT voraus.«

Auch in der Auswertung von mehr formalen Prozessparametern zeigte sich, dass die Prozessverläufe gleichsinnig sind, aber mit einer zeitlicher Verzögerung: »*Die KBT geht voran.*« (Carl et al. 1984, S. 176). Theoretisch lässt sich dieser Befund so verstehen, dass die KBT vor allem über das Anspüren des Körpers die unmittelbare szenische Darstellung unbewusster Inhalte fördert. Sprachliche und kognitive Prozesse sind der körper- und handlungsbezogenen Ausdrucksform zeitlich nachgeordnet. Mit diesem Wissen lassen sich Kombinationen von verschiedenen Therapieformen für die Patientinnen nutzbringend anwenden, vorausgesetzt, die Therapeutinnen haben ein gemeinsames Verständnis für die Gruppendynamik.

5.6 Welche Wirkfaktoren kommen in der Gruppentherapie mit KBT zum Tragen?

»*Mit Stundenerfahrungsbögen soll in der Regel bewertet werden, was Patienten [...] in Psychotherapiestunden erleben und wie sie dies bewerten. [...] Es lässt sich vermuten, dass solche unmittelbaren ›Ergebnisse‹ der Therapiestunden, die als Micro-Outcome bezeichnet werden, kumulativ zum Therapieerfolg beitragen.*« (Seidler 1995, S. 160)

Fragestellung:
Welche Merkmale kennzeichnen das Erleben von KBT-Gruppenteilnehmern? Gibt es Unterschiede zwischen Männern und Frauen, Therapie- und Selbsterfahrungsgruppen, ambulanten oder stationären Gruppen, in ersten oder letzten Stunden?

Modell:
In der Klinik, aber auch in der ambulanten Praxis wird KBT vielfach in Gruppen angewandt. Außer den ganz spezifischen Wirkungen der KBT gibt es allgemeine Wirkfaktoren für Gruppen, die sich in unterschiedlichem Ausmaß in Gruppenprozessen verschiedenster Art finden lassen. Yalom (1995) hat bei seinen Untersuchungen von Gruppen 12 Wirkfaktoren beschrieben:

- Die Gruppentherapie flößt den Patientinnen wieder **Hoffnung** auf Besserung ein.
- Sie entdecken die **Universalität des Leidens:** Es ist tröstlich zu merken, dass man mit seinem Problem nicht allein auf der Welt ist.
- **Anleitung und Information** über Seelisches, über Symptome und über den Therapieprozess haben sich als hilfreich erwiesen.
- Es ist hilfreich, wenn sich die Gruppenmitglieder unterstützen, einander Mitgefühl oder Einsichten zeigen, sich umeinander sorgen (**Altruismus**).
- Sie erleben sich in Gruppen in Rollen wie in ihrer Herkunftsfamilie und können sich diese Rollen bewusst machen und korrigieren (**korrigierende Rekapitulation der Primärfamilie**).
- Durch Rückmeldung von anderen Gruppenmitgliedern erfährt die Patientin, wie sie auf andere wirkt (**interpersonelles Lernen – input**).
- In der Gruppe lernt sie, mit anderen umzugehen, Schwierigkeiten mit anderen zu besprechen (**interpersonelles Lernen – output**).
- Der Zusammenhalt einer Gruppe wird als hilfreich erlebt (**Gruppenkohäsion**).
- In der Gruppe ist es möglich, seine Gefühle auszudrücken (**Katharsis**).
- Die Patientinnen können sich mit anderen Gruppenmitgliedern oder der Leiterin identifizieren und Verhaltensweisen übernehmen (**Identifikation**).
- Sie verstehen ihr Verhalten, ihre Gedanken und Gefühle und die Ursachen dafür besser (**Einsicht**).
- Es gibt existenzielle Bedingungen im Leben: Schmerz, Tod, Ungerechtigkeiten. Letztlich ist jeder für sein Leben selbst verantwortlich (**existenzielle Faktoren**).

Diese Faktoren sind in Therapiegruppen wirksam, seien es psychoanalytische, verhaltenstherapeutische oder Selbsthilfegruppen. Um herauszufinden, welche Faktoren in KBT-Gruppen besonders wirksam sind, hat Seidler (1995) einen Fragebogen entwickelt, in dem Gruppenmitglieder im Anschluss an die KBT-Stunde nach ihrem Erleben in der Gruppe gefragt werden (GEB-KBT). Der Fragebogen baut auf dem Gruppen-Erfahrungs-Bogen (GEB) von Strauß und Eckert (1994) auf und wurde ergänzt um Fragen nach der Selbst- und Körperwahrnehmung, nach dem Umgang mit dem eigenen Körper und sich selbst, nach der emotionalen Bewertung des Körpererlebens und nach körperbezogenen Selbsterfahrung. Es folgen einige Beispiel-Items[1].

- Selbst- und Körperwahrnehmung
  - Item 8 »*Heute konnte ich bewusst die gegenwärtigen Möglichkeiten und Grenzen meines Körpers wahrnehmen*« dient der nüchternen Bestandsaufnahme. Hierunter fallen sowohl Wahrnehmungen von Selbstverständlichem wie Körpertemperatur oder Ausdehnung als auch von Einschränkungen, z. B. in Bewegungsabläufen oder Schmerzen.
  - Item 18 »*Heute konnte ich meinen Körper deutlich wahrnehmen*« akzentuiert die Spürfähigkeit, die im Verlauf der Behandlung erprobt und geübt wird.
- Umgang mit dem eigenen Körper und sich selbst
  - Item 3 »*Heute stören mich Gedanken, Befürchtungen oder Sorgen bei der Konzentration auf meinen Körper*« fragt nach Abwehrphänomenen und Störungen bei der aufmerksamen Zuwendung zu sich selbst.
  - Item 31 »*In meinem Körper konnte ich mich heute wohl fühlen*« gibt Aufschluss über die Möglichkeiten, mit sich (und auch seinen Mängeln) zufrieden zu sein bzw. im Laufe der Therapie sich mit sich zu versöhnen. Hier ist die leibliche Basis von Selbstakzeptanz und Selbstwert angesprochen.
- Die emotionale Bewertung des Körpererlebens
  - Item 10 »*Heute hat sich während der Gruppenstunde mein Körpergefühl für mich positiv verändert*« erfasst einen gelungenen Therapieschritt: In der konzentrativen Hinwendung zum Leiblichen können während der Gruppenstunden schmerzhafte Erinnerungen auftauchen, können körperliche Begrenztheiten gewahr werden. Wenn es gelingt, diese Empfindungen und Gefühle anzunehmen, so können sich Schmerzen und Spannungen lösen und in einem positiven Körpergefühl äußern.
  - Item 37 »*Mein Körper erschien mir heute wie ein gefühlloser Gegenstand*« beschreibt einen Zustand des Nicht-spüren-Wollens, der sicherlich vor der jeweiligen Biographie der Patientin seinen Sinn als Konfliktlösungsversuch hatte, jetzt aber bewusst und damit veränderbar wird.
- Körperbezogene Selbsterfahrung
  - Item 12 »*Heute konnte ich meinen Körper so annehmen, wie er war*« beschreibt einen positiven Umgang mit der eigenen Leiblichkeit. Gerade bei Patientinnen mit progredienten körperlichen Erkrankungen, chronischen Schmerzen oder auch bei altersbedingtem Nachlassen der körperlichen Fitness können in der KBT Größenphantasien abgebaut, die Vergänglichkeit betrauert und das So-geworden-Sein angenommen werden. Es bedeutet einen Therapieerfolg, wenn statt der Suche nach dem jugendlichen unversehrten Körper nun der »Leib, der ich bin« lebendig sein darf.
  - Item 7 »*Heute konnte ich Neues wagen und erproben*« zielt auf den Schritt von der Erkenntnis zum Handeln. Jeder therapeutische Prozess braucht den Mut, alte gewohnte Bahnen zu verlassen und Neues zu wagen, sowohl im Denken als auch im Tun. In der KBT ist die handelnde Erprobung Teil der Therapiestunde.

---

[1] Die Nummerierung bezieht sich auf die von Schreiber-Willnow (2000a, S. 208 f.) veröffentlichte Version des Fragebogens.

Methode:
Seidler hat den GEB-KBT in einer Studie mit 453 Teilnehmerinnen von KBT-Gruppen eingesetzt. Es handelte sich sowohl um Selbsterfahrungs- und Ausbildungs- als auch um Patientengruppen. Die Gruppensitzungen wurden ambulant oder stationär, fortlaufend oder blockweise durchgeführt. Manche Gruppen waren am Anfang, manche in der Mitte, andere am Ende einer Behandlung. Sechs bedeutsame Dimensionen des Gruppenerlebens in KBT-Gruppen ließen sich aus den Fragebogeneintragungen herauskristallisieren.

Ergebnis:
- Die Gruppenteilnehmer erlebten in der KBT-Gruppenstunde **körperliches Wohlbefinden und Zuversicht** (Skala 1).
- Sie **lernten Neues** in den Gruppen und gewannen **neue Einsichten** (Skala 2).
- Sie bemerkten, dass sie einen **Zugang zum körperlichen Erleben und den eigenen Empfindungen** hatten (Skala 3).
- Sie äußerten kaum **Unzufriedenheit mit der Therapeutin** (Skala 4).
- Auch **mit der Gruppe** wurde wenig **Unzufriedenheit** genannt (Skala 5).
- Sie brauchten sich **wenig zurückzuhalten** in der Gruppe und fühlten sich **meist verstanden** (Skala 6).

Hier finden sich Wirkfaktoren von Yalom (1995) wieder wie Hoffnung und Einsicht; spezifisch ist aber, dass die Zuversicht (= Einflößen von Hoffnung) hier geknüpft ist an körperliches Wohlbefinden. Das weist auf die besondere Vorgehensweise der KBT hin. Das Anspüren des Körpers, Grundvorgehen in der KBT, wird in Skala 3 thematisiert. Die Gruppenmitglieder beschrieben, dass sie in der KBT-Stunde einen Zugang zu ihrem Körper und ihren Empfindungen gewannen. Damit wird direkt der methodische Zugang der KBT reflektiert: Es ist hier nicht das einsichtsfördernde Gespräch oder das Ausleben von Emotionen, sondern die Hinwendung zur Eigenwahrnehmung gemeint. Darüber hinaus bedeutet »Zugang« aber auch einen Verarbeitungsprozess im Benennen und Einordnen des Empfundenen.
Für die KBT konnte, anders als für analytische Gruppen, kein Gruppenkohäsionsfaktor ermittelt werden.[2]
»Dass der Aspekt der Gruppenkohäsion für das Gruppenerleben der Teilnehmer in KBT-Gruppen kein strukturierendes Element ist, lässt sich durch die Besonderheit des therapeutischen Verfahrens erklären. Während in verhaltenstherapeutischen und psychoanalytischen Gruppen vor allem der verbale Austausch zwischen den Gruppenmitgliedern gefördert wird und Fokus der therapeutischen Arbeit ist, geht es hingegen in der KBT mehr um eine Förderung der (körperlichen) Selbstwahrnehmung, und auch die verbale Aufarbeitung erfolgt häufiger im Dialog zwischen Gruppenteilnehmer und Therapeutin als im Austausch zwischen den Gruppenmitgliedern.« (Seidler 1995, S. 169 f.)
Seidler stellte im nächsten Untersuchungsschritt fest, dass Männer und Frauen die KBT-Stunden ähnlich erlebten. Mitglieder von Selbsterfahrungs- und Weiterbildungsgruppen hatten einen besseren Zugang zu ihrem Körper und ihren Empfindungen, sie waren auch zuversichtlicher als Mitglieder von Therapiegruppen. Ambulante und stationäre Therapiegruppen unterschieden sich nicht. Für Selbsterfahrungsgruppen konnte ein besserer Zugang zum Körper im Laufe der Zeit festgestellt werden, Weiterbildungsgruppen gewannen mit der Zeit mehr Lernerfahrungen und Einsichten. Für Therapiegruppen konnten keine zeitbezogenen Unterschiede im Erleben gefunden werden. Dieses unbefriedigende Ergebnis war Anlass für eine klinische Studie, in der Zusammenhänge von KBT-Gruppenverläufen und Behandlungsergebnissen untersucht wurden. Dort zeigte sich, dass sich vor allem für klinisch erfolgreiche

[2] In einem Vergleich von Wirkfaktoren in zwei stationären analytischen Gruppen und einer Gruppe, die KBT, Kunst- oder Musiktherapie erhielt, bestätigte sich dieser Befund, dass die Kohäsion und Akzeptanz innerhalb der Gruppe in den analytischen Gruppen als hilfreicher erlebt wurde als in der spezialtherapeutischen Gruppe (Mattke und Schreiber-Willnow 2002).

Patientinnen das Körper- und Selbsterleben im Laufe der KBT-Behandlung besserte (s. Abschn. 5.8; Schreiber-Willnow 2000a).

Zusammenfassend lässt sich das subjektive Erleben in KBT-Gruppen in zwei methodenspezifischen und vier allgemeinen Dimensionen beschreiben. Der Zugang zum Körper und den eigenen Empfindungen sowie körperliches Wohlbefinden verknüpft mit Zuversicht sind KBT-spezifische Erlebnisdimensionen. Aber es ging um mehr als nur Wohlfühlen. Die Gruppenmitglieder machten einen hilfreichen therapeutischen Prozess durch, in dem sie Lernerfahrungen machten und Einsichten gewannen. Die Atmosphäre in KBT-Gruppen wurde geprägt durch eine Öffnungsbereitschaft und wenig Unzufriedenheit mit Therapeutin und Gruppe.

5.7 Welchen längerfristigen Nutzen haben Teilnehmerinnen von einer KBT-Selbsterfahrungsgruppe?

Während in den drei letzten Untersuchungen Fragebögen als Grundlage einer statistischen Auswertung über die KBT dienten, ist Anke Hamacher-Erbguth (1991) einen anderen Weg gegangen: Sie machte Interviews mit einigen wenigen Informantinnen und wertete diese Interviews aus. Diese Forschungsmethode ermöglicht es, sehr differenzierte Auskünfte von Einzelnen zu bekommen, es ist aber schwieriger als bei Fragebogen-Untersuchungen, die Ergebnisse zu verallgemeinern. Sie wird auch qualitative Forschung – im Gegensatz zur quantitativen Forschung mithilfe von Fragebögen – genannt.

»Ich nahm mir vor, meine Informanten zur Lebensgeschichte ihres Körpers zu befragen, also zu ihrer Biographie in Bezug auf ihren Körper, und erhoffte mir, auf diese Weise viel hilfreiches Material zum Verständnis des Therapieerlebens zu erhalten.« (Hamacher-Erbguth 1991, S. 38)

Fragestellung:
Hamacher-Erbguth erfragte, was Mitglieder in einer längerfristigen KBT-Selbsterfahrungsgruppe erleben und wie sie ihren Körper erleben. Sie wollte wissen, welche Geschichte sie mit ihrem Körper hatten und welche Veränderungen sie durch die KBT erfuhren.

Methode:
Vier Teilnehmerinnen einer langfristigen KBT-Selbsterfahrungsgruppe (50 Doppelstunden im Rahmen der Weiterbildung) wurden nach Abschluss der Gruppenarbeit zu ihren Erfahrungen in der Gruppe und zu ihrer Körperbiographie interviewt. Das Gespräch erfolgte anhand eines Frageleitfadens und hatte auch offene Passagen. Die Aussagen von drei Informantinnen konnten ausgewertet und inhaltlich zusammengefasst werden.

Ergebnis:
Eine Interviewpartnerin berichtete ausschließlich negative Erfahrungen mit dem Körper aus der Gruppe. Eine andere sprach überhaupt nicht über ihr Körpererleben, sondern über Erfahrungen mit Gegenständen und mit sich. Verbesserungen der Körperwahrnehmung wurden nur kurz erwähnt. Alle Interviewten beschrieben, dass sie sich mithilfe der KBT an weit zurückliegende Lebensabschnitte erinnern konnten, sie in der Gruppe wiederholen und durcharbeiten konnten. Sie erlebten dabei eine eindrucksvolle Parallelität von äußerer und innerer Bewegtheit. In dieser Arbeit wurde deutlich, dass die Behandlungsresultate in der KBT-Gruppe über ein verändertes Körpererleben hinausgehen. Hier wurde ein therapeutisches Durcharbeiten beschrieben, dass das Körpererleben zum Ausgangs- und Wendepunkt nimmt. Der Erkenntnisprozess in der KBT-Gruppe erlaubte einen Transfer aus der Gruppensituation zu biographischen oder aktuellen Lebensthemen.

5.8 Verbessert sich das Körper- und Selbsterleben im Laufe der stationären Behandlung mit KBT?

Fassen wir zusammen, was bisher über die KBT untersucht wurde, so schält sich heraus, dass die konzentrative Haltung in der Körperwahrnehmung einen Zugang zu inneren Prozessen ermöglicht, der therapeutisch bedeutsam ist. Wir haben Ähnlichkeiten zwischen KBT- und analytischen Gruppen gefunden, aber auch Unterschiede im Sinne von Ergänzung in der kombinierten Behandlung stationärer Patientinnen. Der Zugang zum Körper und zur eigenen Wahrnehmung scheint ein wichtiger Wirkfaktor zu sein. Offen blieb die Frage, ob und wie die KBT zum Behandlungserfolg von Psychotherapie-Patientinnen in der Klinik beiträgt. Damit ist das Kapitel der Wirksamkeitsforschung aufgeschlagen. Hier gibt es auf der einen Seite sehr strenge Anforderungen, die an Laborversuche erinnern, und auf der anderen Seite die vielfältige klinische Realität. Je mehr die Untersuchungsbedingungen eingeschränkt werden, desto spezifischer kann ein Ergebnis sein, aber umso weniger lassen sich daraus Schlüsse auf andere Patientengruppen ziehen.

In der Untersuchung von Karin Schreiber-Willnow (2000a) wurde die Form einer naturalistischen klinischen Studie gewählt. Die Patientinnen wurden unter Alltagsbedingungen behandelt, die einzige Studieneinschränkung war, dass sie ein längeres diagnostisches KBT-Vorgespräch hatten und nach jeder Gruppenstunde Fragebögen ausfüllten.

»*Im Mittelpunkt steht das Erleben der einzelnen Patientinnen. Ihre Wahrnehmung ihres körperlichen Prozesses und des Gruppenprozesses sind Untersuchungsgegenstand. [...] Der subjektiven Wahrnehmung der Patientinnen in der KBT-Gruppe stelle ich klinische Befunde zur Symptomatik, zur Persönlichkeit und zu interpersonalen Problemen gegenüber. Die Veränderungen des Micro-Outcomes der einzelnen Gruppenstunden werden in Beziehung gesetzt zu den Veränderungen durch die gesamte stationäre Psychotherapie.*« (Schreiber-Willnow 2000a, S. 11)

Fragestellung:

Verbessert sich das Körpererleben in der stationären Therapie mit KBT? Gibt es Unterschiede im KBT-Prozess zwischen erfolgreichen und weniger erfolgreichen Patientinnen?

Modell:

Während in der Arbeit von Carl et al. (1984) der gemeinsame Gruppenprozess in KBT und AGT in der Klinik analysiert wurde, richtete sich der Fokus dieser Studie auf den Prozess in der KBT-Gruppe. Vier Leitlinien zum therapeutischen Ansatz der KBT lagen der Untersuchung zugrunde:

- **Körperwahrnehmung:** KBT richtet die Aufmerksamkeit auf Körperempfindungen in Ruhe und Bewegung im Liegen, Sitzen, Stehen und Gehen.
- **Körpererleben:** Im Erleben des eigenen Körpers sowie im handelnden Umgang mit der Welt und den anderen Gruppenmitgliedern können alte Handlungsdialoge nachvollzogen werden und verdrängte, im Körper gespeicherte Gefühle und Erinnerungen bewusst werden.
- **Nonverbale Symbolisierung:** Über den Weg der sinnlichen Wahrnehmung von Gegenständen kann die Patientin haptische Symbole, über die Wahrnehmung von Bewegungsabläufen und Gebärden Bewegungssymbole lebensgeschichtlich bedeutsamer Situationen finden.
- **Sprachliche Symbolisierung:** Durch das aufmerksame konzentrative Hinspüren werden Körpersensationen dem Bewusstsein zugänglich und können im therapeutischen Gespräch ihre sprachliche Form finden und so verbal bearbeitet werden. Es können aber auch neue körperliche Erfahrungen gemacht werden. KBT ermöglicht ein Gleiten durch verschiedene Symbolisierungsebenen: Körper, Bilder, Handlung und Worte.

Methode:

In einer klinischen naturalistischen Studie mit 72 Patientinnen mit überwiegend neurotischen

Störungen, Persönlichkeitsstörungen und körperlichen Funktionsstörungen psychischen Ursprungs wurde das Körpererleben bei Behandlungsbeginn und -ende mittels Interviews und Fragebögen erfasst. Nach jeder Gruppenstunde beschrieben die Patientinnen ihr Erleben in dieser Stunde im GEB-KBT. Der Behandlungserfolg wurde mehrdimensional erhoben: Erfolgreiche Patientinnen hatten bei Behandlungsende im Vergleich zu den nicht so erfolgreichen weniger klinische Symptome, weniger Probleme im Umgang mit anderen, sie waren in ihrer Persönlichkeit stabiler, hatten ihre Therapieziele besser erreicht und wurden vom Stationsarzt als gebessert eingeschätzt. Das Körper- und Selbsterleben sowie das Erleben in der KBT-Gruppe wurden für Erfolgreiche und weniger Erfolgreiche verglichen.

Ergebnis:
In der ersten Behandlungshälfte gewannen die Patientinnen einen Zugang zu ihrem körperlichen Erleben und ihren Empfindungen, sie ließen sich auf die KBT ein und begannen sich zu spüren. In der zweiten Behandlungshälfte setzte sich dieser Prozess bei den später Erfolgreichen deutlicher als bei den anderen fort. Für Erfolgreiche ging die Verbesserung des Körpererlebens einher mit neuen Einsichten und Lernerfahrungen. Sie öffneten sich mehr in der zweiten Behandlungshälfte. Für die weniger Erfolgreichen nahm die Zuversicht zum Ende der Behandlung ab. Dieses Ergebnis ist eine Bestätigung für das theoretische Konzept der KBT, über das Anspüren des Körpers und die vertiefte Wahrnehmung psychotherapeutische Prozesse in Gang zu bringen und zu heilsamen Einsichten und einem besseren Körpererleben (leibtherapeutischer Ansatz) zu kommen. Das Körpererleben lässt sich als methodenspezifischer Wirkfaktor bezeichnen (Schreiber-Willnow 2000b)[3]. Dies ist die Weiterentwicklung der Gindler-Arbeit zur Psychotherapie: Einsichten werden leibhaftig gewonnen und mit Worten benannt und bearbeitet.

[3] Geuter (2003) schlägt vor, diesen Wirkfaktor der KBT, der auch für andere erlebnisorientierte Verfahren als zentrales therapeutisches Wirkprinzip beschrieben wird, als »vertieftes Erleben« zu bezeichnen.

5.9 Welche Patientinnen profitieren besonders von der KBT?

»Demnach würden drei prototypische Gruppenmitglieder etwa folgende Erfahrungen machen: Die verlassene depressive Ehefrau, die ihren Körper aber grundsätzlich positiv erlebt, gewinnt neues Selbstbewusstsein über die Erfahrung des stabilen Bodens. Die essgestörte junge Frau beginnt, den abgelehnten Körper differenzierter wahrzunehmen, und der ausgebrannte Manager, der seinem Körper bisher wenig Beachtung geschenkt hat, erlebt z. B. im Spiel, dass es außer Leistung ganz andere positive (Körper-)Erfahrungen gibt.« (Schreiber-Willnow u. Seidler 2002, S. 442)

Fragestellung:
Gibt es unterschiedliche Arten der Beeinträchtigung des Körpererlebens? Erleben Patientinnen mit verschiedenen Beeinträchtigungen die KBT verschieden? Erzielen sie unterschiedliche Behandlungsergebnisse?

Modell:
Klinikärzte sehen körperorientierte Psychotherapie insbesondere bei Beeinträchtigungen des Körpererlebens indiziert (Seidler 2003). Es gibt aber auch Befunde aus der Psychotherapieforschung, dass die Patientinnen von jenem Verfahren profitieren, das ihre Ressourcen und Stärken und nicht ihre Defizite anspricht. So könnte man fragen, ob sich möglicherweise Patientinnen mit schweren Körpererlebensstörungen wie etwa bei der Anorexie mit der KBT eher schwer tun.

Methode:
Mit den Angaben der Patientinnen aus der Studie von Schreiber-Willnow (2000a) zur Beurtei-

lung ihres eigenen Körpers wurden mithilfe statistischer Verfahren drei Gruppen gebildet, die sich in ihrem Körpererleben unterscheiden.

- Patientinnen mit **negativem Körpererleben** erleben sich als sehr unsicher in ihrem Körper und als wenig attraktiv.
- Patientinnen mit **undifferenziertem Körpererleben** sind etwas unsicherer in ihrem Körper, haben etwas weniger Selbstvertrauen, aber deutlich weniger Sorge um den Körper, er »kümmert sie nicht«.
- Patientinnen mit **unauffälligem Körpererleben** unterscheiden sich nicht von Normalpersonen.

Für diese drei Gruppen wurden der Verlauf der KBT-Gruppenarbeit und die Behandlungsergebnisse verglichen.

Ergebnis:
Die statistische Analyse zeigte, dass sich die drei Gruppen in ihrem Behandlungserfolg nicht unterschieden, alle drei konnten also von der stationären Behandlung und von der KBT-Gruppe profitieren. Auch für den Behandlungsverlauf waren Gemeinsamkeiten zu verzeichnen: Patientinnen aller drei Gruppen machten Lernerfahrungen, gewannen einen besseren Zugang zu ihrem Körper und fühlten sich verstanden. Patientinnen mit undifferenziertem Körpererleben unterschieden sich von den anderen durch eine größere Skepsis gegenüber der Gruppe und der Therapeutin bei Behandlungsbeginn. Sie konnten aber im Verlauf der Behandlung die therapeutischen Angebote für sich annehmen und schließlich auch mehr Zuversicht und körperliches Wohlbefinden erlangen.
Diese Ergebnisse lassen sich so interpretieren, dass offenbar »unterschiedliche Wege nach Rom führen« (Seidler 2003, S. 83): Man könnte daraus für die Praxis schließen, dass Patientinnen mit negativem Körpererleben in der Hinwendung zum bisher abgelehnten Körper unterstützt werden sollten (z. B. über die Differenzierung der Körperwahrnehmung). Patientinnen mit unauffälligem Körpererleben könnten »leibhaftige« Einsichten nützen, Patientinnen mit undifferenzierter Körperwahrnehmung könnten von positiven Körpererfahrungen profitieren.

5.10 Wie lassen sich Veränderungen im Behandlungsprozess mit KBT diagnostisch erfassen?

In den bisher dargestellten Methoden der Fragebogenuntersuchung und des Interviews beschreiben die Befragten ihre Innensicht der Behandlung. Weitere und möglicherweise andere Information über den Behandlungsprozess lassen sich aus der Außensicht durch die Therapeutinnen oder durch externe Beobachtung erhalten. Da die Therapeutinnen in den Behandlungsprozess eingebunden, also nicht »objektiv« sind, wurden Forschungsmethoden entwickelt, die auf der Beobachtung des Behandlungsprozesses durch außen stehende Personen beruhen. Diese können etwa die Videoaufzeichnung einer KBT-Stunde betrachten und auf einer mehrstufigen Skala (Rating-Skala) beurteilen, wie sie die Patientinnen erleben. Rating-Skalen gelten als geeignete Erhebungsinstrumente bei komplexen Merkmalen, die eine intuitive Einschätzung erfordern. In der Praxis der KBT dient die intuitive Einschätzung der Behandlungsstunde durch die Therapeutin der Reflexion des Behandlungsverlaufs. Durch die Entwicklung von KBT-Prozessskalen ist darüber hinaus eine systematische Prozessbeschreibung (»Prozessdiagnostik«) auch durch externe geschulte Beurteiler möglich.
»*Liest man hingegen aufmerksam die Fallberichte und methodischen Reflexionen zur praktischen KBT-Arbeit, so lässt sich diesen Darstellungen implizit entnehmen, dass der Prozessdiagnostik in der KBT eine große Bedeutung zukommt und hierbei (verfahrens-)spezifische Aspekte, wie z. B. Körperbild bzw. Körperschema, Bewegungsverhalten und Symbolisierungsfähigkeit, eine Rolle spielen.*« (Seidler et al. 2004a, S. 68)

Fragestellung:

Welche KBT-spezifischen Merkmale, die im Zusammenhang mit den Zielen in der KBT stehen, lassen sich in einer Behandlungsstunde beobachten? Wie lassen sich Entwicklungen im Behandlungsprozess von außen erkennen?

Modell:

Bedeutsame Aspekte in der Behandlung lassen sich mithilfe von Rating-Skalen beschreiben, die sich an den KBT-Zielen orientieren. In den Skalen können methodenspezifische Merkmale erfasst werden. Die Merkmale lassen sich bei Beobachtung einer Stunde oder beim Betrachten einer Videoaufzeichnung erheben. Das KBT-Angebot, bestehend aus Handlungs- und Gesprächsteil, dient als Beobachtungseinheit.

Methode:

Die Entwicklung der Rating-Skalen erfolgte in einer mehrjährigen Zusammenarbeit der Autorinnen mit den Teilnehmerinnen der KBT-Forschungswerkstatt. In diesem Gremium wurden die bedeutsamen Merkmale für KBT-Behandlungen erarbeitet und dort anhand von KBT-Rollenspielen und Videomaterial in ihrer Aussagekraft erprobt und verbessert.
Um optische Ankerbeispiele und ein Experten-Rating für die Skalen zur Verfügung zu stellen, wurde ein Videoband produziert, in dem eine ambulante KBT-Gruppe mit sechs Teilnehmerinnen von erfahrenen KBT-Kolleginnen im Rollenspiel aufgezeichnet wurde.

Ergebnis:

Es wurden neun KBT-Prozessskalen entwickelt, die nachfolgend kurz beschrieben sind. Sie erfassen die Bereiche Körperwahrnehmung, Bewegungsverhalten, Körperbegrenzung, Symbolisierungserfahrung, Körperbesetzung, Explorationsverhalten und Selbstregulation. In dem Manual werden für jede Skala die einzelnen Skalenstufen und dazugehörige Ankerbeispiele beschrieben (Seidler et al. 2004a, 2004b).

- **Fokussierung der Körperwahrnehmung:** Die Förderung der Körperwahrnehmung stellt ein zentrales Anliegen und damit prozessuales Ziel der KBT dar, wobei es nicht um richtig oder falsch, sondern um die Förderung der Wahrnehmung körperlichen Empfindens (»Spüren«) geht. Es lässt sich unterscheiden, wie weit die Wahrnehmung fokussiert bzw. differenziert ist und ob sie spontan oder auf Nachfrage geäußert wird.
- **Bewegungsverhalten:** Diagnostisch lässt sich zwischen gehemmtem, überschießendem und koordiniertem Bewegungsverhalten unterscheiden. Dabei werden Raumbezug, Kraft- und Zeitaufwand berücksichtigt.
- **Körperbegrenzung I – soziale Nähe-Distanz-Regulation:** Es wird beurteilt, wie weit es dem Patienten möglich ist, Nähe-Wünsche und Abgrenzungsimpulse bei sich und anderen adäquat wahrzunehmen und darauf zu reagieren.
- **Körperbegrenzung II – körperliches Eigenerleben:** Es wird erfasst, ob der Körper als kohärente und konstante Einheit oder ob eine Durchlässigkeit für äußere Reize, fragmentiertes Körpererleben, Fremdheitserleben oder andere Formen von Depersonalisation erlebt werden.
- **Symbolisierungserfahrung:** Erfasst wird, inwieweit die in der KBT angeregten Symbolisierungsprozesse als bedeutungsvolle Erfahrungen erlebt und genutzt werden können oder ob eher konkretistisches Denken vorherrscht.
- **Körperbesetzung I – Zuneigung:** Ein Ziel in der KBT ist es, eine positive Körperbesetzung zu fördern. Hier wird erfasst, inwieweit der eigene Körper gemocht oder abgelehnt wird.
- **Körperbesetzung – Kontrolle/Dominanz:** In dieser Skala wird unterschieden, ob der Körper und die Befindlichkeit eher als funktional beeinflussbar erlebt werden oder ob man sich dem Körper eher ausgeliefert fühlt.
- **Explorationsverhalten:** Das konzentrative Erkunden, das in der KBT angeregt wird, ermöglicht die Sensibilisierung und Differenzierung des Körpererlebens und der sinnlichen Wahrnehmung und bildet die Grundlage für das Erproben neuer Handlungsmöglichkeiten. Das Explorationsverhalten kann

Tab. 5-1 Stufenbezeichnung und Definition sowie Ankerbeispiele für die Skala »Körperwahrnehmung«

Stufe 1	**Nicht fokussierte Körperwahrnehmung** Der Patient gibt an, nichts von seinem Körper wahrzunehmen, da er z. B. sich in Gedanken verloren hat oder von inneren Bildern absorbiert ist. • Ein Patient erlebt bei einer geleiteten Körperreise im Liegen, dass seine Gedanken nur um seine Frau kreisen, die mit den Kindern zu Hause aktuell völlig überlastet ist. • Eine Patientin berichtet nach einem Angebot zur Wahrnehmung des Rückens, dass sie nur mit ihrer Angst beschäftigt sei und deshalb gar nichts spüren könne.
Stufe 3	**Keine Körperwahrnehmung** Der Patient berichtet, dass er beim Versuch, seinen Körper wahrzunehmen, nichts in bzw. an seinem Körper empfinden kann. • Ein Patient, der viel Kraftsport betreibt, beschreibt das Abrollen mit dem Igelball so, dass er »nichts« spüre, es fühle sich »normal« an. • Eine Patientin berichtet, dass sie trotz der Bemühung, ihren Fuß beim Stehen auf dem Boden zu spüren, gar nichts vom Fuß wahrnehmen könne.
Stufe 5	**Wenig differenzierte Körperwahrnehmung** Das vom Patienten berichtete Empfinden ist undifferenziert, das heißt, die besondere Qualität oder der Ort des Empfindens bleibt weitgehend unklar (z. B. »irgendwie im Körper unwohl fühlen«) *oder* das Erleben ist eingeengt auf bestimmte Empfindungen, wie z. B. Schmerzen, sodass andere Empfindungen nicht erlebt werden. • Eine Patientin klagt beim Liegen auf dem Rücken über ihre Rückenschmerzen, die ins rechte Bein ausstrahlen. Auf den Rest des Köpers habe sie sich bei der Körperreise nicht konzentrieren können. • Nach dem Abrollen mit dem Igelball berichtet eine Patientin, es sei angenehm gewesen, kann aber keine genaueren Angaben machen, wo und wie.
Stufe 7	**Differenzierte Körperwahrnehmung** Der Patient kann auf gezieltes Nachfragen des Therapeuten hin Empfindungsqualitäten (wie z. B. Temperatur, Gewicht, Ausdehnung, Druck) und Körperbereiche unterscheiden bzw. wahrnehmen. • Eine Patientin erlebt bei der Körperwahrnehmung im Liegen, dass das linke Bein schwerer als das rechte ist, die linke Seite deutlicher am Boden zu spüren ist. • Nach dem Abrollen mit dem Igelball berichtet eine Patientin, an den Knochen sei es ihr angenehm gewesen, an den weichen Stellen habe sie sich schwer getan. Auf Nachfragen kann sie das »Weiche« noch genauer in Brust, Bauch und Muskulatur lokalisieren.
Stufe 9	**Sehr differenzierte Körperwahrnehmung** Die Körperwahrnehmung des Patienten ist gekennzeichnet durch vielfältige Erlebnisqualitäten und subtile Wahrnehmungen (z. B. bezüglich der betroffenen Körperbereiche oder erlebter Veränderungen), die spontan von ihm geäußert werden. • Nach einer Körperreise im Liegen beschreibt eine Patientin spontan, dass sie die untere Körperhälfte gut spüren konnte, aber im Beckenbereich eine »Blockierung« spürt: Es fühle sich irgendwie »eng« und »dunkel« an. • Ein Patient berichtet nach der Beschäftigung mit den Händen, wie unterschiedlich er beide hinsichtlich Sensibilität und Kraft erlebe. Überrascht habe ihn auch, wie stark sich die Handinnen- von der Handaußenseite in der Sensibilität und vom Gefühl der Härte und Weiche unterscheide.

auf der einen Seite gehemmt sein, auf der anderen Seite ziellos und ungerichtet. Als positiv wird ein »zielkorrigiertes« Verhalten angesehen.

- **Situative Selbstregulation:** Diese Skala erfasst, inwieweit der Patient in der therapeutischen Situation zu aktivem Bewältigungsverhalten in der Lage ist und in welchem Ausmaß dieses für ihn zu einer zufrieden stellenden Balance zwischen seinen Bedürfnissen, Wünschen und Ängsten führt.

Die Tabelle 5-1 zeigt am Beispiel der Skala »Körperwahrnehmung« die unterschiedlichen Skalenstufen und die zugehörigen Ankerbeispiele.

Mit der Entwicklung der KBT-Prozessskalen liegt ein diagnostisches Instrumentarium zur Beschreibung von methodenspezifischen Aspekten des Behandlungsprozesses vor. Allgemeine therapeutische Kriterien wie die Qualität der therapeutischen Beziehung sowie des Gruppenprozesses werden hierin nicht untersucht, da es dafür bereits Erhebungsinstrumente gibt. Ein Nachteil des Verfahrens, den es mit allen Rating-Verfahren teilt, ist die relativ aufwendige Einarbeitung in den Umgang mit den Skalen. Eine erste Reliabilitätsstudie untersuchte die Frage, ob verschiedene Expertinnen bei dem Rating des oben genannten Videobandes zu denselben Befunden kommen (Schreiber-Willnow et al. 2005). Sie kam zu dem Ergebnis, dass die Beurteilungen recht unterschiedlich ausfielen, sodass noch Überarbeitungen am Manual dringend empfohlen wurden.

Resümee:

Eine ausführliche Übersicht über weitere Studien zur KBT findet sich bei Seidler (2001) und im Archiv der empirischen Literatur der KBT (Seidler et al. 2001). Im Vergleich zu empirischer Forschung auf anderen Gebieten der Psychotherapie gibt es wenige Untersuchungen zur KBT. Obwohl die KBT als genuin deutschsprachige Methode nicht auf englische und amerikanische Forschungen zurückgreifen kann und es auch keinen Lehrstuhl für KBT an den Universitäten gibt, sind die Ergebnisse dennoch beeindruckend: Ausgehend von genauer Beobachtung und einem psycho-physiologischen Modell hat die KBT-Forschung sich mit den Anforderungen der Zeit mitentwickelt. Es fehlt sicherlich an Kontrollstudien, in denen die verschiedenen Ergebnisse noch mal überprüft worden sind. Es gibt bisher keine Studien zur differenziellen Indikation für KBT und keine Vergleichsstudien mit anderen körpertherapeutischen Verfahren. Erste kontrollierte klinische Studien zur KBT bei Patientinnen mit chronischen Rückenschmerzen laufen. Die Ergebnisse ermutigen, differenzierter weiter zu untersuchen, auf welche Weise welchen Patientinnen mit welchen spezifischen Angeboten geholfen werden kann.

Als zentrale Herausforderung für die KBT-Forschung bleibt die Frage, wie das Spezifische der Arbeit, was sich in nichtsprachlichen Räumen abspielt, mit Sprache adäquat erfasst und in seiner individuellen Bedeutung verstanden und verallgemeinert werden kann.

Literatur

- Badura-MacLean E, Stolze H (1981). Der »Stuttgarter Bogen« in der Konzentrativen Bewegungstherapie – Evaluierung und Anwendbarkeit. Gruppenpsychother Gruppendynamik; 17: 96–109.
- Carl A, Fischer-Antze J, Gaedtke H, Hoffmann SO, Wendler W. Vergleichende Darstellung gruppendynamischer Prozesse bei KBT und analytischer Gruppentherapie. In: Stolze H (Hrsg) (1984). Die Konzentrative Bewegungstherapie. Grundlagen und Erfahrungen. Berlin: Verlag Mensch und Leben; 167–86.
- Ermann G, Lermer S (1977). Erlebnisdimensionen in Gruppen. Gruppenpsychother Gruppendynamik; 11: 106–21.
- Geuter U (2003). Körperpsychotherapie 1920 bis 2002. Konzent Bewegungsther; 25, H. 33: 20–40.
- Goll A (1994). Anwendungsbereich und Ausbildung der KBT. Konzent Bewegungsther; 17, H. 23: 48–99.

- Gräff Ch (2000). Konzentrative Bewegungstherapie in der Praxis. 3., überarb. u. erw. Aufl. Stuttgart: Hippokrates.
- Hamacher-Erbguth A (1991). Das Körpererleben in der Konzentrativen Bewegungstherapie. Diplomarbeit Erlangen.
- Ludwig S, Haag M (Hrsg) (2002). Elsa Gindler – von ihrem Leben und Wirken. »Wahrnehmen, was wir empfinden«. Hamburg: Christians.
- Mattke D, Schreiber-Willnow K (2002). Behandlung in geschlossenen versus halboffenen Gruppen in der stationären Psychotherapie. Gruppenpsychother Gruppendynamik; 38: 153–72.
- Meyer JE (1961). Konzentrative Entspannungsübungen nach Elsa Gindler und ihre Grundlagen. In: Stolze H (Hrsg) (1984). Die Konzentrative Bewegungstherapie. Grundlagen und Erfahrungen. Berlin: Mensch und Leben; 50–9.
- Pokorny V, Hochgerner M, Cserny S (1996). Konzentrative Bewegungstherapie. Wien: Facultas.
- Schreiber-Willnow K (2000a). Körper-, Selbst- und Gruppenerleben in der stationären Konzentrativen Bewegungstherapie. Gießen: Psychosozial.
- Schreiber-Willnow K (2000b). Das Körpererleben als methodenspezifischer Wirkfaktor in der Konzentrativen Bewegungstherapie. Gruppenpsychother Gruppendynamik; 36: 133–55.
- Schreiber-Willnow K, Seidler KP. Konzentrative Bewegungstherapie in der stationären Psychotherapie: Die Bedeutung des Körpererlebens für Behandlungsverlauf und Ergebnis. In: Mattke D, Hertel G, Büsing S, Schreiber-Willnow K (Hrsg) (2002). Störungsspezifische Ansätze in der Psychosomatik. Frankfurt/Main: Verlag für Akademische Schriften; 434–43.
- Schreiber-Willnow K, Seidler KP, Hamacher-Erbguth A (2005). Prozessskalen in der Konzentrativen Bewegungstherapie (KBT): Beobachtertraining und -reliabilität (abstract). Psychother Psych Med; 55: 150.
- Seidler KP (1995). Das Gruppenerleben in der Konzentrativen Bewegungstherapie. Gruppenpsychother Gruppendynamik; 31: 159–74.
- Seidler KP (2001). Konzentrative Bewegungstherapie (KBT). Ergebnisse der empirischen Forschung. Psychotherapeut; 46: 223–31.
- Seidler KP (2003). Vorurteile – Mythen – empirische Wirklichkeiten: Neue Forschungsergebnisse zur KBT. Konzent Bewegungsther; 25, H. 33: 71–86.
- Seidler KP, Schreiber-Willnow K, Hamacher-Erbguth A, Pfäfflin M (2001). Archiv der empirischen Literatur zur Konzentrativen Bewegungstherapie. Konzent Bewegungsther; 24, H. 32 Archiv: 1–23.
- Seidler KP, Schreiber-Willnow K, Hamacher-Erbguth A, Pfäfflin M (2004a). Skalen zur Prozessdiagnostik in der Konzentrativen Bewegungstherapie. Konzent Bewegungsther; 26, H. 34: 67–91.
- Seidler KP, Schreiber-Willnow K, Hamacher-Erbguth A, Pfäfflin M (2004b). »Explorationsverhalten« und »Selbstregulation« als bedeutsame Merkmale des Therapieprozesses in der Konzentrativen Bewegungstherapie (KBT). Konzent Bewegungsther; 26, H. 34: 91–102.
- Stolze H (Hrsg) (1984). Die Konzentrative Bewegungstherapie. Grundlagen und Erfahrungen. Berlin: Verlag Mensch und Leben.
- Strauß B, Eckert J (1994). Dimensionen des Gruppenerlebens: Zur Skalenbildung des Gruppenerfahrungsbogens. Z Klin Psychol; 23: 188–201.
- Yalom ID (1995). The Theory and Practice of Group Psychotherapy. 4th ed. New York: Basic Books.
- Zeitler P (Hrsg) (1991). Erinnerungen an Elsa Gindler. München: Selbstverlag.

II Methode

6 Bewegung und Ausdruck

Waltraut Betker

Die Bewegungen eines Menschen bringen seine Individualität mit seiner einzigartigen Geschichte des So-geworden-Seins zum Ausdruck. Der Leib als Selbstausdruck und Gestaltungsorgan zeigt und verbirgt zugleich. Betritt ein Patient den Raum und begrüßt uns, so können wir wahrnehmen, ob bzw. in welcher Weise er sich im Gleich- oder Ungleichgewicht befindet (Bezug zum Boden, zum eigenen Körper, zu Raum und Zeit und zur anderen Person), ob er seine Körpermitte spüren und sich aus dieser in Ruhe und Gelassenheit bewegen kann bzw. welche Körperregionen zur physiologisch-ökonomischen Bewegung nicht ausreichend eingesetzt werden und nicht integriert, evtl. auch innerlich abgespalten sind. Wir nehmen seine **Körperkoordination** wahr. Wir erleben, ob er sich zuwendet und sich traut, in den freien Raum zu »dringen«, um mit einer neuen Person Kontakt aufzunehmen, und erhalten einen intuitiven Eindruck von seinem Ausdrucksverhalten und seinem **Bindungsstil**. Weiter werden wir merken, mit wie viel Geschick er seine Bewegungen formen und variieren kann. Leichtigkeit, Flexibilität, spielerischer Umgang mit den Fertigkeiten des Bewegungsapparates sind verknüpft mit den emotionalen Aspekten, die über den Gebrauch des Körpers ausgedrückt werden. Mimik und Gestik benötigen Bewegungen durch die Muskeln, aber auch Stellungen, Positionen sowie Geschwindigkeit und Krafteinsatz einer Bewegung verdeutlichen emotionale Aspekte eines Menschen. Wir sehen den Patienten mit seinem **Selbstvertrauen,** der Summe aller geglückten und missglückten Erfahrungen, in seinem So-geworden-Sein.

Patienten kommen zu uns, weil sie unter Körpersymptomen, psychischen Spannungen und/oder an dem Erleben ihrer Umwelt leiden und mit ihrem Handeln, das Bewegungs- und Ausdrucksmöglichkeiten voraussetzt, nicht in ausreichendem Ausmaß Einfluss auf ihre Lebenssituation nehmen und selbstständig befriedigende Lösungen für sich finden können.

In der Konzentrativen Bewegungstherapie geben wir Angebote oder Anregungen zum experimentellen Umgang mit dem eigenen Körper und der Umwelt (Gegenständen und Personen), um sich selbst körperlich wahrzunehmen und auftauchende Gefühle sowie Assoziationen und Erinnerungen ins Bewusstsein zu lassen. Körperliche Erfahrungen reaktivieren gerade den Erlebnisbereich der frühen Kindheit und die motorische und emotionale Entwicklung, in der sich die Erfahrungen aus sozialen Beziehungen in intrapsychischen Repräsentanzen niederschlagen, in Bewegung und Ausdruck verkörpern, im intra- und interpersonellen Geschehen zeigen und so zu prägenden Erfahrungen werden. Da dies zum größten Teil unbewusst und in Zeiten geschieht, in denen die Erfahrungen noch nicht sprachlich verankert sind, ist ein Zugang zum Wiedererkennen und Erinnern früherer Szenen und Beziehungsmuster vor allem über körperliche Erfahrungen möglich. Die Beschreibung von Empfindungen und Gefühlen, ergänzt durch die Beobachtungen der sich einfühlenden und mitfühlenden Therapeutin, kann eine Rekonstruktion früher Handlungsdialoge mit dem affektiven Geschehen ermöglichen. Die schützende und unterstützende Anwesenheit durch die leibhaftige Präsenz der Therapeutin ist eine korrigierende emotionale Erfahrung. Durch die empathische Begleitung kann eine schmerzliche Erinnerung nicht mehr ausschließlich negativ im Gedächtnis abgelegt werden und auf das Selbstgefühl nicht mehr so deformierend einwirken (Sulz et al. 2005). Die neue positive Erfahrung kann andere neuronale Prozesse in Gang setzen und dadurch in zukünftigen Situationen auch andere Handlungen mit anderen Ausdrucks- und Bewegungsmöglichkeiten ermöglichen.

Für das Kind ist die **Bewegung** zunächst Ausdruck seiner natürlichen **Lebensfreude** und dient dem Wohlbefinden. Die motorische Entwicklung beginnt ab dem 5. Schwangerschaftsmonat. Sich bewegen lernen, bedeutet den Gebrauch des eigenen Körpers zu entwickeln und die Umwelt zu erobern. Dabei ist das Kind anfangs in hohem Maße auf die Mithilfe anderer Personen, in erster Linie seiner Eltern, insbesondere der Mutter, angewiesen.

In der Mutter-Kind-Interaktion stellt die **wechselseitige Regulierung von Zuständen** wie Hunger, Durst, Schlaf, sozialer Kontakt (Gefühle, Neugier und Bindung) eine zentrale Aufgabe dar. So können sich aus ziellosen Bewegungen zielgerichtete Bewegungen entwickeln, die in immer komplexere situationsabhängige Handlungssequenzen eingebunden werden. Zur motorischen Beherrschung des Körpers (**Körperkoordination**) kommt die Regulierung der Gesamtsituation im **Beziehungskontext** hinzu. Auch im späteren Leben sind sinnliche Erfahrungen, die die Grundbedürfnisse befriedigen, eine Notwendigkeit, um zu leben und glücklich zu werden.

Beobachtung und Imitation sind ein Grundantrieb des Kindes. Der erste Blick der Mutter, das Strahlen der Augen und das **Lächeln** setzen eine wechselseitige Kommunikation in Gang – dies erfordert Bewegungen der Gesichtsmuskulatur und es ist ein erstes Spiel mit emotionalen Resonanzen zur Einübung zwischenmenschlicher Handlungsstile. Dieses Spiel wiederholt sich mit all seinen Variationsmöglichkeiten bei jeder Begegnung mit bekannten und fremden Menschen auch bei Erwachsenen.

Der **Blick**, das Schauen zu jemandem und das Angeschaut- und Gesehen-Werden kann in unterschiedlichsten Angeboten in der KBT angeregt werden. Dabei geht es darum, die im Hier und Jetzt gemachten Erfahrungen mit früheren in Verbindung zu bringen: Was wiederholt sich? Wie anders wird etwas erlebt und welche Emotionen sind damit verknüpft? Emotionen sind direkter Ausdruck situativer Bedeutungsgebung zwischenmenschlicher Beziehungen in der Gegenwart, in der im Übertragungsgeschehen teilweise die frühen Szenen re-inszeniert werden.

Die **Hände** des Neugeborenen werden gewöhnlich auf Schulterhöhe auf beiden Seiten des Körpers gehalten und bewegen sich zufällig, instinktiv. Der asymmetrisch-tonische Nackenreflex, das heißt das Ausstrecken der Hand, bewirkt, dass sich der Kopf dieser Hand zuwendet, und macht das Kind empfänglich dafür, auf seine Hände zu schauen. Nachdem der Nackenreflex integriert wurde, bringt die Orientierung des Kopfes auf die Mittellinie zusätzliche visuelle und taktile Belohnungen, wenn das Kind mit seinen Fingern experimentiert, berührt, bewegt und greift.

Das zunehmende Interesse an den eigenen Händen lenkt die Aufmerksamkeit nach und nach von der ganz-körperlichen Aufmerksamkeit in die Hände, weil das Kind mit seinen Händen auf eine Art und Weise in der Welt handeln kann, wie dies mit seinem ganzen Körper nicht gelingt. Mit den Händen beginnt die Exploration der Umwelt; neben dem eigenen Körper ist der Körper einer Betreuungsperson bedeutsam. So wird z. B. das Gesicht der Mutter oder anderer Personen mit Freude erforscht, dann auch Objekte der Umgebung. Wird diese Exploration nicht unterstützt, lernen die Hände des Kindes nicht, sich nach Informationen auszustrecken, und sie bleiben auf den eigenen Körper fixiert.

»*Die Hände und die Augen ziehen das Kind hinaus in die Welt außerhalb seines eigenen Körpers und die Hand-Auge-Koordination ist der Motor für die Entwicklung der Mobilität.*« (B. Miles 2001)

Die Differenzierung der Hände bedeutet auch, dass die Skelettmuskulatur unabhängiger von der Mundmuskulatur wird. Das Werfen ist ein Teil dieses Prozesses, mit dem auch die Fortbewegung beginnt. Das Training der Skelettmuskulatur in vielen Bewegungen, Positionen und Zwischenpositionen ermöglicht, eigene körperliche Kraft und Kompetenz in positiver Art und Weise zu erleben und ein Ventil für aggressive Regungen durch Bewegung der großen Muskeln zu haben. Dies führt in der Beziehung zu den Bezugspersonen zu mehr Autonomie durch Selbstregulation.

Nach der Hand-Auge-Koordination, teilweise überlappend bzw. nachfolgend, wird die Fuß-Fuß- und Hand-Fuß-Koordination wichtig, sie stärkt die ventrale Muskulatur. Ein weiterer entscheidender Meilenstein in der Entwicklung der Motorik ist die Einleitung der Rotation im Becken, die die Drehung im Liegen und das Greifen im Unterarmstütz und vollständigen Stütz ermöglicht. Es folgt das Sitzen und über viele Zwischenposition kommt es zur Aufrichtung und dem späteren Gehen. Die Rotation hat eine entscheidende Rolle bei der groben Körperkoordination, aber insbesondere bei der Verfeinerung und weiteren Ausdifferenzierung der Bewegungen durch zunehmende Selektierung der einzelnen Körperteile. Die eigenverantwortliche Auseinandersetzung mit der Schwerkraft und das Ausbalancieren des Gleichgewichtes stellen neben den motorischen Anforderungen in vielfältiger Weise Herausforderung an die inneren Handlungsschemata.

Spitz (1985) stellte heraus, dass ohne Einfluss des Affekts an irgendeinem Punkt des Wahrnehmungsprozesses keine Erinnerungsspuren im psychischen Apparat niedergelegt werden können, also keine bewusstseinsfähige Wahrnehmung stattfinden kann. Die Mutter oder eine andere wichtige Bezugsperson hat eine zentrale Rolle bei der Wahrnehmung und dem Benennen der Affekte. Findet keine bewusstseinsfähige Wahrnehmung statt, so können sie trotzdem störend vorhanden sein und sich in Symptomen ausdrücken.

Die neurowissenschaftliche Forschung bestätigt dies. So legt Roth (2002) z. B. dar, dass Gefühle bei der Handlungssteuerung das erste und das letzte Wort haben und Vernunft und Verstand allein – ohne Gefühle – nichts bewegen. Er stellt die Bedeutung des limbischen Systems als zentrales Bewertungssystem heraus, ohne das wir überlebensunfähig wären, denn es sorgt dafür, dass unser Gehirn alle bewussten und unbewussten Handlungsentscheidungen im Lichte vergangener Erfahrungen trifft. Es arbeitet bereits im Mutterleib und verstärkt in den ersten Wochen, Monaten und Jahren unseres Lebens. Charakter oder Persönlichkeit formt sich sehr früh und weitestgehend vorbewusst. Das Ich, welches sich erst ab dem dritten Lebensjahr zu entwickeln beginnt, wird in diese »limbische« Persönlichkeit sozusagen hineingestellt.

Klußmann (2002) äußert in einem Vortrag, dass ein Kind eine gute »affektive Kompetenz« entwickelt, wenn die Eltern in der Lage sind, den emotionalen und damit auch den körperlichen Rhythmus des Kindes einfühlsam zu begleiten, ohne den Rhythmus insgesamt zu stören.

Mit vielen Angeboten in der KBT, in denen wir das Erfahren der Hände in dieser ursprünglichen, entwicklungspsychologisch begründeten Weise mit geschlossenen oder geöffneten Augen anregen, versuchen wir einen Zugang zu den Körperempfindungen und Emotionen zu ermöglichen, die den Lebensantrieb (Neugierde und Angst = annähernde oder vermeidende, motivationale Schemata) und das Bindungsverhalten (Explorationsfreude und absichernde Strategien) regulieren. Wir bieten damit Möglichkeiten, sich den prägenden motivationalen Handlungsschemata, die im impliziten Gedächtnis abgelegt sind, zu nähern, sie zu erkunden und zu erforschen, aber auch nicht gemachte Erfahrungen mit ihrem affektiven Anteil nachzuholen und bewusstseinsnah wahrzunehmen. So umfasst die Konzentrative Bewegungstherapie beispielsweise folgende Angebote:

- tasten, die eigenen Hände mit geschlossenen Augen erkunden, das Bewegungsspiel der Hände mit geschlossenen Augen erspüren und es sich mit geöffneten Augen anschauen
- Gegenstände in ihren unterschiedlichen Qualitäten ertasten, Assoziationen zu ihnen wecken, eigene Impulse, mit ihnen zu hantieren, wahrnehmen und auswählen, welchen davon nachgegangen werden mag, der Erfahrung eine sinnliche Bedeutung geben
- die unmittelbare Umgebung im Sitzen, Liegen, Stehen und Gehen erkunden, wobei bei-

de Aspekte – die Exploration der Welt und die des Selbstschutzes (sich absichern) – erlebt werden und Ausdruck annehmen
- andere Menschen berühren und von ihnen berührt werden mit unterschiedlichsten Berührungsqualitäten
- Handlungsfähigkeit oder -unfähigkeit in komplexen Situationen erleben

Die entwickelten Handlungsschemata, die annähernde oder vermeidende motivationale Reaktionsbereitschaften hervorbringen, lassen sich aber gerade auch in kleinen motorischen Handlungssequenzen, die einen Anfang, einen Verlaufsprozess und ein Ende haben, für Patient und Therapeut nachvollziehen. Einige Beispiele:
- mit einer einfachen, gezielten Bewegung im Liegen einen Arm, der zunächst ausgestreckt neben dem Körper liegt, senkrecht in die Höhe heben und ihn – einen Halbkreis beschreibend – hinter dem Kopf, neben dem Ohr wieder ablegen
- eine kleine Murmel auf dem Handrücken balancierend von Punkt A nach B bringen
- sich auf einen Therapiekreisel stellen als eine komplexe Bewegungsaufgabe: Da der Therapiekreisel den Patienten meist unbekannt ist und das Balancieren als Herausforderung oft zuletzt in der Kindheit praktiziert wurde, stellt es sowohl einen motorischen als auch emotionalen Lernvorgang dar.

Eine Patientin klagte über ihren Arbeitsalltag, in dem sie hinsichtlich Termin, Kosten und Ergebnis für bestimmte Projekte verantwortlich war. Immer wieder litt sie unter innerem Druck, weil sie auf Arbeitsleistungen anderer angewiesen war, die ihre Termine nicht so genau nahmen, wobei die Patientin diese Leistungen nur ungern und wenig erfolgreich einfordern konnte.
Sie willigte in das Angebot ein, sich auf einen höheren Therapiekreisel aus Holz zu stellen.

Mit diesem Angebot werden motorische Handlungsvorstellungen bzw. die Handlungsplanung ebenso wie Empfindungsvorstellungen zur Handlung angesprochen: Neugierde und Freude als annähernde motivationale Haltung, wenn auf mehr gelingende Erfahrungen zurückgegriffen werden kann, oder Skepsis und Furcht als vermeidende motivationale Haltung, wenn auf mehr missglückende Erfahrung zurückgegriffen wird.

Die Patientin ging etwas zurückhaltend an die Aufgabe. Es schien, dass sie einen Handlungsplan und Vorstellungen darüber hatte, in welcher Abfolge sie ihre Bewegungen an die Situation anzupassen hatte. Mit einem Bein hatte sie einen stabilen Stand auf dem Kreisel und sie traute sich, auch das zweite Bein vom Boden abzuheben. Jetzt ging es darum, die vorläufige Sicherheit erneut zu riskieren, wenn sie versuchte, das zweite Bein auf dem Kreisel zu platzieren. Ihr Versuch misslang, sie kam nicht zum Stehen. Obwohl sie Ehrgeiz entwickelte, führten ihre Wiederholungen nicht zum gewünschten Erfolg und sie kam durch die Wiederholungen in eine immer angespannter wirkende Körperhaltung. Dann schien sie zu resignieren und wollte aufgeben. Sie zitierte Brecht: »Wer kämpft, kann verlieren, und wer nicht kämpft, hat schon verloren«, und setzte sinngemäß fort: »Doch wer den Kampf verliert, sollte aufgeben.«
Die Patientin zeigte Stressreaktionen. Der zunächst energievolle Ehrgeiz führte nach wiederholten Misserfolgen zu Stress. Sie verlor eine flexible Reaktionsbereitschaft, die sie für Lernanstöße offen gehalten hätte. Die Wiederholungen brachten sie nicht weiter, denn sie ergaben keinen Zugewinn an Variationen und damit Erfahrungen, sondern blockierten sie zunehmend, weil sich aufgrund der Misserfolge Ärger aufstaute. Sie setzte ihre Willenskraft ein und vernachlässigte das Variieren, um weiterzukommen, was sie hier – wie oft auch im Arbeitsalltag – in die Sackgasse und ins Gefühl des Versagens und Scheiterns führte.
Ich äußerte, es sei zu früh zum Aufgeben, aber es sei wohl wichtig, zunächst eine Pause zu machen. Daher regte ich sie an, die Aufmerksamkeit auf das Gehen auf dem nicht schwankenden Boden zu richten, den Halt, die Haltung zu erspüren. Dies

ermöglichte es ihr, sich etwas zu entspannen, sodass sie innehalten konnte.
Sich das Innehalten, Pausieren zu erlauben, damit das Gehirn Zeit zur Reflexion und Problemanalyse bekommt, und etwas später – eventuell auch am nächsten Tag – einen neuen Anlauf zu unternehmen, war ihr keine gewohnte Handlungsstrategie. Wenn etwas nicht gelang, hatte sie dies als Scheitern angesehen.
Aus der Entspannung der Erholungsphase heraus ermutigte ich sie, es nochmals zu probieren. Nach einigen weiteren Versuchen kam sie zum beabsichtigen Ergebnis und Erfolg, der sie dann leicht in einen entspannteren, angenehmen Körperzustand versetzte und von Lächeln begleitet war.
Zu ihrem lebensgeschichtlichen Hintergrund sei noch erwähnt, dass sie auf besonderem Wunsch der Mutter die Waldorfschule besucht hatte. Diese lag weit entfernt von der Wohnung der Eltern, sodass sie in den ersten Schuljahren nicht selbstständig mit dem Zug hingelangen konnte. Bis sie allein den Zug nehmen konnte, fuhr sie bei einer Familie mit, die zwei Söhne auf die Waldorfschule brachte. Die Jungens schlugen sie im Auto, was die Erwachsenen nicht unterbinden konnten, weder die Eltern der Jungen noch ihre eigenen Eltern. Auf dem Schulhof wiederholte sich Ähnliches und auch Lehrer wurden als handlungsunfähig geschildert. Sie erhielt keine hilfreiche Unterstützung, lernte durchzuhalten, aber auch innerlich zu resignieren. Die Patientin schilderte sich in diesen Situationen als hilflos ausgeliefert und verlassen von der Hilfe von Erwachsenen. Sie verbündete sich mit einem anderen »ungeliebten« Mädchen in der Schule, zu zweit waren sie geschützter.

Literatur

- Klußmann R. Handlungsdialog und Organsprache. In: Kruse G, Gunkel S (Hrsg) (2002). Sprache und Handeln – Was bewirkt die Wirklichkeit? Hannover: Hannoversche Ärzte-Verlags-Union GmbH; 15–32.
- Miles BM (Hrsg) (2001). Die Sprache der Hände zu den Händen sprechen. http://www.tr.wou.edu/dblink/lib/handgerman.htm (20.10.2005).
- Roth G. Die Beziehung zwischen Verstand und Gefühlen aus Sicht der Hirnforschung. In: Kruse G, Gunkel S (Hrsg) (2002). Sprache und Handeln – was bewirkt die Wirklichkeit. Hannover: Hannoversche Ärzte-Verlags-Union GmbH; 81–102.
- Spitz RA (1985). Vom Säugling zum Kleinkind. 8. Aufl. Stuttgart: Klett-Cotta.
- Sulz S, Schrenk L, Schricker Ch (2005). Die Psychotherapie entdeckt den Körper. München: CIP-Medien.

7 Sprechen und Handeln

Waltraut Betker

Sprechend und handelnd begegnen wir unseren Patienten und bilden mit ihnen einen »gemeinsamen zwischenmenschlichen Bedeutungsraum« (Bauer 2005). Wir stellen uns zur Verfügung, um mit ihm seine individuelle Wirklichkeit anschaulich werden zu lassen und die Bedeutungen sowie Prägungen, die sein Handeln und Sprechen in der kindlichen Entwicklung und der weiteren Lebenszeit erfahren hat, mit ihm zu entschlüsseln. Dabei werden Ressourcen wie auch Hemmungen und Blockierungen belebt, die dazugehörigen Affekte können bewusstseinsfähig werden. Freude und Stolz, aber auch Wut, Trauer und Schmerz zeigen sich handelnd und sprechend im therapeutischen Raum und in der therapeutischen Beziehung.

Joachim Bauer (2005) schreibt in seinem Buch über Spiegelneurone: Sprechen und handeln kann das Kind nur im Kontext zwischenmenschlicher Beziehungen, die einen Aktions- und Interaktionsraum zur Verfügung stellen. Das Spielen ist eine bedeutende Möglichkeit hierbei und es besteht eine enge Verbindung von Handeln und Sprechen: Vom 18. Lebensmonat an ist das Kind in der Lage, Handlungen zu logischen Sequenzen aneinander zu reihen, was eine entscheidende Voraussetzung für das Spielen ist. Zeitgleich beginnt das Kind nun Worte einander zuzuordnen und sinnvolle Wortkombinationen zusammenzustellen. Zwischen 2 und 2,5 Jahren beginnt das Kind auf der Handlungsebene beim Spielen Einzelobjekte zu Gebäuden und Türmen zusammenzubauen und auf der sprachlichen Ebene Worte unter Verwendung von grammatikalischen Regeln zu Sätzen und damit zur Sprache zusammenzusetzen.

Sprechen und Handeln ermöglichen es, die eigene Wirklichkeit mitzuteilen, beides sind Teilaspekte der Kommunikation; Sprechen als eine Form des Handelns und Sprache als Ausdruck von verstandenem Handeln, die ohne entwickelte Handlungsvorstellungen nicht möglich ist.

Die Hände spielen in der Sprachentwicklung eine entscheidende Rolle. Gesten wie »ade« zu winken oder einen Kuss zu schicken gehen oft den ersten gesprochenen Worten voraus.

Die wichtigste Geste in der Sprachentwicklung ist die hinweisende Geste, das Zeigen. Das Zeigen entsteht aus der Fähigkeit, nach etwas zu greifen, und diese Fähigkeit wiederum entsteht aus dem Vertrauen auf die Koordination von Hand und Auge. Die sich entwickelnde Fähigkeit der Hände legt das Fundament für den Erwerb der Sprache. Eine Mutter, die auf ein Objekt zeigt, während sie es benennt (»Schau, ein Teddybär.«), entwickelt ein gemeinsames Thema mit dem Kind, die Aufmerksamkeit richtet sich auf den gleichen Sachverhalt. So erlangt ein Objekt oder eine Situation nun Bedeutung in einer geteilten Gemeinsamkeit mit einer anderen Person. Dadurch wird die subjektiv erlebte Wirklichkeit innerlich repräsentiert; was im Äußeren kein Echo, keine Spiegelung findet, geht verloren. Je verlässlicher und feinfühliger die Bezugsperson auf die Bedürfnisse des Kindes eingeht, umso mehr wird sich das Kind ermutigt und unterstützt fühlen, die Welt zu erforschen, z. B. das Zeigen und den zugehörigen Blick der Mutter oder eines anderen Erwachsenen immer wieder zu suchen, um sich seine neu erworbene Fähigkeit, etwas zu benennen, bestätigen zu lassen.

Die Entwicklung der Fähigkeit der Hände verläuft parallel zu der Entwicklung des allmählich auftauchenden Bewusstseins vom Selbst in der Welt. Die wachsende Fähigkeit der Hände

schafft Vertrauen in die Möglichkeiten, mit Objekten und Personen handelnd umzugehen, sie zu erkunden und sich in der Welt zu bewegen.
Die Spiegelneurone, die uns in die Lage versetzen, aus der Beobachtung von Menschen ohne jegliches Nachdenken intuitive Gewissheiten über ihre Absichten und den weiteren Ablauf des Geschehens zu gewinnen, sind die Grundlage für intuitives Wahrnehmen und Verstehen, durch das wir in einem gemeinsamen zwischenmenschlichen Bedeutungsraum leben (Bauer 2005). Einerseits geht es um die Entdeckung des gemeinsamen Gefühls, das heißt Erfahrungen des intuitiven Verstanden-Werdens und Verstehens. Andererseits geht es darum, das eigene Gefühl zu entdecken, das heißt den Unterschied zwischen eigenen und fremden Impulsen, Vorstellungen und Absichten zu reflektieren, also eine Identität zu entwickeln.
Ebenso wichtig wie die Fähigkeit, Resonanz zu empfinden, ist es, Resonanzphänomenen auch widerstehen zu können, z. B. Gruppenzwängen und Massenphänomenen. Durch Beobachtung und Imitation (Grundantrieb) baut sich das Kind in seiner Entwicklung eigene Handlungsschemata auf. Wurde eine Handlung geplant oder realisiert, treten im Gehirn Nervenzellnetze in Aktion, die registrieren, wie sich ihre Umsetzung in die Tat körperlich anfühlen würde. Parallel zu jeder Handlungsvorstellung wird die dazugehörige Empfindungssequenz aktiviert (das Körpergefühl, das sich mit der Handlung einstellen würde). Die empfundene Konsequenz einer motorischen Aktion ist für das Gehirn ein zentraler Punkt der Handlungsplanung. Zur Wahrnehmung und inneren Abbildung anderer Menschen setzt das Gehirn dieselben Programme ein, mit denen es sich auch sein Bild von der eigenen Person modelliert. Das Gehirn repräsentiert die eigene Person durch Programme für Handlungssequenzen (untere prämotorische Hirnrinde), für Körperempfindungen (untere parietale Rinde) und für Gefühle (vorderer Gyrus cinguli, Mandelkern). Die Beobachtung eines handelnden Anderen aktiviert im Gehirn des Beobachters – im selben Moment – nicht nur die gleichen, sondern teilweise dieselben Netzwerke, die in Aktion träten, wenn der Beobachter selbst die Handlung vollzöge, die soeben vom Beobachteten vollzogen wird. Entsprechende Resonanz zeigen auch die für Körperempfindungen und Emotionen zuständigen neurobiologischen Systeme. Dies bedeutet, dass sich das Gehirn eines inneren Simulationsprogramms bedient, wenn es einen anderen Menschen wahrnimmt. Dieser durch Spiegelnervenzellen vermittelte Vorgang läuft vorgedanklich, vorsprachlich und spontan ab.
In der Entwicklung des Kindes lassen die wichtigen Bezugspersonen das Kind die Welt begreifen, indem sie auf etwas zeigen und dabei Worte hinzufügen. Über das implizite Wissen entwickeln sich Bindungsstile und Handlungsschemata. Ähnlich gehen wir mit unseren Angeboten in der Konzentrativen Bewegungstherapie vor. Wir geben dem Patienten Raum, mit Gegenständen, Worten und spezifischen szenischen Angeboten diese zugrunde liegenden Bindungsstile und Handlungsschemata in der therapeutischen Beziehung in ein Handlungsbild zu bringen, um dieses vorbewusste, im impliziten Gedächtnis abgelegte Wissen für sich zu entschlüsseln und einen Zugang zur bewussten Emotionsregulation und damit Kontrolle über das eigene Handeln zu ermöglichen.
Bei Angeboten, die beim Patienten das Erleben des eigenen Körpers mit allen Sinnen ermöglichen sollen (basale Erfahrungen), ist z. B. wichtig, den Rhythmus zu beachten zwischen dem Sprechen, wobei wir dem Patienten Anregungen anbieten, die zum Handeln auffordern, bestimmte Körperstellen auf die eine oder andere Art zu erforschen, und den Sprechpausen, in denen wir dem Patienten Zeit und Raum zur eigenen Erkundung geben. Dies ist ein individueller Anpassungsprozess ähnlich dem frühen Körperdialog zwischen Mutter und Säugling. Bei ausreichender Abstimmung vermittelt dieser Dialog dem Menschen Halt und Sicherheit in einer bedeutsamen Beziehung, ermöglicht die Exploration der Umwelt und unterstützt die Freude daran.
Um die Wirklichkeit, die uns umgibt, zu kontrollieren, müssen wir handeln, da es nicht aus-

reicht, zu denken oder zu wünschen. Handeln braucht Zeit und Raum. In der Entdeckung und Entwicklung von sinnvollen Handlungsstrategien ist auch sprachliche und handelnde Begleitung nötig, da es zu überfordernden Affekten kommen kann, die Trost, Ermutigung und Hilfe beim Aufbau von Emotionsregulierungen erfordern.

Patienten, die mit ihren Handlungsstrategien im Leben nicht zurechtkommen bzw. immer wieder leidvolle Erfahrungen machen, benötigen therapeutische Begleitung, um die erworbenen Handlungsschemata zu erkennen, sowie Anregung, Ermutigung und Hilfe, um andere Handlungsmöglichkeiten zunächst probeweise im geschützten therapeutischen Raum und danach im Alltag auszuprobieren. Damit können sie sich aus alten Fixierungen befreien – was eventuell auch tiefe Trauer und Wut auslösen kann –, ihr Handlungsspektrum erweitern und so zu einer größeren Autonomie und gestärktem Selbstbewusstsein gelangen.

In der Konzentrativen Bewegungstherapie ist die **Übersetzung vom Sprechen ins Handeln** und vom Handeln ins Sprechen etwas sehr Spezifisches. Dazu gehört es, geeignete Angebote und Szenen gestalten zu können, in denen die Patienten sich und ihre Anliegen wiederfinden, vorgegebene Handlungsschemata erkennen und Neues ausprobieren können. Auch können durch **spielerischen Umgang mit der Sprache** Anregungen gegeben werden, die nicht bewussten Nebenbedeutungen von Worten und Begriffen sowie die damit verbundenen Affekte ins Bewusstsein kommen zu lassen, um so einen neuen Zugang zu verborgenen Erlebniswelten zu erlangen. Dies kann Ressourcen freilegen oder eine schmerzhafte Aufarbeitung verdrängter Erfahrungen ermöglichen, durch die bisher gebundene Energien bewusst zur Verfügung gestellt werden.

Eine Patientin, die sich nach vielen Jahren erstmals traute, in der therapeutischen Beziehung über die Alkoholprobleme ihres Mannes zu sprechen, fühlte sich für die Konfrontation mit ihm aber noch nicht stark genug. Sie willigte in folgendes Erfahrungsangebot ein:
Ich wickelte sie in mehrere aneinander geknotete Seile ein. Die Patientin behielt den Anfang des Seils selbst in einer Hand und das Ende wurde locker um andere Seilringe geschlungen.
Diese Angebotsgestaltung sollte im positiven Fall der Patientin verdeutlichen, wie sie – in dem Bemühen, dass Geheimnis zu wahren – in der Alkoholproblematik mit ihrem Mann eingebunden, verstrickt, gefangen war und sich in einer Co-Abhängigkeit befand. Sie sollte zunächst erspüren, wie sie die Umwicklung wahrnahm – zwischen schützend und einengend –, danach sollte sie sich daraus lösen oder befreien. Die Patientin ging rasch ins Handeln über.

An dieser Stelle werden die Emotionen (Affekte) angesprochen sowie Zeit und Raum zum Wahrnehmen, Bemerken gegeben und die Möglichkeit, dies in Worte zu fassen.

Ihre erste Handlungsstrategie, um sich zu lösen, war, sich in den Umschlingungen dünn zu machen, damit die Seilringe an ihr heruntergleiten konnten. Eine erstaunliche Lösung, die ihr Handeln im Alltag widerspiegelte, keinen Anstoß zu geben, nicht aufzufallen.
Sie war als zweites Kind von der Mutter offen abgelehnt worden (die zweite Schwangerschaft folgte dem ersten Kind zu bald und sie war nicht der ersehnte Junge). Die Patientin lernte sich als Kind anzupassen, Ablehnung auszuhalten, nicht zu widersprechen, nichts zu fordern und Leistung zu zeigen, es den anderen und insbesondere der Mutter recht zu machen.
Nach einigen Wiederholungen gab ich die Anregung, auch einmal auszuprobieren die Körperkraft und -beweglichkeit einzusetzen, um die Seilringe auseinander und wegzudrücken – die Fesseln zu sprengen. Diese Handlungsmöglichkeit war ihr sehr fremd, bereitete ihr Mühe und benötigte Mut.
Es lässt sich die Vermutung anstellen, dass aggressive Impulse von ihr als zu gefährlich einge-

stuft wurden. In der frühen Kindheit mag dies auch wegen der offenen Ablehnung und Versagung von Wünschen durch die Mutter seine Berechtigung gehabt haben. Die vehemente, aggressive Verleugnung des Alkoholproblems ihres Mannes konnte die Ängste vor dem Verlust eines geliebten Objektes und die Hemmung widerstrebender Impulse wieder aktivieren.
Das Spüren der Skelettmuskulatur, ihrer Kraft in dem komplexeren Handlungsgeschehen bereitete ihr spontan Freude und stärkte so ihre Eigenaktivität und das Zutrauen in die eigenen Möglichkeiten. Es war ein Weg aus der Hilflosigkeit (die Zukunftsängste um die Existenz mit ihrem Ehemann auszuhalten) in die Kraft, eigene Möglichkeiten zum Handeln und später auch Sprechen mit ihrem Mann zu entwickeln. Durch diese kleine Handlungssequenz war es der Patientin möglich, die gegenwärtige Beziehungsdynamik in ihrer Ehe aus einer anderen Perspektive zu sehen, ihr eigenes Handeln vor dem Hintergrund früherer Beziehungserfahrungen einfühlend zu verstehen und neue Handlungsstrategien und ihre mögliche Empfindungsqualität auszuprobieren.

Nun kann dieses Angebot vor einem anderen individuellem Hintergrund natürlich auch ein ganz anderes Erleben und einen anderen Prozess erfahrbar werden lassen. Wir lassen uns mit dem Patienten auf einen Gestaltungsprozess mit einem Wechselspiel von Sprechen und Handeln ein und haben am Anfang keinen bestimmten Ausgang vor Augen, sondern wir wollen mit dem Handlungsdialog vor allem eine Verdeutlichung der darin enthaltenen Affekte und eine gelingende Emotionsregulierung in der therapeutischen Beziehung ermöglichen.

Literatur

- Bauer J (2005). Warum ich fühle, was du fühlst. Hamburg: Hoffmann und Campe.
- Miles BM (Hrsg) (2001). Die Sprache der Hände zu den Händen sprechen. http://www.tr.wou.edu/dblink/lib/handgerman.htm (20.10.2005).

8 Arbeitsweisen in der Therapie

8.1 Konzentratives Spüren und Bewegen

Evelyn Schmidt

Die Arbeitsweise der Konzentrativen Bewegungstherapie ist bestimmt durch eine besondere Art des Vorgehens, das **konzentrative** Spüren und Bewegen. Dazu wird angeregt, eine Einengung auf das leibhafte Erfahren der gegenwärtigen Situation vorzunehmen, die Aufmerksamkeit auf sensorische und motorische Vorgänge zu richten und die damit verbundenen Gefühle, Bilder und Worte wahrzunehmen. Es geht dabei nicht um das Erreichen eines bestimmten Zieles, Entspannung oder Aktivierung, sondern um die Wahrnehmung der eigenen Situation als Erfahrung des eigenen leibhaften Selbst in diesem Moment. Durch die Einengung der Wahrnehmung, etwa durch Augenschließen und die Wahl einer bestimmten Körperhaltung oder die Beschäftigung mit einem bestimmten Körperteil, erreicht man eine Vertiefung und Erweiterung des Selbsterlebens, eine Vergegenwärtigung. Dieses konzentrative Element findet sich in allen **Angeboten** als grundlegende Vorgehensweise. Stolze (1984) nennt sie auch »Üben ohne Übungen«. Praktisch kann jede Situation zum Üben geeignet sein: auf einem Stuhl sitzen, neben einem Partner hergehen, einen Arm abtasten und begreifen, den Raum wahrnehmen, mit einem Partner Rücken an Rücken sitzen. Dabei werden körperliche und seelische Prozesse als zwei Aspekte eines einzigen ganzheitlichen Lebensprozesses verstanden, wobei die Gewichtung der Aspekte individuell und sehr unterschiedlich sein kann. Während ein Teilnehmer ganz konkret auf der Ebene der Körperempfindungen bleibt, erfährt ein anderer in metaphorischer Weise seine Körperhaltung als Lebenshaltung. Christine Gräff hat bereits 1983 das Vorgehen in der KBT, die »Handwerkszeuge« sowie grundlegende thematische Schwerpunkte beschrieben.

KBT-Angebote richten sich auf die **Wahrnehmung** von Haltung, Bewegung und Sinneseindrücken. Aus der Wahrnehmung der Ausgangssituation heraus begleitet die Therapeutin die Patienten durch **Anregung** von Bewegungsmöglichkeiten in ein Experimentieren mit Impulsen, Bewegungen, Haltungen und emotionalen Reaktionen. Dabei wird oft das Arbeiten mit geschlossenen Augen angeregt, um den Wahrnehmungsfokus auf das leibliche Spüren zu richten, was eine vertiefte Selbstwahrnehmung ermöglicht. Am Ende einer Aktionsphase werden die Teilnehmer angeregt, in der Ruhe »nachzuspüren«. Körperempfindungen und Bewegungen werden erlebt, Stimmungen und Gefühle sind entstanden, innere Bilder und Erinnerungen tauchen auf.

Die Erfahrungen werden dann **verbalisiert**, werden über die sprachliche Verankerung verfügbar gemacht zur weiteren Betrachtung, Klärung, Reflexion, Bearbeitung. Davon ausgehend können Verknüpfungen zu Situationen in der Biographie oder aktuellen Lebenssituationen entstehen. Es kann sich eine weiterführende verbale Bearbeitung anschließen oder auch ein erneutes Angebot.

Die Rolle der Therapeutin

Die KBT-Therapeutin reagiert mit diesen Angeboten auf die aktuelle Situation in einer Gruppe oder in einer Einzelbehandlung. Dabei orientiert sie sich an dem körperlichen Ausdrucksgeschehen (Bewegung, Haltung), der Atmosphäre (aggressive, lustvolle, niedergeschlagene Stimmung), den sprachlichen Mitteilungen sowie an ihrer eigenen leib-seelischen Reaktion. Das heißt, das Angebot entwickelt sich aus dem verbalen und nonverbalen Dialog zwischen Gruppe bzw. Einzelnem und Therapeutin, in dem Körperphänomene und Stimmungen eine grundlegende Rolle spielen. Potenziell kann jede Situation Ausgang für ein Erfahrungsangebot sein. Es gibt kein festgelegtes Repertoire an Übungen; vielmehr versucht die Therapeutin, die Situation der Gruppe aufzugreifen und in ein Angebot umzusetzen.

KBT-Therapeutinnen begeben sich damit auf ein komplexes Feld von Empfindungen, zum Teil unbewussten Körperbildern und Leiberinnerungen sowie Übertragungsphänomenen. Sie sind hierbei auf die eigene sinnliche Präsenz, die eigenen Körperempfindungen und Phantasien angewiesen, also in hohem Maße leiblich und emotional engagiert.

Durch dieses Vorgehen stellt sich ein eher mütterliches Übertragungsfeld her, in dem das Bemerken von Bedürfnissen sowie das Gesehen- und Gehört-Werden eine große Rolle spielen. KBT-Therapeutinnen **fördern** die Eigenwahrnehmung, **regen** Eigenbewegungen **an**, **begleiten** in der Erfahrung und bieten einen **haltenden Umgang** mit schwierigen emotionalen Erfahrungen an.

In der auf ein Erfahrungsangebot folgenden verbalen Bearbeitung tritt mehr eine **klärende**, **verdeutlichende** und auch **konfrontierende** Haltung der Therapeutin in den Vordergrund. Sie hilft durch **Konkretisieren und Differenzieren** (Wie haben Sie das gespürt? Wo haben Sie Bewegung wahrgenommen? Wann traten die Schmerzen auf? Wohin haben ihre Bewegungen Sie geführt?). Das erfahrene Phänomen kann auf diese Weise klar herausgearbeitet werden. Die Erfahrenden können sich damit selbst beschreiben und verstehen – begreifen und ergreifen. Möglich ist auch eine Anreicherung der Erfahrung mit ähnlichen symbolischen und realen Bezügen, das Verbinden mit aktuellen und lebensgeschichtlichen Themen.

Die Therapeutin kann je nach den Möglichkeiten der Teilnehmergruppe oder eines Einzelnen ihr Angebot stärker strukturiert, also mit differenzierter und vielfältiger sprachlicher Begleitung, machen oder eher freilassend. Dabei gilt: Je mehr eigene Struktur jemand mitbringt, umso freier kann das Angebot gestaltet werden. Vielfach arbeiten KBT-Therapeutinnen mit Menschen mit strukturellen Defiziten, die ein klar strukturiertes Vorgehen brauchen, um nicht in maligne regressive Prozesse abzugleiten. Ein stark strukturiertes Vorgehen bedeutet viel Halt für den Erfahrenden, aber manchmal auch Festgehalten-Werden und Kontrolle. Die freien Angebote ermöglichen eine therapeutische Arbeit mit dem freien Bewegungseinfall und lassen den Erfahrenden weitgehend unabhängig von der Therapeutin in ein Spiel mit eigenen Wahrnehmungen und Impulsen kommen.

Inhalte und Ziele der KBT-Angebote in der Therapie

Die Auswahl des Angebots lässt viel Spielraum für die Berücksichtigung von **Entwicklungsebenen und Beziehungsaspekten**. Die Angebote führen in Erfahrungsräume hinein, die menschliche Grundsituationen vergegenwärtigen bzw. Themen der Individuation und Entwicklung ansprechen.

Die KBT-Angebote fokussieren auf einzelne Bereiche und Themen der Selbst- und Körperwahrnehmung sowie der Interaktion. Aus psychodynamischer Sicht geht es dabei vor allem um Themen des Individuationsprozesses: eine grundlegende Da-Seins-Erfahrung, die Selbst-Objekt-Differenzierung, Abgrenzung und Bezogenheit, Annäherung und Abwendung, Nähe-Distanz-Regulation, Umgang mit Bedürfnissen und Strebungen etc., aber auch um die Konfrontation mit verdrängten oder verleugneten Inhalten, Integration von abgespaltenen Persönlichkeitsanteilen, Auseinandersetzung mit Handlungsweisen oder mit inneren Konflikten, Erkennen eigener Beziehungs- und Verhaltensmuster, Aufspüren und Bestätigen von Ressourcen, Wiederentdecken verloren gegangener Erlebnisqualitäten.

Im Kontext von Psychotherapiegruppen und in Einzeltherapien können KBT-Angebote zum Beispiel mit folgenden Zielen eingesetzt werden:

- Anregung von Selbst- und Körperwahrnehmung
- Klärung eigener leib-seelischer Befindlichkeiten
- Klärung von Beziehungssituationen
- Bearbeiten von Konflikten in Beziehungen
- Wahrnehmen von Gefühlen und Impulsen
- Erkennen von unterschiedlichen inneren Strebungen

Die Methode der KBT hat sich vor allem in der Behandlung von Menschen bewährt, die früh in der Entwicklung beeinträchtigt wurden, so dass die Herausbildung psychischer Strukturen schwierig war. Hier können »*die leibnahen Erfahrungen ein stabiles Fundament schaffen für die Auseinandersetzung mit aggressiven und sexuellen Entwicklungsinhalten, ebenso wie für das Nachreifen von Selbststeuerung und sozialer Kompetenz*« (Budjuhn 1992). Andererseits ist die Konzentrative Bewegungstherapie nicht an bestimmte diagnostische Zuordnungen gebunden.
»*Sie bietet Menschen mit sehr verschiedenen Beeinträchtigungen und Erkrankungen Wegweisung, mit sich, und das heißt auch: mit dem Symptom anders umzugehen als bisher und Unterstützung aus sich selbst zu holen.*« (Schönfelder 1982)
In den folgenden Kapiteln wird das methodische Vorgehen an zentralen Themen verdeutlicht: körperliche Selbsterfahrung, Umgang mit Gegenständen, Wahrnehmung von Raum und Zeit, Sinneswahrnehmung, Spiel und Berührung.

Literatur

- Budjuhn A (1992). Die psychosomatischen Verfahren. Konzentrative Bewegungstherapie und Gestaltungstherapie in Theorie und Praxis. Dortmund: modernes lernen.
- Gräff Ch (1983). Konzentrative Bewegungstherapie in der Praxis. Stuttgart: Hippokrates.
- Schönfelder T (1982). Die therapeutischen Möglichkeiten der Konzentrativen Bewegungstherapie. In: Stolze H (1984). Die Konzentrative Bewegungstherapie. Grundlagen und Erfahrungen. Berlin: Mensch und Leben; 3–9.
- Stolze H (1984). Die Konzentrative Bewegungstherapie. Grundlagen und Erfahrungen. Berlin: Mensch und Leben.

8.2 Körperliche Selbsterfahrung

Barbara Bayerl und Christine Möller

Anknüpfend an psychoanalytische und entwicklungspsychologische Konzepte sowie an Erkenntnisse der modernen Säuglingsforschung werden Körpererfahrungen als Kern des Selbst aufgefasst. Sie bilden die Grundlage dafür, *dass* wir uns als »Selbst« erfahren und *wie* wir uns erfahren. Ziel der Arbeit mit dem Körper ist eine Differenzierung der (Körper-) Selbstwahrnehmung in Verbindung mit einem Verständnis für das eigene »Geworden-Sein«. Der Körper ist unser persönlichster und ureigenster Wohnraum und wird als Basis unseres Ichs verstanden.
Erfahrungen von Körpergrenzen und »Urheberschaft« (Stern 1992) – wie z. B. das propriozeptive Erleben, dass meine Hand sich bewegt, wenn ich möchte, dass sie sich bewegt – sind wesentlich für die Bildung früher Selbstrepräsentanzen (Kern-Selbst).
Bei der körperlichen Selbsterfahrung spielen Bewegungs- und Tastsinn eine zentrale Rolle, sie sind bereits bei der Geburt vergleichsweise gut ausgebildet. Gehalten und berührt zu werden vermittelt grundlegende Gefühle von Geborgenheit und Ganzheit.
Tasten fördert die Fähigkeit zu differenzieren und sich abzugrenzen. Das Ertasten bzw. Erfahren der eigenen weichen und festen körperlichen Anteile trägt beim Kind ebenfalls zur Bildung von Selbstrepräsentanzen bei.

Sich selbst körperlich zu erfahren kann in der Konzentrativen Bewegungstherapie heißen, sich mit den eigenen Körpergrenzen, den Muskeln, dem Skelettsystem oder den Körperinnenräumen zu befassen. Über diese Arbeitsweise wird das eigene »Körperhaus« belebt.

Skelettsystem und Muskeln

Angebote zur Wahrnehmung des »Bewegungsgerüstes« können die Stütztätigkeit der Knochen, die Beweglichkeit der Gelenke und die Spannungszustände der Muskulatur betreffen. KBT-Angebote zielen auf die Erfahrung von Stabilität und Selbstwirksamkeit. Alle drei Bereiche spielen auch unausgesprochen eine Rolle, wenn Patientinnen beispielsweise dazu aufgefordert werden, den Widerstand des Bodens zu nutzen, um sich aufzurichten.

- Das **Knochengerüst** kann als fester Kern der Selbsterfahrung bezeichnet werden, die Erfahrung von Festigkeit und Härte bietet Halt und Sicherheit. KBT-Angebote können sich auf die Erfahrung einzelner Körperbereiche beziehen, wie z. B. Füße oder Hände abzutasten oder den Rücken mithilfe eines Balles an der Wand abzurollen und sich die knöchernen Bereiche zu verdeutlichen.
- KBT-Angebote zur Erfahrung von **Gelenken** (einschließlich der Wirbelsäule) sprechen den Körper als zusammenhängendes Ganzes an (Ich-Kohärenz). Die Wahrnehmung von Gelenkräumen ist eng mit der Erfahrung von Bewegungs- und Handlungsmöglichkeiten verbunden, unterdrückte Impulse machen sich in Blockierungen bemerkbar. Die Angebote können die Erforschung von Bewegungsmöglichkeiten z. B. von Schulter-, Hüft-, Kniegelenken oder der Wirbelsäule zum Inhalt haben. Es kann dazu aufgefordert werden, ein Gelenk zu blockieren und anschließend wieder zu lösen, um die Wahrnehmung zu vertiefen und den Spielraum zu erweitern.
- In KBT-Angeboten zur Erfahrung der **Muskulatur** geht es darum, etwas willentlich bewirken zu können, um die Erfahrung von Kraft und um die Fähigkeit Kraft zu dosieren und im Kontakt zu anderen Menschen regulieren zu können. Die Kraft eines bestimmten Körperbereiches, wie z. B. eines Beines, kann wahrgenommen werden, wenn die Therapeutin dazu auffordert, den Fuß gegen die gefalteten Hände zu drücken. Das Thema Kraftdosierung ist angesprochen, wenn z. B. wahrgenommen wird, wie viel Kraft zum Werfen eingesetzt wird oder bei der Aufgabe, einen Ball nur mit so viel Kraft zu prellen, dass er auch wieder aufgefangen werden kann. Für die Wahrnehmungsdifferenzierung können z. B. harte und weiche Gegenstände (Holzklotz und weicher Ball) und das Ertasten eigener Körperstrukturen angeboten werden. Eigene »Ecken und Kanten« sowie weiche und nachgiebige Anteile können auch im übertragenen Sinne erforscht werden.

Ein Bestandteil der Körpererfahrungen sind die entwicklungspsychologisch relevanten Haltungen des Liegens, Sitzens, Stehens und Gehens sowie Veränderungen dieser Haltungen durch Gewichtsverlagerungen, Drehungen und Aufrichtung (vgl. auch Gräff 2000). Über die eingenommenen Körperhaltungen können emotionale Prozesse aus den entsprechenden Entwicklungsphasen erfahren werden, durch das konzentrative Erleben des Körpers können Erinnerungen angestoßen werden, die bis in die präverbale Zeit zurückreichen.
Als wichtiges Element gilt in der KBT die Beziehung des Körpers zum Boden, die sich je nach Haltung (liegen, sitzen, stehen) und Bewegung (sich umdrehen, sich aufrichten, krabbeln, gehen, hüpfen etc.) wandelt, immer aber eine existenzielle Voraussetzung für das jeweilige Geschehen darstellt (Gräff 2000, Budjuhn 1992). Der Boden kann als »tragender Grund« oder als »Widerstand«, der Aufrichtung ermöglicht, angeboten werden.

Körpergrenzen

Die Haut ist unsere äußere körperliche Grenze und stützt Skelett und Muskulatur. Nach Anzieu dient das »Haut-Ich« auch dem »Zusammenhalt der Psyche« (Anzieu 1991). Winnicott (1985) spricht in diesem Zusammenhang vom »holding«: Die Mutter oder erste Bezugsperson beeinflusst durch die Art ihres Haltens die Entwicklung des Säuglings. Die Haut bildet eine Hülle für das Ich. Sie erfüllt eine Schutzfunktion und ist wesentliches Kontaktorgan. Sprachlich finden wir etwas davon in Sätzen wie »etwas geht unter die Haut« oder »jemand hat ein dickes Fell«.

»Löchrige Ich-Grenzen« finden wir bei verschiedenen Krankheitsbildern zum Beispiel der Schizophrenie. Undeutlichen Ich-Grenzen begegnen wir aber auch bei »neurotischen Störungen« oder bei Klientinnen mit Frühstörungsanteilen, Bulimie oder Magersucht.

KBT-Angebote zur Wahrnehmung der Körpergrenzen können mithilfe der Hände (abklopfen, abstreichen), unter Einbeziehung des Bodens (Auflageflächen des Körpers) oder von Gegenständen (z. B. Ball, Seil, Stab, Sandsäckchen), mit denen der Körper abgerollt, gerubbelt oder beschwert wird, durchgeführt werden.

Über die Verdeutlichung der Körpergrenzen kann die Wahrnehmung der eigenen Ausdehnung und Beschaffenheit wieder gewonnen oder erworben werden.

Körperinnenräume

Körperinnenräume können mithilfe der Atmung erfahren werden. Je nachdem, ob der Atem frei fließen kann oder blockiert wird, kommt es zu Spannungen und Einengungen oder aber zur ungehinderten Bewegung:

»In den Räumen des Körperinneren findet Bewegung statt, als Voraussetzung für Leben, das entweder eingeengt ist oder sich frei entfalten kann.« (Budjuhn 1992)

In der KBT wird angenommen, dass ein enger Zusammenhang zwischen der Unterdrückung oder Entfaltung von Emotionalität und Atembewegung besteht. Durch die Atmung können wir spüren, wie sich der Brustkorb und Bauchraum ausdehnt und wieder zusammenzieht. Mit einer Hand auf dem Brustkorb oder dem Bauch werden die Teilnehmer aufgefordert, zu spüren und zu beobachten, »was sich wie bewegt« und welche Gefühle auftauchen.

KBT-Angebote zur Wahrnehmung der Innenräume können sich auf die Erfahrung des Atems richten bzw. auf enterozeptive Empfindungen des Herzens oder des Verdauungstraktes wie z. B. Pochen, Pulsieren, Vibrieren, Klopfen oder Gluckern. Das Herz lässt sich durch Wahrnehmung des eigenen Herzschlags z. B. in Ruhe oder nach Hüpfen bzw. Springen deutlicher spüren, die anderen Organe können durch eine visualisierte Reise durch die Körperinnenräume »besucht« werden und eventuell in der Vorstellung mit Farben versehen werden.

Die Erfahrung der Mundhöhle kann durch Tasten mit der Zunge und – wie auch Brust- und Bauchraum – durch eine Einbeziehung von Lauten angeregt werden.

Methodische Hinweise

Bei der Erforschung von Körperstrukturen sollten drei Aspekte beachtet werden, um die Gefahr einer Überflutung durch Gefühle von Angst, Scham, Hilflosigkeit oder sexueller Erregung zu verringern:

Es sollte

- von »außen nach innen«,
- von Körperbereichen, die »weit weg« vom Herzen sind, zum Körperzentrum hin sowie
- vom Harten, Knöchernen zum Weichen gearbeitet werden.

Dies gilt sowohl für den Therapieverlauf als auch für ein einzelnes KBT-Angebot: Erst werden Halt und Sicherheit vermittelnde Strukturen gefestigt, bevor emotional hoch besetzte Körperbereiche und Inhalte angesprochen und bearbeitet werden können.

Körperöffnungen, die ebenfalls sehr empfindlich sind, können der Erfahrung von Innenräumen vorgeschaltet werden (z. B. Mund, Auge, Ohr, Sphinkter). Wenn wir sie im Sinne von Willensentscheidungen und Ich-Aktivität anbieten, können Regulierungs- und Steuerfähigkeit erlebt werden.

Strukturierte Körperarbeit, also ein Angebot mit detaillierter verbaler Anleitung, bietet Sicherheit, weist aber auch Aspekte von Kontrolle auf, die je nach Erfahrungshintergrund der Teilnehmerinnen möglicherweise als negativ empfunden werden kann. Ein Mitmachen der Therapeutin kann als Vorbild dienen, Hemmungen und Ängste zu überwinden und neue Erfahrungsräume zu eröffnen; der Kontrollaspekt tritt dann mehr in den Hintergrund. Von der strukturierten Körperarbeit kann zu Anregungen übergeleitet werden, eigene Bewegungseinfälle zu entwickeln und damit die Autonomie zu stützen. So kann z. B. von der Erforschung eines Fußes ausgehend angeregt werden, Bewegungen auszuprobieren, ins Gehen zu kommen oder mit einem Gegenstand zu experimentieren.

Gegenstände eignen sich für die Wahrnehmungsdifferenzierung und können außerdem hilfreich sein, wenn Berührungen mit den eigenen Händen oder durch einen Partner bzw. eine Partnerin zu angstbesetzt sind.

Das Augenschließen bei der körperlichen Selbsterfahrung kann – über die verstärkte Eigenwahrnehmung hinaus – als Schutz vor den Blicken der anderen dienen und somit helfen, schambesetzte und tabuisierte Körperbereiche zu integrieren.

Um neue Erfahrungen zu ermöglichen und abgespaltene Erlebensweisen zu integrieren, kann es hilfreich sein, einen »Körperdialog« anzuregen: So kann dazu aufgefordert werden, durch Berühren mit einem »kraftvollen« oder mit einem «bedürftigen« Körperbereich in Verbindung zu treten und ihm in der Vorstellung eine »Stimme« zu geben.

Die sprachliche Reflexion in der KBT dient der Deutung und Verarbeitung des Erlebten, der Verankerung im Gedächtnis und der verbalen Kommunikation zwischen den verschiedenen Teilnehmern. Dabei wird eine Integration der Körperwahrnehmung in Zusammenhänge des Fühlens und Denkens angestrebt.

Die Verbalisierung von körperlichen Erfahrungen in der Therapie ähnelt der von J. Piaget (1973) dargestellten Rolle der Sprachentwicklung in der frühen Kindheit: Durch die Suche nach Worten für sensomotorische Erfahrungen wird allmählich die Fähigkeit zur Symbolisierung entwickelt, kognitiv-sprachliche Prozesse werden mit sinnlich-emotionalen Erfahrungen verbunden. Dieser Prozess spielt eine wichtige Rolle bei Menschen, die in dieser Hinsicht wenig gefördert worden sind, denen »die Worte fehlen« oder deren Sprache vom Erleben abgekoppelt erscheint. Wir begleiten diesen Prozess der »Verwörterung«, indem wir zuhören, nachfragen, aufgreifen oder aber auch eigene Eindrücke oder Deutungen anbieten. Gleichwohl ist davon auszugehen, dass immer nur ein kleiner Teil der körpernahen Erfahrung auf einer sprachlich-begrifflichen Ebene fassbar sein kann.

Literatur

- Anzieu D (1991). Das Haut-Ich. Frankfurt/Main: Suhrkamp.
- Budjuhn A (1992). Die psycho-somatischen Verfahren. Konzentrative Bewegungstherapie und Gestaltungstherapie in Theorie und Praxis. Dortmund: modernes Lernen.
- Gräff Ch (2000). Konzentrative Bewegungstherapie in der Praxis. 3. Aufl. Stuttgart: Hippokrates.
- Piaget J (1973). Das Erwachen der Intelligenz beim Kinde. Stuttgart: Klett-Cotta.
- Stern DN (1992). Die Lebenserfahrung des Säuglings. Stuttgart: Klett-Cotta.
- Winnicott D (1985). Reifungsprozesse und fördernde Umwelt. Frankfurt/Main: Fischer.

8.3 Gegenstände

Brigitte Eulenpesch

In der Einzelarbeit und in Gruppen sind Gegenstände in der Konzentrativen Bewegungstherapie unverzichtbares Medium auf verschiedenen Ebenen und elementares Gestaltungsobjekt dieser Methode. So dienen Gegenstände der KBT

- als Realobjekt,
- als Hilfsmittel zum Aufbau der Selbstwahrnehmung,
- als Symbol,
- als Übergangsobjekt,
- als Intermediärobjekt und als Mittel der Darstellung des Körperbildes oder einer Beziehungsskulptur sowie
- als Bestandteil der szenischen Gestaltung.

Wie vielfältig sie wirksam sind, verdeutlicht das folgende Beispiel.

Frau A. eröffnet die Einzelstunde mit der Mitteilung: »Ich weiß gar nicht, wo ich anfangen soll!«
Gegenstände in Klärungsfunktion können durch folgende Anregung angeboten werden: »Schauen Sie sich um und wählen Sie einen Gegenstand, mit dem Sie etwas anfangen können – zunächst mit den Augen, dann auch mit den Händen. Vielleicht kann auch ein Geräusch erzeugt werden? Hat dieser Gegenstand auch einen Geruch? Wozu regt dieser Gegenstand Sie an? Was können Sie damit anfangen? Was geht nicht?«
Über die Anregung der Sinnesfunktionen – des Schauens, Greifens, Hörens und Riechens – sowie den Anstoß, mit ihrer inneren Suche in Handlungsassoziationen zu gehen, findet Frau A. aus dem Denken und Grübeln in einen gestalterischen Prozess.

Zunächst ist das Angebot so formuliert, dass die Patientin den Gegenstand als realen Gegenstand wahrnimmt, so wie er ist. Der Gegenstand ist **Realobjekt**.

Christine Gräff schreibt in ihrem Buch »Konzentrative Bewegungstherapie in der Praxis« von den **Werkzeugen** der KBT: Bälle, Kugeln, Stäbe, Seile, Decken, Sandsäcke und Steine.
»Mit jedem Gegenstand, den wir in die Hand nehmen, verbinden wir eine Vorerfahrung [...] Mit Üben meine ich: 1. ein Ding in seiner Form, Beschaffenheit und Funktion spüren zu lernen. 2. sich selbst im Umgang mit dem Ding zu erfahren, wach zu werden für Reaktionen auf das Ding und auf Probe zu handeln [...] Sich auf Dinge einzustellen, heißt, sie richtig zu verwenden und die richtige Stelle für sie suchen. Im Dialog und in der Kommunikation mit den Dingen lernen wir wahrzunehmen. Je mehr wir unsere Sinne für das Wahre, Wirkliche, Echte entwickelt haben, umso genauer können wir einschätzen. Richtig einschätzen heißt wahrnehmen zu können.« (Gräff 1989)

Frau A. entscheidet sich nach einigem Ausprobieren für eine Holzrolle und spürt die Wohltat dieses unnachgiebigen und doch nicht zu harten Gegenstandes. »Das fehlt mir zurzeit, ich schwimme total und finde nichts zum Festhalten!«
Hier gibt die Klientin dem Gegenstand eine Bedeutung, er verkörpert und symbolisiert etwas, was ihr fehlt.

Der Gegenstand wird zum **Symbol**.
»Das Ich kann sich im sinnlichen Seins-Erlebnis finden und verankern, von der sinnlichen Wahrnehmung zum Sinn finden.« (Schmidt 2000)
Im weiteren Verlauf wird die Patientin ermutigt, das Wohltuende des Gegenstandes in ihre eigene **sensomotorische Erfahrung** zu bringen (Abb. 8.3-1).

»Sie können ihn mit den Händen festhalten. Sie können sich damit auch Ihr eigenes Festes deutlich machen, unter den Füßen, [...] das Feste Ihres Fußes spüren. Sie können sich damit abrollen, besonders ausgiebig an den Stellen, wo es besonders notwendig ist. Vielleicht brauchen Sie an verschiedenen Stellen auch unterschiedlichen Druck?«

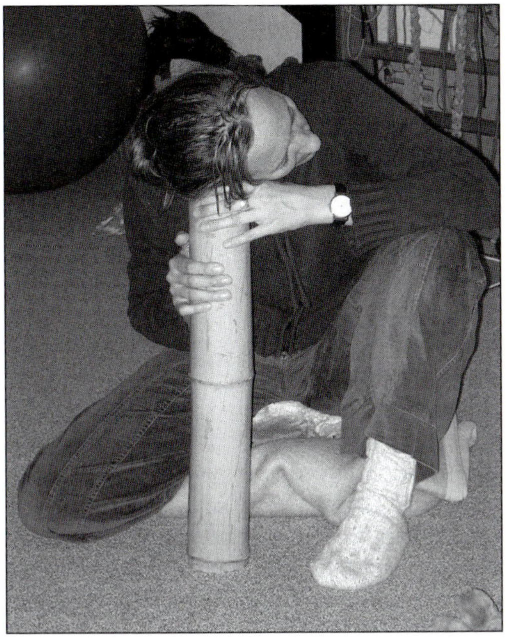

Abb. 8.3-1 Das Wohltuende eines Gegenstandes (hier ein Bambusstab) wird mit allen Sinnen erlebt.

Nach dieser Verdeutlichung der eigenen Kontur und der Differenzierung der Körperwahrnehmung lässt sich die Körperwahrnehmung durch Berührung und Behandlung weiter aufbauen und ein Körperdialog herstellen: »Ich kann Ihnen die Landschaft, besonders das Feste, Ihres Rückens mithilfe des Gegenstandes zeigen, wenn Sie dies möchten.«

Bei bestimmten Störungsbildern, auch unguten Erfahrungen mit Berührung und Körperkontakt ist eine direkte Berührung oft viel zu beängstigend und deshalb nicht möglich. Hier kann ein Ball, ein Sandsäckchen oder eine Holzrolle wichtige Dienste übernehmen. So wird der Gegenstand zum **Hilfsmittel**; mangelnde Körper- und Selbstwahrnehmung wird zur Nachreifung angeregt. Es kann zu einem Zuwachs an basaler sensomotorischer Selbstsicherheit kommen.

In einem weiteren Schritt wird Frau A. aufgefordert, mit der Therapeutin, die sich den gleichen Gegenstand geholt hat, in Kontakt zu treten: »Was können die beiden Gegenstände miteinander anfangen und wie geht es dann weiter?«
Frau A. geht zunächst nicht in direkte Berührung, sondern fuchtelt etwas unbeholfen mit ihrer Holzrolle in der Luft umher. Die Therapeutin versucht mit ihrer Holzrolle kleine Anstöße und Treffer zu landen. Frau A. ist zuerst etwas erschrocken, merkt jedoch nach einiger Zeit, dass nichts Schlimmes passiert.
Es entwickelt sich ein Spiel: Die Andere erwischen und dabei sich selbst möglichst nicht erwischen lassen. Frau A. kann allmählich sichtlich Freude und Spaß aufkommen lassen.
Nach dieser Interaktion bemerkt sie: »Ihnen entwischen macht mir mehr Spaß als mich von Ihnen erwischen lassen.« Sofort fällt ihr auf, dass dies eine vertraute Lebensstrategie ist, die ihr allerdings in ihrem Leben manchmal erhebliche Schwierigkeiten bereitet.

Im gemeinsamen Spiel wird der Gegenstand zum **intermediären Objekt**. Im Miteinander-Spielen mit den Gegenständen erlebt die Patientin einen wichtigen Aspekt ihrer gewohnten Beziehungsgestaltung und macht gleichzeitig eine wichtige neue Erfahrung. Sie kann das Erlebte überdenken, versprachlichen und mit der Therapeutin darüber ins Gespräch kommen. Dabei können biographische Aspekte auftauchen, in denen dieses Verhalten Sinn hatte. Das spielerische Ausprobieren enthält zusätzlich einen neuen lustvoll-aggressiven Aspekt, der für die Patientin eine neue Beziehungserfahrung bedeutet.

»Wird aber das ›Begreifen‹ wieder als ein den handelnd-denkenden, das Ganze eines Menschen umfassender Ansatz verstanden, wie es in der KBT der Fall ist, so ist dieser Gegensatz präverbal – verbal aufgehoben. Zwar geht die KBT vom präverbalen Bereich aus (vom Gestalt- oder Regelkreis Wahrnehmen – Bewegen), macht aber ebenso vom Wort (dem Gestalt- oder Regelkreis

Denken – Sprechen) Gebrauch. Das Begreifen aber umfasst beide Kreise.« (Stolze 1985)
Das Spiel mit den beiden Holzrollen erlaubt es der Patientin, eine Beziehungserfahrung zu riskieren, vor der sie bis jetzt zurückschreckte. In diesem Fall stellt der Gegenstand ein Drittes oder etwas dazwischen dar, ein **Hilfsmittel**, das zur Entängstigung beiträgt. Verhaltensweisen, die bisher ängstlich vermieden wurden, können erfahren, wahrgenommen und versprachlicht werden.
Nach Stern (1996) tragen Beziehungserfahrungen zur Entwicklung innerer Bilder, innerer Repräsentationen bei. Es werden Szenen gespeichert, vor allem wenn diese sowohl sensomotorisch als auch affektiv verknüpft sind. Aktuelle Befunde der Hirnforschung bestätigen diese Annahme der Säuglingsforschung und damit auch das Konzept der KBT.
Falls es von der Klientin als hilfreich empfunden wird, kann sie den Gegenstand mit nach Hause nehmen: »Vielleicht nutzt es Ihnen, ab und zu hinzuschauen, ihn bei Bedarf in die Hände zu nehmen, wenn sie wieder einmal ins Schwimmen kommen.« So kann der Gegenstand zum **Übergangsobjekt** werden.
»Das Übergangsobjekt bietet die Möglichkeit der Bewältigung von Trennung: Übergangsobjekt deshalb, weil es vereinfacht ausgedrückt das Zwischenglied und damit den Übergang zwischen inneren und äußeren Objekten ermöglicht, sowohl reales Objekt als auch Symbol ist.« (Becker 1997)
In ihrem Buch »Körper-, Selbst und Gruppenerleben in der stationären Konzentrativen Bewegungstherapie« schreibt Karin Schreiber-Willnow:
»Die Gegenstände können ganz unterschiedliche Funktionen haben: Sie sind reale Wahrnehmungsobjekte mit benennbaren physikalischen Qualitäten auf der ersten Ebene, sie sind Übergangsobjekte im Sinne Winnicotts und ermöglichen den Übergang von der realen Außenwelt zu einer inneren Repräsentanz, und sie sind symbolischer Ausdruck von Verdrängtem, dem durch den Gegenstand eine Form gegeben werden kann.« (Schreiber-Willnow 2000)

In einer weiteren Stunde wird Frau A. angeboten, sich im Raum ihren eigenen Platz zu suchen und diesen zu kennzeichnen, zunächst ihre Grenzen deutlich zu machen, dann auch den Innenraum zu gestalten. Es wird schnell sichtbar, wie viel Mühe es ihr macht, sich für einen Platz zu entscheiden, sich festzulegen und die Grenzen des Platzes zu verdeutlichen, erkennbare Konturen zu zeigen. Im Betrachten ihres Platzes von außen wird Frau A. selbst deutlich, wie der Andere zum Übertreten ihrer unklaren Grenze geradezu eingeladen wird und dadurch immer wieder Verwirrungen im Kontakt entstehen.
Die Therapeutin kann ihre Klientin dann zur Ergänzung deutlicher und fester Materialien anregen, die Klientin kann herausfinden, was diese Änderung bewirkt: »Aus dem Innenraum Ihres Platzes können Sie wahrnehmen und erkunden, wie Sie jetzt die Außenwelt wahrnehmen. Im Wechsel der Perspektive, von außen, können Sie erforschen, was Ihnen jetzt an Ihrem Platz deutlich wird.«
Der Mangel an Kontur und Abgrenzungsfähigkeit wird auch im Körperselbst dieser Klientin sichtbar: Nach einer Anleitung zur strukturierten Körperwahrnehmung gestaltet Frau A. ihr Körperbild mit Gegenständen. Sie verwendet vor allem Tücher, Schnüre etc., alles weiche Gegenstände.

Durch die Gestaltung des **Körperbildes mit Gegenständen** wird sehr deutlich, wie grundlegend wichtig der Aufbau einer besseren Körperwahrnehmung für die Patientin ist, vor allem die Bestärkung ihrer festen Struktur und ihrer Körpergrenzen.
Um einen biographischen Einblick in die Ursprungsfamilie zu bekommen, können auch Personen durch Gegenstände dargestellt und in einer **Skulptur** in Beziehung zueinander gesetzt werden. Die Krankheit oder das Symptom kann dabei durch einen Gegenstand mit einbezogen und in ihrer Bedeutung und sozialen Funktion erfasst werden.
Gegenstände können so zur Verkörperung des Systems beitragen, in dem der Klient lebt. Bei der Betrachtung der Skulptur können probeweise Veränderungen des eigenen Platzes und

der eigenen Haltung erspürt werden. Form und Beschaffenheit der Gegenstände können dazu anregen, sie neu und anders wahrzunehmen Dadurch können neue eigene Fähigkeiten und Qualitäten durch einen Gegenstand repräsentiert und in ihrer möglichen Auswirkung auf das System gesehen werden.

Das **szenische Spiel mit Gegenständen** kann sich in Gruppen völlig überraschend entfalten und entwickeln:

Nach einer strukturierten Körperarbeit mit Stäben entsteht im freien Umgang ein deutliches Interesse an Geräuschen, die von den Teilnehmerinnen erzeugt werden. Diese werden allmählich rhythmisiert, später strukturiert sich ein gemeinsamer Rhythmus, dann ein Kreis. Aus den Frauen werden Hexen, die Vitalität und Bezogenheit zur Erde, durch Stampfen und Klopfen mit den Stäben ausgedrückt, wird immer deutlicher. Es entsteht ein beeindruckender Hexentanz.

So können Gegenstände zunächst an der persönlichen sensomotorischen Erfahrung ansetzen und über einen freien Experimentierraum in ein szenisches Spiel einmünden. In der Versprachlichung des Geschehens und der Herausarbeitung der jeweils persönlichen Bedeutung geschieht ganzheitliches Begreifen.

Literatur

- Becker H (1997). Konzentrative Bewegungstherapie. Gießen: Psychosozial.
- Gräff Ch (1989). Konzentrative Bewegungstherapie in der Praxis. 2. Aufl. Stuttgart: Hippokrates.
- Schmidt E. Symbolisieren. In: Stumm G, Pritz A (2000). Wörterbuch der Psychotherapie. Wien, New York: Springer; 686.
- Schreiber-Willnow K (2000). Körper-, Selbst und Gruppenerleben in der stationären Konzentrativen Bewegungstherapie. Gießen: Psychosozial.
- Stern D (1996). Mutter und Kind. Stuttgart: Klett-Cotta.
- Stolze H (1985). Konzentrative Bewegungstherapie. notabene medici; 6: 446.

8.4 Raum und Zeit

Ulrike Schmitz

Raum und Zeit stellen Phänomene dar, die sich beim näheren Nachdenken dem menschlichen Zugriff entziehen, obwohl sie andererseits im Alltag jedes Menschen eine Realität darstellen, der er sich nicht entziehen kann.

In der Konzentrativen Bewegungstherapie wird mit beiden Seiten umgegangen. Ohne in philosophische oder physikalische Betrachtungen zur Raum-Zeit-Krümmung einzusteigen, stoßen Erfahrungsangebote zu Raum und Zeit meistens einen fassbaren und einen unfassbaren Anteil an. Schon in den ersten Therapievereinbarungen wird über den Raum, in dem das Ganze stattfindet, und den zeitlichen Rahmen verhandelt.

Die überwiegende Anzahl der ersten Stunden wird mit einem Angebot beginnen, sich mit dem (Therapie-)Raum vertraut zu machen. Zu dieser räumlichen Orientierung werden unterschiedliche Sinne eingesetzt. Das wache Umsehen, das tastende Herangehen, das Durchschreiten des Raumes in Länge und Breite, der Hall oder Schall. Und meistens unangesprochen, aber eventuell sehr entscheidend für das Zustandekommen oder den Abbruch der therapeutischen Beziehung ist der Geruch mit Fragen wie: Können wir uns riechen? oder: Stinkt mir etwas hier?

Bei all diesen ersten Eindrücken kommt auch schon die Zeit ins Spiel. Wie lange brauche ich, um mich mit einer neuen Situation vertraut zu machen? Welche Entfernung lege ich in welcher Zeit zurück? Welches Tempo entwickelt sich zwischen Klientin und Therapeutin im Sinne eines Einschwingens aufeinander?

Meist ist auch schon die erste Stunde aussagekräftig in Hinblick auf das Beenden der Stunde und damit auf das Trennen-Können oder die Abgegrenztheit. Ein Überziehen der vereinbarten Zeit kann von beiden Seiten ausgehen und stellt jeweils eine andere Beziehungssituation her.

- Eine Patientin, bei der der Eindruck entsteht, jede Stunde müsse mit einem enormen Kraftaufwand beendet werden, hinterlässt einen anderen ersten Eindruck als eine, bei der wir selbst überziehen mit dem Gefühl, ihr noch nicht genug »gegeben« zu haben.
- Das leichte und punktgenaue Beenden der Stunde macht eine nonverbale Aussage über die klare Einhaltbarkeit von Grenzen.

Spezielle Angebote

Neben der gemeinsamen Orientierung in Raum und Zeit kommen im weiteren Verlauf einer Therapie noch andere Qualitäten zum Tragen: Welcher Teil des Raumes wird als angenehm erlebt, welcher als unangenehm? Dies ist ein Kontrastangebot, dass häufig auch solche Menschen anspricht, die noch wenig Introspektionsfähigkeit haben und ganz auf der Symptomebene bleiben. Es vermittelt erste Erfahrungen zur Frage: Was spüre ich in für mich unangenehmen und angenehmen Situationen?
So wird z. B. beim **Einnehmen eines Platzes** in der Raummitte Unruhe spürbar, während das Einnehmen eines Eckplatzes Sicherheit vermittelt. In der Gruppe kann erlebt werden, dass dies bei anderen Personen ganz gegensätzlich sein kann.
Kontrastangebote zum **Erleben von Zeit** schaffen oft einen ähnlichen Aha-Effekt: Durch das Lenken der Konzentration auf kurze Sequenzen alltäglichen Geschehens werden eigene Verhaltensweisen oft auf überraschende Weise bewusst.

- Wenn z. B. beim Gehen im Raum ganz dezidiert verschiedene Tempi angeschlagen werden sollen, etwa so schnell wie möglich gehen, so langsam wie möglich gehen, führt dies mit Fragen wie: Fühle ich mich gehetzt, fühle ich mich gebremst? zu einer Reflexion über das subjektive Erleben des Zeitablaufs und der Möglichkeit der bewussten Einflussnahme.
- Angebote zur Endlichkeit der Zeit können das Bewusstsein für die »letzte Chance« fördern. Bei der Gestaltung einer Gruppenskulptur mit Gegenständen und dem Angebot, immer wieder Änderungen vorzunehmen, wenn es für einen nicht mehr passt, kann beispielsweise die Ankündigung »Es gibt noch eine Minute, um etwas zu verändern« bisher sehr unentschlossen Agierende doch noch zu einem wichtigen Schritt herausfordern.
- Umgekehrt kann ein Geben von »viel« Zeit Gelassenheit und Sich-Zeit-nehmen-Können fördern. Wenn z. B. sehr viele drängende und aufgeregte Fragen im Raum sind, kann eine Formulierung wie »Lassen Sie sich alle erst einmal Zeit zu spüren, was diese Situation mit Ihnen macht« schon wesentlich dazu beitragen, aus dem »Gedankenhamsterrad« auszusteigen und wieder mehr zu spüren, was wirklich wichtig wäre.

Bei all diesen Angeboten ist aber zu beachten, dass auch bei einer bestimmten Intention der Therapeutin durchaus ganz gegensätzliche Erfahrungen gemacht werden können. Diese sollten sowohl im genauen Beobachten wie auch im genauen Nachfragen als subjektive Erlebnisweise gewürdigt werden, die eventuell den Therapieprozess in eine andere Richtung lenkt.
Zur Anamneseerhebung, aber eventuell auch um bestimmte autobiographische Phasen bewusster einordnen zu können, eignet sich die **Gestaltung einer Lebenslinie**. Diese kann mit allen möglichen Gegenständen dargestellt oder auch als Plakat gestaltet werden. Gemeinsam bleibt aber, dass ein zeitlicher Verlauf im Raum dargestellt wird. Dies bietet die Möglichkeit, sich darauf zu oder davon weg zu bewegen. Die Distanz oder Nähe zu einzelnen Ereignissen kann so gesteuert werden und verändert damit den Blickwinkel. Die Distanzierung kann wie eine Art Zeitraffer eingesetzt werden, um mehr Überblick über einen Verlauf zu bekommen, wenn der Blick sonst eher an Einzelereignissen kleben bleibt. Genauso kann das Herangehen an ein bestimmtes zeitliches Ereignis die damit verbundenen Emotionen deutlicher werden lassen, wenn dies vorher eher umgangen wurde.

Zeitliche Verläufe können natürlich auch über kürzere Abschnitte zur Angebotsgestaltung verwendet werden. Dies kann sowohl als **Rückblick** als auch als **Blick in die Zukunft** geschehen. Die Gestaltung des emotionalen Verlaufs der letzten Woche mit Höhe- und Tiefpunkten kann die Reflexionsfähigkeit anregen und deutlicher machen, was jeweils ins Tal geführt hat und was wieder heraus.
Zeitliche Verläufe als Vorwegnahme können Zukunftsvisionen und Ziele deutlicher machen. Dies kann auf Strukturniveau und Therapieprozess abgestimmt werden. »Meine Lebenslandschaft in fünf Jahren« spricht andere Schichten an als die strukturierte Vorwegnahme eines notwendigen Zeitplans: »Welche Schritte muss ich konkret heute tun, um einen Termin beim Sozialamt zu bekommen?« Auch hierbei ist das Mittel der Bewegung im Raum ein wichtiges Agens, das noch einmal andere Kanäle anspricht als nur in der Vorstellung gewonnene Bilder. Ausschlaggebend ist hierfür die Tatsache, dass konkrete Erfahrung wie z. B. das räumliche Entfernen von etwas, das Angst macht, in der allgemein menschlichen wie individuellen Entwicklung weit früher angesiedelt ist als die Vorstellung davon und somit die Grundlage legt für das rein gedankliche Beschäftigen mit diesen Inhalten. Erwiesenermaßen ist das räumliche Erinnerungsvermögen auch wesentlich besser und länger anhaltend abgespeichert, was den Umstand erklärt, dass solche mit Raum- und Bewegungserfahrung verbundenen Erinnerungen oft einprägsamer sind als darüber geführte Gespräche.
Ein sehr aussagekräftiges Angebot, das sich als Szene ebenfalls stark in der Erinnerung verankert, ist das **Einrichten eines eigenen Raumes**. Dabei kann der Schwerpunkt sehr unterschiedlich gewählt werden. Wie viel Platz nehme ich mir, steht mir zu? Wie gestalte ich Grenzen? Welche Bedingungen brauche ich zum Wohlfühlen? Was wünsche ich mir, was es hier nicht gibt? Die Angebotsgestaltung kann dabei sehr strukturiert oder sehr frei erfolgen, je nachdem, wie viel Anleitung die Klientinnen benötigen. So kann dieses Angebot stützend sein in der Erlaubnis, sich seinen Raum und seine Zeit zu nehmen, oder auch provokativ und aufdeckend, wenn z. B. ein bisher unausgesprochener Gruppenkonflikt schwelt.
Deshalb ist die Angebotsgestaltung gut auf den Therapieprozess abzustimmen. Im Anfangsstadium einer Gruppe kann es z. B. hilfreich sein zu betonen, dass genügend Raum für alle da ist, und bei eventuellen Grenzkonflikten eher vermittelnd einzugreifen. Bei einem schon fortgeschrittenen Gruppenprozess kann die Betonung sehr auf die eigenständige Lösung von Grenzkonflikten gelegt werden. Als Zuspitzung kann es sogar darum gehen, sich zu zweit oder mehreren einen gemeinsamen Raum zu gestalten, der den Bedürfnissen jedes Einzelnen trotzdem Rechnung trägt.

Methodische Hinweise

Das Zeitmaß oder Tempo, in dem ein Angebot von der Therapeutin angeleitet wird, hat eine deutliche Auswirkung auf den Prozess und ist sehr von der Klientel abhängig. Grob kann man dazu sagen, dass langsame Angebote mit großen Sprechpausen die Reise in die Innenwelten fördern und eher ein reiferes Strukturniveau voraussetzen. Bei eher niedrigem Strukturniveau ist ein schnelles und stärker lenkendes Angebot mit häufiger verbaler Rückmeldung angezeigt. Bei der Gefahr eines depressiven »Absackens« ist es wichtig, mit dem Angebotstempo anzuziehen; andererseits kann es nötig sein, bei eher agitierter Stimmung das Tempo zum Stundenende hin zu entschleunigen. Wichtig ist auf jeden Fall, dies auch methodisch einsetzen und modulieren zu können und sich nicht auf ein »Einheitstempo« einzufahren.
Auch mit dem Raumangebot kann methodisch variiert werden. Sicher gibt es einen vorgegebenen Raum, der als Realität erst einmal Grenzen setzt. Aber diesen Raum kann man verknappen oder erweitern. Angebote, die darauf hinzielen, dass es enger wird, z. B. indem der Raum durch ein Seil als nur zum Teil begehbar gekennzeichnet wird, konfrontieren mit der Frage des Sozi-

alverhaltens in beengten Situationen: Weiche ich aus oder fahre ich die Ellenbogen aus? Erweitern lässt sich der Raum schon durch eine Lenkung der Aufmerksamkeit nach außen. Angebote, die ins Freie führen, sind zwar sicher nur mit einer bestimmten Klientel möglich, fördern aber die Übertragbarkeit der *konzentrativen* Aufmerksamkeitslage in den Alltag.
Dies sind nur einige der wichtigsten Aspekte, die Angebote zu Zeit und Raum bestimmen. Andeuten möchte ich nur noch, dass bei all diesen Angeboten untergründig auch die Sinnfrage mitschwingen kann. »Gibt es für mich ein Leben jenseits von Raum und Zeit?« muss gefragt werden dürfen. Egal wie die Antwort für jeden Einzelnen ausfällt, gilt es die Auseinandersetzung mit den real erfahrbaren Phänomenen von Raum und Zeit zu vertiefen. Schließlich muss man sich bewusst machen, dass es kein einziges KBT-Angebot oder überhaupt kein Leben gibt, das ohne diese beiden Dimensionen auskommt. Denn Bewegung und damit Leben findet in Raum und Zeit statt.

8.5 Sinneswahrnehmung

Katrin Damhorst

Alle Sinnesorgane sind intrauterin zu frühen Zeitpunkten vollständig entwickelt und funktionieren zum Teil bereits dort. So ist z. B. die Entwicklung des Ohres mit viereinhalb Monaten abgeschlossen und das ungeborene Kind ist ab dann in der Lage, akustische Signale zu hören und im Gehirn zu speichern. Ebenso früh ist das Haut-Organ mit seinem taktilen Sinn fähig, Temperatur, Druck, Spannung und Entspannung wahrzunehmen. Der »tonische Dialog« (ein Begriff, der von R. A. Spitz geprägt wurde) beginnt schon vorgeburtlich und wird von der Mutter mitgestaltet. Berührung in Verbindung mit Hören stellt einen wichtigen Entwicklungsmotor dar. Die Bewegung des Ungeborenen veranlasst die Mutter z. B. ihre Hand auf den Bauch zu legen, zurückzudrücken und gleichzeitig mit dem Kind zu sprechen. Die Gestimmtheit der Mutter kommt über die Stimme und den taktilen Reiz zum Ausdruck, die emotionale Verbundenheit wird über Sinneskanäle transportiert und hinterlässt Engramme im Gehirn. Sinneserfahrung beginnt verstärkt mit dem Zeitpunkt der Geburt, also in präverbaler Zeit.
KBT-Therapeutinnen setzen in der Arbeit bei Menschen mit frühen Störungsanteilen bewusst mimische, gestische, taktile und akustische Beziehungsangebote ein. So können Patienten unmittelbar erreicht werden und über »Affektabstimmung« und »geteiltes Gewahrsein« Entwicklungsschritte machen. Letztere Begriffe stammen aus der Säuglingsforschung.
Werden in KBT-Gruppen Angebote zur Sinneswahrnehmung gemacht, wird deutlich, wie unterschiedlich die Menschen emotional darauf reagieren. Das Schälen einer Apfelsine mag für den einen Lust zum Beißen und Schmecken auslösen, eventuell gepaart mit der Erinnerung an frohe Weihnachten in der Kindheit, während es für den anderen Erinnerungen an unangenehme Feiertagssituationen wiederbelebt.
Mit den Sinnen stehen wir immer in Verbindung zur Umwelt. Wir können zwar die Augen schließen, aber akustische, olfaktorische und taktile Reize und Signale erreichen uns doch. Es gibt kaum Möglichkeiten sich zu entziehen, und das ist oft genug wichtig und gut, da der blitzschnelle Transport in unser Inneres auf Gefahren aufmerksam macht und so schützend wirkt.
»Bist du von Sinnen?«, fragen wir Menschen, die außer sich sind, bei denen vorübergehend der gesunde Menschenverstand ausgesetzt hat. Der Volksmund spricht davon, dass derjenige, der seine fünf Sinne nicht beisammen hat, vermindert urteilsfähig ist. Dagegen fühlen wir uns wohl, wenn wir den Sinnen trauen, Sinnvolles tun, und sich dadurch Zufriedenheit und ein positives Selbstwerterleben einstellt.
Sinnlichkeit, Erotik und Sexualität werden durch Sinnesorgane zum Ausdruck gebracht. Die Haut spielt mit ihren erogenen Zonen eine

große Rolle; ebenso wichtig aber kann bei der Entwicklung von Libido der Geruch eines Menschen sein, der Klang seiner Stimme und das Aussehen. Eine Berührung geht dann unter die Haut und lässt sie erschaudern, der Geruch löst Geborgenheit und vermehrte Sehnsucht nach Nähe aus. Wir haben dann jemanden »zum Fressen gern« und wünschen uns, eins zu sein und mit dem Anderen zu verschmelzen.
Lebensqualität drückt sich sehr stark über die Sinne aus. Nach entsprechenden Angeboten in der Konzentrativen Bewegungstherapie wird von den Teilnehmern oft angesprochen, wie erschreckend die Vorstellung von eingeschränkten oder nicht funktionierenden Sinnesorganen sei, wenn die Vielfältigkeit von Geschmack, der Reichtum an Düften, die Bilder von Menschen und Landschaften, Klänge der Natur usw. nicht wahrgenommen, erlebt und gespürt werden könnten.

Sehen – Auge

Die Augen sind das Organ der Differenzierung, des Abschätzens und Messens, des Beurteilens und Festlegens. Dem Sehsinn wird eine dominante Rolle zugewiesen. Deshalb regen wir in der KBT die Menschen hin und wieder an, die Augen zu schließen. Augenschluss verändert Eigen- und Fremdwahrnehmung zugunsten anderer sensorischer Fähigkeiten: Empfinden, Fühlen, Intuition entfalten sich besser und die Toleranz, sich mit Menschen und Gegenständen zu beschäftigen, die sehend abgelehnt worden wären, bekommt mehr Spielraum. Vorurteile können abgebaut werden, aber auch das Gegenteil wird erlebt.
Geschlossene Augen bieten die Möglichkeit für Rückzug und Regression, Flucht in Fantasien und irreale Zustände, Tagträume und innere Bilder.

Eine Patientin schloss unaufgefordert immer wieder die Augen, egal ob es im Gespräch oder auf der Handlungsebene war. Ich erlebte das als Abwehrhaltung, bestimmte Dinge und auch mich als Gegenüber einfach nicht sehen zu wollen, die Realität nicht ins Auge fassen zu wollen. Ich forderte sie freundlich, aber konsequent immer wieder auf, die Augen zu öffnen, genau hinzuschauen und das Erblickte zu beschreiben. Der neurotische Wunsch der Patientin, mit der Traumwelt verhaftet zu bleiben, wandelte sich progressiv in Neugier und Interesse.

Ganz wesentlich ist das Auge das Organ der Kommunikation. Im Blickkontakt zum Säugling stimulieren sich Mutter und Kind gegenseitig. Das Auge spiegelt Freude und Zustimmung über das, was es sieht, und stärkt so das Selbstempfinden.

Eine junge bulimische Frau mit Selbstverletzungstendenzen konnte mir nicht in die Augen sehen. Sie litt darunter, weil sie natürlich auf das ständige Wegbewegen der Augen angesprochen wurde. Die Mutter hatte ihr bei Strafe verboten, sie »so direkt und frech« anzuschauen. Wir übten das direkte Hinsehen mit ganz einfachen Spielen, wie z. B. Ball zurollen und erfassen, und erweiterten langsam das Repertoire bis zum Sich-gegenseitig-Anschauen. Bei Rückfällen brach die mühsam angeeignete Kompetenz wieder zusammen. Hier musste immer wieder neu begonnen werden. Sie brauchte geduldige Signale, dass sie nicht aufgegeben wurde, daran konnte sie sich dann stabilisieren.

Sehen und Gesehen-Werden, sich per Blickkontakt mit Menschen zusammenzufinden, andere zu übersehen oder an ihnen vorbeizusehen gibt in den KBT-Gruppen Anlass, entsprechende Metaphern zu sammeln: einen Augen-Blick mal; wenn Blicke töten könnten; aus den Augen, aus dem Sinn; Augenweide; sich satt sehen; Rücksicht, Nachsicht, Vorsicht, Übersicht; hungriger Blick; stechende Augen usw.).
KBT-Angebote im Bereich des Sehens sind z. B.:
- Entspannung im Augenhintergrund schaffen durch Palmieren

- sich gegenseitig anschauen und beschreiben
- unterschiedliche Qualitäten des Sehens ausprobieren: scharf hinsehen, mit Blicken Befehle geben, strafende Blicke, schauen, wohlwollender und ermutigender Blick, fragender und auffordernder Blick
- schauen aus der Distanz und sich näher kommen bis zum verschwommenen Sehen
- das Erleben, sich blind zu fühlen durch Augenschluss usw.

Aktuelle und biographische Bezüge werden bei diesen Angeboten schnell belebt und erinnert und können nachfolgend bearbeitet werden. Auch psychosomatische Hintergründe von Sehstörungen kommen dabei »ins Blickfeld«.

Hören – Ohr

Das Ohr nimmt auf und führt nach innen. Deshalb gilt es als das weibliche Sinnesorgan. Der Hörsinn dient der Kommunikation. Im Zuhören nehmen wir Anteil, tauschen uns aus, fühlen uns verstanden oder missverstanden und erleben Zusammengehörigkeitsgefühl. Man »versteht« sich dann. Eine andere Seite kann Macht- und Besitzanspruch ausdrücken: Kinder sollen hören und gehorchen, der geliebte Mensch soll einem ge-hören.
Der auditive Sinn ist früh entwickelt, der Fötus hört im Mutterleib Herz, Atmung, Geräusche von Magen und Darm, besonders aber die Stimme der Mutter. Hier werden die Grundlagen von Urvertrauen und Geborgenheit geschaffen, die postnatal weiterentwickelt werden. In der KBT kann die Arbeit mit dem Hören deshalb früheste Schichten erreichen und eine Nachreifung ermöglichen.

Ein 25-jähriger Patient mit schwerer narzisstischer Persönlichkeitsstörung war nach ca. 30 Stunden in der Lage, sich von mir berühren zu lassen. Mir war wichtig, an frühkindliche Wahrnehmungs- und Erlebnisweisen anzuknüpfen und leibhafte Präsenz zu vermitteln. Er lag auf dem Bauch, ich rollte mit einer Holzkugel seine Rückseite ab, redete, in dem ich Körperteile benannte, und summte zwischendurch Melodien von Kinderliedern im Sechsachteltakt, so einfach wie möglich. Geräuschen, die ich in größerer Entfernung von ihm machte, lauschte er mit geschlossenen und offenen Augen. Er erinnerte sich an eine Situation des Krankseins, als die Mutter in der Küche hantierte und er genoss, dass er nicht allein war. Häufige Wiederholungen solcher Erfahrung förderten ihn in seinem Selbstgefühl. Er merkte, dass er gemeint war, gehört und gesehen wurde.

In KBT-Gruppen arbeiten wir strukturiert und in freien Angeboten zum Hören.

- Die Ohren werden in die Hand genommen, erforscht, aktiviert indem wir um das Ohrgebiet mit den Fingerkuppen klopfen und trommeln, Anatomie und Physiologie werden in einfacher Weise erklärt.
- Wir lauschen nach innen, indem wir die Ohren mit einem Finger verstopfen, und hören dann Geräusche des Organismus, wir produzieren Töne und finden schließlich den Ton, der authentisch passt, den eigenen Ton.
- Wir lauschen nach außen, üben, uns Gehör zu verschaffen, reden laut und leise, kauderwelschen und suchen in der Stimme die Stimmigkeit.
- Abwehrphänomene werden deutlich, wenn bestimmte Inhalte überhört werden oder etwas dazugehört wird.

Die Sprache gibt auch hier eine Fülle von Symbolgehalten, z. B.: die Ohren auf Durchzug stellen; grün hinter den Ohren sein; jemanden übers Ohr hauen; wer nicht hören will, muss fühlen.
Rezeptives Hören von Musik erfordert Wissen darüber, welche Musik strukturierend, entspannend, ermunternd oder ängstigend wirken kann.

In einer Gruppe liefen die Teilnehmer mit geschlossenen Augen im Raum, ich spielte gregorianische Musik vom Band. Zwei Teilnehmer – beide mit frühen Störungsanteilen – äußerten anschließend größte Verunsicherung; diese Musik, scheinbar ohne Anfang und Ende, nahm ihnen den Boden der Sicherheit.

Die Aktivierung von frühen Hörerinnerungen kann positive Kindheitserinnerungen ins Bewusstsein bringen, z. B. ein Wiegenlied oder das Geläute von Kirchenglocken mobilisiert die beglückende Erfahrung und verstärkt das Eingebundensein in die Welt.

Riechen – Nase

Der Geruchssinn ist der »stumme« Sinn, weil er nicht selbst etwas ausdrücken kann. Wir sehen nur, wenn genügend Licht da ist, schmecken nur, was wir in den Mund nehmen, hören nur, was laut genug ist, und fühlen nur, wenn wir jemanden oder etwas berühren. Doch mit jedem Atemzug riechen wir. Gerüche umgeben uns, hüllen uns ein, dringen in uns ein und gehen von uns aus. Der Geruchssinn leitet uns vom ersten Atemzug an und sagt uns, wer unsere Mutter ist und welche Milch die dazu passende ist. Der Säugling riecht in der ursprünglichsten und elementarsten Form. Später bewegt er sich der Nase nach, »steckt sie in alles hinein« und erforscht so die Welt.

Eine Patientin erzählte mir, wie sie als 5-Jährige die Sehnsucht nach der Mutter, die im Krankenhaus lag, selbst lindern konnte: In der Garderobe hing der Mantel der Mutter und sie steckte den Kopf tief hinein und sog den guten, Sicherheit gebenden Geruch ein, bis ihre Traurigkeit milder wurde und sie sich von allein wieder anderen Dingen zuwenden konnte.

Nichts ist erinnerungsträchtiger als ein Duft. Plötzlich und unerwartet beschwört er die Kindheit herauf, Urlaube, Landschaften, Stunden der Leidenschaft etc. mit starken inneren Bildern und Gefühlen.

Zwischen Nase und Sexualorgan gibt es reflektorische Verbindungen. Es ist wohl unmöglich, einen Menschen zum Liebesobjekt zu nehmen, den man nicht riechen kann. Im Fall der Liebe bezaubert der individuelle Körpergeruch und Schleimhäute werden stärker durchblutet.
In der Sprachsymbolik reden wir davon, verschnupft zu sein oder die Nase voll zu haben; im zwischenmenschlichen Bereich aber bleibt dieser Sinn ganz direkt, ganz unmittelbar, was bedeutet, dass die Abwehrphänomene nicht verschlüsselt sind.
In den KBT-Angeboten

- erfahren wir die Nase in Form und Beschaffenheit
- schnuppern und riechen wir bei geschlossenen Augen an uns selbst und finden den individuellen eigenen Geruch, der oft überlagert ist von Düften der Kosmetikindustrie, Waschmitteln oder dem Geruch der Textilien
- schnuppern wir an anderen Gruppenteilnehmern, erkennen sie am Geruch oder sind erstaunt über unerwartete Gerüche, die mit der Person nicht in Verbindung gebracht wurden

Einen unangenehmen Körpergeruch zu haben ist oft eine große Sorge bei den Teilnehmern. Niemand möchte gesagt bekommen, dass er stinke. Das ist mit viel Peinlichkeit verbunden.
Im Freien bewegen wir uns »der Nase nach« und bestimmen die Richtung durch Gerüche von Pflanzen, Blumen und Bäumen. Wieder im Gruppenraum werden mitgebrachte Blüten, Früchte, getrocknete Samenkapseln usw. ausgetauscht, beschnuppert und versucht, mit geschlossenen Augen zu erkennen, worum es sich handelt. Was dem einen ein Wohlgeruch ist, stinkt dem anderen. Eine Vielfältigkeit in der Wahrnehmung und Belebung von Erinnerungen tut sich auf.

Schmecken – Mund (Lippen, Zunge, Zähne, Gaumen)

Der Geschmackssinn ist gebunden an das Riechen. Der Geruch von Speisen kann Unterschiedliches auslösen: Lust oder Abneigung werden spontan erlebt. Was uns appetitlich ist, regt den Speichelfluss an und wir möchten beißen, kauen, schmecken und schlucken. Das unmodern gewordene Wort »Leibspeise« drückt aus, wie uns ein Wohlgeschmack ganzheitlich erfasst und beglückt.

Die Art des Fütterns, die Nahrungsaufnahme spielt von Geburt an eine wichtige Rolle als Beziehung förderndes, lustvolles Erleben und kann im negativen Fall, wenn es einen funktionalen, Macht ausübenden oder bestrafenden Akt darstellt, die Weichen für spätere Essstörungen stellen: »Was auf den Tisch kommt, wird gegessen!«

KBT-Angebote in der Sinnesschulung zum Thema Schmecken können sein:

- Abtasten von Lippen, Mundhöhle, Zähnen und Kiefergelenken mit den Fingern oder der Zungenspitze
- Wahrnehmung von hartem Gaumen und Geschmacksknospen auf der Zunge, dabei kann Weiches, Festes und Kräftiges erlebt werden
- Lockerung von Mund- und Kieferbereich durch prustendes Ausatmen, tönende Geräusche und Zähneklappern
- Kiefergelenke ertasten und beim Öffnen und Schließen des Mundes in ihrer Beschaffenheit und in ihrer aktiven Funktion erleben
- unterschiedliche Speisen, Festes, Breiiges, Süßes, Salziges, Saures und Bitteres probieren, dabei werden die Kraft der Kiefer und Zähne, die Entfaltung des Geschmackes im Mund und die Umwandlung der festen Speise in Speisebrei wahrgenommen

Die anschließenden Gespräche gehen auch in andere Zusammenhänge. Es wird reflektiert, was uns schmeckt oder zum »Kotzen« ist und was die emotionale Nahrung ist, die Einzelne brauchen. Gefüttert-Werden als Partnerarbeit kann rasch frühe biographische Inhalte ins Bewusstsein bringen.

Zwei Frauen fütterten sich nacheinander mit Bananenbrei. Eine erinnerte sich empört daran, wie sie schon längst in der Lage war, selbstständig zu essen, und doch von der Mutter regelmäßig zum Schluss noch einige Löffel voll Speise oder Häppchen in den Mund geschoben bekam, obwohl sie satt war. Fast jedes Essen habe mit Geschrei geendet, Macht und Sieg lagen immer bei der Mutter.

In einer Gruppensituation sollten Mandarinen ganz sorgfältig geschält werden, dann der Widerstand der Schale, das Spritzen des Saftes, der Geruch, das Beißen und Schmecken wahrgenommen werden. Die Rückmeldung von vielen war, wie lästig es doch sei, das alles allein zu tun. Eigentlich würden sie nur Obst essen, wenn es filetiert auf den Tisch käme!

Verwöhnung und Bequemlichkeit zeigen eine andere Seite des Essverhaltens. Unregelmäßige Mahlzeiten, Fastfood, Herunterschlingen, ohne zu schmecken, und die Nicht-Wertschätzung für den Menschen, der die Speise zubereitet hat, tragen dazu bei.

Psychosomatische Essstörungen sind u. a. Ausdruck einer Gesellschaft, in der alles vorhanden ist. Dem äußeren Überfluss stehen innere Leere und Kargheit gegenüber.

Tasten – Haut

Die Haut ist unser größtes Sinnesorgan und spielt eine besondere Rolle in der kindlichen Entwicklung wie auch im gesamten Leben. Säuglinge und Kinder brauchen die Berührung. Das Gedrückt- und Gestreichelt-Werden ist zum Wachsen, Werden und Gedeihen so nötig wie die Nahrung. Später drückt die Berührung auch erotische Gefühle oder Sehnsüchte nach Nähe aus. Das Dilemma von alten und allein stehenden Menschen ist das Fehlen liebevoller Berührung. Es ist niemand mehr da, der es tut, aber die Sehnsucht danach besteht wohl lebenslang.

Die KBT macht vielfältige Angebote, sich mit den Dingen zu be-fassen, sie zu tasten und sie zu

be-greifen. Die Hände als Handlungsorgane und die Finger mit dem Fingerspitzengefühl berühren den Leib, begreifen etwas von den eigenen Strukturen, erleben Kraft und Feingefühl; es geht buchstäblich unter die Haut. Wir kommen uns selbst sehr nahe und lassen uns innerlich anrühren, berühren. Neben der Eigenberührung ist die Fremdberührung bedeutsam. Den Gruppenteilnehmerinnen wird vermittelt, angemessen und personenbezogen andere Menschen zu berühren und die unterschiedlichen Wirkweisen einzubeziehen. Manche so genannte »Dickfellige« werden durchlässig, während die »Dünnhäutigen« lernen, die Haut als Grenze und Schutz nach außen und innen zu nutzen. Sich nah zu kommen, sich gegenseitig zu berühren hat heilsame Wirkung, wenn der Zeitpunkt dafür richtig gewählt ist.
KBT-Angebote in diesem Bereich können sein:

- Abklopfen der Körperkonturen bei sich selbst oder gegenseitig, um Körpergrenzen zu erfahren und leiblich präsenter zu werden
- Erleben von festen Strukturen wie Knochen und Gelenken mithilfe von Gegenständen wie z. B. Stab, Ball, Wand und Boden oder durch Untersuchung mit den eigenen Händen und Erfahrung, wie das knöcherne Gerüst Stabilität, Stärke und ein Empfinden für die aufrechte Haltung geben kann
- Umgang mit unterschiedlichsten Gegenständen: Bälle, Stäbe, Reifen, Steine, Sandsäckchen, Hölzer, Muschen, Spielzeuge usw. werden berührt, ertastet, angefasst, genommen, gegrapscht, gehalten, gedrückt, in Berührung zu anderen Körperteilen gebracht, anderen Gruppenteilnehmern gezeigt, geliehen, geschenkt, weggenommen, zurückerobert. Es werden sensorische Erfahrungen gemacht, Formen erfasst und begriffen (im weiteren Wortsinn), etwas über den individuellen Umgang mit Dingen, die Fähigkeit des Nehmen- Könnens, des Zugreifens, der freundlichen und aggressiven Interaktion gelernt.
- Umgang mit Wand und Boden als begrenzendes Element
- Partnerarbeit mit Berührung, z. B. eine Teilnehmerin »zeigt« der anderen ihren Rücken durch Abrollen mit einem Ball, oder Partnerarbeit zum Erleben der Kraft, z. B. sich gegenseitig durch den Raum schieben, dann der Fähigkeit nachgeben Balance zu schaffen und in freudvolles Spiel übergehen
- Berührung als liebevolle, zärtliche, schützende und Halt gebende Aktion

Es war ein Ritual, dass eine Patientin mich nach jeder KBT-Einzelstunde in besonderer Weise verabschiedete. Sie gab mir die Hand und legte mir ihre linke Hand noch obendrauf. Sie bestimmte die Intensität und Länge. Ihr Bedürfnis nach Nähe drückte sich damit aus. Anfangs ging es ihr ausschließlich um das eigene Bedürfnis. Sie achtete nicht auf mich. Später merkte ich, dass sie lernte, auch mich mit einzubeziehen. Sie differenzierte entsprechend die Art und Länge dieser Verabschiedung, sodass es für beide stimmig wurde. Manchmal hatte ich den Eindruck, dass dies das Wichtigste der Therapiestunde war.

Haut- und Hörsinn sind die am frühesten tätigen und am längsten funktionierenden Sinnesorgane. Aus der Sterbeforschung ist bekannt, dass sie noch intakt sind, wenn andere Kommunikation schon ausscheidet. Das sinnliche Erleben begleitet den Menschen ein Leben lang. In der KBT-Arbeit werden die Sinne immer mit angesprochen. Speziell auf Sinneswahrnehmung zu fokussieren, ermöglicht ein verbessertes Selbsterleben, Annehmen und Akzeptanz des eigenen Geworden-Seins, erweitert die Spielräume und ermöglicht vielfältige Interaktionen.

8.6 Spiel

Heidi Lechler

Dem Spiel und dem Spielen kommt in der Arbeit der Konzentrativen Bewegungstherapie mit Erwachsenen und Kindern große Bedeutung zu. Im Hinblick auf die Erwachsenentherapie schreibt H. Becker (1989) dazu:

»Betrachtet man das therapeutische Geschehen in der KBT, bietet sich die Analogie zum kindlichen Spiel an. Man kann ein therapeutisches Spielangebot für Erwachsene als ein gefährliches Regressionsangebot, aber auch als eine Wiedererlangung von unterdrückten oder verloren gegangenen Potenzen betrachten.«

In der KBT-Arbeit mit Kindern stellt das Spiel eine wichtige Grundlage dar. Spielen an sich kann schon Therapie sein, das heißt, im Spiel können heilende Funktionen wirksam werden wie etwa die Möglichkeit, körperliche sowie emotionale Erregungen in einem geschützten »Spiel-Raum« zum Ausdruck zu bringen. Kinder können im Spiel auf symbolische Weise ihre Konflikte ausdrücken und sich freispielen. D.W. Winnicott (1987) schreibt über die Bedeutung des Spiels:

»Gerade im Spielen und nur im Spielen können Kinder und Erwachsene sich kreativ entfalten und ihre ganze Persönlichkeit einsetzen, und nur in der kreativen Entfaltung kann das Individuum sich selbst entdecken.«

Der Spielbegriff wird nach J. Huizinga (1956) im Allgemeinen als eine freiwillige Handlung oder Beschäftigung innerhalb gewisser Grenzen von Zeit und Raum nach freiwilligen, aber bindenden Regeln definiert.

In der KBT lassen sich zwei große Spielbereiche unterscheiden, die jeweils in diverse Untergruppen eingeteilt werden, wie die so genannten Anwärm- oder Kennenlernspiele, die Kommunikations- oder Interaktionsspiele, die Symbolspiele, die Rollenspiele, die Wahrnehmungsspiele usw.

Der erste Bereich umfasst das **zweckfreie, absichtslose Spiel**, welches meist spontan aus Bewegung und/oder Handeln mit und ohne KBT-Gegenstände entsteht. Dieses Spiel kommt dem spontanen Spieleinfall aus frühkindlichen Entwicklungsszenen und den damit auftauchenden Emotionen nahe. So wird der freie Spieleinfall ähnlich der freien Assoziation (sowie ähnlich dem Traum) zur »via regia« zum Unbewussten, um eine Verbindung zur Tiefenpsychologie Sigmund Freuds (1900) herzustellen. Damit kommt dem zwanglosen, freien Spiel in der KBT eine große Bedeutung zu, da die Klientin ihr Spielthema selbst wählt und entwickelt und den Spielverlauf entsprechend ihren emotionalen Bedürfnissen ausrichtet. Dieses kann einer Katharsis gleichkommen, wenn die durch das Spiel aufgebaute intrapsychische Spannung zu einem Ausgleich (Entladung) kommt. Hierzu kann ein Gegenstand oder eine Bewegung die »Initialzündung« auslösen. Der gewährte »schützende Spielraum« ist aber auch ein Rahmen, in dem Konzentration und ein gewisses »Vertieftsein« ermöglicht werden. Wichtig ist hierzu das Vertrauen zur Therapeutin.

In einer KBT-Patientengruppe bot ich beim Gehen im Raum spielerisches Bewegen der Arme und der Hände (Gesten) an. Mir fiel ein Patient auf, der immer schneller mit großen, rudernden Bewegungen seiner Arme durch den Raum lief und dessen Gesicht einen fröhlichen, strahlenden Ausdruck annahm. Als sich unsere Blicke trafen, meinte er: »Lassen Sie mich, ich glaube, ich habe begriffen, was KBT ist.«
Später berichtete er beglückt, dass er eine große Befreiung seiner Gehemmtheit erfahren habe. Er hätte sich frei wie ein Vogel erlebt und seine Bewegungslust als Kind wieder entdeckt, die er verloren glaubte (eine überängstliche Mutter hatte ihn gebremst). Er konnte durch das Bewegungsspiel – über seinen Körper – eine Verbindung zu seiner intrapsychischen Welt mit ihren unterdrückten Bedürfnissen herstellen und zu der äußeren Welt, zu meiner Person, als gewährendes mütterliches Objekt, zu dem er Vertrauen schöpfte und von dem er sich nicht eingeengt fühlte.

Der zweite Spielbereich unterscheidet sich vom erstgenannten im Wesentlichen dadurch, dass die KBT-Therapeutin **Spielanweisungen** vorgibt, auch gewisse **Regeln** vorschlägt. Der festere Rahmen mit Regeln kann für gewisse Patientengruppen eine Hilfe sein, da er Sicherheit gibt, sodass Ängste und Hemmungen leichter abgebaut werden können. Der KBT-Therapeutin kommt hierbei die Aufgabe zu, diese vorgegebenen Spielregeln mit den spontanen Spieleinfällen der Patienten zu verbinden, das heißt sie nicht zu verhindern oder einzuschränken oder durch eigene Ängste zu blockieren oder abzubrechen. Auch hierzu aus einer Patientengruppe ein Beispiel:

Ich schlug den Gruppenteilnehmern vor, spielerisch jeweils mit einem Ball (mit Prellen, Werfen oder Rollen nach Wahl) den Raum für sich als Freiraum zu erfahren, als plötzlich ein Patient einer Mitpatientin ihren Ball wegstieß und damit losrannte. Die Patientin nahm nach einer Schrecksekunde unter lauten Protestrufen seine Verfolgung auf. Dadurch wurden die Mitpatienten animiert und es entstand eine Wende des bislang ruhigen Spielens hin zu einem lebhaften, mehr interaktionellen Spiel des Sich-Verfolgens, des Bälle-Abjagens und -Raubens. Die Stimmung war gehoben, fröhlich, ausgelassen und die Bälle flogen dabei hin und her. Die Teilnehmer kamen hierbei spielerisch in Körperkontakt und konnten ihren Gefühlen mit Rufen und Schreien Luft machen und so die Möglichkeit nutzen, unterdrückte aggressive Impulse auszudrücken, um zu einer emotionalen Entspannung zu gelangen.

Um diese Veränderung in der Dynamik des Spiels zu ermöglichen, war es für mich als Leiterin wichtig, dem spontanen Spieleinfall Raum zu geben und ihn beobachtend ohne Anweisungen geschehen zu lassen. Das Ergebnis war eine allgemeine lustvolle Zufriedenheit und Entspannung der Gruppenteilnehmer, die sich auch noch im folgenden Gespräch zeigte.
Abschließend seien – auch in Anlehnung an Winnicott (1987) – einige Gedanken zur Beendigung des Spiels aufgezeigt:
Das Spiel führt, wenn es befriedigend war, zu einem gewissen Sättigungspunkt. Dies kann auch durchaus Langeweile sein, was im positiven Sinn eine lange Weile – im Sinne von Zeit zum Verweilen – bedeuten kann, um das Spiel zu beenden. In den Therapien wird das Ende des Spiels durch die vorgegebene Zeitstruktur ohnehin schon begrenzt. Gehen durch das Spiel jedoch Triebregungen über ein gewisses, für den Spielenden noch erträgliches Maß hinaus (z. B. infolge von zu großer Angst und/oder Anspannung), findet das Spiel einen unbefriedigenden Ausgang oder es kommt zu einem Spielabbruch, der in Tränen oder Wutausbrüchen enden kann. Eine Folge davon können seelisches Unbehagen, Verwirrung, Schuldgefühle oder Ärger mit Personen des Umfeldes sein. Hier kommt der Therapeutin eine helfende, ordnende und auch tröstende Funktion zu, ähnlich wie der Mutter, die dem Kind Hilfestellung zur Anpassung an die äußere Realität geben muss. Auf den Grundlagen des Spielens baut nach Winnicott die gesamte menschliche Erfahrungswelt auf. In der Konzentrativen Bewegungstherapie sind Spiel und Spielen durchgängig wichtige Elemente zur Erfahrung durch Bewegung.

Literatur

- Becker H (1989). Konzentrative Bewegungstherapie. 2. Aufl. Stuttgart, New York: Thieme; 105.
- Freud S (1900). Zur Psychologie der Traumvorgänge. In: Gesammelte Werke, Bd. II u. III (1942). Frankfurt/Main: Fischer.
- Huizinga J (1956). Homo ludens. Reinbek b. Hamburg: Rowohlt.
- Winnicott DW (1987). Vom Spiel zur Kreativität. 4. Aufl. Stuttgart: Klett-Cotta.

8.7 Berührung

Renate Schwarze

Berührung als Ereignis

Berühren und berührt werden ist Leben

Leben entsteht, wenn zwei Lebewesen in einen engen Kontakt kommen. Schon im Mutterleib findet eine leibliche Interaktion zwischen Mutter und Kind statt. Als erstes sensorisches System entwickelt sich die Hautsensibilität. In dieser pränatalen Phase ist der Berührungsreiz von existenzieller Bedeutung für die Entwicklung des Individuums. Im Uterus erlebt der Fötus eine stetige Stimulierung der Haut durch das Fruchtwasser und den wachsenden Druck seines Körpers gegen die Wand der Gebärmutter. Die Anregung über die Haut wirkt sich auf die Entwicklung des zentralen Nervensystems aus. Sofort nach der Geburt ist der Hautkontakt für das Neugeborene lebenswichtig. Das Nervensystem entwickelt sich durch Stimulation und kommt dadurch ins Gleichgewicht. Berührungsreize setzen sich im gesamten Nervensystem fort und beeinflussen wesentlich die Entwicklung des Gehirns. Auch das Organsystem wird durch kutane Reize funktionsfähig. Montagu beschreibt, wie Tiere nach der Geburt die Tierkinder lecken (Montagu 1980, S. 33), und dadurch Organsysteme aktivieren. Tiere haben im Vergleich zu Menschen kurz ausgeprägte Wehen. Menschenmütter stimulieren reflektorisch durch die lang andauernde Wehenkontraktion auf natürliche Weise das Baby. Das ist nötig, damit die eigenständigen Funktionen seines Organismus angeregt werden. Der Prozess der Geburt ist ein Übergang zwischen der intra- und der extrauterinen Lebenswelt und die Vorbereitung des Organismus auf die Kommunikation mit dem neuen Umfeld. Körperwärme im Hautkontakt unmittelbar zu spüren ist lebenswichtig für den Organismus; er kann nicht allzu lange ohne diese Stimulation leben. Wesentlich ist, dass dabei eine emotionale Tönung mitschwingt.

Durch Berührung ist das Leben lebenswert

Kinder kommen mit unterschiedlichen Reaktionsmöglichkeiten zur Welt. In welcher Weise diese beantwortet werden, wirkt sich auf das Leibgedächtnis des Kindes, seine Bindungs- und Dialogfähigkeit aus. Die Bezugspersonen treten mit dem Kind in einen gestischen, mimischen und taktilen Dialog. Auch der Selbstwert wird primär geprägt durch die Weise, wie ein Kind im frühesten Lebensalter berührt wird. Ob diese Gespräche der Organismen positiv oder negativ gebahnt werden, liegt an der Fähigkeit des Erwachsenen, das Kind situationsgemäß zu berühren. Im günstigen Fall gelingt dieser »Dialog« (Spitz 1988, S. 7); in der Geborgenheit eines stimmigen Berührungskontaktes entwickelt das Kind sein Grundvertrauen. Es assoziiert Berührungen je nach Erlebnis mit Bedeutungen. Im positiven Sinn können sie Zuneigung, Verbundenheit, Bestätigung, Anregung und Beruhigung vermitteln. Im negativen Sinn bedeuten sie Angst, Bedrohung, Chaos, Bedrückung. Die organischen Folgen, die durch einen Mangel an Berührungsqualität oder ein Misslingen des »Dialogs« entstehen, erstrecken sich von Störungen oder Erkrankungen der Atemwege, des Magen-Darm-Traktes oder Ernährungsschwierigkeiten über die Retardierung in der sprachlichen und motorischen Entwicklung hin zu Bewegungs- und Haltungsstörungen. Dabei besteht eine Verbindung zwischen diesen körperlichen Defiziten und den seelischen Schäden wie etwa Angstzuständen, Depressionen, geringer Konzentrationsfähigkeit, Berührungsängsten und Kontaktstörungen. Ebenso kann die Fähigkeit, andern gegenüber Liebe und Zärtlichkeit zu zeigen, gestört sein und die sexuelle Entwicklung beeinträchtigt werden. In den folgenden Entwicklungsstufen ändert sich das Bedürfnis nach körperlichem Kontakt. Der befriedigende und lustvolle frühe Körperkontakt ist notwendig, um ihn später auch wieder auflösen zu können und die eigenen Ich-Grenzen zu erfahren. Dann erst kann der Prozess der Individuation fortschreiten und der distanzierte Kontakt die Selbstständigkeit fördern. Schon in einer Umarmung übt das kleine Kind sowohl sich anzuschmiegen als auch sich zu bewegen, wenn es gehalten wird; sich vom Körper des Erwachsenen abzustemmen und fest zuzugreifen. Dabei ist die Präsenz der Bezugsperson in der Art, wie sie einerseits das Kind aufnimmt und andererseits Widerstand bietet, wesentlich. Das Kind erlebt die Nähe in der Berührung als Identifikation. Um sich aus dieser primären Identifikation zu lösen, entfernt es sich von der Mutter, bewegt sich wieder hin zu ihr und bahnt so in einem Wechsel von Hin- und Wegbewegungen seinen Weg zur Autonomie.

Das Verlangen nach Berührung bleibt ein Leben lang

Das tägliche Leben ist nicht ohne Berührungen möglich. Der Tastsinn führt uns durch den Tag. Wir tasten mit dem ganzen Körper. Im Alltagsleben werden diese Empfindungen häufig nicht bewusst wahrgenommen. Die Umhüllung des Bettes am Morgen und am Abend, das Wasser beim Händewaschen, Duschen und Baden, das Handtuch beim Abtrocknen des Körpers, die Borsten der Zahnbürste beim Zähneputzen und unendlich viele andere Handlungen sind mit Berührung gekoppelt.

Elsa Gindler, die Bewegung mit Erleben in Verbindung brachte, übte mit ihren »Schülerinnen« alltägliche Handlungen, wie etwa das Putzen. Die »Erfahrbereitschaft« stand für Elsa Gindler im Vordergrund (Haag 2002, S. 43). Die Berührung mit den Dingen, die wir handelnd ergreifen, um Tätigkeiten auszuführen, hat eine andere Qualität, als mechanisch »etwas zu machen«. Die Gebrauchsgegenstände wieder als Werkzeuge zu fühlen, je nach Bedarf fest anzufassen, wie einen Hammer zum Einschlagen eines Nagels, oder leicht zu berühren, wie ein Seidentuch, das um den Hals gelegt wird, führt dazu, »in Kontakt« zu kommen (lat. contingere = berühren, anrühren) (Kluge 1999) (Abb. 8.7-1).

Bei der Begrüßung und beim Abschied sind rituelle Berührungen wie Handgeben, Wangenkuss, Auf-die-Schulter-Klopfen und Umarmungen üblich. Ob sie formal bleiben oder sinnvoll, auch sinnenfroh erlebt und empfunden werden, ist unterschiedlich je nach Kultur, Erziehung, Lebens- und Leibgeschichte.

Der Berührungsforscher Christoph Braun vom MEG Zentrum der Universität Tübingen fand heraus, »*dass mit jeder neuen Anforderung und jedem relevanten Tastreiz im Gehirn eine neue Repräsentation aufgebaut wird*« (Braun 2004).

Berührungsmöglichkeiten in der KBT

In der Begegnung mit unseren Patienten entstehen positive Veränderungen oder Fortschritte dadurch, dass sie sich innerlich berührt fühlen und wir Therapeuten uns berühren lassen. In Gruppen ist es besonders wertvoll, wenn sich die Gruppenteilnehmer gegenseitig berühren und berühren lassen.

Diese »seelische« Berührung ist in der Leibbe-

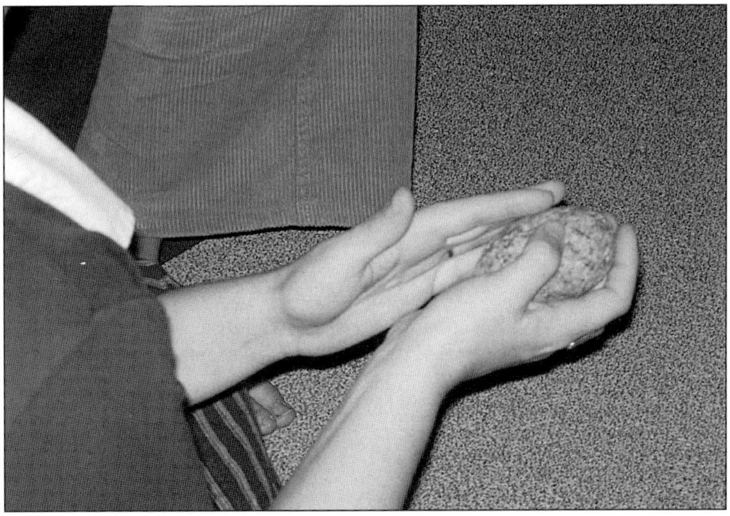

Abb. 8.7-1 Bewusstes Fühlen und Ergreifen eines Steins

rührung notwendig. Je nach dem Störungsgrad sind Menschen aufgrund ihrer Lebensgeschichte »unberührbar« geworden, sie fühlen sich bei jeder Berührung angegriffen oder sie werden ständig berührt vom eigenen körperlichen oder seelischen Schmerz. Der heilsame Kontakt zum eigenen Körper, zu den Dingen, Menschen, zur Außenwelt ist unterbrochen.
In der KBT setzen wir unterschiedliche Formen der Berührung ein, um diesen Zugang wieder zu ermöglichen und zu erweitern. Dies geschieht sowohl in Gruppensituationen, während Partner miteinander arbeiten, als auch in Einzelstunden zwischen Therapeutin und Patientin. Die Möglichkeiten, differenziert zu berühren, sind vielfältig. Nachfolgend führe ich einige Vorgehensweisen an.

Hand geben, Hand nehmen bei der Begrüßung

Bei der Begrüßung kann der erste Eindruck durch das Zusammentreffen der Hände unbewusst und bewusst bedeutend sein. Wesentlich ist, dass die Therapeutin ihre eigene Hand wahrnimmt und dann die Hand des Patienten spüren kann. Der Spannungszustand wird hier schon fühlbar in feinen Nuancen oder einem deutlichen Eindruck, wenn die Hand umklammert wird oder sich passiv zur Verfügung stellt. Es ist dann möglich, dass die Therapeutin diese Erfahrung verwendet und mit den Patienten das Greifen und Ergreifen von Gegenständen erprobt.
Bei einigen Patienten greife ich in einer späteren Therapiephase die Begegnung der Hände auf. Wir erproben dann gemeinsam die Differenzierung des Handdruckes (Abb. 8.7-2).
In den Begegnungen ist es ratsam, dass die Therapeutin zwar ihre Wahrnehmung beachtet, sie jedoch nicht deutet. Mit den Patienten zusammen können Hintergründe erforscht und neue leibliche Begegnungsformen gefunden werden; diesen geben dann die Patienten ihre eigene Bedeutung.

Qualität und Quantität der Berührung

Durch die Säuglingsforschung (Stern 1992) wurde bestätigt, dass die **Qualität** der Berührung ausschlaggebend ist für die Entwicklung des Kindes. Die Quantität ist weniger bedeutsam.
Wie, wann, und wie lange berührt wird, bestimmt den Körperdialog. In der KBT benutzen wir eine Vielfalt von Möglichkeiten:

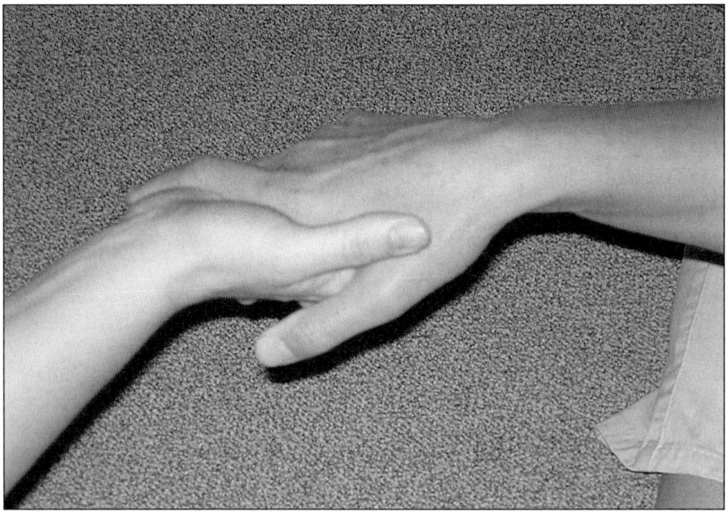

Abb. 8.7-2 Differenzierung des Handdruckes als Element der Therapie

- Das einfühlsame **Abklopfen** des Körpers kann auch von den Patienten selbst ausgeführt werden; dabei ist wesentlich, das Gewebe zu spüren, ob es etwa fest, weich oder elastisch ist. Auch der Gesichtsausdruck und der gesamte Körperausdruck der Patienten zeigen, wie diese Stimulierung erlebt wird.
- Die Körperkontur zu **umfassen** und **abzustreifen** dient der Wahrnehmung der eigenen Hülle; »sich selbst in Form« zu erleben, kann das Selbstgefühl stärken.
- Eine differenziertere Wahrnehmung des Körpers wird dadurch möglich, dass seine Schichten ertastet werden.
- **Halt und Druck** sind nötig, um den Widerstand zu erproben.

Wann in der einen oder anderen Weise berührt wird, bedarf der Kompetenz der Therapeutin. Die Berührungen werden auf die Signale des Patienten abgestimmt. Bei passivem, schlaffem Gewebe ist anzunehmen, dass die Patienten in ihrem Körperdialog bisher ihre eigenen Reaktionen, ihre Aktivität wenig erlebten. In ihrer Vorgeschichte erlernten sie eher Hilflosigkeit. Sie sind angewiesen auf »den Angriff« von außen, den sie erst nach einiger Zeit sensomotorisch beantworten können. Diese **»Antwort des Gewebes«** zu ertasten und anzuregen, erfordert Geduld von den Behandelnden. Nach dem direkten Körperkontakt ist es wichtig, Zeit zu lassen, damit Wirkungen, wie etwa die Bewegung des Atems, ins Bewusstsein treten können. Das momentane Erleben wird – soweit es den Patienten möglich ist – in Worte gefasst. Eine tief gehende Erfahrung vermittelt es, wenn in einer Partnerarbeit in der Gruppe der Kopf der Liegenden von der Partnerin gehalten wird. Hier können gefühlsmäßig frühe Erfahrungen von Gehaltenwerden erlebt werden. Der Wechsel in der Gruppe ist dabei bedeutsam, da beide Partnerinnen sich jeweils als Halt-Nehmende und Halt-Gebende erleben.

Berührungen im Liegen können für Patienten auch bedrohlich werden. Nur mit ihrem Einverständnis findet dann der nonverbale Dialog statt. Dabei spüre ich, welche Botschaften mir vom Patienten entgegenkommen. Auf keinen Fall fordere ich verbal dazu auf, »zu entspannen«. Jede Reaktion ist willkommen und fördert das Körpergespräch.

Ein Mann, der erschöpft in die Einzel-Therapiestunde kam, hatte einerseits das Bedürfnis, sich hinzulegen, andererseits die Befürchtung, im Liegen einzuschlafen.
Er entschied sich dafür, sich auf den Boden zu legen. Ich schlug ihm vor, ich würde seine Füße berühren. Seine Beine lagen nach außen gekippt da und ich nahm einen Fuß fest in meine Hände. Nachdem ich seinen Unterschenkel umfasst hatte, um ihn seine Körperform fühlen zu lassen, begann er sich insgesamt zu räkeln. Eigene Bewegungsimpulse in den Beinen und Armen traten auf. Ich setzte mich aufmerksam zur Seite und begann erst wieder mit meinen Berührungen, als er mich dazu aufforderte.
Als er wieder aufstand, war er erstaunt über seine Frische. Zugleich war ihm bewusst geworden, dass er – statt einem Kollegen Widerstand zu bieten – sich zurückgenommen hatte. So vermied er es »aus Gewohnheit«, die mit seiner Biographie zusammenhing, in Aktion zu gehen. Hier erlebte er, dass er sich gekräftigt fühlte, wenn er seinen Impulsen folgte. Seine körperliche Standfestigkeit nahm er mit.

Die Berührung kann eine spürbare Ermunterung dazu sein, eigene Impulse geschehen zu lassen. Dies sind dann keine Bewegungen, die willentlich beeinflusst werden, sondern Reaktionen, die reflektorisch geschehen. Zu unterscheiden ist grundlegend, ob *es* sich *»aus sich selbst«* bewegt oder ob *bewusst gewollte* Bewegungen ausgeführt werden.

Kraft und Widerstand

In der Partnerarbeit Kräfte durch Druck und Gegendruck zu erproben, fordert die Vitalität der Gruppenteilnehmer heraus. Wenn im Stehen die Hände beider Partner aneinander gelegt sind und die Arme starr und steif gehalten werden, kommt es zum Machtkampf, der die Positionen fixiert. Zu neuen Erkenntnissen im zwischenmenschlichen Kontakt kann es führen, wenn die Partner miteinander ein dynamisches, elastisches Kräftespiel zwischen Nachgeben und Dagegenhalten körperlich erleben.

Bestätigende Berührungen

Eine Patientin schilderte mir nach ihrem Urlaub, dass sie keine Symptome mehr hatte und dass sie sich insgesamt sehr wohl gefühlt habe. Ihre Stimme war eher zögernd und sie sah mich zweifelnd an. Aufgrund ihrer Lebensgeschichte fragte sich diese Frau immer wieder, ob sie Gutes in ihrem Leben »verdient habe«.
Ich ging auf sie zu, legte kurz meine Hand auf ihre Schulter und sagte: »Es darf sein, darf es sein?« Danach entfernte ich mich wieder von ihr. Es kostete mich Überwindung, diese Sekundenberührung zu wagen. Ich wusste, wie sehr sie Menschen auf Abstand hielt. Jetzt blieb sie stehen, sah mich fest an und sagte: »Ja, es darf sein, dass es mir gut geht.«

Kurze Berührungen, wie nebenbei und doch mit Präsenz und Bewusstsein, sind auch etwa beim Abschied möglich, wenn ich den Ellenbogen berühre oder die Schulter. In menschlichen Begegnungen sind diese spontanen Berührungen häufig zu beobachten. Es ist erwiesen, dass sie die Bindungen stärken und Vertrauen erwecken, wenn Grenzüberschreitungen vermieden werden. Im therapeutischen Prozess erfordert es Feingefühl und Kompetenz der Therapeutin, zwischen ausgeführtem spontanem Berührungskontakt und dem Verzicht auf spontane Handlungen auszubalancieren.

Berührung mit Gegenständen

Wenn direkte Körperkontakte, etwa Berührungen mit den Händen der Therapeutin, zu beängstigend sind, können Gegenstände eingesetzt werden. Mit weicheren oder härteren Bällen und Kugeln wird die Körperkontur abgerollt. Auch Stäbe, Seile oder der Boden als Gegenüber bieten Möglichkeiten, sich selbst wahrzunehmen. Wände werden zum Anlehnen, Abstützen, Abstoßen verwendet. Die Decke zum Umhüllen, Einhüllen, Einwickeln wird häufig auch von Patienten angenommen, die Berührungsängste haben.

Die therapeutische Haltung

Wesentlich ist vor allem, dass wir Therapeutinnen unsere eigene Geschichte in Verbindung mit Berührungen kennen. Unsere Bedürfnisse sollten uns ebenfalls klar sein, bevor wir mit Patienten in einen näheren Berührungskontakt treten.
Mögliche **Gefahren** ergeben sich in folgenden Bereichen:

- **Berührungssymbiose**, die zur Verschmelzung führt: Dies kann eine Abhängigkeit bewirken, wenn die eigenen Bedürfnisse der Therapeutin zu stark sind. Es ist für die Patienten förderlich, wenn sie aufgefordert werden, sich frei zu bewegen. Manchmal höre ich von Patienten, dass sie vermieden haben, sich unter meiner Hand selbst zu bewegen. »Dann könnten Sie weggehen.« Gut, wenn dies zur Sprache kommt; dann ist ein neuer Versuch möglich und die Patienten erleben, dass ich sie in ihrer eigenen Bewegung begleite. Sie werden unterstützt darin, im nonverbalen Dialog mitzuwirken.
- **Zu wenig Unterstützung** ist die geringere Gefahr in der KBT.
- **Zu viel Unterstützung** wird manchmal in Trauersituationen gegeben. Oft ist es ausreichend, einfach in der Nähe zu sein, wenn ein Schmerz erlebt wird. Eine kräftigende Hand im unteren Rücken oder ein Sandsäckchen unter den Füßen wird meist als hilfreich erlebt.
- **Sexualisierte Berührung:** Hier ist Aufmerksamkeit geboten, ob sich die Patientin, der Patient oder die Therapeutin in einer sexuellen Erregung befindet. Dann ist es angebracht, dieses Phänomen offen anzusprechen

und gegebenenfalls auf die Berührung zu verzichten. Anschließend kann ein Gespräch erfolgen über unerfüllbare Wünsche. Die Eindeutigkeit der Therapeutin ist ausschlaggebend. Dabei ist entscheidend, dass diese Gefühle wertgeschätzt und angenommen werden. Ein Gespräch kann dann Ernüchterung und auch Erleichterung bringen. Es mag auch sein, dass die sexuellen Gefühle mit einem Nähebedürfnis verwechselt werden.

Ziele der Berührung

Das Ziel der Berührungsangebote in der KBT ist es, den Menschen eine Erfahrung zu vermitteln, die ihnen neue Empfindungen für sich selbst und in der Begegnung mit anderen ermöglicht. Der Mangel an Qualität der Berührungserfahrung in der frühen und späteren Kindheit kann nicht nachgeholt werden. Wir sprechen jedoch von Nachreifung durch taktile Erlebnisqualitäten. Die Lebens- und Handlungslust wird gefördert und das Körper-Selbst gebildet. Leiberinnerungen können ins Bewusstsein treten, sie werden im Körperdialog unmittelbar sensorisch-motorisch erlebt, wobei die affektive Beteiligung wesentlich ist. In den Leibgesprächen und dem Umgang mit dem Körper ist zu bedenken, dass die zugrunde liegenden frühesten zwischenmenschlichen Vorgänge nicht bewusst erinnerbar sind. Sie liegen in der frühesten Kindheit als Leiberinnerungen (Bauer 2002). Daher kann nicht alles Erleben in Sprache übersetzt werden. Neue Erfahrungen wirken auch heilsam durch den nonverbalen Dialog. Das Gespräch ist jedoch wesentlich, um die bewusst gewordenen Erinnerungen zu besprechen und neue Erlebnisse zu verankern.

Literatur

- Bauer J (2002). Das Gedächtnis des Körpers. Frankfurt/Main: Eichborn.
- Braun Ch (2004). Das Verlangen nach Berührung. Geo 06/2004; 114–40.
- Haag M (2002). Elsa Gindler – von ihrem Leben und Wirken. Hamburg: Christians.
- Kluge F. Kontakt. In: Kluge F (1999). Etymologisches Wörterbuch. Berlin, New York: Walter de Gruyter; 473.
- Montagu A (1980). Körperkontakt. Stuttgart: Klett-Cotta.
- Spitz RA (1988). Vom Dialog. München: Klett-Cotta.
- Stern D (1992). Die Lebenserfahrung des Säuglings. Stuttgart: Klett-Cotta.

III Behandlungsformen

9 Einzeltherapie

Renate Schwarze

In diesem Kapitel sind die wesentlichen Aspekte in der Einzelbehandlung mit Konzentrativer Bewegungstherapie beschrieben. Dabei unterscheide ich die Beratung, die Kurzzeittherapie und die Langzeittherapie. Die Vorgehensweisen sind unterschiedlich. Zu Beginn lässt sich in Fragen, durch die szenische Information, durch das Beziehungsgeschehen, auch im Körperdialog und in der körperbezogenen Diagnostik bestimmen, ob eine kurze oder eine längere Therapiezeit angezeigt ist. Für die aufeinander folgenden Therapiephasen Anfang – Regression – Progression – Aggression – Abschied sind jeweils die wesentlichen Erscheinungen und das Vorgehen in der Behandlung zusammengefasst. In der Beziehungsgestaltung dieser Methode ist die Therapeutin auch handelnd in ihrer leiblichen Präsenz am zwischenmenschlichen Geschehen beteiligt. Der Körperdialog ist durchgehend wesentlich in der Kommunikation zwischen Patientin und Therapeutin. Die Beispiele verbildlichen die praktische Vorgehensweise und die Erfahrungen der Patienten im therapeutischen Prozess.

9.1 Beratung – Kurzzeittherapie – Langzeittherapie

Die KBT ist zu Beginn als Gruppentherapie bekannt geworden, doch zunehmend wurde die Wirksamkeit der Methode auch für einzelne Menschen erkannt. Heute gibt es in der freien Praxis KBT-Therapeuten, die vorwiegend oder ausschließlich in der Einzelarbeit tätig sind.

Während in der Klinik nur kranke Menschen behandelt werden, wenden sich in der Praxis auch Menschen an uns, die in Konfliktsituationen, Lebensübergängen und Engpässen stehen. Sie suchen in einer Beratung nach neuen Wegen und Lösungen, damit sie selbstständig ihren Lebensweg fortsetzen können. Hier unterscheidet sich die Arbeit mit gesunden Menschen, die sich in Krisen befinden, von kranken Menschen, die therapeutische Hilfe brauchen.

In meiner Praxis für Konzentrative Bewegungstherapie unterscheide ich als Behandlungsmöglichkeiten die Beratung, die Kurzzeittherapie und die Langzeittherapie.

Die Vorgehensweise in dieser Methode beinhaltet als wesentliche Elemente:

- das Gespräch
- die Verkörperung der Situation
- die Förderung des Selbstempfindens durch die Hinführung zur Eigenwahrnehmung
- die szenischen Gestaltungen

Wann und in welcher Weise diese methodischen Schritte in den einzelnen Stunden angewendet werden, ist abhängig von den Anliegen und der Persönlichkeit der Patienten und dem therapeutischen Prozess oder der Beratungssituation.

Beratung

Eine Beratung kann zwischen einer und fünf Stunden dauern. Sie ist dann einsetzbar, wenn der Mensch fähig ist, mit einiger Sicherheit in dem eigenen Umfeld zu handeln. Das folgende Beispiel beschreibt zwei aufeinander folgende Stunden.

Eine junge Frau war von heute auf morgen von ihrem Mann verlassen worden. Am Telefon wirkte

sie gesammelt und sagte, dass sie schon dabei sei, eine neue Wohnung für sich zu suchen. Im kurzen Informationsgespräch wurde deutlich, dass die Frau in ein dichtes soziales Netz eingebunden war, in dem sie sich aufgefangen fühlte. Sie wollte ihren Gefühlen näher kommen und mehr Klarheit darüber gewinnen, wie es geschehen konnte, dass ihr Mann sie verließ.
KBT-Angebot:
Ich schlage ihr vor, zwei Bereiche mit Gegenständen zu gestalten: das eine Feld für die Zeit, in der sie mit ihrem Mann zusammen lebte, das andere für das Neue, was sie in Zukunft als Ziel vor Augen hat. Nach der Gestaltung rege ich sie dazu an, in dem Bereich des Zusammenlebens zu verweilen und sich leiblich wahrzunehmen. In ihr bricht sowohl der Schmerz als auch die Wut darüber aus, dass ihr Mann sie verlassen hat. Jedoch wird auch durch die Gegenstände, die sie als Symbole für ihre Interessen gefunden hat, klar, dass sie ihre eigenen Bedürfnisse stark eingeschränkt hatte. Diese will sie nun in dem neuen Lebensabschnitt erfüllen.
Das Ergebnis der Beratung war ihre Einsicht, dass zwar ihr Mann die Entscheidung traf, sie jedoch innerlich die Trennung ebenso vorbereitete. Damit war die Beratung nach zwei Stunden abgeschlossen. Ich vereinbarte jedoch mit dieser Frau, dass sie sich bei Bedarf wieder an mich wenden könne.

In diesem Fall stand zu Anfang das **Gespräch**. Ihre inneren Bilder ließ ich sie **szenisch** mit Gegenständen darstellen. Indem sie sich im Bereich des Vergangenen und des Zukünftigen in ihren jeweiligen Körperhaltungen und Gefühlen wahrnehmen konnte, **verkörperte** sie die Situation.

Kurzzeittherapie (ca. 5–30 Stunden)

Die Kurzzeittherapie eignet sich besonders für psychisch offenbar »gesunde« Patienten, die unter leichten Depressionen, Angst oder Beziehungskonflikten leiden. In den 1950er Jahren wurden Kriterien für geeignete Patienten entwickelt.
»Der Patient sollte mindestens eine haltende Beziehungserfahrung aus der Kindheit erinnern, er sollte aktuell in ein Beziehungsnetz durch Familie, Freunde, Arbeitssituation oder andere Gruppierungen eingebunden sein. Wesentlich sind seine realistische Zielsetzung und eine Motivation, Situationen und eigene Einstellungen zu verändern.« (Sifneos 1999, S. 199)

Gespräch und Verkörperung

Patientin und Therapeutin sitzen auf dem Stuhl; die Therapeutin weist auf die Sitzfläche, die Lehne hin. Im übertragenen Sinn zeigt sich, dass die Patientin keinen Boden unter den Füßen hat, etwa wenn sie die Füße unter den Stuhl klemmt oder wenn sie vorne auf dem Stuhl sitzt, immer auf dem Sprung.
Wir arbeiten heraus, dass sie unsicher ist und sich weder hier noch in ihrem Alltagsleben Hilfe nimmt.

Förderung der Eigenwahrnehmung

Unterschiedliche differenzierte Berührungen durch die Therapeutin oder von ihr angeleitet durch die Patientin selbst ermöglichen dieser das Empfinden für die eigene Kontur und Gestalt. Auch mit Gegenständen, z. B. einem Filzball, der über die Beine und Füße abgerollt wird, kann das Selbstempfinden und damit die Eigenständigkeit gestärkt werden.
Im übertragenen Sinn erforschen Patientin und Therapeutin, wie und wo der eigene Stand im Leben ist.

Szenische Gestaltung

Mit Materialien kann die momentane Lebenssituation gestaltet, verbildlicht angesehen und auch verändert werden. Ebenso eignen sich Gegenstände dazu, das Beziehungsnetz oder Ziele bildhaft darzustellen. Die szenischen Gestaltungen betrachten die Therapeutin und die Patientin gemeinsam, im Gespräch entwickeln beide Lösungsmöglichkeiten.

»Eine Fixierung auf traumatische Ereignisse sollte vermieden werden und die Aufmerksamkeit eher auf die gesunden Ich-Anteile (Ressourcen), eigene geglückte Lösungen von Lebensaufgaben und Krisensituationen gelenkt werden, um eventuell auftauchenden Abhängigkeitswünschen des Patienten adäquat zu begegnen.« (H. Lechler 2005, S. 93)

Das folgende Beispiel veranschaulicht, wie in der KBT das Anliegen der Patientin herausgearbeitet werden kann.

Frau P. kommt mit dem Symptom Rückenschmerz: »Ich tue alles, es wird nicht besser.« Als Ziel formuliert sie: »Ich will die Regierung nicht mehr tragen«, als Gegenstand dafür nimmt sie ein »kuscheliges« Kissen. Als ich sie frage, was sie ohne ihre Schmerzen täte, sagt sie: »ein Lotterleben führen«. Sie nimmt bunte Murmeln in die Hand und es stellt sich heraus, dass diese ihre vernachlässigten Interessen verkörpern.

Sie ist eingebunden in ihre Familie. Aus der Darstellung der Familie mit Steinen ergibt sich, dass sie (ein runder Stein) sich zwischen ihrem Mann (einem kantigen Stein) und ihrem Sohn (einem rauen Stein) befindet. Durch diese Darstellung erkennt sie und spürt es leiblich, dass sie sich eingeengt fühlt. Sie legt den Stein, den sie für ihren Sohn wählte, näher zum Vater. Den runden Stein, den sie für sich nahm, legt sie näher zu ihrem Mann und dicht daneben ein paar Murmeln für das, was sie gerne tut.

Hier zeigt sich bildhaft ihr Wunsch nach mehr Autonomie. Die bunten Murmeln verkörpern ihre Interessen, der Stein, den sie näher zum kantigen Stein legte, den Wunsch nach mehr Nähe zu ihrem Mann.

Frau P. entschied sich, zehn Stunden zu kommen, mehr könne sie nicht bezahlen. Ich war einverstanden, zumal ihr soziales Umfeld, ihre Einbindung in die Familie, sicher wirkte.

Ihr Anliegen ist zu Beginn auch, »dass ich mich mehr spüren kann«. Dies gelingt ihr am besten dadurch, dass sie sich im Sitzen mit einem Filzball abrollt. Unter den Füßen erfährt sie das Feste durch einen Tennisball: »Manchmal bin ich zu weich, deshalb brauche ich das Feste an mir.« Sie drückt gegen den Tennisball und gibt wieder nach: »Dagegen drücken und wieder nachgeben. Beides ist wichtig für mich.« Das Spiel mit dem Widerstand fördert bei der Patientin ihre Selbstwahrnehmung.

In den ersten Stunden hatte sie ihre Angst vor Aggressionen ausgesprochen. Wir fanden gemeinsam heraus, dass sie »direkte« Aussagen von sich selbst als Aggression empfand. So war sie z. B. misstrauisch, dass ich ihr »etwas unterjubeln« würde. Es war ein Wagnis für sie, mir dies klar zu sagen und ihre ambivalenten Gefühle mir gegenüber zuzulassen.

Liegen wollte sie zunächst nicht, »dann fühle ich mich klein und hilflos«. In der achten Stunde ist sie erschöpft und ist bereit zu einem Versuch im Liegen. Vorher rege ich sie dazu an, sich körperlich in ihrer »Länge und Breite« zu spüren. Sie bemerkt, dass sie »einen Luftraum um sich hat«, nimmt sie diesen wahr, fühlt sie sich »selbstbewusster«. Mit diesem Selbstbewusstsein findet sie einen Liegeplatz im Raum. Auf dem Rücken liegend fühlt sie sich breit und lang und dicht mit dem Boden verbunden. Weite empfindet sie in ihrem Brustkorb und Bauch. Früher wurde sie »Bohnenstange« genannt. Jetzt empfindet sie den Brustkorb »wie ein Fässchen mit Flügeln. Ich kann jetzt atmen wie noch nie«.

Frau P. hatte als Ziel angegeben, sie wolle »die Regierung abgeben«; sie hatte das Anliegen, sich selbst mehr zu spüren. Sie war von Kindheit an gewohnt, für andere da zu sein, hatte Angst vor Verlusten, wenn sie sich eigenen Interessen zuwandte.

Als »Bohnenstange« war sie verlacht worden; ihr Selbstbewusstsein stärkte sie also durch vermehrte Verantwortung, mit der sie sich belastete. Dennoch war sie eine »recht gesunde Frau«, die im Rahmen dieser kurzen Zeit Einsichten gewann und neue Möglichkeiten fand, mit sich und ihrem Lebensumfeld umzugehen. Die Übertragung aus der Therapiestunde in ihre Umgebung gelang ihr.

Vor allem änderte sie das Bild einer »Bohnenstange«, indem sie sich in ihrer Form und mit ihrem Atemraum wahrnehmen konnte. Als Ergebnis formulierte sie: »Ich kann jetzt bitten, das konnte ich nicht, mein Mann nimmt mir jetzt mehr ab. Für mich habe ich jetzt mehr Freiraum gewonnen.«

Das Anliegen der Patienten ernst zu nehmen und in der Zusammenarbeit realistische Ziele herauszufinden, steht in der Kurzzeittherapie im Mittelpunkt.
»*Die Ziele dieser Therapie beschränken sich nicht nur auf die Lösung der sich ergebenden Schwierigkeiten, welche Symptome oder Probleme in der Beziehungsgestaltung sein können, sondern auch darauf, dem Patienten das Werkzeug zu geben, mit diesen Problemen zukünftig umgehen und sie lösen zu können. Dazu sollte der Patient lange nach der Therapie fähig sein.*« (Sifneos 1999, S. 201)

Langzeittherapie (ca. 60–80 Stunden oder mehr)

In Gesprächen, bei denen ebenso der Körperdialog berücksichtigt wird, kann in den ersten Stunden erfasst werden, ob ein längerer Prozess nötig ist. Dies ist immer dann angezeigt, wenn frühe Defizite oder Verluste des Menschen deutlich werden. Auch schwere Traumata und psychosomatische Erkrankungen erfordern häufig eine längere Therapiezeit. Diese Menschen schildern ihre körperlichen Beschwerden. Sie beklagen, dass sie wenige und nur oberflächliche persönliche Kontakte haben und keine Bindungen eingehen können. Sie ziehen sich zurück, trauen sich wenig zu, geben schnell auf und Ängste bestimmen ihr Leben, manchmal lehnen sie ihren Körper ab.

Eine junge Patientin, Frau B., steht an der Schwelle meines Raumes und schaut sich um. Sie habe Angst vor Kontakten, vor Berührungen, ziehe sich zurück und sei unruhig, wenn sie allein zu Hause sei. Ihr Bruder sei mit einer Psychose in der Klinik. Sie findet es »komisch«, wenn ich sie mit ihrem Familiennamen anrede, und ebenso, wenn ich sie mit ihrem Vornamen nenne. Sie wisse nicht mehr weiter in ihrem Leben.
Ich begleite sie durch den Raum, bis sie einen Platz nimmt. Es ist Frau B. möglich, Gegenstände für ihre Bezugspersonen zu finden, nachdem sie lange überlegt hat, wem sie ein wenig nahe steht. Einen Halbedelstein wählt sie für den telefonischen Kontakt zu ihrer Freundin und eine blaue Kugel legt sie daneben für ihre Mitbewohnerin. Eine geballte Faust, die unter anderen Gegenständen in meinem Regal liegt, fällt ihr ins Auge, die verkörpert für sie Kraft, sie möchte sich durchsetzen können in ihrem Leben.
In dieser Gestaltung wird deutlich, dass diese Patientin symbolisieren kann, weil sie Zugang hatte zu dem, was die Gegenstände für sie verkörpern konnten. Sie war jedoch ohne Vertrauen und Ich-Grenzen und konnte deshalb keine notwendigen sozialen Kontakte knüpfen. In ihrer Gestaltung und im Gespräch zeigte sich, dass es ihr schwer fiel, Zuwendung oder Kritik von anderen entgegenzunehmen. Von ihrer Ursprungsfamilie hielt sie sich fern, da sie Grenzüberschreitungen befürchtete. In der zweiten Stunde ließ sie sich bei ihrem Vornamen nennen und bekannte sich dadurch zu ihrem »Eigenen«.

In den ersten Stunden wurde deutlich, dass es sich bei der Patientin um eine Ich-strukturelle Störung mit geringem Strukturniveau handelt. Sie hatte keine »Daseinsgewissheit«. Deshalb planten wir in der fünften Stunde einen längeren Therapieverlauf und legten vorläufig keine Stundenanzahl fest.
Struktur betrifft das Selbst in der Beziehung zu den anderen (Rudolf et al. 2002).
Störungen der Struktur in der Bildung der Persönlichkeit setzen in frühem Entwicklungsalter an und erfordern Nachreifungsmöglichkeiten im zwischenpersönlichen therapeutischen Prozess. Die Patienten sind darauf angewiesen, dass das fehlende Grundvertrauen entwickelt wird.

»Was diese Patienten vor allem brauchen, sind gute heilsame leibliche Erfahrungen, die ihnen zeigen, dass die Intimität mit sich selber und das Zusammensein mit anderen angenehm sein kann. Die Patienten brauchen ›Daseinserlaubnis‹, Mut sich auszudrücken und Möglichkeiten zu intersubjektivem Austausch, die ihnen die Versagens- und Katastrophenangst überwinden hilft.«
(Schwarzmann u. Hochgerner 2000, S. 136)

9.2 Der Anfang

Sowohl in der Kurzzeittherapie als auch in der Langzeittherapie stellt sich am Anfang der Behandlung verdichtet die Thematik der Patientin dar. In der freien Praxis beginnt dies mit einem Telefonanruf, in dem sich die Patienten informieren; hier bahnt sich ein Kontakt an. Läuft der Anrufbeantworter, auf dem die Therapeutin ihre Sprechzeiten angibt, so ist es bereits wesentlich für die Patienten, ob sie diese Stimme vertrauensvoll stimmt.
In der freien Praxis ist vor dem ersten Termin telefonisch die Kostenfrage zu besprechen, vor allem, weil in den meisten Fällen die Krankenkasse keine Kosten übernimmt. Wenn eine Möglichkeit besteht, sollte auch dies telefonisch abgeklärt werden. Das Honorar wird am Telefon genannt.

Die erste Stunde

Wesentlich ist die erste Begegnung. Schon an der Tür wirkt der erste Blick und Händedruck, hier wird in kürzester Zeit eine Fülle von unbewussten Informationen ausgetauscht. Die Therapeutin nimmt den Menschen bewusst wahr.

Eine neue Patientin ist, als ich die Türe öffne, nicht zu sehen; sie steht seitlich an der Wand angelehnt und ich sehe sie erst, als ich vor die Türe trete und sie dort empfange. Als wir uns die Hand geben, entschuldigt sie sich für ihre kalte Hand. Ich sage, ihre Hand fühle sich fest an; dadurch kommen wir in Kontakt.

In der ersten Stunde ist in der freien Praxis vor allem abzuklären: »Stimmt der Draht«, ist eine Zusammenarbeit möglich? Besteht ein Zugang zu dieser Therapieform oder ist eine andere angezeigt? Wird ein gezieltes Anliegen vorgetragen?
In der freien Praxis haben sich die Patienten selbst entschieden, zu einem Kontaktgespräch zu kommen. In der Klinik werden dagegen die Patienten meistens vom Team für die dort praktizierten Therapiemethoden ausgewählt. Sie bleiben je nach den Voraussetzungen in der Klinik 6–12 Wochen oder länger dort. KBT-Einzeltherapie findet in der Klinik wenig statt, hier steht die KBT-Gruppe im Vordergrund.

Anamnese

In meinem 45 qm großem Raum stehen in einer Ecke zwei Stühle schräg gegenüber; ich habe dort einen festen Platz. Die Patienten können von ihrem Stuhl aus meinen KBT-Raum überblicken. Dies ist eine Alltagssituation, die in einem fremden Raum Sicherheit geben kann. Die Patienten sprechen über gegenwärtige Beschwerden, über die auslösenden Faktoren und manchmal auch über die aktuellen Konflikte, welche zu den Störungen geführt haben. Je nach Persönlichkeit der Patienten und des Störungsbildes ist die Beschreibung flüssig, stockend, mit Pausen durchsetzt oder schnell und gehetzt.
Die Therapeutin informiert sich durch gezielte Fragen an die Patientin:

- Kam sie durch Zuweisung oder Empfehlung?
- Gab es Besuche und Behandlungen bei Ärzten und oder Psychotherapeuten und wie lange war dort die Behandlung?
- Welches Anliegen schildert sie und wie wird es dargestellt (klagend, unbeteiligt, dramatisch usw.)?

- Werden körperliche Symptome, seelisches Leiden oder familiäre Schwierigkeiten genannt?
- Gibt es eine Verbindung zwischen körperlichen, seelischen oder anderen Zuständen und sind deren Zusammenhänge der Patientin bewusst?
- Wann und wodurch wurde der aktuelle Zustand ausgelöst?
- Wie wird die Biographie dargestellt? Dazu gehören der familiäre Bezugsrahmen und die Ursprungsfamilie.

Manche Patienten beginnen gleich zu sprechen, aber wenn sie schweigen, spreche ich zuerst und stelle ihnen die KBT vor, sodass die Patientin weiß, dass sie selbst in den Stunden bestimmen und mitbestimmen wird. Ich zeige mein Interesse an ihrem Anliegen, dies ist die Vorraussetzung für die Vertrauensbildung.
Ich nehme die Patientin und mich selbst wahr: ihre Erscheinung, die Kleidung, den Blick, die Haltung, die Stimme, aber auch ihre Wirkung auf mich, meine Haltung, meine Stimme, die Art, wie ich Blickkontakt aufnehme oder vermeide.
Die Aufgabe der Therapeutin ist es, bei den jeweiligen Themen Mimik, Gestik, Spannungsgrad der Bewegungen und Haltungen, Stimme und Wortwahl wahrzunehmen. Zu beachten ist dabei, dass nicht alle Signale gleichzeitig beobachtet werden können. Ebenso ist es bedeutsam, ob bei der Patientin und ihren Äußerungen bestimmte Sinneskanäle im Vordergrund stehen. Sowohl Patientin als auch Therapeutin bevorzugen manche Sinneskanäle, mit denen sie kommunizieren. Daraus ergibt sich, dass die Therapeutin ihre eigene Präferenz kennen soll und wahrnehmen soll, auf welchen Sinneskanälen sie von der Patientin angesprochen wird (Gräff 2000, S. 168).

Szenische Information

Hier dominiert das Erleben der Situation mit all seinen Gefühlsregungen und Vorstellungsabläufen, auch im Schweigen (Argelander 1970, S. 14) und in der KBT besonders im Handeln der Patientin und der Therapeutin.

Der selbst gewählte Platz

Nach dem Gespräch auf den Stühlen lade ich die Patienten dazu ein, sich einen eigenen Platz im Raum zu wählen. Ich weise dann auf die Möglichkeit hin, den Stuhl zu verändern oder eine andere Sitzgelegenheit zu wählen. Auch ein Teppich steht zur Verfügung und aufeinander gelegte Matten, die an ein Sofa erinnern.

Eine Frau setzt sich sofort auf einen dicken Teppich: »Er sieht so einladend aus.« Sie lädt mich ein, mich ebenfalls auf den Teppich zu setzen. Das erscheint mir sehr nah. Ich schlage ihr vor, mich an den Rand des Teppichs zu setzen und ihr mehr Raum zu lassen. Damit sind wir sofort bei ihrem Anliegen: Sie will endlich sich selbst spüren; alle in der Familie kämen ihr »zu dicht« und auch sonst könne sie sich nicht abgrenzen.
Erstaunt bemerkt sie, dass sie selbst unsere Nähe gleich zu Beginn eingeleitet hatte. Hier wurde die Ambivalenz der Patientin deutlich: Sie forderte dazu auf, ihr nah zu sein, und fühlte sich gleichzeitig eingeengt.

Die erste eigene Platzwahl kann sowohl die momentane Lebenssituation »verkörpern« wie in dem vorangegangenen Beispiel. Ebenso kann jedoch durch die erste Platzwahl auch das Anliegen der Patienten erkennbar werden.

Ein Patient stellte seinen Stuhl von dem dunkleren Platz ans Licht. Ihm wurde deutlich, dass er sich auch in seinem Berufsleben davor scheut, klar Stellung zu beziehen.

Angebote zum Vorgehen:

- Ich habe neben meinem Stuhl auf der Heizung Sandsäckchen liegen. Wenn etwa die Patientin sagt: »Ich habe den Boden unter den Füßen verloren«, lege ich ihr, wenn sie damit einverstanden ist, Sandsäckchen unter die Füße. Wiederholt stellte ich fest, dass die Patienten dadurch mehr Sicherheit gewannen und leiblich spürten, wie sich »der Boden unter den Füßen« anfühlt.

- Wenn die Patienten mich mit Informationen überschwemmen, nehme ich an, dass sie Halt brauchen, und halte ihren Redefluss an, indem ich sage: »Lassen Sie mir etwas Zeit, Ihnen zu folgen, ich bin noch beschäftigt mit Ihrem letzten Satz.« Auch hier sind Sandsäckchen unter den Füßen eine Möglichkeit für die Patienten, innezuhalten und Halt unter den Füßen zu finden.
- Die Vorlieben und Stärken in der ersten Therapiestunde anzusprechen, fördert ein ressourcenorientiertes Vorgehen.

Der Spaziergang durch den Raum

Es ist auch möglich, mit den Patienten durch den Raum zu gehen. Ich wähle die Bezeichnung »Spaziergang«, da die Patienten durch dieses Wort eine Verbindung zum Alltag knüpfen können. Bei diesem Gang stelle ich die Möglichkeiten in dem Raum vor. Dabei nehme ich wahr, in welcher Weise sie sich für den Raum interessieren, die Gegenstände betrachten, ob sie spontan zugreifen oder eher mir zugewandt sind und ob sie Aufforderungen von mir erwarten.

Die selbst gewählten Gegenstände

Wenn eine Patientin sich für einen Gegenstand interessiert, fordere ich sie dazu auf, ihn in die Hand zu nehmen.

> Eine Patientin mit Angstzuständen nimmt in der ersten Stunde eine Rassel auf, die drückt Bedürfnis nach eigener Bewegungsfreiheit aus. Es gelingt ihr auch in der ersten Stunde, ihren eigenen Rhythmus im Gehen mit der Rassel zu finden.

Es ist dem Ermessen der Therapeutin überlassen, ob sie auch hier schon eine Handlung vorschlägt. Diese Art der Arbeit ist für die Patienten fremd und es ist hilfreich, wenn die Therapeutin die Patientin begleitet, bis sie die passenden Gegenstände findet. Ich sage etwa: »Das ist jetzt neu und vielleicht fremd für Sie, lassen Sie sich Zeit.«

> Eine Patientin ist interessiert an meinen Holzkugeln; ich ermuntere sie, eine Kugel zu nehmen. Da wir zuvor von ihren persönlichen Schwierigkeiten gesprochen hatten, bitte ich sie, einen Gegenstand hierfür zu nehmen und einen Gegenstand für das, was gut ist in ihrem Leben. Den unangenehmen Gegenstand, eine Spirale aus Stacheldraht (Abb. 9-1a), legt sie weit weg von ihrem Platz. Zwei Gegenstände für »das Gute« legt sie neben sich.
> Angstmindernd ist für die Patientin, dass wir erst »das Gute« im Auge behalten und uns dann dem Bedrohlichen im Laufe der Zeit annähern können. Die feste Holzkugel (Abb. 9-1b) gibt ihr sicheren Halt in dieser neuen Umgebung.

Es ist angezeigt, die Patienten nicht mit Fragen zu überhäufen. Die Fragen entwickeln sich im Gespräch, aus den Inhalten, die Patienten von sich aus mitteilen.

Vier weitere Stunden

Wenn in der ersten Stunde ein Kontakt möglich wurde, schlage ich den Patienten vier weitere Stunden vor, in denen Patientin und Therapeutin gemeinsam entscheiden können, ob die Therapiestunden im Rahmen einer kurzen, einer längeren oder einer langen Therapie festgelegt werden. Bei dieser Vereinbarung werden ebenfalls die Vorstellungen und realistischen Möglichkeiten (Zeit, Geld, Wohnort) der Patienten berücksichtigt.
Es wird ebenfalls geklärt, ob die Therapiestunden einmal in der Woche oder alle 14 Tage stattfinden. Wenn der Wohnort weiter entfernt liegt, können auch Doppelstunden in größeren Zeitabständen abgesprochen werden. Die Flexibilität der Therapeutin ist hier nötig.

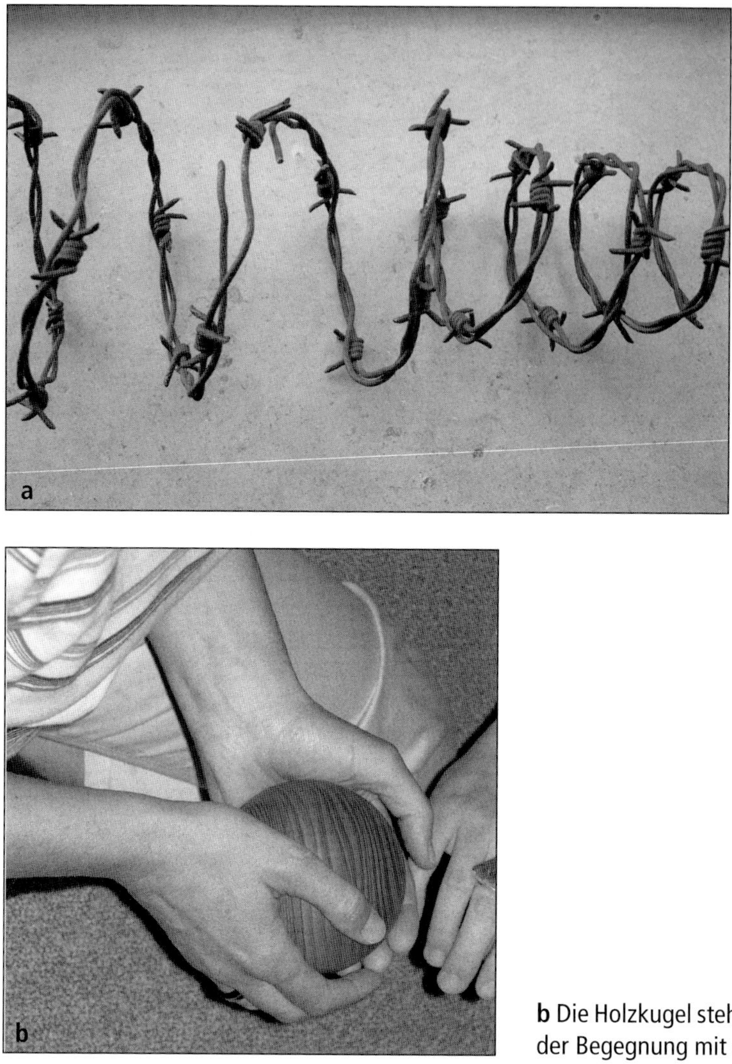

Abb. 9-1 Selbst gewählte Gegenstände einer Patientin:
a Die Spirale aus Stacheldraht verkörpert das Unangenehme in ihrem Leben.
b Die Holzkugel steht für das Gute und gibt Halt in der Begegnung mit dem Bedrohlichen.

Die Patienten bekommen in den ersten Stunden auch einen Einblick in die Vorgehensweise der KBT. Die Therapeutin macht sich ein Bild über den Körperausdruck und das Körpererleben der Patienten. Ebenfalls kann sie die Patienten dazu anregen, in einer dieser Stunden ihre Gegenwartsfamilie und die Ursprungsfamilie mit Gegenständen aufzustellen; dadurch wird der familiäre Hintergrund sichtbar. Diese Stunden dienen der Diagnostik. Wesentlich ist auch, gemeinsam herauszufinden, wo die Stärken der Patienten zu finden sind. Eine Vertrauensbasis zu legen ist die Voraussetzung für die zukünftige Zusammenarbeit. Dafür ist erforderlich, dass die Therapeutin sorgfältig darauf achtet, zu welchen Mitteln der KBT die Patienten Zugang haben – ob etwa der Umgang mit Gegenständen leicht fällt, eher die Platzwahl angezeigt ist oder mehr Anregungen zur Selbstwahrnehmung zu geben sind. So wird ein Einblick in die Ressourcen und die Defizite möglich und es lassen sich Behandlungsansätze finden.
Diese Stunden dienen Patientin und Therapeutin auch dazu, herauszufinden, ob beide bereit

sind, »eine gemeinsame Reise« (Yalom 2002, S. 21) anzutreten.

KBT-Diagnostik

In Kliniken wird die Konzentrative Bewegungstherapie im Rahmen eines Behandlungskonzeptes angewandt. Diagnosen stehen meistens fest, sie sind beschrieben und stehen allen Therapeuten zur Verfügung. Dennoch sollte eine spezifische KBT-Diagnostik durchgeführt werden.
In der freien Praxis hat die Therapeutin keine Unterlagen der Patientin zur Hand, sie kennt nicht die »Krankengeschichte«. Sie verlässt sich auf ihre Wahrnehmung, ihr methodisches Wissen, ihr Können, ihre Erfahrung, das theoretische Konzept der KBT und auf die Informationen der Patienten.

Die Therapeutin

Um sich selbst differenziert wahrzunehmen, kann sich die Therapeutin folgende Fragen stellen:

- Wie verhalte ich mich im Körperdialog?
- Bin ich auf die Patientin oder den Patienten eingestellt?
- Was ereignete sich bei mir, bevor die Patientin kam?
- Gebe ich ihr die Hand, schaue ich länger oder kürzer zu der Patientin?
- Lasse ich Raum zwischen mir und der Patientin?
- Lasse ich Pausen zu?
- Spiegle ich die Mimik der Patientin wider oder lasse ich eigene Mimik zu?

Beziehungsdiagnostik: Phänomene in der ersten Stunde

»*Patient und Therapeut stehen bei der KBT wie bei anderen tiefenpsychologischen Verfahren in einem psychodynamisch hochgespannten Feld von Kampf und Flucht, von Gewährung und Versagung. Dazu kommt hier, dass der Therapeut für den Patienten konkrete leibhaftige Umwelt ist.*« (Stolze 1989, S. 47)
»*Ich gehe von einem Schwerpunkt in der KBT aus, der sich an der Beziehungsdynamik und Beziehungsarbeit ausrichtet. Somit ist die Beobachtung und das Erkennen der Übertragung und Gegenübertragung ein grundlegendes Arbeitsmittel. Übertragung ist ein dynamisches Geschehen, welches sich am Prozess entfaltet und immer wieder neu definiert wird. Nun interessiert in der Erststunde, welche Übertragungsphänomene gleich zu Beginn erkennbar sind.*« (Eulenpesch 1997, S. 22)

Herr P. und ich begrüßen uns mit einem festen Händedruck, unsere Blicke treffen sich im gleichen Augenblick, Zusammentreffen und Stimmigkeit. Danach wird das Fremde deutlich. Herr P., Bankdirektor, ist elegant gekleidet, er trägt eine Seidenkrawatte, die Hosen haben perfekte Bügelfalten. Ich komme mir deplaziert vor, in Strümpfen und lockerer Arbeitskleidung. Als er meinen KBT-Raum betritt, meint er, es sähe aus wie in einem Spielzimmer. Wenn seine Kollegen ihn sähen, würde er ausgelacht und er könne sich gar nicht vorstellen, was und wie man hier ernsthaft arbeiten könne. Ich zeige Verständnis für sein Befremden und frage ihn nach seinem Arbeitsraum; dabei tritt er fast hautnah an mich heran. Ich biete ihm einen Sessel an, setze mich im Abstand ihm gegenüber und gewinne mehr Sicherheit.
Herr P. klagt über Herzbeklemmung, zeitweise Ängste und einen Schreibkrampf, immer wenn er seine Unterschrift geben soll. Er ist verheiratet, hat einen Sohn, die Eltern leben noch. Sie waren leistungsorientiert wie der Sohn. Sie gönnten sich keinen Urlaub. Herr P. beklagt seine geringe Freizeit.

Körperdialog

Herr P. dreht sich körperlich von mir weg und sieht mich mit schräg gehaltenem Kopf an. Ich bin ebenfalls in Versuchung mich zu verzwirbeln und empfinde, dass wir miteinander verdreht sind.
Bei dieser Wahrnehmung fühle ich mich unangenehm verschraubt. Ich entwirre mich, indem ich

mich anlehne, also mehr Abstand nehme und die Arme auf die Lehnen lege. Die Beine halte ich übereinander geschlagen. Der rechte Fuß steht sicher auf dem Boden. Daraufhin fragt Herr P., ob er sein Jackett ausziehen dürfe. Meine Antwort wartet er nicht ab. Im Oberhemd, mit gelockerter Krawatte sitzt er da, legt seine Arme ineinander, schlägt die Beine übereinander und sieht mich erwartungsvoll an. Ich sage, ich fände es interessant, dass wir uns nun anders gegenübersäßen. »Man kann es sich hier wohl bequem machen«, äußert Herr P.
Im Beziehungsgeschehen zeigte sich folgender Verlauf: An der Türe gaben wir uns die Hand, die Blicke trafen sich. Danach wurde das Fremde deutlich. Fremdheit ist ein Erlebnis von Trennung. Er trat mit mir in nahen Kontakt, dadurch wurde körperlich die Distanz überwunden. Mit Worten dagegen sprach er die Unterschiede an: seinen Raum, meinen Raum. Den Hinweis auf »die Kollegen« verstand ich im Übertragungsgeschehen als sein strenges Über-Ich. Mein Raum dagegen und ich in ihm verkörperten für ihn die abgewertete Bedürfnisseite. Dies verstand ich durch mein Gefühl, »deplaziert« zu sein in der »lockeren Kleidung«.
Irritiert war ich durch den Kontrast, den ich empfand zwischen der körperlichen Nähe, die er herstellte, und seinen distanzierten Worten. Ich vermutete einen Konflikt zwischen Abhängigkeit und Autonomie mit Trennungsangst.
Im Körperdialog spürte ich leiblich seinen Zustand und nahm dann wieder meine eigene Körperhaltung ein. Dies hatte zur Folge, dass Herr P. für sich selbst die Initiative ergriff und seine Kleidung lockerte. Indem ich ihn fragte, in welcher Weise er es bequem fände, ermutigte ich ihn, sich selbst wahrzunehmen.

Körperliche Gegenübertragung

Die Selbstwahrnehmung der Therapeutin ist hier ausschlaggebend:

- Nehme ich wahr, dass meine Körperhaltung sich verändert, während ich mit dem Patienten in Kontakt bin?
- Wie und wo bemerke ich diese Veränderung?
- Wie erlebe ich meinen Spannungszustand und den Atem?
- Wie verändere ich diesen Zustand, um wieder zu meiner eigenen Haltung zurückzukehren?

Bildhafte Darstellung mit Gegenständen

Schon in den ersten Stunden kann die bildhafte Darstellung der Gegenwartsfamilie oder der Ursprungsfamilie eine diagnostische Hilfe sein. Es ist jedoch mit der Patientin zu besprechen, ob sie die Bereitschaft dazu hat. Mittels Gegenständen werden die Familienmitglieder symbolisch aufgestellt und einander zugeordnet. Aus dem Bild ist phänomenologisch zu entnehmen, welchen Gegenstand die Patientin für welches Familienmitglied nimmt und welchen Ort sie jedem Einzelnen in Nähe und Abstand gibt.
Die Fragen an die Patientin ergeben sich aus dem Erscheinungsbild:

- Wo ist ihr Platz in der Familie?
- Wie ordnet sie die Familienmitglieder einander zu?
- Wen sieht sie als dazugehörig an?

Nähe und Abstand: Eine Patientin legt den Gegenstand für ihre Kinderfrau nah zu sich, stellt jedoch den Gegenstand für die Mutter in unerreichbare Entfernung.

Zuordnung eines Gegenstandes: Eine Patientin nimmt für ihren Vater einen Stoffaffen von etwa einem Meter Größe (Abb. 9-2), der in sich zusammenfällt und ein beklagenswertes Bild abgibt. Sie bemüht sich, ihn aufzurichten, was ihr nicht gelingt. Während sie mit dem Affen befasst ist, sagt sie, er sei meistens traurig und häufig krank gewesen.

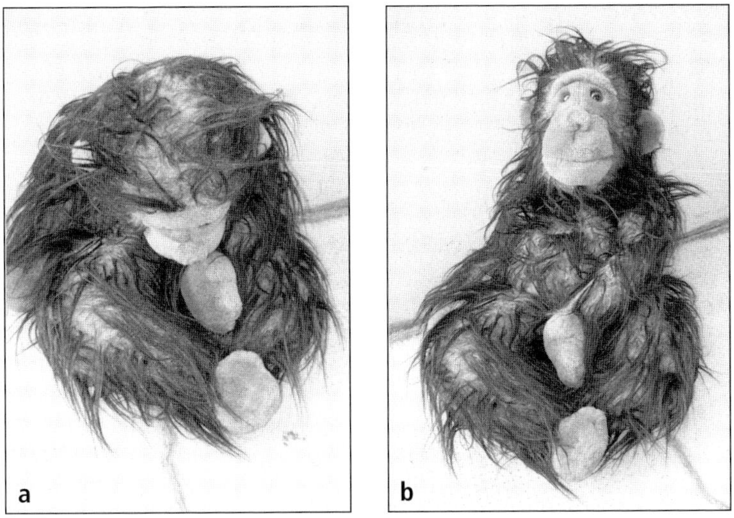

Abb. 9-2 a, b Stoffaffe, der von einer Patientin als Gegenstand für ihren Vater gewählt wurde.

Körperdiagnostik

In den Grundhaltungen, die ein Mensch immer wieder einnimmt, äußert sich sein jeweiliger Zustand: Gehen, Stehen, Sitzen, Liegen. In diesen Haltungen finden innere Bewegungen Ausdruck, die auch nach außen sichtbar werden können. Menschen sind äußeren Ereignissen und von innen kommenden Stimmungen ausgesetzt, die sie leiblich beeinflussen. Hinzu kommt, dass der Körper ein »Gedächtnis« hat, in dem sich Prägungen und emotionale Ereignisse, die im Leben stattgefunden haben, auswirken. Die emotionale Bewegung kann im Dialog mit der Patientin gefunden werden; sie zeigt sich auch im Weinen und heftigen Körperbewegungen.

Wir sind abhängig von Naturgesetzen. Von außen wirken die Gesetze etwa der Schwerkraft oder des Klimas, von innen die Funktion des lebendigen Organismus.

Ein Element des Körperausdrucks ist der Spannungszustand. »Ich bin verspannt, angespannt, verkrampft, schlapp, schwer«, dies sind Mitteilungen, die eine KBT-Therapeutin schon zu Beginn hört. Für die Vorgehensweise der Therapeutin ist wichtig, dass sie sich am Phänomen orientiert.

Stehen in der Überspannung:
Die Gelenke sind häufig durchgestreckt, das ist in der Regel an den Kniegelenken zu sehen, der Rücken ist durchgestreckt, die Hände ineinander verschlungen, die Arme nah an den Brustkorb gedrückt.

Herr M. steht so vor mir und entdeckt, dass ihm diese Fixierung Halt gibt. Halt von außen zu bekommen zieht er nicht in Betracht; dies kennt er nicht aus seiner Lebensgeschichte. Ich bitte ihn, diese Haltung zu verstärken und wieder zu lösen und auf den Kontakt zum Boden zu achten. Dies gibt ihm die Möglichkeit, zunehmend auch Halt am Boden zu finden; er löst seine Hände voneinander, lässt die Arme an den Seiten hängen und atmet tief auf. »Der Boden ist stabil«, sagt er und sieht mich dabei an.
Ich erkenne diagnostisch, dass Herr M. sich autark in der Welt orientiert. Er hält sich durch die Verspannung an sich selbst fest. Die therapeutische Intervention ermöglicht ihm, auch außen, am Boden und in der Beziehung zu mir durch den Blick Halt zu erfahren.

Stehen in der Unterspannung:
Die Füße sind durchgetreten, die Knie leicht gebeugt, der Oberkörper sinkt nach vorne, die Arme und Hände wirken schlaff, der Rücken ist gebeugt, die Mundwinkel hängen nach unten.

Frau H. fühlt sich schwach und ohne Lebensmut. Es hilft ihr dann im Sitzen, die Beugung des Oberkörpers zuzulassen und dabei die Traurigkeit über einen Verlust zu beweinen.
In ihrer Haltung erkenne ich, dass etwas sie niederdrückt. Sie konnte bisher nicht erkennen, wie traurig sie ist. »Ich musste mich immer zusammennehmen«, Gefühle zu zeigen war in ihrer Familie nicht üblich. Ein Stab in ihren Händen hilft ihr, sich wieder aufzurichten.

Es ist sinnvoll, Spannungszustände erst zu erkunden, um herauszufinden, was sie aussagen; dann können Veränderungsmöglichkeiten erprobt werden.

Sitzen:

Herr U. sitzt ohne Lehne, seine Beine hat er verschränkt unter den Sessel geklemmt, er balanciert auf den Zehen, der Kopf ist nach hinten überstreckt, das Kinn vorgestreckt. Die Arme halten sich gegenseitig nah am Oberkörper. Es sei ihm zu eng, auch im Zusammenleben mit seiner Freundin finde er nicht genügend Raum. Er sei immer verspannt. Sein Anliegen ist, seinen Raum auch in ihrem Beisein nutzen zu können.
Ich sehe, wie er sich selbst einengt. Aus dieser Wahrnehmung biete ich ihm an, seinen Platz zu verändern. Er nimmt den Stuhl und setzt sich in etwa 3 m Entfernung von mir hin. Dort stellt er die Füße auf den Boden, legt die Arme auf die Lehne, sein Kinn ist wie zuvor nach vorne gestreckt. »Hier fühle ich mich freier und kann Sie noch gut sehen.«
Herr U. kann seinen Raum nach außen nicht nutzen. Er ist gewohnt zu denken und kommt nur schwerfällig ins Handeln, wie er mir sagte. Der andere Ort und die Entfernung von mir ermöglichen ihm, diesen Platz voll und ungestört einzunehmen. Sich selbst die »Erlaubnis« zu geben, auch räumlich Abstand zu wagen, ohne den Kontakt abbrechen zu müssen, wird zum Thema unserer Reflexion. Die Verbindung zu seiner Lebensgeschichte erarbeiten wir in späteren Stunden.

Liegen:
Liegen ist mit einem Kontrollverlust verbunden und die Patienten sollten unbedingt damit einverstanden sein, sich »dieser Lage« anzuvertrauen.
In **Überspannung** sind die Gelenke, die Nackenmuskeln, der Rumpf und das Gesäß angespannt.

Frau B. beschreibt, dass sie »über dem Boden« liegt, an einigen Stellen »drückt er mich« – so wie im Leben, wenn Druck auf sie ausgeübt wird. Sie erlebt, dass sie ihre eigene Kraft empfindet, wenn sie sich gegen den Boden drückt und diese Kraft auch wieder nachlassen kann, um anschließend mehr zum Boden zu sinken.
In dieser Lage zeigt mir Frau B. ihre Beziehung zur Welt. Sie verhärtet sich und lässt sich drücken. Indem sie bewusst ihre Kraft einsetzt, spürt sie, dass sie aktiv werden kann. Danach gelingt es ihr, die Spannung kontrolliert zu lösen.

In der **Unterspannung** fallen die Beine auseinander, die Arme liegen schlaff, der Kopf sinkt zur Seite.

Es fällt Frau Z. schwer zu sprechen, sie »fließt« auseinander, verschmilzt mit dem Boden. Auf meine Aufforderung hin sehen wir uns an und ich schlage ihr eine Lageveränderung vor. Auf der Seite liegend spürt sie auch harte Körperstellen und das hilft ihr, aus dem unlebendigen Zustand herauszukommen. In ihrem Leben ist sie »mehr bei den anderen, ich bürde mir alles auf«.
Auch hier wird die Lebenshaltung in der Verschmelzung mit dem Boden deutlich. Durch die Wahrnehmung ihrer festen Kontur kann sie sich selbst am Boden spüren und zwischen sich und dem Boden differenzieren.

In diesen Beispielen werden Extreme deutlich. Meistens ist der Tonus in einigen Bereichen des Körpers höher, in anderen niedriger. Es bleibt der Wahrnehmung der Therapeutin überlassen, was sie sieht und auch im Körperdialog spürt. Aus der genauen Wahrnehmung der Körperhaltungen entwickeln wir die therapeutischen Interventionen.

Bewegung:
In der Bewegung sind Bewegungsfluss, Bewegungszeit, Bewegungsrhythmus und Bewegungsraum enthalten. Bewegung hat eine Wirkung auf uns. Die Bewegung der Patientin wirkt auf die Therapeutin und die Bewegung der Therapeutin wirkt auf die Patientin.
Ist die Bewegung des Gegenübers fließend, weich, lahm, eckig, hart, so zeigt dies ebenfalls den Spannungszustand an, in dem sich das Gegenüber befindet. In den natürlichen Gesten der Patientin ist zu sehen, ob sie ihren Raum nach vorne, zu den Seiten, nach rückwärts, nach oben oder nach unten nutzt und welche Bewegungsrichtung ihr fremd ist.
Hier findet eine Wechselwirkung zwischen den beiden Menschen statt und es ist nötig, dass die Therapeutin sich selbst wahrnimmt, bevor sie vorschnell das Bewegungsverhalten der Patientin diagnostiziert.

Eine Ungarin, Frau O., geht mit schnellen Schritten und angewinkelten Armen durch den Raum. Sie spricht schnell und wendet ihren Kopf abrupt. Ihr Rhythmus ist ein anderer als meiner. Anfangs passe ich mich ihrem Rhythmus an, dann übernehme ich wieder meine eigene Gangart und meinen Bewegungsrhythmus.
Frau O. schränkt sich in den Bewegungsmöglichkeiten ihrer Arme ein. Der Schultergürtel wirkt starr, die Arme bewegen sich nicht im Rhythmus der Beine. Diese Frau verlor ihre Heimat und ist dabei, sich in Deutschland mit schnellen Schritten neu zu orientieren. Sie traut sich nicht, ihren Raum zu nehmen und auszugreifen, ihre Lebensgeschichte zeigt sich in ihrem Körper. Sie klagt über Schmerzen in der linken Schulter. Schließlich bleibt sie stehen und ich leite sie dazu an, ihren Raum nach vorne, nach oben, nach unten und zu den Seiten zu erkunden. Zuerst mit den angewinkelten Armen, das ist ihr vertraut, dann auch mit ausgestreckten Armen, die sie wieder beugt und zum Rumpf hinbewegt. Erstaunt erlebt sie ihren Raum neu: »Ich kann bestimmen, wen ich reinlasse oder nicht. Das linke Schultergelenk ist plastischer, dynamischer und sicherer.« Ich mache sie auf den Halt im Becken und am Boden aufmerksam. Mit ausgebreiteten Armen erinnert sie sich an ihre Großmutter, die sie sehr liebte. Jetzt empfindet sie den Schmerz darüber, dass die Oma nicht mehr lebt, und fühlt auch wieder die Freude über die zurückliegenden Erlebnisse mit ihr.

Der persönliche Raum kann im Stehen, Gehen, Sitzen oder Liegen erprobt werden.
»*Vertiefte Selbstwahrnehmung (und Objektwahrnehmung) bewirkt Muskeltonusregulierung und Umstimmung des vegetativen Nervensystems (fördert affektiv-vegetativ-motorische Lernvorgänge), Wiederentdecken körperlicher Funktionslust und Verbesserung der Konfliktfähigkeit, Bewusstwerden von Emotionen und Affekten führt zu kathartischen Prozessen.*« (Pokorny et al. 2001, S. 63)

9.3 Die mittlere Therapiephase: Regression – Progression – Aggression

Zur Reifung und damit auch zur Gesundung der Patienten gehört die Integration der frühen Entwicklungsphasen in weitere Entwicklungsschritte.

Eine Patientin befasst sich mit ihrer ängstlichen und bedürftigen Seite, indem sie wochenlang ein Stoffküken bei sich führt. Gleichzeitig ist eine Holzkugel ihre Begleiterin, diese verkörpert ihre handlungsfähige Seite; mit ihr kann sie ihre festen

Körpergrenzen spüren, wenn sie ihre Kontur mit der Kugel abrollt.

»*Korrigierende körperliche und emotionale Erfahrungen im Bereich von Basisdefiziten bewirken Nachreifungsprozesse (Autonomiegewinn).*« (Pokorny et al. 2001, S. 63)

Besonders für Patienten mit Ich-strukturellen Schädigungen ist es wesentlich, in der Langzeittherapie einen Raum für gute, heilsame leibliche Erfahrungen zu schaffen. Dabei tauchen aus der Körpererinnerung häufig schmerzhafte Erfahrungen auf. Hier liegt eine Nahtstelle zwischen alten negativen Erfahrungen und einem neuen Erlebnis, das eine Veränderung bewirken kann.

»*Psychotherapie kann dazu führen, dass sich neurobiologische Veränderungen, die sich begleitend zu einer seelischen Gesundheitsstörung entwickelt haben, zurückbilden. So gesehen, ist Psychotherapie eine Heilmethode, die nicht nur die Seele, sondern auch den Körper erreicht.*« (Bauer 2002, S. 238)

Im Liegen, wenn die Arme in Richtung Zimmerdecke nach oben ausgestreckt werden, können auch schmerzhafte lebensgeschichtlich frühe Erfahrungen ausgelöst werden. Die Hände greifen »ins Leere«. Diese **Regression** und den Umgang mit solchen Mangelerfahrungen illustriert das folgende Beispiel.

Eine Patientin erlebt, als sie im Liegen ihren Raum nach oben in Richtung Zimmerdecke ertastet: Es ist niemand da »wie früher«, sie weint. Ich begleite ihre Bewegung, indem ich die Finger ihrer Hand berühre; schließlich ergreift sie meine Hand und spürt: »Jetzt ist es anders.« In der Interaktion mit mir erlebt sie: »Jetzt ist jemand da«, und gleichzeitig empfindet sie den Schmerz darüber, dass früher niemand da war.

In der KBT besteht die Möglichkeit, mit Gegenständen, die als Symbole verwendet werden, innere Zustände »ins Bild zu setzen«. Dieser Patientin schlage ich nach ihrer leiblichen Erfahrung vor, ihr Erlebnis »niemand ist da« und »jetzt ist jemand da« in zwei Bildern mit Gegenständen zu gestalten. Sie nimmt eine Babypuppe, die sie mitten in den Raum legt als das »frühere Bild«, und zwei Bären, die sie einander gegenübersetzt als das »neue Bild«. Diese Gestaltungen sehen wir uns im Stehen aus dem Abstand an.

In der Konzentrativen Bewegungstherapie stellen wir mehrere Ebenen zur Verfügung: In dem obigen Beispiel waren es

- die Empfindungsebene und Bewegungsebene (das Ertasten und Greifen),
- die Bildebene (die Gestaltung mit Gegenständen),
- die verbale Ebene (die Sprache),
- die affektive Beteiligung (hier der Schmerz).

Die Therapeutin ist aktiv beteiligt an der Gestaltung der Ebenen. Sie kann der Patientin ein Angebot vorschlagen. In dem vorangegangenen Beispiel wollte die Patientin selbst liegen, sie war einverstanden damit, dass ich sie berührte, und stimmte zu, ein Bild zu legen und es zu betrachten. Dies fördert die Handlungsaktivität und damit auch den Schritt in die **Progression**.

Zu beachten ist auch, dass eine anhaltend versorgende und nährende Haltung der Therapeutin Reifungsschritte behindert und sogar in eine »**maligne Regression**« führen kann. Die Gefahr besteht dann darin, dass die Patientin meint, ihre kindlichen Bedürfnisse würden tatsächlich von der Therapeutin befriedigt. Das kann eine Abhängigkeit zur Folge haben. Im günstigen Therapieverlauf ist die Verbindung von Regression, Progression zur Aggression häufig fließend.

Dabei kann es zu Fortschritten, jedoch auch immer wieder zu Rückschritten kommen und darauf folgend wieder zum Fortgang der Therapie. Nachfolgend ein Beispiel für den Übergang von der **Regression** in die **Progression** und **Aggression**:

Frau E. befindet sich seelisch und in ihrer Ehe in einer Krisensituation. Ohne Worte betritt sie den Therapieraum, knickt in den Knien ein und sinkt

buchstäblich in einer »Bauchlandung« auf den Teppich. In unterschiedlichen Lagen hatten wir schon früher gearbeitet. Ich lege ihr zur Wahrnehmung ihrer Füße Sandsäcke an die Fußsohlen. Danach setze ich mich schweigend neben sie. Ich beachte dabei meine eigene Sitzhaltung und meinen Atem, fühle mich wach und präsent. Frau E. empfindet eine Mischung aus »Entspannung und Wut«. Sie bewegt dabei die Finger ihrer linken Hand. Ich lege ein Kirschkernsäckchen unter ihre linke Hand und sie beginnt kräftig zuzugreifen, dabei wird sie von Schluchzen erschüttert. Sie rollt sich zusammen, setzt sich und sitzt mir nun gegenüber. Sie habe nicht gewusst, dass solch ein Wut-Schmerz in ihr stecke; eigentlich sei sie »schlapp« und »gefühlstaub« gewesen.
Frau E. war in ihrer Ursprungsfamilie angepasst. Sie wurde »stillgehalten« und kannte ihre eigenen Bedürfnisse nicht. Jetzt brechen sowohl der Zorn als auch der Schmerz in Verbindung mit Szenen aus der Kindheit auf. Sie erkennt, dass die Gefühle ihrem Mann gegenüber vermischt sind mit Gefühlen, die ihren Ursprung in ihrer Lebensgeschichte haben. Sie hat das Kirschkernsäckchen fest in der Hand gehalten und ich rege sie dazu an, die Festigkeit der Kerne mit den Händen wahrzunehmen. Sie reibt sich dann die Arme und Beine mit dem Säckchen ab und empfindet dies als »belebend«.
Frau E. hatte in 40 Stunden eine Vertrauensbeziehung zur Therapeutin entwickelt, die es ihr ermöglichte, sich in diesen regressiven Zustand zu begeben und ihn zu »verstehen«.
Als sie sich auf den Teppich sinken ließ, zeigte ich ihr durch meine Haltung ohne zu sprechen, dass ich sie in ihrem Zustand annahm. Im Sitzen forderte ich sie zur Eigenaktivität auf, indem ich sie auf die Festigkeit des Kirschkernsäckchens hinwies. Hier war es nötig, Frau E. zwar eine »Greifhilfe« durch einen Gegenstand zu geben, aber ich hätte es als unangebracht empfunden, sie direkt zu berühren. Eine Berührung hätte sie in ihrem Erleben gestört. Es war wesentlich, dass sie selbst handeln und einen Schritt in die Progression machen konnte.

Im therapeutischen Verlauf müssen wir zunächst zwei verschiedene Aspekte unterscheiden (Becker 1981):

- die Notwendigkeit zum Aufbau einer annehmenden, vertrauensvollen Beziehungsbasis zwischen Therapeutin und Patientin, vor allem in der Anfangsphase einer Therapie,
- die Haltung der Therapeutin im späteren Verlauf der Therapie, um den Patienten eine korrigierende emotionale Erfahrung im Übertragungsgeschehen, aber auch eine Ablösung (Trennung) zu ermöglichen.

Abwehr und Widerstand

Diese unbewussten Prozesse schützen Menschen davor, dass Kräfte freigesetzt werden, die sie als bedrohlich empfinden. Auch die seelische Gesundung eines Menschen kann für ihn durch die damit verbundenen Gefühle und Veränderungen »gefährlich« sein.
Fortschritte im therapeutischen Prozess sind immer auch mit **Aggressionen** verbunden. Die Förderung der Funktionslust setzt Energien frei, die Hemmungen überwinden können. Ein Beispiel für Widerstand und Umgang mit Symptomen:

Herr C. sitzt viel, er ist erfolgreich in seinem Beruf, der ihn intellektuell herausfordert. Er klagt über Missempfinden im Körper, wechselnde Symptome wie Spannungsgefühle in der Körpermitte: »Manchmal bekomme ich keine Luft« oder »im Magen ist eine Faust«.
Er fühlt sich starr und unbeweglich. Für die Faust im Magen nimmt er einen rauen großen Stein: »Ich hatte immer große Angst davor, fest zuzupacken oder Lärm zu machen.« In den Stunden erlebt er Befreiung und ist erstaunt über seine Geschicklichkeit. Dennoch kommt er zu den Stunden zu spät und sagt, er sei vorher lustlos und zögere die Zeit hinaus. Es sei hier eine »fremde Welt«; hierin zeigt sich sein Widerstand. Er hat Angst davor, »was noch alles aus ihm herauskommt«. Er-

staunt ist er auch darüber, dass er seine Angst vor dem Autofahren verloren hat.
Zu einer Stunde kommt er »mit einem Wutklumpen im Bauch«. Ich rege ihn dazu an, einen großen roten Ball mit der Stelle des Körpers in Berührung zu bringen, in der er die Wut spürt. So »aufgeblasen« wie der rote Ball, den er vor den Bauch hält, fühlt er sich. Mit dem Ball, den er an sich drückt, geht er durch den Raum. Schließlich lässt er ihn los und prellt ihn immer fester und zunehmend schneller gegen den Boden. »Du bleibst da« sagt er zu dem Ball. Er kontrolliert den Ball, dann sagt er: »Wie der Herzrhythmus«, und während er weiter rhythmisch den Ball prellt, spricht er von seinem Vater, der für ihn nicht anwesend war. Der Vater litt unter Herzrhythmusstörungen und starb an einer Herzerkrankung. Sein Opa starb auch »am Herzen«: Dieser Opa spielte mit ihm und mit ihm durfte er laut sein.
Nach dieser Stunde wurde ihm bewusst, dass er in seinen ambivalenten Gefühlen seinem Vater gegenüber »erstarrt« war. Sein Zorn und sein Bedürfnis, seinem Vater nah zu sein, waren »eingekapselt«. Die Zuneigung zum geliebten Opa hatte er als Illoyalität gegen seinen Vater empfunden. Mich und unsere Stunden empfand er zeitweise als Bedrohung seiner Autonomie. Es stärkte ihn, den roten Ball »voll unter Kontrolle« zu haben.
In der Stunde hatte ich auf den Ball als »Hilfsobjekt« hingewiesen; danach war Herr C. in Aktion und wir sprachen miteinander, ohne dass ich handelnd eingriff. Zu den folgenden Stunden kam Herr C. pünktlich. Dass er in dieser Stunde durch den Umgang mit dem Ball sich auch mit mir handfest auseinander setzte und dass er seine Autonomie dadurch nicht mehr durch mich bedroht fühlte, ist nur eine Vermutung. In der Stunde darauf jedenfalls wagte er ein kraftvolles Ballspiel mit mir.

Symptome sind Erscheinungen im Inneren der Patienten. Gegenstände verhelfen dazu, diese Erscheinungen gemeinsam zu betrachten, mit ihnen umzugehen und sie bestenfalls zu entschlüsseln.

Die Faust im Magen verkörperte Herr C. durch einen rauen Stein, den er fest anpackte, »der nicht zerbricht«, an dem er auch seine Kraft erproben konnte. Dabei tauchten Szenen aus seiner Kindheit auf, in denen er meinte, nicht laut sein und nicht zupacken zu dürfen. Ihm fehlte die Bestätigung.
Die Frage der Therapeutin, wo und wie das Symptom im Körper zu spüren ist, führt den Patienten zur leiblichen Wahrnehmung und Beschreibung. Herr C. konnte im Laufe der nächsten Stunden seine »Wut im Bauch« lokalisieren. Er bekam Zugang zu diesem Gefühl, konnte es einordnen und damit umgehen.

Abgewehrte innere Konflikte und Aggressionen

Abgewehrte Gefühle können auch mit Müdigkeit verbunden sein.

Frau N. klagte stundenlang über Schwere und Müdigkeit. In den ersten Stunden der Vertrauensbildung hatte sie den Wunsch gehabt »sich zu spüren«. Das war zeitweise gelungen: Mit einem Igelball rollte sie sich ab, ich berührte sie, sie empfand ihre Innenräume und ihre »innere Lebendigkeit«.
Die Müdigkeit ist zu Beginn einer Stunde, ehe ich in Urlaub gehe, wieder »bleischwer«. Meinen Urlaub, von dem sie seit längerem wusste, spricht sie nicht an, legt sich aber stöhnend auf den Teppich. Ich fordere sie dazu auf, sich wieder zu setzen, gebe ihr einen Wollball in die Hand und rege sie dazu an, mir diesen Ball müde zuzuwerfen. Das Ballspiel ist lahm, Frau N. »weiß nicht, was das soll«, schmeißt mir dann aber den Ball immer heftiger zu. Sie steht auf und wir stehen uns gegenüber. Von der Müdigkeit ist nichts mehr zu spüren, stattdessen funkelt Frau N. mich an. Sie hält einen Moment mit dem Werfen inne und sagt: »Sie fahren in Urlaub und ich muss arbeiten; jetzt gerade brauche ich Sie.« Sie pfeffert mir zornig den Ball entgegen.

Wir arbeiten gemeinsam heraus, dass ihre Müdigkeit häufig mit Ärger und Wut, auch mit unterdrücktem Schmerz verbunden ist. Diese Gefühle spürt sie dann nicht. Das hatte seinen Ursprung in ihrer Kindheit. Ärger und Wut zu zeigen wurde bestraft. Geweint hat sie manchmal allein im Bett.

»*Reifung stellt die Integration der frühen Phase in weitere Entwicklungsschritte dar. Primärprozesshaftes, Leibliches, Unbewusstes ist also nichts zu Überwindendes, sondern notwendiger Bestandteil des psychophysischen Seins. Steht der Zugang dazu immer weniger zur Verfügung, bildet es im Gegenteil die Basis zur Symptombildung.*« (Becker 1981, S. 78)

9.4 Trennungsphase und Abschied

Ist die Stundenanzahl nicht fest vereinbart, wie in der Kurzzeittherapie, kündigt sich das Ende der Therapie nach meiner Erfahrung von selbst an. Entscheidend ist dabei auch, wie viel Zutrauen die Therapeutin in die selbstregulierenden Kräfte der Patientin hat. Ich habe erfahren, dass die Patienten ihren Abschied selbst »nehmen« können, wenn ich bereit bin, sie gehen zu lassen. In dieser Vorstufe, ehe die Trennung direkt angesprochen wird, gibt es Zeichen. Einige Beispiele:

- Die **Selbstwahrnehmung** hat sich verbessert. »Früher ging mir das Gefühl für meinen Körper verloren, jetzt kann ich es selber wiederfinden.«
- Die **Konfliktfähigkeit** hat sich verbessert. »Ich war häufig gereizt, jetzt weiß ich besser, was ich will, und kann mich durchsetzen.«
- Das **Symptom** wird als Zeichen verstanden. Eine Frau mit Atemstörungen sagt: »Ich fühle mich zu meiner Mutter nicht mehr so hautnah, sondern bin in wohlwollender Distanz. Ich nehme mir meinen Freiraum zu Hause. Ich war immer zu weit oben, jetzt bin ich runtergekommen.« Damit sprach sie ihren Atem im Beckenraum und ihre Füße in der Verbindung zum Boden an.
- **Neue befriedigende Beziehungen** können entstehen. Gestörte Beziehungen werden aufgegeben.
- Der **Urlaub der Therapeutin** ist eine Möglichkeit »**alleine fertig zu werden**. Ich bin richtig neugierig darauf«, sagte eine Patientin, die meinem Urlaub bisher mit Angst entgegengesehen hatte.

In Absprache mit mir legen die Patienten den Zeitpunkt des Abschieds fest.
Häufig löst die Konfrontation mit dem Abschied Verlustängste aus. Die Symptome können sich wieder verstärken. Diese Phänomene verändern sich, wenn die Patientin versteht, dass damit alte Trennungserfahrungen wieder belebt werden. In der KBT ist es möglich, mit Gegenständen diese Erfahrungen darzustellen.

Frau N. leitet ihren Abschied damit ein, dass sie mich fragt, »ob wir eine längere Pause machen können«. Seit einigen Wochen hatte ich den Eindruck, dass Frau N. sich stabilisiert und nach einer Phase der Abhängigkeit ihre innere Selbstständigkeit gefunden hatte. Ihr Leben war durchsetzt mit schmerzhaften Trennungserfahrungen. Ich konfrontiere sie klar mit dem Abschied. Danach sagt sie eine Stunde wegen Krankheit ab. In der darauf folgenden Stunde schlage ich ihr vor, zwei Spuren zu legen: eine für die Kontinuität in ihrem Leben und eine für die Trennungen. Beim Betrachten erkennt sie, dass sie zwar Schmerzen und Wut durchlebt hat, jedoch auch daran reifen konnte. »Es ging immer weiter und gehört zu meinem Leben«, sagt sie. Erstaunt ist sie über die Kontinuität, die ebenfalls ihr Leben bestimmte. Sie habe jetzt ein »Abschiedsbewusstsein« mit Traurigkeit.

In der KBT gibt es Möglichkeiten, die Phase der Loslösung leiblich zu erleben.

Trennung als Probehandlung

- Sich anlehnen an der Wand, wieder von ihr lösen und vorangehen.
- Die Therapeutin stellt einen Stab als Stütze an den Rücken der Patientin, dies dient ihr zum Bewusstwerden der Wirbelsäule. Die Patientin bewegt ihren Rücken am Stab, um sich dann vom Stab zu lösen und nun die eigene Wirbelsäule als Halt zu spüren. Mit diesem Halt geht sie ihren Weg voran. Die Therapeutin bleibt mit dem Stab stehen. Die Patientin kann erproben, wie sie sich wieder annähert und wieder geht. »Der Halt im Rücken bringt Kraft fürs Vorwärtsgehen.«

Die **Trennung zwischen Therapeutin und Patientin** kann ebenfalls leiblich erprobt werden, indem beide sich einander annähern und wieder entfernen. Manchmal rege ich auch dazu an, dass die Patientin den Raum verlässt. Kommen und Gehen »leibhaftig« zu erleben, bringt für manche Patienten die damit verbundene Traurigkeit, jedoch ebenso das Gefühl von Freiheit ins Bewusstsein.

Rückblick, Integration und Perspektive

Im Laufe des therapeutischen Prozesses hat die Patientin den Raum mit ihren Erfahrungen »besetzt«. Plätze und Gegenstände bekamen Bedeutung. Gegenstände wurden als Realobjekte oder als Symbole verwendet, sie bekamen eine spezielle Bedeutung für die Patientin. Im Abschiedsprozess bewährt es sich, ein Bild oder einen Weg mit diesen vom Patienten gewählten Gegenständen zu legen. Die Erfahrung wird dadurch erinnert, wertgeschätzt und von der Patientin gedeutet. Dabei kommen positive und negative Erlebnisse ins Bild und erhalten damit ihren Stellenwert. Auch ich lege häufig ein Abschiedsbild mit den Erfahrungen, die mir wichtig erschienen.

Frau N. hat manches genau in Erinnerung, vor allem, dass nichts, was sie sagte und tat, schlecht war. Sie findet diese Art der Arbeit »ehrlich«. Als letzte Gestaltung legt sie und lege ich ebenso einen »Beziehungsweg«.
Hier wird deutlich, dass sie die Fähigkeit zur Beziehung entwickelte: »Ich bin gewachsen«. Ihr Weg ging dabei »von der Unsicherheit zur zunehmenden Sicherheit, dem Glauben an sich selber«.
Entscheidend waren für sie zwei Stunden: die »Neststunde«, dafür nimmt sie jetzt eine helle Decke, und ein Konflikt zwischen uns, ausgelöst durch meinen »distanzierten, manchmal strengen Blick«, dafür wählt sie einen kleinen Spiegel. Diesen Konflikt bearbeiteten wir im therapeutischen Prozess hinsichtlich unserer Beziehung und im Hinblick auf ihre Lebensgeschichte.

Erinnerungen aus dem lebensgeschichtlichen Hintergrund mit seinen Defiziten, die nicht mehr gutzumachen sind, wurden im Verlauf der Therapie betrauert und dadurch einbezogen. Die vergangenen Szenen mit allen Gefühlsqualitäten haben den Menschen geprägt. Ambivalente und gute Erfahrungen können im aktuellen therapeutischen Beziehungsgeschehen internalisiert werden.
Mit Gegenständen kann auch die Zukunftsperspektive dargestellt werden. Manche Patienten fragen in der letzten Stunde, ob sie in Notsituationen wieder Kontakt aufnehmen können. Dies bestätige ich. Nach meiner Erfahrung melden sich einige Patienten nach längerer Zeit, auch nach Jahren. Dann reichen häufig einige Stunden oder auch eine Stunde, um den aktuell aufgetretenen Konflikt zu bearbeiten. Bei einer auftauchenden Lebenskrise suchen die Patienten eine vertrauensvolle Begleitung, um eigene Lösungen zu finden.
»*Die Durcharbeitung des psychophysischen Materials im Gespräch und neuen Handlungsabläufen in der therapeutischen Situation bewirkt Einsicht und Persönlichkeitsreifung.*« (Pokorny et al. 2001, S. 63)

9.5 Die therapeutische Beziehung

»Die Therapie soll sich nie an der Theorie, sondern an der Beziehung ausrichten.« (Yalom 2002, S. 10)

Das Leben eines jeden Menschen ist von Anfang an durch zwischenmenschliche Beziehungen bestimmt; auf diese Weise entstehen innere Bilder (Repräsentanzen) und Landschaften. Wie im Verlauf des Entwicklungsprozesses eines Kindes und eines Erwachsenen Begegnungen stattfinden und wie sich in ihnen Gefühle, Wahrnehmungen, Verbindungen und Bindungen abbilden, hängt von der Art und Weise ab, wie die sozialen Prägungen aus diesen Bildern entstanden sind. Daraus ergibt sich, wie sich Menschen im Laufe der Jahre weiter entwickeln und wie weit sie dazu bereit sind, sich neuen Erfahrungen zu öffnen. Ihre Fähigkeiten zu entscheiden und zu handeln sind die Folge davon, wie und ob ein Mensch im Leben gefördert wurde, auf den Nächsten zuzugehen, sich abgrenzen zu dürfen und auch den Widerstand des Gegenübers zu spüren. Joachim Bauer beschreibt in seinem Buch »Das Gedächtnis des Körpers« (2002), dass es neurobiologische Folgen hat, ob die Umwelt abwechslungsreich oder reizarm war Er bezieht sich auf Forschungsergebnisse der letzten Jahre, die bestätigen, dass Beziehungen die Bildung von Nervenzellen-Netzwerken beeinflussen.

Soziale Kompetenzen, die im Fortgang der Jahre entwickelt werden, um Belastungen in der persönlichen Lebensgeschichte gewachsen zu sein und Risiken einzugehen, sind grundlegend abhängig von der Nachwirkung der primären Bezugspersonen. Dies sind Mutter, Vater oder Pflegepersonen, bei denen das Kind bestenfalls auch in einer »fördernden Umwelt« (Winnicott 1988, S. 90) aufwächst. Die Bedeutung der Anerkennung in der frühen Interaktion hat Stern (1998, S. 124) als »Affektabstimmung« bezeichnet.

»Der Säugling will nicht einfach nur spielen (kommunizieren), sondern er will, dass die Mutter sein Spiel- und Kommunikationsbedürfnis sieht und ›sagt‹: ›Ja, ich sehe, dass du spielen und dich mit mir unterhalten willst, und ich begrüße die Art und Weise, in der du dieses Bedürfnis zum Ausdruck bringst.‹«

Die therapeutische Beziehung ist eine in ihrer Art besondere, da im Austausch ein Ungleichgewicht besteht: Die Therapeutin ist für die Patientin da. Sie stellt ihre persönlichen Anliegen weitgehend zurück, dient (gr. therapeia; Kluge 1999) dem Menschen, der Hilfe sucht. Die Patientin bekennt sich, indem sie der Therapie zustimmt, dazu, die eigenen Anliegen vorzubringen und »Hilfe zur Selbsthilfe« anzunehmen. Die Therapeutin gibt Raum, den sich die Patientin nehmen kann. Jedoch begegnen sich zwei Menschen mit eigenen Schicksalen und Wesensarten ebenbürtig. Die Patienten spüren, ohne sich anfangs darüber bewusst zu sein, wenn Therapeuten ihnen mit Wertschätzung begegnen. Das jeweilige Schicksal gehört zur Würde des Menschen und verdient Achtung.

»Wirkprinzipien in der KBT: Die bejahende Beziehung unter den Bedingungen zwischenmenschlicher Achtung, Wertschätzung und Empathie, welche nach Situation stützend, fördernd oder konfrontierend ist. Im methodenspezifischen Ablauf von Wahrnehmung, Erspüren, Benennen, verbal Austauschen, erneut Hinspüren ist die Beziehung gekennzeichnet durch die Bereitschaft zu ›geteiltem Gewahrsein‹ im Sinne Sanders und der ›Affektabstimmung‹ im Sinne Sterns.« (Pokorny et al. 2001, S. 63)

Die Wirksamkeitsforschung beschreibt die Beziehung zwischen Patienten und Therapeuten als wesentlichen Faktor einer Heilung. Dass Affekte des Patienten angenommen werden, »sein dürfen« und bestätigt werden, ist Patienten zu Beginn häufig fremd. Sie erfahren so, dass sie den Gefühlen nicht allein ausgeliefert sind, dass sie mit ihren Gefühlen »gehalten« werden. Dadurch ergibt sich die Möglichkeit, diese Emotion gemeinsam auszuhalten und zu betrachten, sie bestenfalls einzuordnen.

Eine Patientin wendet ihren Kopf zur Seite und weint. Ich fordere sie dazu auf, mich zwischendurch anzusehen. Nach einer Weile gelingt ihr das und sie versinkt nicht in ihrer Einsamkeit. Sie war anschließend erstaunt darüber, dass »dieses Weinen« sie »gestärkt hat«. In ihrer Familie »nahm man sich zusammen« und sie empfand es als stützend, dass ich teilnehmend anwesend war, allerdings ohne – wie sie sagte – »mitleidig« zu werden, denn das könne sie »nicht leiden«.

Hier können neue emotionale Erfahrungen erlebt werden, die vergangene negative Muster in den Hintergrund treten lassen und neue Perspektiven eröffnen.

Realbeziehung

Zu Beginn einer Behandlung werden die unmittelbaren Gegebenheiten abgesteckt und vereinbart. Dazu gehören:

- Ort, Honorar, Zeit
- Regelung, wenn Stunden abgesagt werden
- Möglichkeit der vorzeitigen Beendigung
- Abstimmung über Kurz- oder Langzeittherapie

Während des Therapieverlaufes sind Absprachen und Vereinbarungen zur Zusammenarbeit mit anderen Institutionen, wie ärztlichen, psychiatrischen, klinischen, zur Unterstützung manchmal notwendig. Bei schädigendem Verhalten zu sich selbst, zu anderen oder an Dingen muss eine Regelung und Vereinbarung zum Schutz der Patientin gefunden werden.
Ebenso wesentlich ist die Unterscheidung zwischen Projektionen der Patientin auf die Therapeutin und den realen Wahrnehmungen der Patientin über die Therapeutin oder den Raum. Es ist wesentlich, dass die Therapeutin diese realen Eindrücke der Patientin bestätigt.

Eine Patientin fragte mich zu Beginn der Stunde, ob ich ärgerlich sei. Ich hatte tatsächlich vorher ein unerfreuliches Telefongespräch gehabt und brachte diese Stimmung mit. Ich antwortete der Patientin, dass ich mich, bevor sie kam, geärgert hatte und dass sie diese Wirkung spürte. Ich hatte mir nicht genügend Zeit gelassen, den Ärger abzulegen, um mich auf sie einzustellen. Diese Frau übernahm häufig die Stimmungen der Menschen, denen sie beruflich und privat begegnete. Ihre Wahrnehmung von mir entsprach der Realität.
Manchmal sage ich auch zu Beginn, dass ich noch etwas Zeit brauche, um bei der Patientin anzukommen. Mehrfach hatte das eine gute Wirkung. Eine Patientin sagte mir, sie habe nach dieser Erfahrung in der Therapiestunde zu ihrem Chef sagen können, sie brauche mehr Zeit, um seinen Auftrag zu erfüllen.

So kann das Verhalten der Therapeutin in ihrer Realität ein Modell sein, an dem sich Patienten orientieren.

Abstand – Nähe

Die Achtung der Patienten zeigt sich auch darin, dass ich ihren persönlichen Raum respektiere.

In der ersten Stunde achte ich darauf, wie die Stühle, auf denen die Patientin und ich sitzen, zueinander stehen. Ich frage dann, ob sie genügend Raum zwischen uns empfindet. Ich probiere das aus, indem ich mit meinem Stuhl etwas vor- oder zurückgehe. In diesem Versuch bemerken Patienten häufig, wie wohltuend Zwischenraum ist, den sie sich häufig nicht erlauben, oder wann sie selbst Grenzen übertreten. Eine Ärztin fand in diesem Versuch heraus, dass sie ihren Patienten beim Gespräch zu nah ist, sie selbst brauchte mehr Zwischenraum.

Die Therapeutin ist immer auch mit ihrer eigenen individuellen Lebensgeschichte und mit dem eigenen Bedürfnis nach Nähe und Abstand anwesend. Sie sollte diese Bedürfnisse kennen und im Kontakt mit den Patienten *deren eigene* Bedürfnisse herausarbeiten.

Für manche Patienten ist es wichtig, eine Abstandserfahrung zu machen. Häufig gelang es diesen Menschen nicht, sich abzugrenzen und vor Überforderungen zu schützen.

Eine Patientin kam zu mir, »weil ich mich immer zurückziehe, zu nichts Lust habe und vor Freundschaften zurückschrecke. Die anderen trauen mir mehr zu als ich mir selber.«
Sie wählt sich in der zweiten Stunde einen Platz entfernt von mir, angelehnt an der Wand in der Ecke, sie grenzt sich mit einem Seil von mir ab. Ich sitze zirka 4 m weit weg auf einem Sitzkissen. Wir schweigen etwa 10 Minuten. Ich kann gut schweigend anwesend sein und verstehe durch ihre Handlung und Haltung, dass sie sich zurückziehen möchte, jetzt in meinem Beisein.
In dieser Zeit erprobte sie, ob ich anwesend sein konnte, ohne sie zu fordern. Für sie war dies die Schlüsselstunde, die es ihr ermöglichte, später mit mir in einen nahen Kontakt zu treten und sich auch wieder zu entfernen. Dies sagte sie mir in der letzten Stunde. Im Verlauf des therapeutischen Prozesses zeigte sie immer wieder, wie sie sich in eine unabgegrenzte Situation begab. Sie versuchte – wie sie es gewohnt war – zu erkennen, was ich von ihr erwarten könnte.
Diese Haltung war in ihrer Kindheit eine Möglichkeit gewesen, um den Erwachsenen nah zu kommen, buchstäblich in sie hineinzuschlüpfen, um Erwartungen zu erfüllen und Zuneigung zu bekommen. Dadurch war sie unabgegrenzt, fühlte sich leicht überschwemmt und musste sich ganz zurückziehen, um wieder »zu sich« zu kommen. Obwohl sie in ihrem Beruf wegen ihrer Fähigkeiten geschätzt wurde, empfand sie sich selbst als wertlos. Im therapeutischen Prozess erfuhr sie, dass ihre Handlungen und Empfindungen »für wahr« genommen und beantwortet wurden. Dies weckte ihr Bewusstsein dafür, dass es darauf ankam, was *sie selbst* wahrnahm, empfand und wie sie handelte. Sie konnte den Zwischenraum, der sich aus der Bewegung vom Abstand zur Nähe ergab, beleben. Am Ende der Therapie (90 Stunden) hatte sie es gewagt, die Partnerschaft mit einem Mann einzugehen. »Er mag mich, wie ich bin, mit allen Macken, und ich mag ihn.«

Die therapeutische Beziehung gestaltet sich auch in der Variationsbreite des **Zwischenraumes**; hier wechseln Nähe und Abstand ständig. In diesem Raum kann das Neue, das **Dritte** zwischen Ich und Du entstehen (Petersen 1987, S. 30).
»Immer ist dieses Dritte aus der Notwendigkeit des Augenblicks, des Hier und Jetzt geboren.«
»Der Therapeut ist immer auch ein Entsagender. Er muss seinen vorgefassten Plänen entsagen können, um dem Raum zu geben, was da kommen will aus dem Zwischen-Raum zwischen seinem Patienten und ihm. Das Neue sich einstellen lassen aus der ungeheuren Spannung zwischen Ich und Du.«
In der KBT verwenden wir intermediäre Objekte. Ein Gegenstand wird zwischen die Therapeutin und die Patientin genommen. Durch dieses dritte Element kann von der Patientin z. B. Nähe und Abstand reguliert werden. Seil, Stab oder Ball eignen sich dazu.

Herr E. begann häufig einen für ihn sinnlosen Streit mit seiner Frau. Ich schlage ihm vor, einen Stab zu nehmen. Unter meinem Arbeitsmaterial befinden sich unterschiedlich lange Stäbe, er entscheidet sich für einen etwa 2 m langen Naturholzstab. Ich biete ihm an, ein Ende des Stabes in die Hände zu nehmen und mir das andere Ende zu geben. Er beginnt sofort am Stab zu ziehen und ihn dann gegen meinen Widerstand zu drücken, bis ich den Stab einfach fest in meinen Händen halte. Daraufhin wandert er mit seinen Händen am Stab entlang zu mir hin, bis sich unsere Hände fast berühren. Wir sind uns jetzt nah. Ihm wird bewusst, dass er sich nach Nähe sehnt. Diese vermeidet er wiederum durch den Streit.
Die aktuelle Situation kann er auf die Beziehung zu seiner Frau übersetzen und erkennen, dass er sein Bedürfnis nach Zärtlichkeit und Sexualität verleugnet hat.

Übertragung und Gegenübertragung

Dies sind Begriffe aus der Tiefenpsychologie. Sie beschreiben Phänomene, wie sie sich im Verhalten, in Mimik, Gestik und in der Wahl der Worte, in zwischenmenschlichen Kontakten ereignen. Im Gegenüber finden wir Ähnlichkeiten mit früheren Bezugspersonen wieder, z. B. von Mutter, Vater, Schwester, Großmutter usw. Das bedeutet nicht unbedingt eine tatsächliche Ähnlichkeit, sondern ein Gefühl, das beim Anblick eines Menschen oder in der Atmosphäre einer Szene auftaucht. Auf die Therapeutin bezogen, kann sie und das Umfeld ebenso erlebt werden »wie die Mutter«, dies wird Übertragung genannt und ist ein unbewusster Vorgang. So kann es zu einem unbewussten Zusammenspiel, zu einer Kollusion kommen (Ermann 1996, S. 29). In der Gegenübertragung antwortet das Gegenüber, die Therapeutin, unbewusst auf das Angebot ihres Gegenübers, der Patientin. Im Unterschied zur verbalen Psychotherapie ist die KBT-Therapeutin mit ihrer Leiblichkeit präsent. Hier finden diese Phänomene ebenfalls in Wechselwirkung statt. H. Becker spricht in der KBT zusätzlich von **Nebenübertragungen**.

»*Ich möchte jedoch den Begriff der Übertragung im engeren psychoanalytischen Sinn für die KBT erweitern. Neben der Übertragung auf Personen steht ein Übertragungsgeschehen auf Szenen und unbelebte Objekte im Sinne eines Übergangsobjektes, aber auch der Symbolhaftigkeit unbelebter Objekte im Vordergrund.*« (Becker 1981, S. 78)

Mit einer Patientin, die bisher gute Erfahrungen in unserer gemeinsamen Arbeit gemacht hat, gibt es einen Konflikt. Sie hat einen Kieselstein in einer Stunde innig zu sich genommen und Nähe empfunden. Sie will den Gegenstand nicht bis zur nächsten Stunde mitnehmen, was ich ihr anbiete, ihn auch nicht zum Aufbewahren in meinen Schrank legen. Sie legt ihn bis zum nächsten Mal in ein dichtes Efeugestrüpp auf meiner Fensterbank: »Dort findet ihn niemand.« Ich nicke. In der Stunde danach liegt er offen da und sie sieht mich vorwurfsvoll an: »Sie haben ihn nicht beschützt.« Spontan rechtfertige ich mich damit, dass eine Gastgruppe hier gewesen sei und den Stein im Efeu gefunden habe. Die Patientin beschimpft mich heftig, ich sei wie ihre Mutter, gebe ihr auch doppelte Botschaften, sie ist bitterlich enttäuscht. Mir ist die Brisanz dieser Szene bewusst. Dadurch, dass ich ihr jetzt offen mitteile, wie erschrocken ich gewesen sei, dass ich versäumt hatte, ihr das zu sagen und dass es mir leid tue, ist der Bruch gerettet. Mit Recht wies sie mich darauf hin, dass ich meine Betroffenheit nicht gezeigt hatte, sondern mit einer Rechtfertigung reagierte, wie sie es immer erlebt hatte.

Bis zu diesem Zeitpunkt hatte sie mich idealisiert. In dieser Szene übertrug sie die negativen Bilder von der Mutter auf mich. Ich reagierte so, wie sie ihre Mutter erlebt hatte: Ich hatte genickt, als sie sagte: »Dort findet niemand den Stein«, obwohl ich das nicht wissen konnte. Außerdem hatte ich mich gerechtfertigt, statt ihr sofort mein Erschrecken zu zeigen. Hatte ich unbewusst in der Gegenübertragung reagiert »wie ihre Mutter«? Das nehme ich an. Neu war für sie, dass ich mit ihr den Vorgang rekonstruierte, Zugeständnisse machte und mein »Verfehlen« zugab. Dadurch wurde ich zum konkreten Gegenüber. Gleichzeitig fielen ihr Szenen ein, in denen sie durch die »doppelten« Botschaften ihrer Mutter verwirrt wurde. Die positive Erfahrung mit dem Kieselstein könnte hier als Nebenübertragung verstanden werden. Deutlich wurde die szenische Übertragung; die Patientin erfuhr durch die Bearbeitung im zwischenmenschlichen Bereich der Therapie eine neue Form der Beziehungsgestaltung.

Durch neue wissenschaftliche Experimente wurde die Erkenntnis bewiesen, dass das Erleben und Lernen persönliche Beziehung braucht. Giacomo Riazolatti und seine Arbeitsgruppe aus Parma entdeckten die »Spiegel-Nervenzellen«. J. Bauer schreibt in seinem Buch »Das Gedächtnis des Körpers« darüber:

»*Die Spiegel-Neurone (»mirror neurons«) können sich das, was wir bei einem anderen Men-*

schen beobachten, so einprägen, dass wir es selbst fühlen, aufgrund dessen aber auch besser nachahmen können. Die Entdeckung eines im Gehirn vorhandenen Systems von Spiegel-Nervenzellen zeigt, dass unsere Gehirnstrukturen spezialisierte Systeme besitzen, die auf Beziehungsaufnahme und Beziehungsgestaltung angelegt sind.« (Bauer 2002, S. 12)

Wenn der Draht nicht stimmt

Manche Menschen passen nicht zusammen. Stern stellte in seinen Säuglingsbeobachtungen fest, dass es neben der grundsätzlichen **Stimmigkeit** zwischen Mutter und Kind auch eine grundlegende **Unstimmigkeit** gibt. Dieses sind Phänomene, die auch im Erwachsenenleben ernst genommen werden wollen.
In der freien Praxis wird in den ersten Stunden deutlich, ob Patientin und Therapeutin zusammenpassen. Manche Patienten kommen nach der ersten Stunde nicht mehr, andere entscheiden sich in den ersten Probestunden, die Therapie nicht fortzuführen.

In der fünften Stunde gestand mir eine neue Patientin, dass sie lieber zu der Kollegin gehen wolle, die sie zu mir empfohlen hatte. Diese Kollegin wohnte in einem anderen Ort und die Patientin hatte erhebliche Fahrzeit auf sich zu nehmen, um zu ihr zu kommen. Sie war sehr erleichtert, als ich Verständnis hatte für diesen Wunsch. Ich war ebenfalls erleichtert, da ich gespürt hatte, dass ich sie nicht erreichen konnte.

In der Supervision sagte ein Kollege verzweifelt: »Ich kann nicht empathisch sein bei diesem Patienten.«

Die Forderung nach Empathie bedrückt uns bei Patienten, in deren Anwesenheit uns eine Fülle von Gefühlen überfällt, die wir mit unserer idealen therapeutischen Haltung nicht vereinbaren können. Wesentlich ist, dass wir diese in uns wahrnehmen und annehmen, um sie zu beobachten.

Eine Hilfe in der therapeutischen Beziehung ist es auch, sich bewusst zu machen, dass der Mensch uns gegenüber ein Wertesystem hat, das vielleicht mit unserem Wertesystem nicht übereinstimmt. Ich kenne die Geschichte des Menschen mir gegenüber nur in Fragmenten. Wenn es mir nicht gelingt, diesen Menschen zu mögen, kann sich dennoch ein gutes Arbeitsbündnis entwickeln, wenn ich ihn in seiner eigenen Prägung anerkenne. Dabei ist es ebenso wichtig, dass ich meine Gefühle ihm gegenüber respektiere.

Der achtsame Umgang der Therapeutin mit sich selbst

»Überhaupt [muss] auch jeder versuchen [...], das Verständnis für die besondere Art seiner Konstitution zu finden, sodass er sich im weiten Maße selbst behandeln lernt.« (Gindler 1926, S. 232)
Der körperliche Einsatz und die damit verbundene Nähe fordern die KBT-Therapeutin auf besondere Weise heraus. Dies setzt voraus, dass sie fürsorglich mit sich selbst umgeht und dass sie die Signale ihres Körpers versteht und berücksichtigt. Entsteht z. B. ein Gefühl der Schwäche oder das Empfinden, »ausgesaugt« zu werden, wenn die Patientin das Ende der Stunde hinauszögert, erfordert es die berufliche Standfestigkeit, nein sagen zu können. Die klare Haltung der Patientin gegenüber ist auch in den Mitteilungen von sich selbst nötig. Diese sollten nur eingesetzt werden, wenn sie dem therapeutischen Prozess dienen. »Selbstenthüllungen«, die eher dem eigenen Bedürfnis entsprechen, schwächen die Patientin und die Therapeutin.
Während der Therapiestunden ist die Selbstwahrnehmung eine Hilfe für die Therapeutin. Der bewusst gewählte Platz gehört dazu, ebenso die Beziehung zum Boden. Es ist auch möglich, sich selbst einen kräftigenden Gegenstand zu nehmen. Besonders, wenn ein Gegenübertragungsgefühl der Leere auftaucht, »wenn mir nichts mehr einfällt«, ist es wesentlich für die Therapeutin, den Bezug zu sich selbst wiederzufinden.

»Ebenso ist Voraussetzung für meine therapeutische Arbeit – und nur so kann ich sie verantworten –, dass ich mich täglich neu mit allem, was ich selber bin, erfahre, auseinandersetze, es in mir ordne und die Fähigkeit übe, eigene Probleme mit Abstand zu betrachten. Dazu gehört das Wissen um die eigene Verletzlichkeit, um Angst und Unsicherheit, und die Wahrnehmung, wo ich dies im Körper erlebe.« (Lentz 2003, S. 64)

Eine Möglichkeit für uns Therapeutinnen ist es, KBT in unseren Alltag zu integrieren, um zu den eigenen Kraftquellen zu gelangen. Auch vor und nach der Therapiestunde ist es hilfreich, sich selbst wahrzunehmen, um dadurch den eigenen Zustand zu bestimmen. Diese Selbstbesinnung ist wichtig im Hinblick auf die vorangegangene Stunde mit der Patientin und für die Therapeutin persönlich. Dabei ist es unterschiedlich, was für die individuelle Persönlichkeit in den nötigen Pausen zwischen den Therapiestunden erholsam ist:

- ein Glas Wasser trinken, die Hände unter fließendes Wasser halten
- sich am Körper entlang abstreifen und durch die Gelenke das eigene Gewicht und Belastungen dem Boden überlassen
- sich schütteln oder abklopfen
- kurz an das offene Fenster treten oder an die Luft gehen
- tönend atmen, still dem Atem folgen
- sich auf den Boden legen. Wenn es nicht zu sehr schmerzt, hilft es, zur Lösung der Verspannungen auf dem Stab zu liegen und anschließend den Boden zu spüren.

»Was fördert für mich die Flexibilität und Beweglichkeit, um wieder frei zu werden von einengenden Verspannungen?« Dies ist eine Frage, die wir uns immer wieder stellen und daran arbeiten. Häufig ist es schwieriger, aus der Empathie wieder herauszukommen, als in sie einzutreten.

Nach jeder Stunde schreibe ich ein kurzes Protokoll; das ist für mich das Ende dieser Stunde und ich habe eine Erinnerungsstütze für das nächste Mal. Supervision ist notwendig, um Klarheit zu gewinnen und Verwicklungen zu entwirren. Intervision dient dem Austausch mit Kollegen.

Für den Abend und die Freizeit ist es sinnvoll, Abstand zu gewinnen von der therapeutischen Arbeit und Erholung zu finden in eigenen Interessen und persönlichen Beziehungen. Im Privatleben sollten wir hin und wieder vergessen, dass wir Therapeutinnen sind.

9.6 Der Körperdialog in der KBT

In Gesprächen, die Menschen miteinander führen, werden Worte, Sätze, Geschichten, Informationen ausgetauscht. Dabei wirkt die Körpersprache entscheidend mit. Diese Signale werden uns im alltäglichen Leben kaum bewusst.

Dennoch entsteht eine Reaktion in uns. Stimme, Mimik und Gestik wirken auf das Gegenüber und beeinflussen unbewusst den gegenseitigen Eindruck. Erfahrungen und Verhalten in Interaktionen aus der Kindheit und dem Erwachsenenleben bestimmen auch die leibliche Kommunikation.

»Die gegenseitige Interaktion zwischen Mutter und Kind besteht in einem Geben und Nehmen von beiden Seiten, was von beiden Partnern sowohl aktive als auch passive Verhaltensweisen verlangt. Die Verhaltensweisen bilden Reihen oder Ketten, deren einzelne Glieder hier ›Aktionszyklen‹ genannt werden. Ich bezeichne diese Aktionsreihen als ›Vorläufer des Dialogs‹, als eine Urform der Kommunikation.« (Spitz 1988, S. 22)

In der therapeutischen Arbeit ist es wesentlich, dass die Therapeutin ihre eigene Geschichte in der Verbindung zu ihrem Körper kennt. Die Art ihrer Bewegungen und Haltungen sollte ihr weitgehend bewusst sein.

In der Konzentrativen Bewegungstherapie unterscheiden wir unterschiedliche Formen des Körperdialoges.

Die »rituelle Berührung«

Zu Beginn der Stunde, wenn ich die Türe öffne, gebe ich die Hand und nehme sie von den Patienten entgegen. Ebenso verabschiede ich mich von den Patienten meistens mit einem Händedruck. Diese Handbegegnung ist unterschiedlich.

Manche Patienten beugen den Ellenbogen stark dabei an und drücken die Fingerspitzen. Hier vermute ich, dass sie sich nur wenig zum anderen Menschen hin bewegen können.

Eine Patientin gibt mir zu Beginn eine weiche widerstandslose Hand. Ich nehme ihre Hand etwas fester, worauf sie meinen Druck erwidert, der Hand-Dialog findet nonverbal statt. Diese Patientin ist übergewichtig, kann sich nicht abgrenzen; sie bricht eher Kontakte ab. Ich arbeite lange mit ihr an ihren festen Strukturen, die Holzkugel ist ihr Lieblingsgegenstand. Bei ihr findet sie die Festigkeit, nach der sie bei sich selbst auf der Suche ist.

Der Tonus der Hand, die Temperatur und Feuchtigkeit, die Art des Druckes leitet auch hier im Körperdialog Botschaften hin und her.

Spiegelung

In Situationen, in denen es um die Entwicklung einer neuen Bewegungsform der Patientin geht, ist es manchmal angebracht, sich in die Bewegung der Patientin einzuschwingen und diese aufzunehmen. Häufig geschieht dies vorerst schweigend, bis die Patientin selbst Worte für ihr Tun und Erleben findet. Das folgende Beispiel veranschaulicht die spiegelnde und begleitende Bewegung.

Frau F. steht mit einem ihr von vorausgegangenen Stunden bekannten Seil in der Hand da. Sie hat lange darunter gelitten, sich steif zu fühlen und krampfhaft festzuhalten, ihre Schultern und der Nacken schmerzten häufig. Jetzt legt sie das Seil um die Schulter und bewegt sich mit geschlossenen Augen rhythmisch von einem Bein auf das andere. Ich stehe rechts neben ihr im Abstand einer Armlänge und bewege mich in ihrem Rhythmus ohne Seil mit; meine Augen lasse ich offen, wir schweigen. Sie nimmt dann das Seil in beide Hände und lässt es durch die Finger gleiten. Ich bewege meine Finger ebenfalls. Nach längerem Schweigen und Umgang mit dem Seil sagt Frau F.: »Ich muss gar nicht alles so fest halten, so ist es viel leichter.« Dabei sehe ich, dass sie spielerisch mit dem Seil umgeht. Danach konnte sie auch in ihrem Alltag leichter mit neuen Situationen umgehen.
Frau F. konnte jetzt das Seil ergreifen, ohne es fest zu halten, dabei bewegte sie sich und nahm dadurch sich selbst und das Seil wahr. Sie »begriff«, dass sie etwas »haltend bewegen« konnte, ohne es »fest zu halten«. Ich begleitete sie und verstärkte dadurch ihr neues Erleben. Hier wird auch die Wechselwirkung von Bewegen und Wahrnehmen deutlich (Gestaltkreislehre).

Das »Körpergespräch« im Abstand

Dies geschieht, wenn gesprochen wird und keine Berührung stattfindet. Dabei sitzen oder stehen sich Therapeutin und Patientin gegenüber oder gehen durch den Raum. Die Selbstwahrnehmung der Therapeutin ist nötig. Sie fühlt sich zuerst in die Haltung und Bewegung der Patientin ein. Danach lässt sie ihre eigene Bewegung bewusst zu, die sich nun von der Haltung und der Bewegung der Patientin unterscheidet. Dies kann eine Wirkung auf die Patientin haben, da die Therapeutin nicht mehr Spiegel für die Patientin ist, sondern ein Gegenüber.

Eine Patientin bleibt zu Beginn der Stunde häufig wie angewurzelt an einem Platz stehen. Ich stelle mich ihr schräg gegenüber. Mein Atem wird flach, wir schauen uns an und ich habe das Gefühl, unter Druck zu kommen. Ich nehme meinen Atem

wahr und löse mich aus der Erstarrung, bewege mich. Die Patientin bemerkt meine Bewegung, verharrt jedoch anfangs weiter und äußert, dass sie ständig das Gefühl habe, es würde etwas von ihr erwartet. Sie warte buchstäblich darauf. Als sie bemerkt, dass ich mich anders als sie bewege und sie nicht anstarre, fühlt sie sich entlastet.
Im Gespräch erarbeiten wir, dass sie ihr Gegenüber durch Blicke kontrolliert und dadurch den Zugang zu sich selbst verliert. Die Resonanz hatte ihr in der Kindheit gefehlt und durch Kontrolle versuchte sie herauszufinden, was von ihr erwartet wurde. In dieser Kontrolle fixiert sie sich selbst und andere Menschen.

Die direkte Berührung der Therapeutin mit der Patientin

Bei diesen Begegnungen stellt sich die KBT-Therapeutin mit ihrem eigenen Körper zur Verfügung. Sie wird greifbar und persönlich spürbar. Es bleibt ihrer Erfahrung mit sich selbst überlassen, ob sie sich zu dieser Herausforderung in der Lage fühlt. Die Patienten frage ich, ob sie mit einem Versuch auf dieser Ebene einverstanden sind. Sie können jederzeit die Interaktion abbrechen.
Eine Möglichkeit ist die **Konfrontation** im Körperdialog.

Frau X. ist über 30 Stunden bei mir. Sie beschreibt ihre innere Wut, die sie häufig gegen sich selbst richtet. Ich stelle mich ihr gegenüber, wir legen die Hände aneinander und nehmen zuerst deutliche Verbindung zum Boden auf. Es entsteht ein Kräfteaustausch zwischen unseren Händen. Ich bemerke, dass Frau X. mit gestreckten Knien, fast in Schräglage vor mir steht und sich schließlich eher an meine Hände anlehnt, als ihre »Wutkraft« weiter an mir zu erproben. Sie hat dabei nur noch undeutlichen Bodenkontakt und bemerkt, dass ihre Wut sich dann aufstaut, wenn sie im Grunde Anlehnung braucht »und wenn ich etwas will und mich nicht traue, es zu sagen«. Sie ist eine »Alleinkämpferin«; Hilfe anzunehmen empfindet sie als demütigend. Nach dem verbalen Austausch über ihre verdeckten Bedürfnisse legen wir wieder die Hände deutlich aneinander, Frau X. steht jetzt fest auf dem Boden und erprobt nun im gegenseitigen Kräfteaustausch, wie sie durch Druck ihr Gegenüber zum Gegendruck herausfordern kann.

Hier ist der unmittelbare Körperkontakt im Gegenüber sinnvoll, um herauszufinden, wo die Quelle des Wutgefühles liegt. Diese Frau hatte sich in jungen Jahren um alle Familienmitglieder gekümmert. Dies war eine Überforderung, jedoch gleichzeitig eine Machtposition. Sie hatte es bisher vermieden, ihre Wünsche klar auszusprechen. Eher nahm sie es sich selbst übel, wenn sie Hilfe brauchte.
Eine abschließende klare Gegenüberstellung mit Blickkontakt und im Gespräch ist nötig und hat häufig eine gute Wirkung. Die Erfahrungen bei diesem Körperdialog werden besprochen und dadurch eingeordnet.
Bei einem Dialog **Rücken an Rücken** zwischen Therapeutin und Patientin stellt sich schnell heraus, ob die Patientin sich zurückzieht oder ob sie für diese Erfahrung bereit ist. Im folgenden Fall musste der Versuch abgebrochen werden.

Frau D. fehlt es, sich im Leben »auch mal anlehnen zu können«. Nach etwa 25 Stunden schlage ich ihr vor, sich mit mir Rücken an Rücken zu setzen. Sie hatte eine stabile Vertrauensbeziehung zu mir entwickelt. Als sich unsere Rücken nähern, dreht sie sich entsetzt um und sieht mich an: Unangenehme Gefühle, die sie Männern gegenüber empfindet, steigen auf, sie fühlt sich bedrängt. Eine konkrete Szene wird nicht deutlich, jedoch ist das bedrohliche Gefühl für sie greifbar.
Hierbei geht es mehr um die Abgrenzungsmöglichkeit. Diese wird gefördert, indem ich ihr nun mit meinen Händen die festen Strukturen ihres Rückens zeige und sie sich dadurch selber spürt. Im Liegen erprobt sie dann den Widerstand und die Kraft, die sie dem Boden entgegensetzen

kann. Der Boden wird hier ebenfalls zur Selbstwahrnehmung genutzt. Indem sie sich im Rücken selbst spürt, verliert sie die Angst, sich aufzulösen oder wehrlos zu sein. Im Laufe der Therapie setzten wir uns nicht mehr Rücken an Rücken.
Die Patientin hat in der Selbstwahrnehmung Sicherheit gefunden und konnte später wieder Nähe zu einem Mann zulassen.

Ein Dialog Rücken an Rücken kann jedoch ebenso die Selbstwahrnehmung durch Fremdwahrnehmung und Auseinandersetzung ermöglichen. Die nachfolgend beschriebene Patientin konnte den unmittelbaren Kontakt zulassen und nutzen. Sie entdeckte zu Beginn ihre eigene Kraft im Rücken und wagte dann die Auseinandersetzung mit meiner Kraft.

Frau C. erlebte an meinem Rücken im Sitzen durch ihre Bewegung an meiner Wirbelsäule ihre eigene Beweglichkeit und Stabilität. Es entwickelte sich zwischen uns ein kraftvoller »Rückendialog« durch Druck und Gegendruck. Anschließend sagte sie, sie habe versucht, mich wegzudrücken, sei jedoch froh darüber, dass ich ihrem Druck »widerstehen« konnte.
Die eher ängstliche Patientin war Konfrontationen in Ihrem Leben bisher ausgewichen. Nach dieser Rückenbegegnung war es ihr möglich, einen Konflikt mit ihrem Mann konstruktiv zu lösen.

Berührung der Patientin mit den Händen

Dies geschieht immer in Absprache mit der Patientin.
»Die wesentlichste Sinnesempfindung unseres Körpers ist die Berührung. Sie ist wahrscheinlich die wichtigste Wahrnehmung im Prozess des Schlafens und Wachseins, sie vermittelt uns das Wissen von Struktur und Form, wir lieben und hassen, sind empfindlich und empfinden durch die Tastkörperchen unserer Haut.« (Tayler 1921, S. 7)

Die taktile Kontaktaufnahme geschieht durch die **Einfühlung in die Körperschichten** des Menschen, der berührt wird. Ob das Gewebe eher elastisch, spannungsarm oder unnachgiebig ist, wirkt sich auf die Art aus, in der die Therapeutin berührt. Sie kann mit den Fingerspitzen klopfen oder reiben, das belebt; Streichen und Umfassen mit der ganzen Handfläche beruhigt und vermittelt ein Bild von der Kontur. Die Therapeutin stellt sich in der Qualität der Berührung – fest oder sanft – jeweils auf die Aussagen der Patientin und auf »die Antwort des Gewebes« ein. Wesentlich ist, dass die Therapeutin dazu in der Lage ist, die Patientin zu erfassen, wenn sie anfasst. Angemessene Distanz ist dabei Voraussetzung. Das heißt für die Therapeutin, dass sie sich selbst in ihrer äußeren und inneren Haltung wahrnimmt.
Berührung ermöglicht so Lustempfinden, Bewegungsfreude und differenziertes Selbsterleben: Damit bildet sich das Körper-Selbst. Blockierte eigene Impulse können wieder belebt werden und ihren Ausdruck finden. Auftauchende Körpererinnerungen spielen hierbei ebenfalls eine bedeutende Rolle.
Die Therapeutin kann die Patientin auch anleiten, selbst die Qualität ihrer Körperschichten zu entdecken und sich selbst zu berühren. Die einfühlende Präsenz der Therapeutin im Abstand ist dabei wesentlich.
In den alltäglichen Haltungen und Bewegungen wie Gehen, Stehen, Sitzen und Liegen sind unterschiedliche Berührungen möglich, die je nach Lebensgeschichte unterschiedliche Reaktionen in den Menschen auslösen.

Gehen: Eine Patientin in einer Selbstwertkrise begleitete ich ohne Worte, indem ich ihr, während sie im Raum herumging, meine Hand auf den unteren Rücken an das Kreuzbein legte. Ich ging ein Stück mit ihr und entfernte mich dann wieder. Sie war erstaunt darüber, dass sie ihr Kreuzbein, »sich selbst«, auch dann noch deutlich spürte, als wir in einer Entfernung von etwa 5 Metern im Raum gingen. Sie legte dann spontan ihre Hände selbst auf ihr Kreuzbein.

Stehen: Einer Patientin, die sich häufig müde und schlapp fühlte, klopfte ich die Arme ab. Sie spürte mehr Lebendigkeit und übernahm das Abklopfen ihres Körpers in ihren Alltag.

Sitzen: Eine Patientin klagte darüber, sich nicht zu spüren, sie sei »im Kopf«. Sie saß auf dem Stuhl an der Wand und wollte auch dort bleiben. Ich gab ihr eine Holzkugel und nahm mir ebenfalls eine. Unter meiner Anleitung rollte sie sich mit ihrer und ich mich mit meiner Kugel ab. Sie war einverstanden damit, dass ich mit ihrer Kugel ihre Schultern und die Schulterblätter abrollte. Danach empfand sie einen Impuls aufzustehen und im Raum herumzugehen.

Das Abrollen mit einer Holzkugel bewirkt häufig ein klares Empfinden für die Körperkontur. Dafür sind auch Bälle aus anderen Materialien geeignet. Häufig lasse ich die Patienten die Qualitäten der Gegenstände selber wählen.
In der Konzentrativen Bewegungstherapie gibt es eine Vielzahl von Materialien wie Sandsäckchen, Stäbe, Seile. Durch diese »unbelebten Objekte« (Spitz) kann sich die Patientin selbst spüren.
Das **Liegen** lädt zur Regression ein. **Leiberinnerungen** können durch die Berührung in jeder Körperhaltung, vermehrt jedoch im Liegen, ins Bewusstsein treten und durch den Körperdialog sensorisch-affektiv erlebt werden.

Herr U. geht mit durchgestreckten Knien, die ihn »schon immer« schmerzten, durch den Raum. Er fühlt sich häufig niedergedrückt und lustlos. Im Liegen nehme ich einen Fuß in die Hände und umfasse danach ein Knie mit beiden Händen. Herr U. spürt, wie ihn eine »Hitzewelle durchströmt«, dann ist er »wie vom Blitz getroffen«. Eine schmerzhafte Szene aus seiner frühen Kindheit taucht auf. Das Knie zuckt unter meinen Händen, ich habe Mühe, es einerseits zu halten, dem Knie jedoch auch Spielraum zu geben. Seelischer Schmerz und Wut sind der Antrieb für Herrn U., sich zu setzen, sich aus meinen Händen zu befreien und aufzustehen. Plötzlich sei ihm bewusst, dass seine schmerzhaften Erlebnisse sich »im Knie abgelagert hatten«. Jetzt spüre er seine Knie auch in ihrer Beweglichkeit.

Durch Berührungen, die konkret und einfühlsam ausgeführt werden, entsteht häufig ein tiefes »Selbstbewusstsein« und ein klares inneres Bild.

Eine Patientin erlebte nach Bewegungen des Beckens auf dem großen Pezziball und meiner anschließenden Berührung im Liegen ihr Becken als »Schatztruhe auf Moosboden«. Dieses innere Bild malte sie.

Das Berühren des Körpers hat nichts mit Streicheln und Wohl-Tun zu tun. Es geht darum, durch Berührung den Patienten zu unterstützen, mit seiner Aufmerksamkeit ganz in seiner Leiblichkeit zu bleiben. Dadurch erlangt er Bewusstheit über seine Befindlichkeiten.

9.7 KBT ist immer anders

Jede Therapiestunde verläuft anders. Je nach Persönlichkeit der Therapeutin entstehen in der Begegnung mit der Patientin oder dem Patienten neue Szenen und vergangene Szenen werden aufgedeckt. Die angeführten Fallbeispiele stammen aus meiner Praxis. Manche Stunden verlaufen auch so, dass der Eindruck entsteht, es geschehe nichts, es gehe nicht weiter. Wir erfahren nicht, was sich in diesen Stunden und Zeiten in den Patienten bewegt. Nicht alles, was sich in den Patienten ereignet, gelangt ins Bewusstsein, dennoch kann sich eine Wirkung entfalten.
Dies gilt für den gesamten therapeutischen Prozess; speziell für den Körperdialog und die Berührung. Hinzu kommt, dass die KBT-Therapeutinnen aus unterschiedlichen Grundberufen

kommen und ihrer Ausbildung entsprechende Qualitäten mitbringen. Der Einsatz dieser Erfahrungen aus dem eigenen beruflichen und persönlichen Hintergrund verbindet sich mit dem methodischen Vorgehen in der KBT, das vermittelt und erlernt werden kann.

»Wer allerdings glaubt, allein aufgrund der Beschreibung und der Krankengeschichte zu wissen, was KBT ist und wie man KBT ›macht‹, den muss ich enttäuschen und sagen: KBT ist immer anders! Dieses Immer-wieder-anders-Sein bedeutet: Es lässt sich bei diesem Verfahren kein Programm aufstellen, das man dann »abwickeln« könnte. Trotz dieser der KBT eigenen, individualisierenden Unbestimmtheit lassen sich gewisse allgemein gültige Züge herausarbeiten.« (Stolze 1989, S. 34)

Literatur

- Argelander H (1970). Das Erstinterview in der Psychotherapie. Darmstadt: Wissenschaftliche Buchgesellschaft.
- Bauer J (2002). Das Gedächtnis des Körpers. Frankfurt/Main: Eichborn.
- Becker H (1981). Konzentrative Bewegungstherapie. 2. Aufl. Stuttgart, New York: Thieme.
- Dornes M (1998). Die frühe Kindheit. Frankfurt/Main: Fischer.
- Elsässer PS (1981). Wenn sie dir zu nahe kommen. Weinheim, Basel: Beltz.
- Ermann M (1996). Die hilfreiche Beziehung in der Psychoanalyse. Göttingen, Zürich: Vandenhoeck & Ruprecht.
- Ermann M (1999). Psychotherapeutische und Psychosomatische Medizin. Stuttgart: Kohlhammer.
- Eulenpesch B (1997). Anfang und Erststunde. Lehrbeauftragtenarbeit, Ulm.
- Gräff Ch (2000). Konzentrative Bewegungstherapie in der Praxis. Stuttgart: Hippokrates.
- Gindler E (1926). Auszug aus »Die Gymnastik des Berufsmenschen«. In: Stolze H (Hrsg) (1989). Die Konzentrative Bewegungstherapie. 2. Aufl. Berlin: Springer; 227–33.
- Kluge F. Therapeut. In: Kluge F (1999). Etymologisches Wörterbuch. 23. Aufl. Berlin, New York: Walter de Gruyter; 47.
- Lechler H (2005). Prinzipien der Kurzzeitbehandlung in der Konzentrativen Bewegungstherapie. Konzent Bewegungsther; 27: 93.
- Lentz L (2003). Jeden Tag neu beginnen. ProLitera.
- Petersen P (1987). Strukturen des therapeutischen Handelns. Stuttgart: Urachhaus Johannes M. Mayer GmbH.
- Pokorny V, Hochgerner M, Cserny S (2001). Konzentrative Bewegungstherapie. Wien: Facultas.
- Rudolf G, Grande T, Henningsen P (Hrsg) (2002). Die Struktur der Persönlichkeit. Vom theoretischen Verständnis zur therapeutischen Anwendung des psychodynamischen Strukturkonzepts. Stuttgart, New York: Schattauer.
- Schwarzmann M, Hochgerner M (2000). Seinsangst oder mangelnde Selbstgewissheit. Psychotherapieforum; H. 8/4: 136–46.
- Sifneos PE. Short-term anxiety-provoking psychotherapy (Strapp) – eine Form dynamischer Kurzzeitpsychotherapie. In: Henning H, Fikentscher E, Bahrke U, Rosendahl W (Hrsg) (1996). Kurzzeittherapie in Theorie und Praxis. Lengerich, Berlin: Pabst; 199–201.
- Spitz R (1988). Vom Dialog. Stuttgart: Klett-Cotta.
- Stern D zit. nach Dornes M (1998). Die frühe Kindheit. Frankfurt/Main: Fischer; 124.
- Stolze H (Hrsg) (1989). Die Konzentrative Bewegungstherapie. Grundlagen und Erfahrungen. Berlin: Springer.
- Tayler J (1921). The stages of human life. Zit. nach Montagu A (1980). In Körperkontakt. 2. Aufl. Stuttgart: Klett-Cotta; 7.
- Winnicott DW (1988). Reifungsprozesse und fördernde Umwelt. Frankfurt/Main: Fischer.
- Yalom ID (2002). Der Panama-Hut oder was einen guten Therapeuten ausmacht. München: Goldmann.

10 Gruppentherapie

Anemone Carl

10.1 Einleitung: Am Anfang war die Gruppe

Bei der Beschäftigung mit Gruppenarbeit in der KBT fällt gleich zu Beginn ein deutlicher Unterschied zur analytischen Gruppenpsychotherapie ins Auge: Die ursprüngliche Arbeitsform in der Konzentrativen Bewegungstherapie war die Gruppe, wohingegen sich in der Psychoanalyse die Gruppenarbeit aus der Einzeltherapie heraus entwickelte. Es ist bekannt, dass Elsa Gindler, Gertrud Heller, Elfriede Hengstenberg und andere »Mütter« der KBT ihre Arbeit in Gruppen durchführten. Und auch als sich die KBT – vornehmlich im Rahmen von Tagungen und Kongressen – immer mehr verbreitete, waren es zunächst immer Gruppen, in denen diese neue Körperpsychotherapie vorgestellt wurde. Das heißt, wir haben es bei der Gruppe mit der »Urform« der KBT zu tun, aus der heraus sich erst später die Einzelarbeit entwickelte. Man könnte sich daher die Frage stellen, warum bereits in den Anfängen diese Arbeitsform gewählt wurde und inwieweit KBT in besonderer Weise die allgemeinen Wirkfaktoren einer Gruppenpsychotherapie nutzen kann.

Beim ersten Teil dieser Frage spielten sicherlich praktische und ökonomische Gründe eine Rolle, auch wenn anzunehmen ist, dass in der damaligen Zeit auch gymnastische Einzelstunden möglich waren. Der zweite Aspekt bedarf einer ausführlicheren Diskussion und soll im Abschnitt 3 dieses Kapitels genauer betrachtet werden. Es erscheint aber schon auf den ersten Blick einleuchtend, dass durch die Einbeziehung der körperlichen Erfahrungsdimension die Wirkfaktoren eine andere Qualität erhalten, als wenn es sich um rein verbale Interaktionsprozesse handelt. Dies wird auch dadurch unterstrichen, dass ehemalige Patienten oft noch nach vielen Jahren von KBT-Erfahrungen berichten, die sie nach eigenen Aussagen vor allem deshalb nachhaltig im Gedächtnis behalten konnten, weil es eine Gruppenerfahrung war, die körperliches Erleben oder symbolisches Handeln mit verbaler Reflexion verbunden hatte.

Bei einem Wochenendseminar für Ärzte und Psychologen wird in einer der ersten Stunden der Vorschlag gemacht, dass jeder sich seinen Platz einrichtet und dabei besonderes Augenmerk auf Größe und Grenzen richtet. Eine Psychologin, die während des ganzen Wochenendes eine sehr dominante Position in der Gruppe einnimmt und durch ausgefallenen Schmuck und Kleidung auffällt, gestaltet ihren Platz äußerst bescheiden, ja kümmerlich: Sie findet selbst kaum darauf Platz zum Sitzen, geschweige denn zum Liegen, die Ausstattung ist spartanisch. Im Gespräch wundern sich viele Teilnehmerinnen über diese Diskrepanz zwischen Verhalten und dem gestalteten Platz, ohne dass es dafür eine befriedigende Erklärung gibt.
Viele Jahre später kommt es zu einer erneuten Begegnung der Gruppenleiterin mit der Psychologin; dabei kommt auch das Seminar zur Sprache und die Psychologin berichtet, dass die erwähnte Diskrepanz sie nicht habe ruhen lassen, immer wieder habe sie sich nach dem Grund für ihren »erbärmlichen Platz« gefragt. Schließlich sei ihr im Rahmen ihrer Lehranalyse deutlich geworden, dass sich hier ein Teil ihres »wahren Selbst« gezeigt habe, das sie ansonsten durch die Fassade ihres »falschen Selbst« zu verbergen gewohnt war (zu den Begriffen »wahres und falsches Selbst« siehe Kohut 1979).

10.2 Entwicklungsphasen einer Gruppe

Unabhängig von der Zusammensetzung und der jeweiligen Zielsetzung einer Gruppe durchläuft diese einen Entwicklungsprozess, dessen einzelne Phasen nach bestimmten Gesetzmäßigkeiten verlaufen. Die Gruppendynamik hat sich damit wissenschaftlich vor allem in den 1960er und 70er Jahren beschäftigt. Zu nennen sind hier Namen wie R. Schindler (1957), R. Battegay (1981), W. Bion (1971), A. Däumling (Däumling et al. 1974), A. Heigl-Evers (1978), P. Hofstätter (1957). In ihren Untersuchungen aus dem Bereich der Sozialpsychologie zeigten sich Ergebnisse, die es erlaubten, bestimmte Entwicklungsphasen einer Gruppe zu beschreiben und zu benennen.

So beschrieb R. Schindler bereits 1957 bestimmte Rangordnungspositionen, die sich nach seinen Untersuchungen in Gruppen herausbilden. Die Positionsbezeichnungen haben zum Teil bis heute Eingang in unsere Umgangssprache gefunden (z. B. »Alpha-Tier«). Seine schematische Einteilung von vier Rangordnungspositionen wurde jedoch später als zu starr kritisiert. Die vier Positionen beschrieb Schindler wie folgt:

- Alpha-Position: Repräsentant der Gruppe und der Gruppenziele; Führer, Trainer, Initiator
- Beta-Position: im Gegensatz zu Alpha legitimiert sich Beta durch Sachkenntnis hinsichtlich des Gruppeninteresses; Beobachter, Berater, Kritiker
- Gamma-Position: identifiziert sich mit Alpha, aber ohne eigene Verantwortung; Mitläufer, Zuarbeiter, Nutznießer
- Omega-Position: Repräsentant des Feindes in der Gruppe; Außenseiter, Prügelknabe, Sündenbock

Nach Schindlers Theorie nimmt jedes Gruppenmitglied eine der vier Positionen ein, wobei deren spezifischer Charakter mit dem individuellen Charakter der Persönlichkeit interferiert. Die Vertreter der von Schindler beschriebenen Rollen gestalten nun ihrerseits die jeweiligen Entwicklungsphasen einer Gruppe.

Eine relativ einfache Einteilung stammt von Bennis und Shepard (1956), die von zwei Hauptphasen sprechen: Autoritätsphase und personale Phase. Während es nach dieser Einteilung in der Autoritätsphase um die Verteilung und Handhabung von Macht in der Gruppe geht, steht in der personalen Phase die Verteilung von Zuneigung und Abneigung im Vordergrund.

R. Battegay (1981) entwickelt ein Modell, das fünf Stadien eines Gruppenverlaufs unterscheidet, die allerdings nicht strikt voneinander getrennt sind; vielmehr tauchen im Verlauf des Gruppenprozesses immer wieder Verhaltensweisen auf, die einem früheren, bereits durchlaufenen Stadium angehören. Er wendet sich mit diesem Modell auch gegen die Auffassung, dass der Gruppenverlauf nur als ein Ergebnis von Übertragung und Gegenübertragung zu sehen ist. Dieses **Modell eines idealtypischen Gruppenverlaufs** soll hier näher erläutert werden.

Initialphase

Dies ist die Phase des explorativen Kontaktes. Das gegenseitige Kennenlernen dient den Beteiligten auf der einen Seite dazu, die notwendige soziale Distanz einhalten zu können, auf der anderen Seite aber, den Versuch der Kommunikation mit den übrigen Gruppenteilnehmern zu wagen. Es herrscht der Wunsch nach bzw. die Angst vor Kontaktaufnahme vor.

In dieser Phase ist es das Ziel der Gruppe, Sicherheit von einem Individuum – zumeist der Gruppenleiterin – zu erhalten, die dadurch in der Regel die Alpha-Position erhält. Die so zum Ausdruck kommenden Abhängigkeitsbedürfnisse der Gruppe brauchen zunächst auch eine korrespondierende Haltung der Gruppenleiterin. Es muss jedoch ihr Ziel sein, die Alpha-Position freizugeben und sie nicht aus eigener Unsicherheit oder narzisstischer Bedürftigkeit fest-

zuhalten. Schindler nennt Dauer-Alphas »Ausbeuter ihrer Gruppe für die eigene Selbstfindung«.
In der KBT ist die Initialphase in der Regel durch Angebote wie Raumerfahrung und Platzwahl gekennzeichnet, wobei es häufig auch um erste Erfahrungen mit Nähe und Abstand geht. In der Gesprächsrunde fällt meist auf, dass die Äußerungen an die Adresse der Gruppenleiterin gerichtet werden, auch wenn es sich beispielsweise um die Beschreibung einer Interaktion mit einem anwesenden Gruppenmitglied handelt.
Wie oben schon erwähnt, ist es in dieser Phase des Kennenlernens und des Aufbaus von Vertrauen wichtig, den Bedürfnissen nach Sicherheit und Orientierung auch zu entsprechen und die Gruppe nicht »allein zu lassen« durch zu viel Zurückhaltung und Distanz seitens der Gruppenleiterin. So kann eine Aufforderung, die berichtete Erfahrung mit einem anderen Gruppenmitglied diesem direkt und nicht der Gruppenleiterin mitzuteilen, in der Anfangsphase durchaus als Zurückweisung und Kritik und nicht – wie vielleicht beabsichtigt – als Hinweis auf ein eigenes Verhaltensmuster erlebt werden. Bleibt es im weiteren Verlauf der Gruppe jedoch dabei, dass Äußerungen stets an die Gruppenleiterin gerichtet werden, so kann dies ein wichtiger Hinweis auf eine fehlende Weiterentwicklung der Gruppe bzw. ein regressives Verharren in der Anfangsphase sein.
Für die Gruppenleiterin stellt sich zu Beginn die Frage, mit welchen Angeboten sie auf die anfängliche Unsicherheit und Zurückhaltung der Gruppenteilnehmer eingehen und diese zugleich reduzieren kann. Hier ist es wichtig wahrzunehmen, ob primär spielerische Angebote geeignet sind oder ob diese eher zu einer Zunahme von Unsicherheit führen (»Wir sind doch hier nicht im Kindergarten«). Auch die zu frühe Aufforderung, eine Erfahrung mit geschlossenen Augen zu probieren, kann den Widerstand eher erhöhen als mindern (»Ich bin doch froh, dass ich nicht blind bin«). Neben den schon erwähnten bekannten Angeboten, den Raum im Gehen mit allen Sinnen wahrzunehmen und in dem Raum sich einen Platz zu wählen, diesen vielleicht auch mit eigenen (mitgebrachten) persönlichen Gegenständen oder mit Dingen, die im Gruppenraum vorgefunden werden, auszustatten, finden sich Gruppenteilnehmer gleich zu Beginn meist bereit, den eigenen Namen auf einen großen Bogen Papier zu schreiben, wodurch sogleich eine Art »Soziogramm« entsteht, was zwar nicht als solches gedeutet werden sollte, das sich aber aufzuheben lohnt, um es zu einem späteren Zeitpunkt mit einer Gruppenskulptur (gemalt oder gelegt) zu vergleichen. Mit einem solchen Vergleich werden gruppendynamische Entwicklungen eindrucksvoll sichtbar.

Stadium der Regression

In dieser von Battegay definierten zweiten Gruppenphase dominieren orale Tendenzen und Erwartungen sowie narzisstische Verschmelzungswünsche. Es entstehen Übertragungen auf die Leiterin und andere Gruppenmitglieder im Sinne einer Wiederbelebung früheren Kollektiverlebens bzw. geschwisterlicher Verbundenheit. Schindler spricht von »Familienübertragung« auf die Gruppe.
Diese Phase wird in der Konzentrativen Bewegungstherapie vor allem dadurch unterstützt, dass die Gruppenleiterin vermehrt strukturierte Körperarbeit vorschlägt. Dabei ist die Struktur der Körperarbeit sehr wichtig, weil in dieser Phase meist auch die Bereitschaft zur Regression zunimmt. Da es in diesem Entwicklungsabschnitt einer Gruppe ganz wesentlich auch um körperlich-emotionale Nachreifung geht sowie um die Vertiefung und Verbesserung des Selbstempfindens, geben Angebote zur Erfahrung von Halt und Berührung wichtige Impulse zur Weiterentwicklung.
Wann diese Phase beginnt, kann an der Übertragungsbereitschaft einzelner Gruppenmitglieder abgelesen werden.

In einer Weiterbildungsgruppe für Ärzte wird in der neunten Stunde der Vorschlag gemacht, im Liegen auf der eigenen Decke mit geschlossenen Augen sich darauf einzustellen, dass die Gruppenleiterin jedem einen Gegenstand auf die Decke legen wird. Während die meisten in ihrer Körperhaltung ihre Empfangsbereitschaft signalisieren, liegt eine Teilnehmerin verschlossen auf dem Bauch und tastet sehr spät auf ihrer Decke nach dem angekündigten Gegenstand. Sie berichtet später, dass sie vermutete, von der Gruppenleiterin übergangen zu werden. Abgesehen davon, dass sie mit ihrer Haltung dies Ereignis beinahe zu provozieren schien, wurde damit auch eine Übertragung auf die Gruppenleiterin deutlich, die sich im weiteren Verlauf zusätzlich bestätigte.
Zu diesem Zeitpunkt schien es jedoch noch nicht passend, auf diese Übertragungsebene einzugehen. Stattdessen schlug die Gruppenleiterin im Anschluss an diese Stunde eine Partnererfahrung vor, in der es darum ging, sich vom Partner mit geschlossenen Augen durch den Raum führen zu lassen. Auf diese Weise wurde sowohl der Regressionsbereitschaft wie auch der »Familienübertragung« (Schindler) Rechnung getragen.

Stadium der Katharsis

Ist das Stadium der Regression vorerst durchlaufen und wurde der Gruppe hierfür auch genügend Raum gelassen, tritt der Gruppenprozess nach dem Modell Battegays in diese Phase ein. Nun können bisher hintan gehaltene Affekte – sowohl in Bezug auf die Gruppenleiterin als auch auf andere Gruppenteilnehmer – angesprochen und zugelassen werden. Hierbei geht es häufig um die Verteilung und Handhabung von Macht und Autorität, weshalb Bennis und Shepard auch von der »Autoritätsphase« sprechen, und es entwickelt sich eine gruppeninterne Machtstruktur. Das Zulassen von Affekten hat oftmals eine entlastende Wirkung; es besteht jedoch auch die Gefahr, dass einzelne Ich-schwache Gruppenteilnehmer dadurch erdrückt bzw. stark geängstigt werden. Es ist daher gerade in dieser Phase Aufgabe der Gruppenleiterin, das Ausmaß der hochkommenden Emotionen zu steuern und zu kanalisieren.
In der KBT ist dies die Zeit für »provokative« Angebote. Damit sind Vorschläge gemeint, die es ermöglichen, die Seiten von sich zu zeigen, die sonst verborgen werden:

- im Kreis stehend jemand von außen Kommendes nicht hineinlassen, nein sagen
- sich bei einem Angebot von Gegenständen das meiste und beste nehmen
- auf jemand anderen Druck ausüben
- sein hässlichstes Gesicht zeigen usw.

Für die Gruppenleiterin ist diese Phase oft auch eine Bewährungsprobe für ihre Konfliktfähigkeit, da sich zumindest anfangs die Gruppenteilnehmer noch eher an sie als Trägerin einer Autoritätsrolle wenden als an die »Geschwister«. Gerade weil solche Konflikte oft schwer auszuhalten sind, ist es wichtig, sich über die gruppendynamische Entwicklungsstufe klar zu werden, damit angemessen reagiert werden kann. Rechthaberische Diskussionen oder Deutungen, die keinen Spielraum zulassen, sind hier sicherlich der falsche Weg. Produktiver erscheint ein handlungsorientierter Vorschlag, der die Hintergründe der Affekte verdeutlicht.

In einer Wochenendgruppe für Ärzte kommt es nach etwa 40 Sitzungen zunehmend zu Verspätungen und Unzuverlässigkeit seitens der Teilnehmer. Die Gruppenleiterin fühlt sich dadurch provoziert und weist nachdrücklich auf die geforderte Pünktlichkeit hin. Als die Gruppe in der darauf folgenden Sitzung wieder zu spät kommt mit dem Hinweis, man habe noch Kaffee trinken wollen, steigt die Spannung spürbar. Die Gruppenleiterin schlägt eine Struktur von Dreiergruppen vor, doch dies wird offen verweigert, es werden Witze gemacht, die Stimmung wird rebellisch. Es ist klar, dass es hier um einen Machtkampf geht, sowohl auf gruppendynamischer Ebene wie auch bei einigen Männern auf der Übertragungsebene, bei denen intrapsychisch eine Ablösung von der Mutter ansteht.

Die Gruppenleiterin teilt der Gruppe ihre Einschätzung der Situation mit und macht den Vorschlag, die Situation in einer Szene zu konkretisieren: auf der einen Seite die Gruppe, auf der anderen Seite die Leiterin, die sich der Gruppe stellt. Einige Gruppenmitglieder »bewaffnen sich« mit Stöcken, auch die Leiterin ergreift einen Stock. Es dauert lange, bis jemand sich wirklich traut, in dieser Situation auf die Gruppenleiterin zuzugehen: Es ist ein Mann mit einer bislang ungelösten Mutterbindung. Er sagt, er müsse die Leiterin enthaupten und die Geschwister sollten ihn dabei unterstützen. So kommt es zu der lange vermiedenen Konfrontation, in deren Verlauf der Mann sich der Leiterin als ebenbürtig gegenüberstellt. Die Stöcke dienen dabei als Maßstäbe für den richtigen Abstand, innerhalb dessen ein Stockkampf zwischen den beiden stattfindet und bei dem der Mann sich kräftemäßig als überlegen zeigen kann. Nachdem dies möglich war, entwickelt sich ein sehr lebhaftes und spielerisches Stockfechten in der Gruppe, die aggressive Spannung ist gewichen, die Gruppe konnte erleben, dass Konflikte ausgetragen und ausgehalten werden können.

Stadium der Einsicht

Die Aktivierung von Affekten im Rahmen einer Gruppe und die dadurch erleichterte Katharsis bereiten die Basis für diese Phase, in der Krankheitseinsicht oder das Erkennen falscher Verknüpfungen der Kindheits- mit der Gegenwartssituation möglich werden können. Hier ermöglicht es häufig gerade die »Spiegelwirkung der Gruppe«, dass sich jemand diesen meist schmerzlichen Einsichten stellt, da inzwischen die Gruppenkohäsion als »wichtige Determinante eines positiven Therapieergebnisses« (Yalom 2001) wirksam geworden ist. Das bedeutet, dass sich die Gruppenleiterin in diesem Stadium stärker als bisher zurücknehmen kann und soll, um die Potenziale der Gruppe zur Entfaltung kommen zu lassen. So ist es z. B. sinnvoll, in der Gesprächsphase darauf zu achten, dass Gruppenmitglieder sich ihre Erfahrungen gegenseitig mitteilen und nicht mehr – wie am Anfang meist üblich – an die Adresse der Gruppenleiterin.

In der KBT werden in dieser Phase Angebote wichtig, die einerseits die Gruppenkohäsion betonen, aber andererseits auch Raum lassen, sich noch intensiver mit den eigenen bisher nicht gesehenen Anteilen zu befassen. Eine gute Möglichkeit bietet hier z. B. das Herstellen von Masken aus Papier, die bemalt und beklebt werden können und mit denen sich dann jedes Gruppenmitglied im Gesamtkreis buchstäblich vorstellt.

Ebenfalls geeignet ist u. a. das Angebot, in dem es darum geht, den so genannten »Ich-Punkt« im Brustbein körperlich spürbar werden zu lassen und sich mit dem lauten Benennen des Wortes »Ich« in der Gruppe zu bewegen. Auf diese Weise lässt sich ein Bewusstsein für die eigene Identität und zugleich die Abgrenzung von anderen Gruppenmitgliedern fördern.

In dieser Phase sollte – soweit möglich – sowohl gruppenorientiert gearbeitet als auch die Möglichkeit zur Einzelarbeit in der Gruppe einbezogen werden.

In einer Weiterbildungsgruppe kommt im letzten Drittel des gesamten Gruppenverlaufs der Vorschlag auf, jede Gruppenteilnehmerin solle sich drei Seile nehmen und damit von ihrem Platz aus diese drei Seile zu den drei für sie persönlich wichtigsten Teilnehmerinnen legen. Zusätzlich soll noch jedes Gruppenmitglied ein andersfarbiges Seil zu einer Teilnehmerin hinlegen, zu der ein Wunsch nach Entwicklung einer Beziehung besteht. Hier macht eine Teilnehmerin die schmerzliche Erfahrung, dass sie lediglich ein Seil erhält, das eine wichtige Beziehung mit ihr bestätigt, und darüber hinaus noch drei Seile mit dem Wunsch nach Beziehungsentwicklung.

An dieser Stelle wird die emotionale Reaktion der Teilnehmerin erstmals (nach 90 Stunden!) für die Gruppe spürbar, was umgekehrt bei den anderen zu Erleichterung und sogar Freude führt. Die Trauer über die so dokumentierte Isolierung in der Gruppe führt sie in ihre eigene Geschichte und eröffnet gleichzeitig einen Weg zu einer Lösung dieses Problems, das sie bisher stets geleugnet hatte.

Stadium des sozialen Lernens

In dieser Phase geht es um die Reifung der Persönlichkeit, ein gesteigertes Selbstbehauptungs- und Durchsetzungsvermögen und vermehrten Realitätsbezug.
Je nach Art und Dauer einer Gruppe wird diese Phase nur andeutungsweise oder auch überhaupt nicht erreicht. Sie wird jedenfalls nur in solchen Gruppen genügend deutlich, wo die Zeit zu einer solchen Entwicklung zur Verfügung steht. Allerdings kann sich die Gruppenleiterin – wenn nur eine sehr begrenzte Zeitspanne zur Verfügung steht – auch von vornherein primär auf den Aspekt des sozialen Lernens konzentrieren. Das bedeutet eine Bevorzugung von verhaltenstherapeutischen Aspekten in der KBT und einen sehr zurückhaltenden Umgang mit Deutungsangeboten.
Geeignet sind hier spielerische Angebote zu wichtigen Themen wie Nähe und Distanz, Geben und Nehmen, Durchsetzungsfähigkeit u. a. Dabei sorgt der spielerische Aspekt für ein Erfahrungsniveau, das sehr bewusstseinsnah bleibt und doch wichtige Erfahrungen vermittelt, die dann auch im Rahmen von »Übungen« wiederholt und gelernt werden können.

10.3 Wirkfaktoren in einer Gruppe

Mit dem Beginn von Forschung über die Konzentrative Bewegungstherapie tauchte auch die Frage nach den KBT-spezifischen Wirkfaktoren auf. Neben allgemeinen Wirkfaktoren, die auch für KBT-Einzelarbeit gelten, wie z. B. Sensibilisierung aller Sinne und damit Ich-Stärkung und vertiefte Selbst- und Fremdwahrnehmung, soll hier insbesondere die Frage nach den gruppenspezifischen Wirkfaktoren gestellt werden.
Yalom (2001) stellt sieben Wirkfaktoren für eine Gruppenpsychotherapie vor, wobei er sich bei seinen Ausführungen auf rein verbale Therapiegruppen bezieht. Diese Faktoren wie z. B. Universalität des Leidens, Wiederbelebung und korrigierende Rekapitulation der primären Familiengruppe, Altruismus und die Entwicklung von Techniken des mitmenschlichen Umgangs wirken selbstverständlich auch in KBT-Gruppen. E. Schmidt (1999) weist aber auf einige Besonderheiten hin, die mit der Methode der KBT zusammenhängen und deren Wirkungsweise vermutlich die besondere Bedeutung von KBT-Gruppentherapie begründet. Hierzu gehören

- die besondere Rolle und Aufgabe der Therapeutin
- die Betonung der körperlichen Dimension der Erfahrung
- die Möglichkeit des »Für-sich-Seins« in der Gruppe
- der ständige Wechsel der Gruppenteilnehmer zwischen leibhafter Wahrnehmung und verbaler Reflexion
- die Arbeit am Symbolisierungsprozess

Die **besondere Rolle und Aufgabe der Therapeutin** in der KBT-Gruppe besteht vor allem in einem von analytischen Gruppen unterschiedlichen Rollenverständnis und Abstinenzbegriff. Ihre Aufgabe besteht u. a. darin, der Gruppe ein passendes Erfahrungsangebot zu machen und den dadurch entstehenden Prozess mit zusätzlichen Vorschlägen zu erweitern und anzureichern. Damit tritt sie aus der neutralen Rolle heraus und gestaltet durch ihre Interventionen das Gruppengeschehen aktiv mit.
Die **körperliche Erfahrungsebene** als besonderes Merkmal der KBT-Gruppe ist sicherlich ein zentraler Wirkfaktor. Während in verbalen Gruppen die auftauchenden Themen ausschließlich besprochen werden, kommt in der KBT die Möglichkeit der konkreten Erfahrung über Körperwahrnehmung und Handeln hinzu. Dadurch werden Abwehrmechanismen wie Rationalisierung und Intellektualisierung eingeschränkt und ein freierer Zugang zu den darunter liegenden Gefühlen geschaffen. So lässt sich beispielsweise auf der verbalen Ebene gut über vorhandene Aggressionen reden, etwas ganz anderes ist es jedoch, einem Gruppenteilnehmer einen Pezziball oder einen Sandsack als

buchstäblichen »Vorwurf« vor die Füße zu werfen.

Auch die **Möglichkeit des Für-sich-Seins** in der Gruppe ist KBT-spezifisch und ermöglicht die Sensibilisierung für die Selbstwahrnehmung bei gleichzeitigem Eingebundensein in den Gruppenkontext. Dies ist besonders hilfreich für Gruppenmitglieder mit Abgrenzungsproblemen, hinter denen sich häufig starke Verlustängste verbergen. Worum es hierbei geht, drückt die englische Redensart »being apart together« besonders gut aus. Es findet sich auch in der Erinnerung einer Patientin, die davon berichtete, wie zufrieden es sie machte, im elterlichen Wohnzimmer zu spielen, während die Eltern ihrerseits mit einer eigenen Arbeit beschäftigt waren. Überträgt man dieses Beispiel auf die Gruppensituation, so erscheint die Gruppe in einer »holding function« (Winnicott 1979), die es dem Einzelnen ermöglicht, sich innerhalb dieser Schutzfunktion sich selbst zuzuwenden.

Der **Wechsel zwischen der körper- und handlungsbezogenen Erfahrung und der verbalen Reflexion** ermöglicht die jeweilige Überprüfung gemachter Erfahrungen und vorhandener Gedanken und Phantasien. Hierher gehören beispielsweise die zumeist in Gruppen vorhandenen »Vorurteile« sowohl in Bezug auf sich selbst wie auf die anderen. Dabei geht es in Gruppen sehr oft um die Verteilung von Sympathie und Abneigung oder auch um die Einschätzung der eigenen Stärken und Schwächen. Gerade bei Partnerübungen, in denen die Partnerwahl mit geschlossenen Augen getroffen wurde, ereignen sich hier häufig überraschende Erfahrungen. Durch die geschlossenen Augen verliert das Vorurteil seine Übermacht und die konkrete Erfahrung im Hier und Jetzt gewinnt an Bedeutung. Umgekehrt ist es aber ebenso möglich, durch den Vergleich des unterschiedlichen Erlebens der beiden Partner innerhalb einer gemeinsamen Erfahrung zu überprüfen, inwieweit hier Realität oder Phantasie im Vordergrund standen.

Nicht umsonst spielt die KBT eine bedeutende Rolle bei Patienten, deren Symbolisierungsfähigkeit eingeschränkt bzw. kaum vorhanden ist, wie z. B. alexithyme bzw. psychosomatische Patienten. Auf vielfältige Weise werden in der KBT-Gruppe Erfahrungen ermöglicht, die den Patienten in Kontakt mit Symbolen bringen, sei es im gestisch-mimischen Ausdrucksgeschehen bei der Kommunikation mit anderen, sei es bei der Wahrnehmung einer symbolischen Bedeutung von Gegenständen oder durch »Verwörterung« eines Geschehens, sodass auf diese Weise ein Nachreifungsprozess solcher Basisdefizite möglich wird.

Ein 28-jähriger Mann mit schwerer Sexualhemmung sucht zunächst im Rahmen einer KBT-Einzeltherapie Hilfe. Es war ihm aufgrund seiner Hemmung bislang nicht möglich, sexuelle Erfahrungen zu machen, was er mit dem heimlichen Lesen von pornografischen Heften und voyeuristischem Verhalten zu kompensieren versuchte. Zwar konnte er in der Einzeltherapie einen Zusammenhang herausfinden zwischen seiner Symptomatik und einem missbrauchsähnlichen Verhalten seiner Mutter, blieb jedoch weiterhin gehemmt und von seinen Gefühlen isoliert.

Ein Wechsel in eine KBT-Gruppe brachte ihm dann – sicherlich vorbereitet durch die Einzelarbeit – einen Durchbruch. In die zehnte Gruppenstunde kommt er mit starker Enttäuschungswut über den bisher nicht geglückten sexuellen Kontakt mit seiner Freundin. Das Erfahrungsangebot in dieser Stunde leitet sich her aus der Anfangsszene der Gruppe, in der einige mit neuen, unbekannten KBT-Gegenständen hantierten: Es geht um den Vorschlag, sich einen Gegenstand zu suchen, mit dem man etwas Neues ausprobieren könne, das eine Herausforderung darstellt. Hier ergreift der betreffende Patient plötzlich eine mit Steinen, Kugeln, Muscheln u. a. gefüllte Kiste und leert sie schwungvoll auf den Boden. Eine Frau entgegnet ihm mit der gleichen Geste, indem sie ebenfalls eine Kiste mit Murmeln ausschüttet und ihn auf diese Weise bestätigt und ermutigt. Im späteren Nachgespräch entsteht die Phantasie einer symbolischen Ejakulation, die den Patienten sichtbar und spürbar erleichtert.

Wenn H. Stolze (1995) vom »getanen Symbol« spricht, ist dieses Ereignis vielleicht ein anschauliches Beispiel.

10.4 Beginn, Aufbau und Beendigung einer Gruppe

Die Frage nach Beginn, Zusammensetzung und Abschluss einer Gruppe hängt zunächst davon ab, ob es sich um eine ambulante Gruppe oder eine Gruppe im Rahmen einer Institution handelt. Da Gruppenleiterinnen im zweiten Fall eher wenig Einfluss auf diese Arbeitsbedingungen haben, möchte ich mich im Folgenden auf die Situation einer ambulanten Gruppe konzentrieren, bei der dieser Gestaltungsspielraum in der Regel weitaus größer ist.

Die **Planung** einer solchen Gruppe beginnt zumeist mit einer Ankündigung über ein Veranstaltungsprogramm, einen Aushang und/oder das Verteilen von Flyern. Darin werden bereits Informationen zu der geplanten Gruppe gegeben wie Beginn, Dauer, Zielrichtung, Ort und Honorar. Es ist also vorher nötig, sich genauer Gedanken zu machen über die Rahmenbedingungen, unter denen die Gruppenarbeit stattfinden soll. Während es zum einen um so konkrete Dinge wie geeignete Räumlichkeiten, Zeit- und Honorarvorstellungen geht, sollte die Frage der Gruppenzusammensetzung vorab genauer überdacht werden. Dass dies nicht immer geschieht, hat in Zeiten zurückgehenden Interesses an reinen Selbsterfahrungsgruppen auch praktisch-wirtschaftliche Gründe, wodurch eine Tendenz gestärkt wird, »zu nehmen, was man bekommt«. Dabei wird jedoch oft übersehen, dass der Erfolg einer Gruppentherapie ganz wesentlich von den Gruppenmitgliedern abhängt, sodass deren Auswahl ein wichtiges Kriterium darstellt.

Bei der **Auswahl** gibt es grundsätzlich entweder die Möglichkeit, Kriterien für den Ausschluss aufzustellen, oder solche für die Aufnahme. Bei den Ausschlusskriterien für eine ambulante Gruppe nennt Yalom (2001) u. a. Patienten, die paranoid, hypochondrisch, drogen- oder alkoholsüchtig sind. Ebenfalls warnt er vor der Aufnahme von Patienten, die in einer akuten Krisensituation stecken, oder solchen, die schwer depressiv und selbstmordgefährdet sind. Doch auch abgesehen von solchen unmittelbar einleuchtenden Ausschlusskriterien nennt er »soziopathische« Patienten, die aufgrund ihrer mangelnden sozialen Kompetenz, das heißt Beziehungsfähigkeit, selbst kaum von einer Gruppenteilnahme profitieren können und auf den Gruppenverlauf einen destruktiven Einfluss ausüben. Daneben gibt es äußere Hinderungsgründe, die ernst genommen werden müssen, wie z. B. eine beruflich oder familiär bedingte Unsicherheit bezüglich einer regelmäßigen Teilnahme oder auch eine absehbare Schwierigkeit, das Honorar verlässlich zu bezahlen.

Zur Aufnahme eignet vor allem eine erkennbare Motivation, die dann am stabilsten ist, wenn Patienten zuvor in anderem Rahmen, beispielsweise während eines Klinikaufenthaltes, positive Erfahrungen mit der KBT sammeln konnten. Gelegentlich melden sich jedoch auch solche Patienten, die lediglich gehört oder gelesen haben, dass es sich hier um »etwas ganz Besonderes« handelt, womit dann zumeist auch hohe Erwartungen verbunden sind. Hier kann es hilfreich sein, im Vorgespräch praktische Erfahrungsangebote zu machen oder sogar einige probatorische Einzelsitzungen zur Entscheidungsfindung anzubieten. Manche Gruppentherapeutinnen wählen hier die Regelung, die ersten Gruppensitzungen als »Schnupper- oder Probesitzungen« anzubieten, nach denen erst die eigentliche Entscheidung gefällt wird. Diese Regelung erleichtert sicher manchen Interessierten den Schritt in die Gruppe und auch die Gruppenleiterin (die Entscheidung sollte für beide Seiten gelten!) kann sich dadurch ein besseres Bild von der »Eignung« der Betreffenden für eine KBT-Gruppe machen. Dagegen spricht, dass der Widerstand, sich auf Unbekanntes einzulassen, durch diese Regelung gestärkt wird, zumal häufig auch das Argument zu hören ist, man wolle erst mal sehen, »wer noch so alles in der Gruppe sei«. Die wichtige Erfahrung, mit zunächst vielleicht aufgrund eines Vorurteils abgelehnten Personen im weiteren Verlauf positive Begegnungen zu haben, wird so vermieden.

Betrachtet man die Aufnahmekriterien unter dem Aspekt der Störung, so eigenen sich für KBT-Gruppen vor allem Menschen mit Körperwahrnehmungsstörungen und psychosomatischen Symptomen. Auch bei Beziehungsstörungen, Alexithymie, Selbstwertproblemen, Arbeitssucht, mäßigen Depressionen und Ängsten kann eine KBT-Gruppentherapie hilfreich sein.

Gelegentlich wird argumentiert, dass Patienten mit geringer Ich-Stärke für eine Gruppenteilnahme nicht geeignet seien. Dies kann jedoch nicht als alleiniges Ausschlusskriterium genommen werden, da es durchaus möglich ist, mit einer insgesamt Ich-schwachen Gruppe zu arbeiten. Wichtiger ist hierbei eher, dafür zu sorgen, dass das Gefälle bezüglich der Ich-Stärke in der Gruppe nicht zu groß wird. Diese Überlegung berührt ein grundsätzlich wichtiges Problem bei der Zusammensetzung einer Gruppe, nämlich die Frage nach der angestrebten Homogenität oder Heterogenität der Gruppe. Gruppenerfahrungen zeigen, dass homogene Gruppen rascher zusammenfinden und weniger Konflikte haben. Sie haben aber auch die Tendenz, auf einer oberflächlichen Ebene zu bleiben und zu reinen »Wohlfühlgruppen« zu mutieren. Yalom bezieht sich in diesem Zusammenhang auf klinische Beobachtungen, die zeigen, dass *»zwischen dem Patienten und der Art der interpersonalen Bedürfnisse der Gruppe ein gewisses Maß an Unverträglichkeit bestehen muss, wenn Veränderungen eintreten sollen«*. Um also Veränderung zu ermöglichen, muss ein Zustand der Dissonanz oder mangelnden Übereinstimmung vorhergehen! Ein guter Lösungsansatz für die Entscheidung dieser Frage wäre *»Heterogenität in Konfliktbereichen und Homogenität in der Ich-Stärke«* (Yalom 2001).

Eine letzte Bemerkung zum Beginn und Aufbau einer Gruppe gilt der Möglichkeit, eine schriftliche Vereinbarung mit jedem Gruppenmitglied zu schließen. Dies hat den großen Vorteil, dass die verschiedenen Regelungen, die meist im Vorgespräch erläutert werden, dort noch einmal schriftlich festgehalten und vom Patienten mit seiner Unterschrift bestätigt werden. Wichtige Punkte einer solchen Vereinbarung sind z. B. Dauer der vereinbarten Teilnahme, Regelung für entschuldigtes und unentschuldigtes Fehlen, Regelung für Kontakte außerhalb der Gruppensitzungen (wichtig, um zu vermeiden, dass die »eigentlichen Sitzungen« im Anschluss in einer Kneipe stattfinden) usw.

Die einzelnen Entwicklungsphasen einer Gruppe wurden bereits oben beschrieben. Die **Beendigung** soll hier jedoch, ebenso wie der Beginn, genauer betrachtet werden. Manche Gruppen sind von vornherein nur für eine begrenzte Zeit geplant, die Teilnehmer kennen also den Zeitpunkt des Abschieds von Anfang an, während es in anderen Gruppen unklarer ist, wann die Gruppenarbeit endet. Doch auch in Gruppen, in denen das Gruppenende von vornherein festgelegt ist, findet häufig eine Vermeidung bzw. Verleugnung des Themas Abschied statt. Hier ist es die Aufgabe der Leiterin, rechtzeitig an diesen Zeitpunkt zu erinnern. Bei einem Gruppensetting, in dem die Teilnehmer für eine bestimmte Zeitdauer (häufig ein Jahr) angemeldet sind mit der Möglichkeit, sich anschließend für ein weiteres Jahr zu entscheiden oder bei dem zunächst vereinbarten Ende zu bleiben, wird diese Aufgabe noch wichtiger. Da die Gruppenmitglieder selten von allein auf diesen Entscheidungsprozess zu sprechen kommen, muss die Therapeutin hier wesentlich eher und öfter darauf hinweisen. Dabei ergeben sich oft für Patienten komplizierte Konstellationen, wenn sie beispielsweise entschlossen sind, ein weiteres Jahr teilzunehmen, dann aber feststellen, dass sie dabei in der Minderheit oder sogar ganz allein sind. Daher muss es möglich sein, die eigene Entscheidung mehrfach zu überprüfen und gegebenenfalls auch zu revidieren.

Im Rahmen dieses Entscheidungsprozesses sollte es ebenso um einen Rückblick und eine Bilanzierung der Entwicklung jedes Einzelnen gehen. Auch hierbei ist die Gruppenleiterin gefordert, ausreichend Zeit sicherzustellen und nicht aus Sorge vor möglichen negativen Bilanzen dieses Thema gemeinsam mit der Gruppe zu vermeiden. Gerade an dieser Stelle des Gruppenverlaufs wird die Haltung der Gruppenleiterin noch einmal sehr wichtig. Einerseits hat sie bis zum Ende die Verantwortung für die Gruppe, andererseits muss sich ihre Haltung aber auch dahingehend ändern, als sie selbst mehr als bisher ihre eigenen Eindrücke und Gefühle äußert. Häufig steht am Ende auch die Frage nach einer Art gemeinsamer Abschiedsparty. Die Entscheidung dafür oder dagegen ist stark damit verbunden, wie sich die Gruppenleiterin bis dahin an Kontakten außerhalb der Gruppensitzungen beteiligt hat, und letztendlich eine Frage, die persönlich entschieden werden muss.

10.5 Aufgaben und Funktionen der Gruppenleiterin

Über die unterschiedlichen Aufgaben und Funktionen der Gruppenleiterin wurde bereits einiges gesagt und es wurde darauf hingewiesen, in welcher Weise sie die Entwicklung des Gruppenprozesses fördern oder auch behindern kann. Einige grundsätzliche Aspekte sollen dennoch hier noch einmal besonders hervorgehoben werden.

Bei einigen der genannten Beispiele wurde die **Übertragungsebene** angesprochen. Diese wird bei der KBT oftmals auf der Körper- bzw. Handlungsebene deutlich, ebenso wie auch Gegenübertragungsgefühle sich häufig auf der Körperebene zeigen. Daher gehört es zu den Aufgaben der Gruppenleiterin, ihre körperliche Selbstwahrnehmung und die beobachteten oder von den Patienten berichteten Phänomene unter dem Aspekt von Übertragung und Gegenübertragung zu reflektieren. Eine Einbeziehung der Gegenübertragungsgefühle kann im Übrigen wertvolle Hinweise auf verdeckte bzw. vermiedene Strebungen der Gruppe liefern. So weisen unvermittelt auftretende starke Müdigkeit, Kopf- oder Magenschmerzen häufig auf unterdrückte Impulse innerhalb der Gruppe hin, deren Thematisierung dann zumeist ein Nachlassen dieser Symptome zur Folge hat.

Eine ähnliche Aufgabe stellt sich der Gruppenleiterin hinsichtlich des **Gruppengeschehens**. Hier muss sie dafür Sorge tragen, dass die Erfahrung in der Gruppe von den Einzelnen auf ihre persönliche Situation und Biographie übertragen werden kann. Durch gezieltes Nachfragen und/oder Konfrontation muss sie immer wieder dafür sorgen, dass eine Verbindung entsteht zwischen dem Verhalten und Wahrnehmen in der Gruppe und dem »Leben draußen«. Andernfalls besteht die Gefahr einer festungsähnlichen Gruppenkultur, in der die Erfahrungsebene vom Erleben außerhalb der Gruppe getrennt bleibt.

In diesem Zusammenhang wird die Frage wichtig, inwieweit sich die Gruppenleiterin auf das Hier und Jetzt begrenzen möchte und insofern einen a-historischen Ansatz wählt. Hierzu gibt Yalom (2001) einen erhellenden Kommentar:

»Die wesentliche Aufgabe liegt nicht in der Aufdeckung, der Zusammensetzung und dem Begreifen der Vergangenheit, sondern darin, die Vergangenheit als Hilfsmittel zu benützen, um die Art zu verstehen (und zu verändern), wie der Einzelne in der Gegenwart zu anderen Beziehungen aufnimmt [...] Die Vergangenheit ist Diener, nicht Meister.«

Erwähnt wurde schon, dass die Gruppenleiterin zwar insgesamt in der KBT eine aktivere Rolle als in rein verbal arbeitenden Gruppen hat, diese jedoch je nach dem Stadium, in dem sich der Gruppenprozess befindet, variieren muss. Nachdem es zu Beginn um Aktivierung und Stärkung der Gruppenmitglieder gegangen ist, sollte die **Aktivität der Gruppenleiterin** sukzessive abnehmen, ohne jedoch in Passivität bzw. Interesselosigkeit abzugleiten. Diese Ausbalancierung des Aktivitätsniveaus ist sehr wichtig und gelingt nicht immer, zumal dann, wenn Gruppenmitglieder diese abnehmende Aktivität als mangelndes Interesse interpretieren oder einzelne Gruppenmitglieder sich in die Rolle eines Co-Therapeuten begeben und so mit der

Gruppenleiterin rivalisieren. In solchen Situationen kann Supervision sehr hilfreich sein, um einen Weg aus der Verstrickung zu finden.
Es geht bei diesem Thema aber auch um die **Abstinenz** in der KBT, die hier ebenfalls anders aufgefasst werden muss als in tiefenpsychologisch fundierten Gesprächsgruppen. Schon allein der Umstand, dass Berührung auch durch die Therapeutin ein Element der KBT darstellt, verweist auf die Notwendigkeit, sich über den eigenen Abstinenzbegriff klar zu werden. Da es hier unter den KBT-Therapeutinnen, auch bedingt durch die verschiedenen Grundberufe, sicherlich große Unterschiede gibt, soll hier lediglich darauf verwiesen werden, dass auch im Rahmen einer Gruppe die Leiterin ihre Auffassung von Abstinenz – am besten mithilfe einer Supervision – klären muss.
Bei diesem Thema soll auch die gelegentlich vorkommende Frage nach dem »Mitmachen der Gruppenleiterin beim Angebot« angesprochen werden. Angesichts der Tatsache, dass eine wesentliche Aufgabe der Therapeutin darin besteht, die Gruppe im Sinne einer »teilnehmenden Beobachterin« zu begleiten, ist ein solches Verhalten zumindest fragwürdig. Nicht gemeint sind dabei allerdings Handlungen der Gruppenleiterin, die dem eigenen Wohlbefinden dienen, wie das Abrollen oder Abklopfen des eigenen Körpers, Ausstatten des eigenen Platzes oder Ähnliches.

10.6 Gruppenkrisen

Krisenhafte Entwicklungen einer Gruppe müssen unterschieden werden von der Krise einzelner Gruppenmitglieder. Während eine stabile Gruppe durchaus mit dem letztgenannten Problem fertig werden kann, steht bei Gruppenkrisen der Fortbestand der Gruppe insgesamt in Frage. Welche Krisen können eine solch einschneidende Wirkung haben? Ein gemeinsamer Nenner für solche Krisen ist das vorzeitige Ausscheiden eines oder gar mehrerer Gruppenmitglieder, bedingt entweder durch heftigen Widerstand, der nicht bearbeitet werden kann, oder durch eine Entfernung durch die Gruppenleiterin wegen gruppenschädigenden Verhaltens. Während die letztgenannte Situation bei einer sorgfältigen Gruppenzusammensetzung eher selten sein dürfte, kommt es durchaus vor, dass Gruppenmitglieder überraschend ihren Wunsch ankündigen, die Gruppe zu verlassen. Ein derartiger Wunsch kann für die Gruppe weit reichende Folgen haben, wenn sich z. B. dadurch das zahlenmäßige Verhältnis von Männern und Frauen dramatisch ändert oder wenn jemand durch den Abbruch andere Gruppenmitglieder mit unverarbeiteten Gefühlen und Erfahrungen, die seine Person betreffen, zurücklässt. In vielen Fällen wird ein solcher Abbruch als Kränkung und Entwertung wahrgenommen, und zwar auch von der Gruppenleiterin, was sie schwächen und daran hindern kann, ihre Aufgabe einer Wahrung der Gruppenkohäsion wahrzunehmen.

In einer Wochenendgruppe für Ärzte, die sich bereits zum zweiten Mal trifft, nimmt eine etwas ältere Allgemeinmedizinerin teil, die mehrfach von Ängsten gesprochen hatte, die sie während der praktischen KBT-Arbeit erlebt hätte, ohne dass dies jedoch äußerlich erkennbar gewesen war. An diesem Wochenende wurde nun von einigen Gruppenmitgliedern der Wunsch geäußert, den Hintergründen für ihr häufiges als depressiv empfundenes Erschlaffen und Ermüden auf die Spur zu kommen. Das Erfahrungsangebot lautete, jeder möge sich einen Holzstock nehmen und damit ausprobieren, was über diesen Gegenstand in Bewegung kommen könne.
Nachdem die Stöcke zunächst als Stütze verwendet worden sind, ändert sich das Verhalten zunehmend und es werden erst einzelne und dann auch mehrere Stöcke über den Holzboden gerollt. Die Gruppenleiterin verstärkt diese Impulse, indem sie zusätzlich einige Holzkugeln in die Gruppe hineingibt. Dabei wird es relativ laut und lebhaft, lediglich die erwähnte Teilnehmerin bleibt mit ihrem Stock auf ihrem Platz wie erstarrt stehen und

kann die zusätzlichen Anregungen der Gruppenleiterin, die auf eine Abgrenzung von dem Gruppengeschehen hinauslaufen würden, nicht aufgreifen. Als es etwas ruhiger wird, schlägt die Gruppenleiterin vor, aus den vorhandenen Gegenständen nun gemeinsam etwas zu gestalten, doch auch daran beteiligt sich die Teilnehmerin nicht. Erst im Gruppengespräch beschreibt sie ihren Gefühlszustand als Angst, auseinander zu fallen und die Kontrolle über sich zu verlieren, sobald sie sich bewege. In der anschließenden Pause kann sie sich über ein kurzes Gespräch mit der Gruppenleiterin wieder beruhigen, erscheint dann jedoch nicht mehr zur nächsten Sitzung und teilt lediglich über den Anrufbeantworter der Praxis mit, dass sie wahrscheinlich auch am folgenden Tag nicht teilnehmen werde.

An dieser Stelle gerät die Gruppe in eine erhebliche Krise. Während einige Teilnehmer offen ihrer Befriedigung Ausdruck geben, dass »dieser Hemmschuh« endlich weg sei, kämpfen andere mit starken Schuldgefühlen und die Gruppe einigt sich in einer heftigen Vorwurfshaltung an die Gruppenleiterin; die gesamte Gruppe wird infrage gestellt und es scheint zunächst offen, ob es eine Fortsetzung geben kann. In der letzten Sitzung dieses Tages geht es jedoch noch einmal um die Gestaltung vom Vormittag; einige Teilnehmer äußern den Wunsch, daran noch weiter zu arbeiten, zunächst mit der Vorstellung, wenigstens dies wirklich abzuschließen. Die Gruppenleiterin beendet die Sitzung mit dem Hinweis, dass sie am nächsten Tag wie vereinbart da sein werde, und es erscheinen tatsächlich alle bis auf die erwähnte Teilnehmerin.

In dieser Situation macht die Gruppenleiterin den Vorschlag, einen Gegenstand, der sich noch auf dem von der bewussten Teilnehmerin zurückgelassenen Platz befindet, gemeinsam aufzunehmen und so, ohne zu sprechen, quasi mit ihr symbolisch umzugehen. Dies wird offenbar von allen als gute Möglichkeit erlebt, die durch den Abbruch entstandene Krise zu behandeln. Nach einer ganzen Reihe von »Stationen« landet der Gegenstand schließlich neben der Gruppenleiterin, was diese als Botschaft versteht, sie möge sich weiterhin um die Teilnehmerin kümmern, sie »der Gruppe abnehmen«. Durch diese Deutung fühlt die Gruppe sich gut verstanden und hat damit die entstandene Krise überwunden.

Das Beispiel macht deutlich, wie wichtig in solchen Krisensituationen, in denen die Gruppenkohäsion zu zerbrechen droht, ein gutes Stehvermögen der Gruppenleitung ist. Verliert die Gruppenleiterin selbst etwas den Boden unter den Füßen, kann es hilfreich sein, wenn eine Co-Leiterin oder Beobachterin, die den Prozess mit verfolgt hat, zu einem klärenden Gespräch zur Verfügung steht. Andernfalls sollte versucht werden, mit einer vertrauten Kollegin das Geschehen zu besprechen, um wieder klar sehen und spüren zu können. Auf der anderen Seite macht das Beispiel aber auch deutlich, welch wertvolle Möglichkeiten die KBT über die Arbeit mit Gegenständen auch in Gruppenkrisen zur Verfügung hat.

10.7 Unterschiedliche Gruppenarten

Auch wenn die unterschiedlichen oben beschriebenen Entwicklungsphasen einer Gruppe für alle Arten von Gruppen gelten, unterscheiden sich Gruppen dennoch in einigen Aspekten, je nachdem wie sie zusammengesetzt sind, für welchen Zweck sie sich gebildet haben und auf welche zeitliche Dauer sie angelegt sind.

Vergleicht man z. B. **Frauengruppen** mit **geschlechtlich gemischten Gruppen**, so fällt auf, dass es bezüglich der sich entwickelnden Intimität deutliche Unterschiede gibt. Bleiben Frauen in einer Gruppe unter sich, entsteht häufig relativ rasch eine Bereitschaft, sich zu öffnen und sich mit dem eigenen Körpererleben zu beschäftigen. Dies wirkt sich vor allem auf traumatisierte Patientinnen günstig aus, die in gemischten Gruppen meist lange Zeit ausschließlich mit der Sicherung und Wahrung ihrer Grenzen oder der Wiederholung des zur Traumatisierung beitragenden Verhaltens beschäftigt sind. Andererseits »fehlen« natürlich in reinen Frauengruppen auch die Männer, was zur Folge hat, dass typisch männliche Themen wie z. B. die Auseinandersetzung mit Leistung oder Aggression oft lange vermieden werden. Auch die weibliche Rivalität tritt bei reinen Frauengruppen meist eher in den Hintergrund, was von der Gruppenleiterin beachtet und u.U. auch thematisiert werden sollte, da es sich im Leben außerhalb der Gruppe häufig präsentiert und viel mit dem jeweiligen Selbstwertgefühl der Frauen zu tun hat. Eine gewisse Gefahr bei Frauengruppen besteht darin, dass das Fehlen von Männern zu einer Art »Bunkermentalität« führen kann bzw. dass Männer einseitig als aggressive Machos betrachtet werden, vor denen man sich zumindest in der Gruppe sicher fühlt. Deutet sich eine solche Entwicklung an, kann es ein hilfreiches Erfahrungsangebot sein, gemeinsam ein Männerbild zu gestalten, in das jede ihre persönlichen Erfahrungen mit Männern einbringen kann, wodurch auch die positiven und liebenswerten Aspekte des Mannes wieder deutlich werden können.

Auch der **Charakter** einer KBT-Gruppe, das heißt also die Zielsetzung und der Grund für ihr Zustandekommen, spielt eine wichtige Rolle. Während die Gruppenleiterin bei einer ambulanten Therapiegruppe in der Regel selbst keine Themen vorgibt sondern ihr Auftauchen der Entwicklung des Gruppenprozesses überlässt, muss sie in einer Weiterbildungsgruppe eher darauf achten, neben dem Selbsterfahrungsaspekt auch dem Anspruch der Teilnehmerinnen gerecht zu werden, Bearbeitungsmöglichkeiten der KBT für zentrale Gruppenthemen kennen zu lernen. Auch wenn sich diese Möglichkeit in späteren Methodikseminaren nochmals ergibt, ist die über 240 Stunden hinweg laufende Weiterbildungsgruppe die intensivste Gelegenheit, die Arbeitsmöglichkeiten der KBT in einer Gruppe zu erleben. Und auch wenn der Selbsterfahrungsaspekt in dieser Gruppe im Vordergrund steht und stehen sollte, bleibt es nicht aus – gerade auch im fortgeschrittenen Stadium der Gruppe – dass es auch um ein kognitives Erfassen des Gruppenprozesses geht. Hierzu dient u. a. die Prozessanalyse, die von vielen Lehrbeauftragten am Ende oder auch schon während der laufenden Gruppe durchgeführt wird.

Eine besondere Form der Selbsterfahrung sind **Wochenendgruppen**, die nicht als länger laufende Weiterbildungsgruppen konzipiert sind. Soweit es sich dabei auch nicht um Methodik- oder Theorieseminare handelt, geht es bei diesen Gruppen meist darum, in konzentrierter Form einen Überblick über die Arbeit mit KBT zu geben. Auch hier steht also der Anspruch, etwas über sich selbst zu erfahren, neben demjenigen, etwas über die Methode zu lernen, etwa um sich ggf. für eine Weiterbildung oder Fortbildung mit KBT entscheiden zu können. Hierbei ist es besonders wichtig, dass die Gruppenleiterin sich stets der insgesamt kurzen Dauer von meist nur 10–16 Stunden bewusst bleibt und dementsprechend ihre KBT-Erfahrungsangebote so auswählt und anleitet, dass die Regressionsbereitschaft der Gruppe auf ein mittleres Maß beschränkt bleibt. Das ist häufig gar nicht so schwierig, da die Teilnehmer einer unbekannten Methode gegenüber meist mit Zurückhaltung begegnen. Es kommt aber immer wieder vor, dass über die Arbeit mit und am Körper Prozesse in Gang gesetzt werden, die so von der Gruppenleiterin nicht beabsichtigt waren und mit denen sie dann aber zurechtkommen muss. Ist solch ein Fall erst einmal eingetreten, muss sie versuchen, wahrscheinlich in einem zusätzlichen Einzelgespräch, die Erfahrung zumindest so weit aufzuarbeiten, dass der betreffende Mensch andere Hilfsangebote wie z. B. psychiatrische bzw. psychosomatische Ambulanzen oder im günstigeren Fall den eigenen Therapeuten in Anspruch nehmen kann. Auch wenn in Vorgesprächen abgeklärt worden war, dass die psychische Situation nicht gegen die Teilnahme an einer Wochenendgruppe spricht, kann eine solche Entwicklung eintreten und es ist ratsam, sich als Gruppenleiterin vor Beginn eines solchen Wochenendes Gedanken zu machen, an wen man sich notfalls wenden kann.

Umgekehrt gibt es aber genauso Wochenendgruppen, deren Widerstand von Beginn an hoch ist und auch hoch bleibt und die eher mit der Einstellung »Wasch mir den Pelz, aber mach mich nicht nass« gekommen sind. Man kann sich an einer solchen Gruppe natürlich unendlich abarbeiten, um in der Schlussrunde dann doch Kritik zu ernten. Ein für alle Beteiligten angenehmerer Weg ist es aber, die eigene Arbeitsweise dem Widerstandsniveau anzupassen und eher pädagogisch als therapeutisch vorzugehen. Hier hat die Gruppenleiterin dann eher mit ihrem eigenen Anspruch als mit widerspenstigen Gruppenmitgliedern zu kämpfen. In jedem Fall ist es sinnvoll, sich für eine Wochenendgruppe ein gutes und vielleicht bei anderen schon bewährtes Angebotskonzept zurecht zu legen, das bei Bedarf verändert werden kann und das wichtige Elemente der KBT vermittelt. Ganz allgemein formuliert könnte ein Leitfaden für ein solches Konzept drei Erfahrungsmöglichkeiten umfassen:

- Erfahrung mit sich selbst bzw. mit dem eigenen Körper, im Kontakt mit Boden und Raum
- Erfahrung im Zusammenhang mit klassischen KBT-Gegenständen wie Ball, Stock, Decke
- Erfahrung im Kontakt mit anderen Teilnehmern

10.8 Abschließende Überlegungen

Auch wenn die Hoch-Zeit der Gruppentherapie aus den 1970er Jahren längst vorüber ist und heute der Trend eher zu kurzen, verhaltenstherapeutischen Einzelbehandlungen geht, lohnt sich eine Rückbesinnung auf die besonderen Vorteile einer KBT-Gruppentherapie. Untersuchungen in Freiburg haben nachgewiesen, dass im Vergleich von Analytischer Gruppentherapie und Konzentrativer Bewegungstherapie Letztere vorangeht, das heißt, dass »man bestimmte psychodynamische Abläufe in der KBT zeitlich früher (vor der Sprache = präverbal) als in der Analytischen Gruppenpsychotherapie erfassen kann« (Carl et al. 1982). Auch Befragungen von Patienten in Freiburg und Heidelberg ergaben bei der Bewertung der verschiedenen therapeutischen Angebote eine eindeutige Präferenz für die KBT-Gruppe. Gerade in wirtschaftlich schwierigen Zeiten, in denen die Leistungen der Krankenkassen insgesamt zurückgehen und daher vieles selbst finanziert werden muss, ist es für Patienten oft noch am ehesten möglich, sich die Teilnahme an einer KBT-Gruppe zu leisten. Insofern werden KBT-Gruppenangebote auch in Zukunft gefragt sein.

Literatur

- Battegay R (1981). Kommunikationsmuster im Rahmen von analytischen Selbsterfahrungsgruppen. Gruppenpsychother Gruppendynamik; 16: 344–59.
- Bennis W, Shepard H (1956). A theory of group development. Hum Relat; 9: 415–37.
- Bion WR (1971). Erfahrungen in Gruppen. Stuttgart: Klett-Cotta.
- Carl A et al. (1982). Vergleichende Darstellung gruppendynamischer Prozesse bei Konzentrativer Bewegungstherapie und Analytischer Gruppentherapie – Zugleich ein Versuch zur formalen Beschreibung dieser Prozesse. In: Stolze H (Hrsg) (2002). Die Konzentrative Bewegungstherapie. 3. Aufl. Berlin, Heidelberg, New York: Springer; 167–86.
- Däumling A, Fengler J, Nellessen L, Svensson A (1974). Angewandte Gruppendynamik. Stuttgart: Klett-Cotta.
- Heigl-Evers A (1978). Konzepte der analytischen Gruppenpsychotherapie. Göttingen: Vandenhoeck & Ruprecht.
- Hofstätter P (1957). Gruppendynamik. Reinbek b. Hamburg: Rowohlt.
- Kohut H (1979). Die Heilung des Selbst. Frankfurt/Main: Suhrkamp.

- Schindler R (1957). Grundprinzipien der Psychodynamik in der Gruppe. Psyche; 11: 308–14.
- Schmidt E (1999). Zwischen Verkörperung und Versprachlichung – die Konzentrative Bewegungstherapie als gruppentherapeutische Methode. Konzent Bewegungsther; H. 30: 66–75.
- Stolze H. Das getane Symbol. In: Kahleyss M (Hrsg) (1995). Methoden ärztlicher Psychotherapie. Psychoanalytische Grundlagen. Heidelberg, Leipzig: Barth; 107–12.
- Winnicott DW (1979). The maturational process and the facilitating environment. London: Hogarth Press.
- Yalom ID (2001). Theorie und Praxis der Gruppenpsychotherapie. Stuttgart: Pfeiffer bei Klett-Cotta.

IV Behandlung bei spezifischen Krankheitsbildern

11 Psychosomatische Erkrankungen

Elvira Braun

11.1 Charakterisierung der Erkrankungen

Geschichtlicher Abriss über die Entwicklung der psychosomatischen Medizin

Die psychosomatische Medizin ist etwas Besonderes und etwas Alltägliches. Etwas Alltägliches, weil schon immer Ärzte oder Heilerinnen nicht nur kranke Organe oder Krankheiten behandelt haben, sondern den ganzen Menschen. Mit dem Aufkommen der Kunst des Sezierens und dem damit verbundenen Blick auf die Organe und Strukturen des Körpers glaubte man nun die wirklichen Krankheitsgründe an den Organen ablesen zu können.

in der Mitte des 19. Jahrhunderts kam es durch die großen Fortschritte der Zellularpathologie Virchows und der Bakteriologie Pasteurs und Kochs zu einer erneuten Veränderung der Medizin. Die Hoffnung, alle Erkrankungen nach dem Prinzip »Ursache und Wirkung« in den Griff bekommen zu können, war groß.

Neue Impulse kamen in die Medizin durch das Erscheinen der »Studien zur Hysterie« von S. Freud und J. Breuer (Uexküll et al. 1994). Die Entdeckung des Unbewussten durch S. Freud wirkte in der Medizin, in kulturellen und geisteswissenschaftlichen Zusammenhängen und in der Gesellschaft der damaligen Zeit revolutionär bis anstößig. 1917 veröffentlichte der Mediziner, ehemalige Militärarzt und spätere Psychoanalytiker G. Groddeck das Buch »Psychische Bedingtheit und psychoanalytische Behandlung organischer Leiden«. Groddeck gilt neben V. v. Weizsäcker als Vater der psychosomatischen Medizin. Er führte von 1900 bis 1913 ein eigenes Sanatorium in Baden-Baden, in dem er im heutigen Sinne ganzheitliche Medizin betrieb (Will u. Groddeck 1987).

Mit der Einführung der Psychoanalyse in die Medizin glaubte V. v. Weizsäcker den Menschen als Subjekt in die Heilkunde einführen zu können. Diese Hoffnung hat sich nicht erfüllt. Die psychosomatische Sichtweise blieb weitestgehend den psychosomatischen Kliniken und Abteilungen überlassen (Uexküll et al. 1986). In deren Anfängen wurden die psychosomatischen Krankheiten neurosespezifisch verstanden und behandelt. Die Organstörungen wurden in der Seelenmedizin als Ausdrucksmöglichkeiten des Körpers begriffen.

Psychosomatische Erkrankungen sind der Gegenstand medizinischer, biologischer, soziologischer und psychodynamischer Überlegungen. Die theoretischen Bausteine dieser Wissenschaftsgebiete müssen miteinander kompatibel gemacht werden, um zu einer allgemeinen Theorie der Psychosomatik beitragen zu können. Seit Jahrzehnten ist daher das Bemühen, eine gemeinsame Sprache zu finden oder die Begriffe einander anzugleichen, in Gang. Doch die Komplexität des Gegenstandes und die Unmöglichkeit, menschliches Erleben und Verhalten in kurz gefasste Begriffe zu ordnen, macht dieses Unterfangen schwierig. Somit gibt es unterschiedliche psychosomatische Konzepte, die in aller Kürze vorgestellt werden.

Definition der Störungsbilder

Es werden vier psychosomatische Krankheitsobergruppen unterschieden (Deter 1997). Die jeweiligen Krankheitsbilder rufen unterschiedlich schwer wiegende Gesundheitsstörungen hervor.

- Befindlichkeitsstörung
  - Entwicklung körperlicher und affektiver Beschwerden, die überwiegend psychisch verursacht sind und keine Störung der vegetativen Funktionen oder eine morphologische Schädigung von Organen aufweisen.
- funktionelle Erkrankung
  - Störung vegetativer Funktionen, die häufig psychisch mit bedingt ist und die Entwicklung körperlicher Symptome hervorruft.
- psychosomatische Erkrankung im engeren Sinn
  - Die entstehenden Symptome und Störungen sind zum Teil psychisch bedingt und haben zu einer morphologischen Schädigung der Organe geführt.
- somatopsychische Erkrankung
  - Aufgrund einer körperlichen Grunderkrankung entwickelt sich eine psychische Symptomatik.

Die Befindlichkeitsstörung

Diffuse Beschwerden unterschiedlicher Art treiben den Patienten zum Arzt. Manchmal sind sie der Beginn einer »echten« organischen Erkrankung oder auch psychosomatische Zeichen für eine Krise im Leben des Patienten. Wohin die erste Konsultation des Arztes den Patienten führen wird, ist oftmals von der Beziehung des Arztes zum Patienten abhängig. Ausschlaggebend ist, in welchem Ausmaß psychosoziale Gründe für das Entstehen der Beschwerden beachtet werden. Der psychosomatisch orientierte Arzt wird nach der kommunikativen Funktion und/oder dem symbolischen Ausdruck der Befindlichkeitsstörung fragen, um über deren hypothetische Beantwortung eine erste diagnostische Einschätzung über das Ausmaß der organischen Ursache oder der psychosomatischen Bedingtheit der Beschwerden zu bekommen. An dieser Stelle haben die Hausärzte eine elementare Funktion. Nicht von ungefähr sind deshalb seit 1998 die »Richtlinien des Bundesausschusses für Ärzte und Krankenkassen über die Durchführung der psychosomatischen Grundversorgung« in Kraft getreten. Darin wird festgehalten, dass »der Arzt die ursächliche Beteiligung psychischer Faktoren an einem komplexen Krankheitsgeschehen« erkennen sollte, um zu einer möglichst frühzeitigen differenzialdiagnostischen Klärung komplexer Krankheitsbilder zu kommen (Fritzsche et al. 2003). Ein weiterer Ansatz in diese Richtung ist die Entwicklung der »Integrierten Psychosomatischen Medizin« (Uexküll et al. 1994). Diese legt ihren diagnostischen Einschätzungen ein multifaktorielles Konzept von Krankheit und Gesundheit – mit einer ganzheitlichen Sicht auf die Person – zugrunde. Der Gedanke, eine Hausarztpraxis als »Zentrum des sozialen Netzes« zu beschreiben, legt nahe, dass an solch einem Ort die oben beschriebene Befindlichkeitsstörung leichter zu erkennen ist und somit die ausschließlich organisch orientierte Sichtweise um die psychosomatische Sensibilisierung des Arztes ergänzt wird.

Eine 60-jährige Frau kommt in Abständen von mehreren Wochen immer wieder zum Hausarzt und klagt jedes Mal über andere Beschwerden. Den Magenbeschwerden folgen Klagen über Schlaflosigkeit. Eine juckende Hautaffektion ist der Grund des nächsten Besuchs, danach sind es die verschlossenen Nasennebenhöhlen, dann der schmerzende Rücken und die verspannten Schultern, unter denen die Patientin leidet. Der Hausarzt kennt die Patientin und weiß, dass sie ihren an Parkinson-Krankheit leidenden Ehemann seit Jahren aufopfernd versorgt. Die Behandlungen beschränken sich auf das Verabreichen weniger Medikamente und auf das Beruhigen der Patientin. Zur Verbesserung ihrer muskulären Verspannungen und Schmerzen im Rücken verschreibt er ihr zeitweise krankengymnastische Behandlungen.
Während dieser Behandlungen redet die Patientin ununterbrochen mit der Therapeutin, die ihrerseits kaum etwas erwidern kann und deshalb zuhört. Die Behandlung ist eher unspezifisch, zielt

nicht auf ein Symptom ab, sondern wirkt mit sanften Griffen, leichten Dehnungen und milden Kräftigungen auf Rücken und Hals-Nacken-Schulter-Bereich der Patientin ein. Voll des Lobes über die gute Behandlung geht die Patientin aus der Praxis. Die Therapeutin weiß: Bei dieser Behandlung haben nicht die therapeutischen Maßnahmen gewirkt, sondern das Zuhören, das Dasein, die körperliche Berührung und der Moment des Mit-Teilens.

Die funktionelle Erkrankung

Die Symptomatik bezieht sich bei diesen Patienten nicht mehr vorwiegend auf das Erleben, die Affektivität, auf Vorstellungsinhalte oder den Antrieb der betreffenden Personen, sondern bei der funktionellen Störung leidet der Patient unter körperlichen Beschwerden, die psychisch verursacht sind.

Die Symptome des Patienten beziehen sich auf unterschiedliche Organsysteme (Herz, Atemsystem, Stimme, Verdauungstrakt, Urogenitalsystem, Haut, Bewegungssystem). Die Patienten haben die subjektive Empfindung, dass deren Funktion gestört ist. Es sind keine morphologischen Störungen an den von dem Patienten beschriebenen Organen festzustellen. Durch unphysiologische Anforderungen oder nicht funktionsgerechtes Verhalten können die entsprechenden Organe irritiert und ihrer Funktion gestört sein, was dazu führt, dass sich die Beschwerden verstärken und die Patienten sehr unter ihren Symptomen leiden.

Beispiel für **unphysiologische Anforderungen**: Dauerspannung im Hals-Nacken-Bereich; die Schultern werden anhaltend hochgezogen, der Nacken eingezogen.

Was dahinter stehen könnte: Der betreffende Mensch könnte ängstlich sein, sich verstecken wollen, kein Zutrauen zu sich haben, glauben, auf der Hut sein zu sein müssen usw.

Beispiel für eine **organische Ausgangserkrankung**, mit der sich eine ängstliche Einstellung verbindet, die in eine funktionelle Störung mündet, die wiederum eine **organische Konsequenz** haben kann: Ein Patient hat Angst davor, dass er nach einer Knieoperation, die gut verlaufen ist, in der Öffentlichkeit stürzen und dann nicht mehr in der Lage sein könnte, sich zu erheben. Deshalb schränkt er seinen Bewegungsradius unnötigerweise extrem ein. Dadurch vermindert er tatsächlich seine Bewegungsfreiheit und Beweglichkeit bis hin zu einer sich entwickelnden Kontraktur im Kniegelenk und einer Atrophie der umgebenden Muskeln.

Die Beschwerdebilder werden im Klassifikationssystem des ICD-10 als **somatoforme (autonome) Funktionsstörungen** bezeichnet (F 45.3). Die Beschreibung der Symptome bezieht sich auf ein Organ(-system) das weitgehend der vegetativen Kontrolle unterliegt. Die Beschwerden sind unspezifisch und wechselnd, der Patient bezieht seine Störungen meist auf ein bestimmtes Organ(-system).

Somatisierungsstörung

Unter Somatisierungsstörungen (F 45.0) versteht man nach ICD-10 multiple (nicht an ein Organ gebundene), häufig wechselnde körperliche Symptome für die ebenfalls keine organische Störung eruiert werden kann. Diese Patientengruppe stellt eine große Herausforderung für das Gesundheitssystem dar. Durch andauernde Fixierung auf eine somatische Genese, die vom Patienten als Erklärung verlangt wird und der nur schwer von ärztlicher Seite beizukommen ist, werden die Funktionsstörungen eher stabilisiert. Der Kreislauf der verzichtbaren Untersuchung und der ausbleibenden Heilung kann somit nicht unterbrochen werden.

Etwa 20% aller Patienten, die sich mit Beschwerden an medizinische Fachkräfte und Institutionen wenden, weisen organische Beschwerden auf, für die keine ausreichende medizinische Erklärung gefunden werden kann (Fritzsche et al. 2003). Wenn es den behandelnden Ärzten und Institutionen gelingt, die Patienten für den psychosomatischen Gedanken im

Zusammenhang mit ihrer Krankheit zu interessieren, werden diese Patienten in psychosomatische Kliniken oder auch schmerztherapeutische Einrichtungen eingewiesen. In diesen werden sie angeleitet, sich auf die Spur ihrer körperlichen Schmerzen oder Funktionsstörungen zu begeben, indem sie sich ihrem affektiven, seelischen und sozialen Dasein in der Vergangenheit und in der Gegenwart zuwenden.

Somit stellt diese Patientengruppe ein Großteil des Klientels in psychosomatischen Klinken dar. In den Symptomen und Funktionsstörungen formen die Patienten unbewusst somatische Erkrankungen nach (Fritzsche et al. 2003). Zunächst sehen diese wie körperlich begründet aus, was die fach- und sachgerechte Untersuchung und Befunderhebung durch den Arzt in Gang bringt. Eventuell wird hier auf teure Apparatemedizin zurückgegriffen, um keine organisch bedingte Erkrankung zu übersehen. Dies geschieht oftmals auch dann noch, wenn differenzialdiagnostisch schon an eine funktionelle Erkrankung gedacht wird, da der Patient immer wieder darauf besteht, eine organische Erkrankung zu haben, und weitere Untersuchungs- oder Therapiemaßnahmen verlangt.

Selbstverständlich muss die diagnostische Abklärung der Beschwerden sorgfältig stattfinden. Erst wenn diese keine Befunde erbringt und andere psychische Störungen ausgeschlossen werden, kann die Differenzierung der somatoformen Störung erfolgen (Rudolf u. Henningsen 1998). Darüber kann es zu nicht unerheblichen Spannungen zwischen Arzt und Patient kommen, die letztendlich dazu führen können, dass der Patient den Kontakt zu dem aktuell behandelnden Arzt abbricht und einen weiteren Arzt aufsucht (doctor hopping). Darum ist ein Kriterium für die Erteilung der entsprechenden ICD-10-Diagnose die Passungsstörung zwischen Arzt und Patient.

Die Interaktion zwischen Arzt und Patient ist davon gekennzeichnet dass der Patient klagt und unermüdlich – meist in eindrücklicher Weise – um die Anerkennung kämpft, richtig krank zu sein. Der Arzt hingegen versucht dem Patienten zu erläutern, dass seine Beschwerden auf seelische Ursachen zurückzuführen sind, die einen aktuellen oder lebensgeschichtlichen Zusammenhang haben. Die Patienten befinden sich intrapsychisch in einem Zustand der großen Anspannung Erschöpfung und Selbstüberforderung, der meist schon einige Zeit andauert. Die Kommunikation ist somit von einem gegenseitigen Unverständnis gekennzeichnet. Dies ruft schon bald bei den Behandlern Unmut hervor, die Motivation, mit den Patienten zu arbeiten, schwindet.

Beim Patienten führt die aufgebaute große Hoffnung zu einer ebenso großen Enttäuschung, wenn auch dieser Angehörige des Medizinbetriebs die Schmerzen oder Störungen nicht beseitigen kann. Dieser Circulus vitiosus führt zur Chronifizierung der Beschwerden.

Die Psychodynamik der somatoformen Störung ist auf das Modell der Konversion oder auf das Modell der psychovegetativen Störung zurückzuführen (Ahrens u. Schneider 2002).

Im Gegensatz zur Konversion haben **psychovegetative Störungen** keinen Symbolgehalt. Das Auftreten der Symptomatik hat eher etwas mit Situationen, Begegnungen und Begebenheiten zu tun. Die auftretenden Beschwerden führt der Patient nicht ursächlich darauf zurück. Der Patient klagt nicht über affektive oder interaktionelle Schwierigkeiten, sondern über heftige Körpersymptome.

Zum einen könnte die körperliche Symptomatik eines Patienten auf einen aktuellen Konflikt zurückgeführt werden, bei dem heftige Affekte und Spannungen abgewehrt werden mussten und zu einer Instrumentalisierung des Körpers und seiner Funktionen führten. Zum anderen kann für eine psychovegetative Störung auch eine Grundstörung verantwortlich sein, die ihrerseits auf eine frühe Passungsstörung zwischen Mutter und Kind hinweist, die in der schwierigen Therapeut-Patient-Beziehung wiederholt wird (das Konzept der »Grundstörung« wurde von M. Balint 1957 entworfen).

Der klinische Alltag zeigt, dass eine gründliche diagnostische Einschätzung des Patienten Freiheiten bei den Hypothesen zur Krankheitsentstehung eröffnen kann. Eine Einengung auf feststehende Bedingungen der Entwicklung einer psychovegetativen Störung wird dieser und dem Patienten nicht gerecht.

Die psychosomatische Erkrankung im engeren Sinn

Eine kurz gefasste Definition von Küchenhoff und Ahrens (Ahrens u. Schneider 2002) lautet:
»*Psychosomatische Störungen im engeren Sinne sind Krankheiten, bei denen ein seelischer Einfluss auf Entstehung und Verlauf der Krankheit angenommen wird und die organdestruktiv verlaufen. In diesem pathomorphologischen Sinne grenzen sie sich von funktionellen Störungen ab, die ohne Schädigung am Organsubstrat ablaufen.*«
Die obige Definition verweist auf die Gemeinsamkeit verschiedener Theorien, die gleichermaßen besagen, dass schwere psychoemotionale Entwicklungsstörungen, die in frühem Lebensalter erworben wurden, ursächlich für die Entwicklung von schwer wiegenden innerseelischen Konflikten sind, die weder auf vegetativem Weg noch mit psychischen Mitteln kompensiert werden können. Stattdessen erfolgt ein Rückzug auf eine frühere Entwicklungsebene oder eine symbolische »Verkleidung« des Konfliktes in ein Körpersymptom, um emotional Unerträgliches aushaltbar zu machen. In diesem Falle erscheinen auch schwerwiegende Körpersymptome leichter erträglich zu sein als die Wahrnehmung von seelischem Schmerz, Verlust, Defizit, Angst, Enttäuschung, Trauer, Wut usw.
Sowohl die Organwahl als auch die Art der Störung des Organs sind von der Beschaffenheit des zugrunde liegenden Konfliktes oder des emotional Unaushaltbaren bestimmt. Statt der seelischen kommt es zur biologischen »Verarbeitung« (Ahrens u. Schneider 2002).
Betroffene Organsysteme, die mit ihren unterschiedlichen Aufgaben vom Vegetativum bestimmt sind und somit auch psychisches Erleben und Verhalten zum Ausdruck bringen, können Hinweise darauf geben, mit welchem grundlegenden Thema sich der Betroffene beschäftigt. Diese Hypothese ist möglich, wenn man die Funktionen der Organe stark vereinfacht betrachtet und sozusagen auf den Ursprung ihrer Bedeutung zurückführt (Tab. 11-1).
Die Beschreibung der psychosomatischen Störungen ist in der »Internationalen Klassifikation psychischer Störungen«, ICD-10 Kapitel V (Dilling et al. 1994), unter der Nummer F 45 angesiedelt. Sie werden dort recht stiefmütterlich behandelt, da sie nur eine grobe Einteilung haben, die eine Benennung der Organsysteme vornimmt. Lediglich die Essstörungen werden differenzierter aufgeführt.
Die spezielle Psychosomatik, die es für jedes medizinische Fachgebiet gibt, weist einige spezielle Erkrankungen aus, die für das jeweilige Fachgebiet oder besser: das entsprechende Organsystem

Tab. 11-1 Organsysteme, die ein bestimmtes psychisches Erleben zum Ausdruck bringen.

System der inneren Organe	Aufnehmen/Abgeben, spüren/nicht spüren, dosieren, ein Maß finden; sich unwillkürlichen Abläufen überlassen/Kontrolle behalten wollen usw.
Bewegungssystem	Tonusregulierung, Krafteinsatz, sich gehen lassen/sich blockieren, Freiraum nehmen/sich einschränken; zupacken/loslassen usw.
System der Haut	geschützt/ungeschützt; Abstand/Nähe; durchlässig/dicht/flexibel/hart usw.
Sinnesorgane	die Sinne benutzen/schärfen/abstellen; sinnlich/sinnlos; hören/taub sein, sehen/blind sein, sprechen/stumm sein; fühlen, tasten/ wahrnehmen/gefühllos sein usw.

typisch sind. Einige Beispiele: Globussyndrom, Schluckstörungen, Stimmstörungen, Hyperventilationssyndrom, Schwindel, funktionelle kardiovaskuläre Syndrome, funktionelle Ober- oder Unterbauchbeschwerden, Hauterkrankungen, Hörsturz, Tinnitus, Asthma, Schmerzstörungen am Bewegungssystem, Ulcus duodeni, Colitis ulcerosa, Morbus Crohn.

Die Frage, ob eine Symptomatik auf psychische oder organische Ursachen zurückzuführen ist, bedarf immer einer ausführlichen medizinischen Diagnostik. Zu einer psychosomatischen diagnostischen Einschätzung gehört das Gespräch mit dem Patienten, das eine biographische Anamnese mit einschließt. Auch die Theorie, die der Patient bezüglich der Entstehung seiner Krankheit hat, ist hierbei von Interesse. Im Grunde sollte diese Begegnung mit dem Patienten und das damit verbundene Interesse an seiner Situation, die über die Organdiagnostik hinausgeht, selbstverständlich sein, da immer der ganze Mensch erkrankt und niemals ein Organ oder Organsystem alleine. Die Gewichtung und Einordnung der unterschiedlichen Faktoren ist dann wiederum von dem Arzt und dem Patienten gemeinsam vorzunehmen.

Die Konzentrative Bewegungstherapie kann bei der Behandlung dieser Menschen einen wertvollen Beitrag leisten. Hier kann dem »Abgeben« des Körpers zur Behandlung entgegengewirkt und dem Patienten ein Weg aufgezeigt werden, wie er sich seinen Körper wieder aneignen kann. Auf dem Boden der Leiberfahrung kann die Wiederbesetzung des Körpers – als Teil des Selbst – erfolgen. Dies geschieht, durch das ständige Pendeln zwischen Leiberfahrung, damit verbundenen Wahrnehmungsprozessen, dadurch angeregten Denkvorgängen und der Bewusstmachung des Geschehens auf der verbalen Ebene. Dadurch kann allmählich wieder zur Sprache und zu den Worten zurückgefunden werden. Den Organen wird wieder die Möglichkeit gegeben, ungestört ihre Arbeit zu tun; sie müssen nicht mehr als Ausdrucksorgan für Nicht-Gesagtes oder Nicht-Gespürtes herhalten.

Somatopsychische Erkrankungen

Die somatopsychischen Erkrankungen sind die jüngste beschriebene Krankheitsgruppe in der Entwicklung der psychosomatischen Medizin (Deter 1997). Hierbei sind Patienten aller Fachgebiete gemeint, die deutliche Schwierigkeiten bei der Bewältigung ihrer jeweiligen Krankheitsfolgen haben. Dies können bei chronischen oder gar lebensbedrohlichen Erkrankungen schwierige psychosoziale Probleme sein. Das psychische Symptom, das als Folge der als unerträglich erlebten organischen Erkrankung auftritt, ist meist eine depressive Störung oder eine Angstsymptomatik. Eine schwere Erkrankung stellt eine Bedrohung und eine massive Belastung des normalen Lebensgefüges eines Menschen dar – besonders dann, wenn sie als irreversibel, progredient und lebensbedrohlich erlebt wird. Auch Gefühle von Kontrollverlust und die Angst vor Abhängigkeit können die im gesunden Zustand vorhandenen Ressourcen zum Schmelzen bringen (Ahrens u. Schneider 2002). Ebenso können die Verarbeitung einer schweren Erkrankung oder von Unfallfolgen (z. B. eine Querschnittlähmung), mit denen der Patient weiterleben muss, sowie die Verständigung und Interaktion mit den ihn umgebenden Menschen Gegenstand des psychotherapeutischen Kontaktes sein. Besonders deutlich wird dies bei Menschen, die an Aids erkranken oder bei denen sich chronische Krankheiten wie multiple Sklerose, spinale Muskelatrophien oder Schlaganfälle einstellen.

Im Unterschied zu neurotisch und psychosomatisch kranken Menschen fehlt diesen Schwerkranken die sonst für Psychotherapie-Patienten übliche, obligate prämorbide Störung bzw. sie ist (zunächst) nicht das Thema der Behandlung. In dem schon körperlich angeschlagenen Zustand kann die Motivation, psychotherapeutische Hilfe zu beanspruchen, gering sein, besonders wenn die Betroffenen ein hohes Alter haben oder gegebenenfalls dement sind. Dazu kommt, dass die Patienten oft eine ganze Reihe von Erkrankungen aufweisen und ihnen ihre Lebensperspektive düster erscheint. Außerdem gilt in der akuten und subakuten Phase das Primat der somatischen Therapie, was den psychotherapeutischen Zugang erschwert. Manchmal benötigen die pflegenden Personen und die Angehörigen die meiste Hilfe. Darum ist es sehr sinnvoll, für diese Menschen gezielte Hilfen für den Umgang mit den Schwerkranken anzubieten (Ahrens u. Schneider 2002).

Fallbeispiel aus dem stationären Bereich: Eine Patientin (35 J.) mit einer schweren Diabeteserkrankung entwickelte eine Essstörung, in deren Folge sie mit der Insulinsubstitution vollkommen durcheinander kam. Sie wurde übergewichtig, was sich ungünstig auf ihre Stimmung und den weiteren Verlauf der Grunderkrankung auswirkte.

Im stationären Rahmen wurde die Akzeptanz der körperlichen Erkrankung erarbeitet in Verbindung mit dem Aufsuchen der Ressourcen der Patientin. Die schwierigen äußeren Umstände (Ehekrise etc.) wurden beachtet, Lösungsversuche antizipiert und kleine reale Veränderungen eingeleitet. Das Thema in der KBT war die Aussöhnung mit dem Körper und das Entwickeln beschützender und behütender Tendenzen diesem gegenüber.

Fallbeispiel aus dem ambulanten Bereich: Ein Patient (40 J.) mit einer unklaren, aber mäßig progredienten Tumorerkrankung in der Bauchregion lebt zu Hause, ist nicht pflegebedürftig, hat eine Chemotherapie hinter sich. Wenn er sich von der Chemotherapie wieder erholt hat, geht es ihm zeitweise ganz gut. Er verlässt aber kaum noch das Haus; er ist wenig belastbar und lebt in einer für seine Erkrankung ungünstigen Wohnsituation. Er hat sein Leben reduziert auf das Dasein in einer kleinen Wohnung. Die Ehefrau hält liebevoll zu ihm, unterstützt ihn, ohne ihn zu bemuttern, schafft es aber nicht, den Ängsten des Ehemanns (Schmerzen, Erweiterung des Lebensraumes, Verschlechterung der Krankheit) zu begegnen. Sie veranlasst mit der Zustimmung des Mannes die Behandlung durch eine KBT-Therapeutin.

Im Vordergrund der Behandlungen steht die Ängstlichkeit des Patienten. Viele Lebensäußerungen sind angstbesetzt: das Essen, das Bewegen, das tiefere Atmen, das Sich-Drehen, das Sich-selbst-auf-den-Bauch-Fassen. Die Therapeutin versucht, diese Bereiche behutsam mit dem Patienten und für den Patienten zurückzuerobern.

Für das Paar ist diese übergroße Ängstlichkeit des Patienten ein Problem. Die Ehefrau konnte die Hilf- und Hoffnungslosigkeit und die Ängstlichkeit des Mannes nicht mehr kompensieren. Sie ist froh, dass eine dritte Sicht auf manche Sachverhalte entsteht. Der Patient ist ebenfalls erleichtert; hat doch eine »neutrale Dritte« einige Dinge zuversichtlich gewagt und diesen ihre Neutralität zurückgegeben (z. B. der Berührung der Bauchdecke, dem Grummeln im Bauchraum), während er hinter jeder Äußerung des Körpers sofort die erneute Bedrohung durch den Tumor vermutet hatte.

Entwicklung der Erkrankungen – psychosomatische Konzepte im Überblick

Wie oben schon ersichtlich wurde, gibt es unterschiedliche Modelle bzw. Konzepte, die das Entstehen der psychosomatischen Erkrankung erklären. An dieser Stelle folgt ein Überblick über einige der theoretischen Eckpunkte dieser Konzepte.

Das Modell der Konversion

Der Begriff »Konversion« (lat. conversio = Umkehrung, Übertragung, Umwandlung, Übertritt) (Stowasser 1994) bezeichnet die Umsetzung seelischer Erregung in körperliche Symptome, hauptsächlich bei der Hysterie. In seinem Ursprung geht dieses Modell auf S. Freud zurück. Es basiert auf dem Konzept der hysterischen Neurose, demzufolge ein psychischer Konflikt seinen **symbolischen** Ausdruck im körperlichen Symptom findet. Während in früheren Zeiten bei der hysterischen Störung meist Frauen mehr oder weniger dramatische hysterische »Anfälle« in Form von Lähmungen, Ohnmachten, Gang- oder Gefühlsstörungen zeigten und diese auf die Verdrängung unbewusster sexueller Triebenergie in der ödipalen Phase zurückgeführt wurden (prägenitale Konversionsneurosen), ist man in der heutigen Zeit dazu übergegangen, den Ursprung der Störung weiter zu fassen. Auch Störungen der frühesten infantilen Bedürfnisse nach Wärme, Geborgenheit, Sicherheit können Konflikte hervorrufen, die ins Unbewusste verdrängt werden.

Die körperliche Störung ist verschlüsselt auf den psychischen Konflikt bezogen. Alle emotionalen Empfindungen, die mit dem Konflikt zu tun haben könnten, wenn er denn bewusst wäre, sind ausgeblendet. Stattdessen kann man als Therapeutin, gerade als Körpertherapeutin, manchmal die verschlüsselten Botschaften »lesen« oder erschließen. Dem Patienten sind sie zunächst unverständlich.

Die Konversion kann als kreative Leistung der Psyche verstanden werden. Die Organwahl sowie auch die damit verbundene Funktionsstörung kann sehr unterschiedliche Bedeutung haben (Ahrens u. Schneider 2002):

- Das betroffene Organ kann den Konflikt repräsentieren, es hat sozusagen **Stellvertreterfunktion**: Das Bein, das am liebsten zutreten würde, wird »gelähmt«, kann nicht belastet werden, die Gelenke sind nicht frei beweglich und es schmerzt unerträglich.
- Die Organwahl erfolgt durch eine **assoziative Verknüpfung** von Szenen und Organen und bringt somit einen zugrunde liegenden Konflikt zum Ausdruck.

> Ein Patient hat die Überzeugung, bestimmte Speisen nicht zu vertragen, mit Übelkeit darauf zu reagieren oder gar davon geschädigt zu werden. Im Verlauf der Therapie wird diese Überzeugung mit der Hypothese verbunden, dass der Großvater des Patienten alle Speisen, die er nicht essen konnte, als »Gift« bezeichnet hat und dem Kind erklärte, dass er bei deren Verzehr daran sterben könne. Der Großvater war Diabetiker.

- Die gestörte Funktion des Organs drückt den **Konflikt** aus: Das Versagen der Stimme verhindert verbale Ausrutscher. Die schmerzenden Fußsohlen verhindern das Vorwärtskommen. Die brennenden Handflächen verhindern die Kontaktaufnahme zu anderen Menschen, das Handeln, das Zupacken etc.
- Die Organwahl kommt durch **Konditionierung** zustande: Die zeitliche Verknüpfung einer (eventuell rein somatischen) Organstörung mit einem emotionalen Konflikt lässt ein Konversionssymptom immer wieder an diesem oder an einem anderen Organ in gewisser Ähnlichkeit entstehen, wenn erneut emotionale Konflikte auftauchen, die nicht verarbeitet werden können.

> Der Therapieraum liegt im Dachgeschoss, die Fenster reichen bis zum Boden. Immer wenn die Patientin den Raum betritt, bekommt sie Atemnot, das Herz rast, sie wird von Panik erfasst und muss wieder in den sicheren Flur zurück. Ihre traumatischen Erfahrungen fanden auf einem Speicher statt. Zu diesem Zeitpunkt war eine Distanzierung zu dem Trauma noch nicht möglich, der Therapieraum weckte die traumatischen Erfahrungen auf der leiblichen Ebene. Die aktive Erinnerung erfolgte später.

Der Übergang von der prägenitalen Konversionsstörung zur psychovegetativen Störung ist fließend. Bei der psychovegetativen Störung stellt die körperliche Störung ein Affektäquivalent dar, das weitgehend ohne symbolische Bedeutung ist. Das Symptom hat eher eine situative Bedeutung. Bei dieser Form der funktionellen Störung findet die Trennung von Körper und Seele deutlich statt. Die vegetative Reaktion auf das seelische Ereignis wird überdeutlich gespürt, die emotionale Empfindung dazu bleibt aus (Ahrens u. Schneider 2002, Uexküll et al. 1994).

Das Konzept der De-Somatisierung und Re-Somatisierung

Dieses Modell basiert auf der Vorstellung, dass im Verlauf der fortschreitenden Entwicklung des Menschen – vom Säugling zum Erwachsenen – die Beziehung zwischen Psyche und Soma folgendem Prozess unterworfen ist:
Körperliches Erleben und Funktionieren ist mit emotionalem und psychischem Erleben aufs Engste verbunden. Das hungrige Kind schreit und strampelt, es ist ganz »Hunger«. Alles Verhalten und Erleben ist »Somatisierung«. Im Verlauf der fortschreitenden Entwicklung differenzieren sich diese Ebenen immer weiter, das Kind kann auf etwas zeigen, was es essen möchte, und später sogar einen entsprechenden Wunsch verbal formulieren usw. Das ist der Prozess der »De-Somatisierung«. Anstelle der reinen Organreaktion tritt jeweils eine höher entwickelte Fähigkeit, nämlich das Verwenden von Zeichen und letztendlich Sprache, verbunden mit Denkprozessen.
Wenn nun biopsychosoziale Belastungen überhand nehmen und nicht mehr kompensiert werden, kann es zu einer partiellen »Zurückentwicklung« auf die Organsprache kommen. Empfindung ist dann wieder vorwiegend oder rein körperlich. Der Patient geht zurück auf sprachlose Körpersymptome, die helfen, den psychisch belastenden Konflikt auszuhalten. Dieser Prozess wurde mit »Re-Somatisierung« bezeichnet.

Die lerntheoretischen Konzepte

Die lerntheoretisch orientierten Modelle verstehen unter einer Funktionsstörung eine fehlgeleitete Konditionierung. Die Lernpsychologie beschäftigt sich mit den äußeren Bedingungen, unter denen Verhalten gelernt und verlernt wird. Ein Teil davon war die Entwicklung des Behaviorismus, aus dem heraus sich die Verhaltenstherapie entwickelt hat. Es wird von der Annahme ausgegangen, dass organische Prozesse mittelbar und unmittelbar durch Lernen beeinflusst werden. Somit können mithilfe von äußeren oder inneren Reizen unabsichtlich Körpervorgänge konditioniert werden, die nicht sinnvoll und funktionsentsprechend sind. Das heißt, Körpervorgänge und Verhalten können auf diese Weise gesteuert und beeinflusst werden. Die aktive Wahrnehmung von Körpervorgängen (z. B. Atmung, Herzrhythmus, Muskeltonus) kann somit über willkürliche Beeinflussung und Übung gesteuert werden. Bei diesen Vorgängen handelt es sich um Lernprozesse. Das Autogene Training bedient sich dieses Prinzips.

Das Stressmodell

In großer Nähe zum lerntheoretischen Modell steht das Stressmodell. Dieses beschreibt die komplexen Reaktionen des Organismus auf belastende Faktoren. Stressoren sind vielfältig und rufen – bei ausreichender Dauer und Stärke – als Erstes eine Alarmreaktion hervor. Danach wehrt sich das Individuum über Anpassung und Leistungserhöhung gegen die Stressoren, um diesen Widerstand zu leisten. Alles dient dem höheren Ziel, das innere und äußere Gleichgewicht zu erhalten. Wenn diese Anstrengungen erfolglos und die Stressoren unverändert bleiben, droht die Erschöpfung, z. B. ein Zusammenbruch des Immunsystems, erhöhte Unfallneigung oder die Tendenz psychosomatisch zu erkranken.

Fazit

Selten ist die diagnostische Einschätzung eines Patienten klar und ausschließlich einer Entstehungsbedingung und einer Diagnose zuzuordnen. Oft gibt es Überschneidungen und Ergänzungen oder auch unterschiedliche Einschätzungen.
Bei vielen psychosomatischen Patienten legen Persönlichkeitsstörungen den Boden für die spätere tief greifende Störungen des Körpergefühls, des Körpererlebens und der Identität. Darum ist die Diagnose »Persönlichkeitsstörung« (ICD-10: F 60, F 61, F 62, F 68) oft mit den psychosomatischen Diagnosen verbunden.

11.2 Praxis der KBT im Rahmen einer psychosomatischen Klinik

Von der Diagnose zum Phänomen – vom Phänomen zur therapeutischen Intervention in der KBT

In der psychosomatischen Klinik behandeln wir Menschen mit der Konzentrativen Bewegungstherapie, die an Leib und Seele krank sind. Seelisch Unaushaltbares hat sich in körperlicher Symptomatik niedergeschlagen. Über den Kontakt zum Arzt bekommt das Leiden einen Namen, eine Diagnose. Sobald der therapeutische Kontakt zum Patienten in der Konzentrativen Bewegungstherapie beginnt, tritt die Diagnose in den Hintergrund. Der anwesende Mensch wird vom Therapeuten auf der leiblichen und der verbalen Ebene wahrgenommen. Die Orientierung am Erscheinungsbild des Patienten beginnt. Die von ihm ausgehenden Phänomene in der konkreten Situation sind der Gegenstand des Interesses. Vom Therapeuten ist Aufgeschlossenheit, unbefangene Offenheit in Verbindung mit Einfühlung und der Fähigkeit zur Selbstreflexion für diese subtile Interaktion gefordert.

Erstes klinisches Beispiel

Von der Diagnose zum Phänomen

Frau L. (59 J.) leidet seit vier Jahren unter vielfältigen körperlichen Symptomen. Am Morgen zwingt sie die Atemnot, das Bett zu verlassen. Dazu kommt ihr hoher Blutdruck, der das Gefühl, nicht genug Luft zum Atmen zu haben, noch verstärkt. Sie hat Schmerzen im linken Oberbauch, die besonders nach dem Essen auftreten. Aus diesem Grunde hat sie ihren Speiseplan stark eingeschränkt. Trotzdem reagiert sie immer noch mit Schmerzen, dem Gefühl des geblähten Bauchraumes und mit Verdauungsstörungen auf die Nahrungsaufnahme. Die Sonne muss sie meiden, da sie sofort mit Rötungen ihrer Haut darauf reagiert, Sonnencremes verträgt sie nicht. Zeitweise bekommt sie »Fieber« (36,9 °C). Sie ist der festen Überzeugung, dass sie eine niedrigere Körpertemperatur als andere Menschen habe, darum sei dieser Wert bei ihr mit Fieber gleichzusetzen. Alle Symptome führt sie auf ihre Allergien zurück, die vermeintlich die Verdauung, die Haut und Atemwege beeinträchtigen.
Alle organischen Untersuchungen sind ohne nennenswerten Befund geblieben. Die Allergietests konnten keine signifikanten Allergene nachweisen. Die Patientin leidet subjektiv sehr unter ihren körperlichen Beeinträchtigungen, zumal sie auf alle Medikamente, die Milchzucker enthalten (z. B. die Bluthochdruckmedikation), ebenfalls allergisch reagiert. Sie hat schon ihre Wohnung gewechselt und ist in ein eigenes Haus gezogen, dass sie antiallergisch ausgestattet hat. Nach den ersten beiden symptomfreien Nächten haben sich alle Symptome wieder eingestellt. Nach zahlreichen Arztbesuchen und Untersuchungen sowie einigen Klinkaufenthalten wurde die Patientin an eine psychosomatische Klinik verwiesen.

An diesem Beispiel wird ersichtlich, wie sehr diese Patientin an ihren körperlichen Symptomen leidet. Ebenso wird deutlich, dass trotz intensiver medizinischer Bemühungen bisher die Ursachen ihrer Erkrankung nicht festgestellt werden konnten. Auch die gezielte Behandlung, die zur Symptomverbesserung führen könnte, musste ausbleiben. Im Gegenteil, die üblichen medizinischen Maßnahmen (Medikamente) werden weitestgehend wegen Unverträglichkeit abgelehnt. Wenn nach vielfältigen ausführlichen und gewissenhaften organischen Untersuchungen und Befunderhebungen keine organischen Ursachen für Organstörungen gefunden werden, kommt meistens als Letztes der Gedanke an eine psychosomatische Genese auf. Je mehr der Patient seine Organstörungen in klassischer Weise präsentiert, um so weniger wird der psychosomatische Gedanke aufkommen. Dies war bei Frau L. der Fall.

Folgende **Diagnosen** wurden bei der Aufnahme erstellt: somatoforme autonome Funktionsstörung des respiratorischen System und des unteren Verdauungssystems; Somatisierungsstörung; psychologische Faktoren oder Verhaltensfaktoren bei anderenorts klassifizierten Krankheiten, arterielle Hypertonie, Colon irritabile; depressive Episode.

An dieser Stelle wird zunächst auf die Darstellung der Anamnese der Patientin verzichtet, um die Vorgehensweise der KBT zu verfolgen, ohne von den Faktoren der Lebensgeschichte gedanklich gelenkt zu werden. Oft ist dieses Vorgehen in der Praxis üblich, da am Anfang der stationären und/oder ambulanten Behandlung noch gar nicht alle Daten zur Verfügung stehen. Am Ende dieses Fallberichts wird die Darstellung der Lebensgeschichte nachgeliefert.

Subjektive Wahrnehmung der Therapeutin

In der Begegnung mit Frau L. beim Vorgespräch zum Einstieg in die KBT bin ich zunächst etwas überrascht und auch betroffen von dem Ausmaß der körperlichen Beeinträchtigung der Patientin. Mein erster Eindruck ist, dass dieses Ausmaß der Atemstörung nicht nur psychische Ursachen haben kann. Insgesamt wirkt die Patientin überfordert, aber auch trotzig, vorwurfsvoll und demonstrativ leidend. Ich fühle mich mitverantwortlich, dass die Medizin dieser Patientin bisher nicht helfen konnte. Ich spüre den Wunsch, die Patientin »heilen« zu wollen, der mir rasch bewusst wird und somit zur Seite geschoben werden kann. Mir fällt ihre gekrümmte und verdrehte Haltung auf, die ihre Atembewegung sichtlich einschränkt: das Stützen auf die Armlehne könnte zur Aktivierung der Atemhilfsmuskeln dienlich sein, doch gleichzeitig behindert die Neigung und Drehung des Oberkörpers die Bewegungen des Zwerchfells. Das ganze momentane Dasein in dieser sitzenden Position ist erschwert. Ich spüre Ärger in mir aufsteigen, der sich sofort wieder legt, da ich sehe, dass Frau L. im Moment subjektiv um Luft, um ihren Raum, um ihr Dasein ringt. Gleichzeitig spüre ich eine von der Patientin ausgehende Ablehnung und Feindlichkeit bis hin zur Ahnung von Vernichtung, die mich vorsichtig sein lässt.

In der obigen Beschreibung bekennt sich die Beobachterin zur subjektiven Betrachtungsweise des Geschehens, und zwar in Hinsicht auf:

- die **leiblichen Phänomene der Patientin**: körperliche Beeinträchtigung, Ausmaß der Atemstörung, Haltung, eingeschränkte Atembewegung
- die **emotionalen Phänomene der Patientin** (die von der Therapeutin vermutet werden): Überforderung, Trotz, vorwurfsvolle Haltung, Ringen um Luft und Dasein; Aggression
- die **leiblichen, emotionalen und kognitiven Wahrnehmungen bei der Therapeutin selbst**; Einfälle, Bilder und Phantasien, die sich einstellen (ausgesprochen oder unausgesprochen): Überraschung, Betroffenheit, Suche nach organischen Ursachen, Wunsch zu heilen, Ärger, Gedanken um Atemphysiologie und -mechanik, Vorsicht, Distanz
- die **Beziehungsgestaltung** zwischen Therapeutin und Patientin und die **Gegenübertragung**: Angebote von verschiedenen Beziehungsmustern: Opfer – Täter; Helfer – Opfer; Kläger, ohne Resonanz zu erhalten; Therapeutin: Wunsch, Distanz zu halten; Spüren der aggressiven und ausstoßenden Impulse, die von der Patientin ausgehen; Spüren der Verzweiflung der Patientin, die von der Therapeutin angenommen werden kann; die Therapeutin fühlt sich der Patientin trotzdem gewachsen und hat das Gefühl, etwas für sie bzw. mit ihr entwickeln zu können.

Diese Wahrnehmungen werden ernst genommen. Sie bilden die Grundlage des psychosomatischen Verständnisses von Krankheit und der entsprechenden therapeutischen Herangehensweise an den erkrankten Menschen. Sie dienen der Entwicklung einer ersten Arbeitshypothese.

Vom Phänomen zur therapeutischen Intervention in der KBT

Entwicklung einer Arbeitshypothese

Die Therapeutin macht sich in Vorbereitung auf ihre therapeutische Arbeitshypothese folgende Gedanken:

- Welches Phänomen greife ich auf?
- Wie kann eine subjektive, wenn auch kurzfristige Erleichterung der Beschwerden erreicht werden?
- Wie kann ich die Patientin emotional erreichen?

Da die körperlichen/leiblichen Beschwerden im Vordergrund stehen, entscheidet sich die Therapeutin dafür, auf den Atem einzugehen. Das Beachten des Atems bedeutet immer, die ganze Person im Blick zu haben. Die damit verbundenen tieferen Zusammenhänge sind der Patientin im Moment nicht zugänglich, sie wird auch nicht darauf aufmerksam gemacht.

Die Arbeitshypothese: über die Arbeit am Atem einen Zugang zu der Patientin aufbauen

- auf der körperlichen Ebene eine Erleichterung des Atemvorgangs ermöglichen; Inhalte: basale Körperspürarbeit, Erklärungen über Funktionszusammenhänge, Kennenlernen der am Atem beteiligten Strukturen, Atemhilfen erlernen
- auf der leiblichen Ebene Empfindungen ermöglichen, die das enge Zusammenspiel zwischen innerer Befindlichkeit und dem Atemsystem verdeutlichen
- auf der Beziehungsebene über die Berührung, das Erfassen der Atemsituation, das Erleben von Erleichterung durch die Behandlung und eine annehmende therapeutische Grundhaltung im Sinne des »Pflegens«, Haltens, Schützens, eine erste vertrauensvolle, angstfreie Beziehung wachsen lassen

Therapeutische Angebote

Die erste KBT-Stunde: Frau L. präsentiert sich in der ersten Stunde in genau derselben Weise wie beim Vorgespräch. Es kommt hinzu, dass sie sich auf der Station nicht ganz wohl fühlt, aber im Moment keinen anderen Weg sieht, als die Situation erst einmal auszuhalten und abzuwarten, ob der Aufenthalt »etwas bringt«. Sie ist noch nicht davon überzeugt, dass sie am richtigen Platz ist; die anderen Patienten irritieren sie, solche Probleme wie diese habe sie nicht.
Ich versuche mit der Patientin herauszufinden, bei welchen Beschwerden sie am dringendsten eine Hilfe benötigt. Sie benennt als erstes die Schwierigkeiten beim Atmen.

Beispiel für ein KBT-Angebot, das auf obigen Überlegungen beruht:

Therapeutin: »Sie haben mir mitgeteilt, dass Sie mit dem Atem Schwierigkeiten haben. Während unseres Gesprächs habe ich ja bemerkt, wie sehr Sie um Atem ringen und wie Sie Ihren Körper einsetzen, damit Sie besser Luft bekommen. Für heute möchte ich Ihnen vorschlagen, dass wir nach Möglichkeiten suchen, um den Atem etwas leichter fließen zu lassen. Ich möchte Ihnen auch einige Hinweise geben, wie Sie sich selbst helfen können. Sind sie mit dieser Idee einverstanden?«
Patientin: »Ja, wir können es versuchen.«

Als **Ausgangssituation** wird das Sitzen auf einem Hocker gewählt, Patientin und Therapeutin sitzen sich in einigem Abstand gegenüber.
Es folgt die Anleitung zur basalen **Körperspürarbeit**, bei der die Patientin ihre Atemfunktion kennen lernen soll. Diese umfasst:

- Erspüren und Ertasten des Beckenrings, der Sitzbeinhöcker auf der harten Sitzfläche, der Stellung der Füße und der Beine, ebenso der unteren Rippen, des Brustkorbs, der Schlüsselbeine. Gewahrwerden der Schulterblätter durch Bewegungsanregungen. Erspüren von Atembewegungen in die verschiedenen Atem-

richtungen. Diese werden mit der spürenden Hand begleitet oder Spürhilfen (weicher Ball, Tuch oder Gummiband, Kirschkernsäckchen) werden angeboten. Auch die Hand der Therapeutin kann als Spürhilfe dienen. Während der realen Tastarbeit, bei der die Therapeutin mitmacht, gibt sie der Patientin einige unterstützende Informationen über die Atmung. Besonderes Augenmerk liegt dabei auf Informationen über Verlauf und Funktion des Zwerchfells, der übrigen an der Atmung beteiligten Muskeln und der Atemhilfsmuskeln. Ebenso erfolgen Hinweise zu der engen Verbindung von Haltung und Atmung.
- Erlernen einer längeren Ausatmung mithilfe verschiedener Bilder und Vorstellungen (z. B. die Flamme einer Kerze, die etwas entfernt steht, leicht zum Flackern bringen oder ein leichtes Seufzen, wie nach getaner Arbeit).
- Erlernen physiologisch sinnvollen Verhaltens in Zuständen der Atemnot.

Als Begründungen werden genannt: Bei längerer Ausatmung fließt die Luft langsamer, die Lunge entbläht sich, unproduktiver Husten wird vermindert, die Atemwege werden weit gehalten. Angst mindert sich durch Selbstkontrolle und bessere Belüftung der Lungen.

Kommentar: Während dieses Angebotes, das stark durch die Therapeutin strukturiert wird, verfolgt die Therapeutin die **Absicht**, die Patientin auf der körperlich-organischen Ebene »abzuholen«. Dadurch wird es der Patientin ermöglicht, sich auf einer Ebene, auf der sie sich auskennt, zu bewegen. Es wird ihr nicht abverlangt, über sich nachzudenken, nach seelischen Ursachen für ihre Symptome zu forschen. Stattdessen macht sie Erfahrungen mit dem Spüren.

Langsam beginnt sie, Körperwahrnehmungen zu differenzieren, kann erfahren, dass die organischen Strukturen aufs Engste miteinander verbunden sind und zusammenwirken. Sie bemerkt auch, dass sie auf einige Strukturen Einfluss nehmen und somit das Gefühl, dem Körper ausgeliefert zu sein, durch aktive Gegenmaßnahmen eindämmen kann.

Auf der **Beziehungsebene** entwickelt sich zwischen Therapeutin und Patientin eine tragfähige Arbeitsbeziehung. Einen wesentlichen Schwerpunkt bildet die Strukturierung in den ersten Stunden, die durch die Stimme der Therapeutin und die damit verbundenen Anweisungen begleitet wird. Dies geschieht auf ruhige, wertschätzende, behütende Weise. Auch die Weitergabe von Wissen und Erfahrung an die Patienten hat keinen belehrenden Charakter, sondern eher den des Gebens, Teilens, Teilhaben-Lassens. Dies bedeutet, dass die erste Therapiephase Ähnlichkeiten hat mit einem mütterlichen Raum, in dem die Patientin mit ihrem Leid aufgehoben und verstanden wird. Der abgelehnte und als störend empfundene Körper bekommt die freundliche Aufmerksamkeit der Therapeutin; hierdurch wird es der Patientin ermöglicht, ihrerseits die Einstellung zu ihrem Körper zu verändern.

Die Patientin ist auf der Station vielfältigen affektiven Einflüssen ausgesetzt, diese werden in den Stunden wie von selbst erwähnt. Es wird vorsichtig möglich, Verbindungen zwischen affektivem/emotionalem Geschehen und körperlichen Veränderungen zu erwägen. In der KBT bleiben diese Prozesse vorwiegend im aktuellen Geschehen:
- Was war heute morgen – wie ist es jetzt?
- Wie hat sich das Befinden verändert nach der letzten Stunde – was war vermutlich hilfreich?
- Wie können wir heute weitermachen?

In der nächsten Therapiephase kann auf der Erfahrung aufgebaut werden, dass die organischen Strukturen aufs Engste miteinander verbunden sind und zusammenwirken.

Die Anamnese der Patientin – die Lebensgeschichte: Die Patientin wurde als uneheliches Kind in den Kriegsjahren geboren. Der Vater hatte die Mutter verlassen, der Patientin war er unbekannt. Die Mutter war mit dem Kind überfordert. Im Alter von drei Jahren blieb die Patientin bei der Großmutter mütterlicherseits, während die Mutter ihre eigenen Wege ging. Zu den Großeltern hatte sie eine enge und positive Beziehung. Die Großmutter verstarb mit 67 Jahren, als die Patientin 9 Jahre alt war. Sie lebte dann mit dem Großvater allein, bis es im katholisch geprägten Dorf »Gerede gab«. Als die Patientin 12 Jahre alt war, zog die Mutter, die inzwischen geheiratet hatte, zu dem Kind zurück. Die Erinnerungen an die Mutter aus dieser Zeit sind nicht positiv. Die Mutter verstarb nach längerer Krankheit mit 39 Jahren an Leukämie. Die Patientin war damals 17 Jahre alt. Daraufhin verließ Frau L. das großväterliche Haus und heiratete mit 17 Jahren einen 24-jährigen Mann, der sich nach der Erzählung der Patientin zum Alkoholiker und Tyrannen entwickelte. Nach 23-jähriger Ehe trennte sie sich von ihm. Aus dieser Ehe hat sie zwei Kinder. Beruflich war sie immer tüchtig, hat im höheren Alter noch die Stelle gewechselt. Mittlerweile lebt sie wieder in einer Beziehung. Mit diesem Mann hat sie ein gemeinsames Haus. Die Partnerschaft scheint sehr symbiotisch zu sein. Der Einfluss der Krankheit auf die Beziehung scheint groß zu sein. Vor drei Jahren wurde sie berentet, damit stieg die Ungewissheit, was nun aus ihrem Leben werden sollte. Sie wurde immer »allergischer« auf das, was sie umgab. Ihre Organe reagierten somit auf die vielen Veränderungen, denen sie im Moment ausgeliefert war; die psychischen Umbrüche und Erinnerungen, die damit verbunden waren, konnte sie nicht wahrnehmen.

Zweites klinisches Beispiel

Von der Diagnose zum Phänomen

Frau T. (36 J.) leidet seit Jahren unter vielfältigen Schmerzen (Bein, Leiste, Wirbelsäule, Schultern, Kopf), die mit Medikamenten behandelt werden. Sie hatte eine Bandscheibenoperation vor vier Jahren. Krankengymnastische Behandlung lindert die Beschwerden zeitweise. Sie ist Handwerksmeisterin, seit zwei Jahren arbeitsunfähig geschrieben. Sie hat schon mehrere orthopädische Rehabilitationsmaßnahmen hinter sich und auch einen Aufenthalt in einer psychosomatischen Einrichtung; die Suche nach einer ambulanten Psychotherapie ist gescheitert. Die Biographie der Patientin findet sich am Ende der Falldarstellung.

Folgende **Diagnosen** wurden bei der Aufnahme erstellt: anhaltende somatoforme Schmerzstörung; rezidivierende depressive Störung, mittelgradige Episode; sexuelle Beziehungsstörung, dysfunktionale Beziehungsgestaltung; Lumboischialgie, Zustand nach Nukleotomie; Mitwirkung seelischer Faktoren.

Subjektive Wahrnehmung der Therapeutin

Im ersten Kontakt mit Frau T. wirkt die Patienten gestelzt, unnatürlich, als ob sie jemanden nachahmen würde. Ihr Auftreten hat den Anschein, als solle es betont lässig und cool wirken. Es ist eher einem pubertierenden jungen Mann angemessen als dieser 36-jährigen Frau. Sie wirkt weder weiblich noch altersentsprechend. Der Gang ist wie bei einem Cowboy, die Schultern sind hochgezogen, die Hände sind in den Taschen der Jeans vergraben, dies wirkt so, als hätte sie Hände am Colt. Das betroffene Bein wird ein wenig nachgezogen, doch sie kann dessen Schwächen gut kompensieren. Der Blick ist unsicher prüfend, soll aber auch gelassen wirken. Sie drückt sich sprachlich technokratisch und verschlüsselt aus, setzt voraus, dass man dies verstehen müsse. Sie achtet sehr auf körperliche Distanz und lässt gleichzeitig große Nähewünsche spüren. Das Gespräch über den Zustand des betroffenen Beines ist ihr sichtlich unangenehm, sie möchte nichts mehr damit zu tun haben. Auch die leichte Behinderung und die damit verbundenen Sensibilitätsstörungen des Beines sind ihr zuwider; sie kann sich und ihren ganzen Körper nicht leiden. Die Atmung ist eher zurückgenommen und flach. Es ist zu spüren und sie bestätigt es, dass sie hart mit sich umgeht.

Als Fokus für die Behandlung sieht sie im Vergleich zu den vorangegangenen Behandlungen nicht mehr ihre Schmerzproblematik im Vordergrund, sondern ihre allgemeinen Lebensprobleme. Insbesondere ihre negative Einstellung zu sich selbst, die Beziehungsgestaltung zu ihren Mitmenschen und die berufliche Orientierung sind Themen, die sie in der Therapie behandeln möchte.

Vom Phänomen zur therapeutischen Intervention in der KBT

Entwicklung einer Arbeitshypothese

Zunächst sind folgende Fragen zu klären:

- Welche von der Patientin gezeigten Phänomene greife ich auf?
- Welcher Bereich ihrer Persönlichkeit und Körperlichkeit kann zuerst angesprochen werden?
- Wie kann der deutliche Widerstand auf der leiblichen Ebene angesprochen oder angespürt werden?
- Kann über diese Prozesse die Installierung einer therapeutischen Beziehung in der KBT zustande kommen und der Gesamttherapieprozess angestoßen werden?

Am ehesten fällt die alles überlagernde Unzugänglichkeit der Patientin ins Auge, die den leiblichen Widerstand ausdrückt; gleichzeitig gibt es auch nonverbale Botschaften, die als Suche nach Nähe zu verstehen sind. Diese Unzugänglichkeit, die von der Patientin ausgeht, findet sich im Körpergefühl der Therapeutin wieder; sie hat das Gefühl, von der Patientin »abgestoßen« zu werden oder auch an ihr »abzuprallen«.

Die Haltung und Bewegung, Gestik und Mimik sowie die Sprache und das Sprechen drücken das Anliegen der Patientin aus, die anderen von sich fernzuhalten. Dies ist der Patientin zum Teil bewusst. Wie stark sie dieses Verhalten manchmal nach außen kehrt, ist ihr nicht immer zugänglich. Verbunden ist dieses Verhalten mit einem spürbaren aggressiven Potenzial der Patientin. Als übergeordnetes Thema ist die unklare Identität der Patientin anzusehen. Darin enthalten ist sowohl ihr unsicherer und verstörter Bezug zu ihrem Körper als auch das Erleben ihres geringen Selbstwerts. Diese Dimensionen spiegeln sich wieder in der unsicheren Beziehung zu anderen Menschen und letztendlich ihrer unsicheren sexuellen Orientierung.

Die Arbeitshypothese: über die Körperspürarbeit einen Weg zum Leib bahnen

- Gefühlsqualitäten erkennen, differenzieren und Worte dafür finden
- Zugang finden, zur Bedeutung des leiblichen Ausdrucks
- Weiblichkeit und Männlichkeit differenzieren: die Wirkung nach außen, die innere Empfindung; innere Bilder – äußere Bilder
- der Körpergeschichte auf die Spur kommen
- die symbolischen Bedeutungen von Schmerz, Haltung und Bewegung erkennen
- in der Begegnung mit der Therapeutin eine Dimension von Beziehung erfahren, wahrnehmen und reflektieren

Therapeutische Angebote

Der folgende kurze Abriss gibt einige Sequenzen in der KBT wieder, die auf obigen Überlegungen beruhen.

Zum Setting: Die Patientin nahm an der KBT-Gruppentherapie teil. Aufgrund ihrer heftigen körperlichen Problematik erhielt sie zusätzlich KBT-Einzeltherapie.

KBT-Gruppentherapie

In der Gruppe wird ein Angebot mit Bällen gemacht; zunächst soll ein Ballspiel entwickelt werden. Die Patientin steht etwas hilflos und starr herum. Sie kann sich an den Versuchen der Gruppe nicht beteiligen, wird immer gehemmter und ängstlicher, was im Gegensatz zu ihrem burschikosen »Django«-Aussehen steht. Sie nimmt den Vorschlag der Therapeutin an, an die Wand zu rücken und von dort aus das Geschehen zu verfolgen. Dort wird sie ruhiger und kann das heftige Treiben der Gruppe mit Interesse verfolgen.

Später berichtet sie davon, dass sie beim Zuschauen große Lust gehabt habe, doch noch mitmachen zu können. Allein durch das Zuschauen habe sich ihre Anspannung verringert und ihre Aggression gelöst.

Kommentar: Patientin profitiert vom »Dabei-Sein-Können«. Sie bekommt das Leben »aus zweiter Hand«, das Zuschauen wird zum Ersatz für das eigene Tun. Im Gespräch muss sie nicht in erster Linie von sich sprechen, sondern kann erst das Tun der anderen beschreiben, dann wie es auf sie gewirkt hat. Die Gruppe bot Schutz, weil sie sich innerhalb der Gruppe zurückziehen konnte und nicht ausgegrenzt wurde. Sie konnte »*am Rande*«, ihre Erfahrungen mit sich machen. Das Antizipieren der Möglichkeit, doch mitmachen zu können, könnte als Voraussetzung zur Aufnahme der eigenen Aktivität gesehen werden.

KBT-Einzeltherapie
Fokus des Angebots: Gefühlsqualitäten erkennen, differenzieren und Worte dafür finden. Die Haltung im Gehen und Stehen erspüren und erfahren. Hierbei bekommt die Patientin verbale Anregungen für mögliche Gefühlsqualitäten:

- Kann ich das Aufkommen meiner Fersen am Boden hören und spüren – an den Fersen, den Waden, den Knien, den Oberschenkeln, den Hüften? Fühlt es sich hart, weich dumpf, starr, nachgiebig ... an?
- Bekommen der Rücken, die Wirbelsäule und der Kopf etwas von dem Aufsetzen der Fersen mit? Ist meine Schultern-Nacken-Partie spürbar? Fühlt sie sich eher fest (gelöst, gehalten, frei, angespannt, schmerzhaft, schmerzfrei ...) an?
- Kann ich feststellen, welchen Abstand meine Schultern zu den Ohren haben?
- Kann ich mir meinen Gang vorstellen? Gehe ich zielstrebig, schlendernd, gibt es eher die Bewegung nach vorne oder auch zu den Seiten? Was machen die Arme – werden sie mitgeschwungen? Wo befinden sich die Hände, sind die Finger offen, gebeugt?

Die Patientin kann dieses Angebot vorsichtig wahrnehmen und zögerlich Gefühlsqualitäten benennen. Von großer Wichtigkeit ist hierbei die wohlwollende Unterstützung der Therapeutin. Es ist wichtig, Frau T. mitzuteilen, dass es nicht um das Ändern oder »Falsch-und-richtig-Machen« geht, sondern darum, *wie* es geht. An diese Erfahrung schließt sich organisch die Frage nach dem Bewegungsausdruck an, von dem die Patientin spontan berichtete.

Daraus entwickelt sich das nächste KBT-Angebot:

Fokus: Zugang zur Bedeutung des leiblichen Ausdrucks finden.

Die Patientin wird aufgefordert, zum Thema »Mein Bewegungsausdruck« Gegenstände zu suchen, die den Beginn, die Bedeutung und die Zusammenhänge dieses Bewegungsausdrucks verdeutlichen können.
Die Formulierung könnte z. B. folgendermaßen sein:
»Sie haben nun bemerkt, wie sich manche Bewegungsabläufe anfühlen. Sie haben mir mitgeteilt, dass Sie sich durchaus auch bewusst sind, wie Ihr Bewegungsausdruck auf andere wirken kann. Manchmal spielen Sie auch damit und setzten ihn bewusst ein. Suchen Sie sich nun Gegenstände, die diesen Bewegungsausdruck sinnbildlich darstellen können. Vielleicht wissen Sie noch, wann und wie Sie mit dieser Bewegung angefangen haben, was sie damit erreichen oder ausdrücken wollten und wie Sie heute damit leben? Lassen Sie sich Zeit, greifen Sie eher spontan als überlegt zu und versammeln Sie die Gegenstände dann auf Ihrer Decke.«

Fokus: Der Körpergeschichte auf die Spur kommen. Die symbolischen Bedeutungen der Gestaltung vorsichtig benennen.

Die Patientin sucht wenige Gegenstände aus: Ein Tuch, einen »Playmobil«-Cowboy, einen Stoffhund. Sie nimmt das Tuch in die Hand und berichtet, dass sie in der Pubertät begonnen habe, sich eine Verkleidung zuzulegen und sich bewusst zu verstellen. In der Schule wollte sie nicht so sein wie die anderen, zu Hause wollte sie so sein und

behandelt werden wie die Schwester. Zu Hause galt sie immer als »anders«. Sie stellte fest, dass sie immer das Gegenteil von dem wollte, was im Moment gerade war.
Anhand des »Playmobil«-Cowboys erklärt sie, dass sie auf keinen Fall als typisches Mädchen gesehen werden wollte, darum habe sie ihren Gang und ihr Aussehen dementsprechend geprägt. Von den Buben wurde sie aber auch nicht richtig ernst genommen und somit war sie viel allein; heute möchte sie sich nicht weiblich und nicht männlich bewegen, sondern menschlich. Wenn sie den männlichen Habitus ablegen würde, wären ihre Schultern nicht mehr so verspannt und sie würde nicht mehr so stocksteif gehen; das wäre dann nicht mehr so unmenschlich sich selbst gegenüber, sagt sie.
Der Stoffhund symbolisiert ihre beiden Hunde, die sie zzt. besitzt, von denen sie warmherzig und bezogen berichtet, die für sie wie eine Familie sind. Es ist ihr dabei sehr klar, dass diese Schäferhunde sie bedingungslos lieben, so, wie sie ist. Ihnen muss sie nichts vormachen; auch die Wirkung der Hunde nach außen (Kraft, Stärke, Wehrhaftigkeit), wenn sie mit diesen unterwegs ist, ist ihr sehr klar.

Beziehungsgestaltung:

Die Therapeutin hat am Anfang der Stunden immer wieder das Gefühl, um den Kontakt zur Patientin zu ringen. Es ist immer wieder nötig, sich um das richtige Verstehen und Einordnen der Erfahrungen der Patientin zu bemühen. Die Gefahr der Verwirrung oder der Vernebelung von Sachverhalten ist groß. Im Verlauf der Stunde stellt sich regelmäßig vorsichtiger aber bezogener Kontakt ein, so als müsse die Patientin immer wieder neu davon überzeugt werden, dass sich die Therapeutin für sie interessiert und ihr zugewandt ist.

Eine weitere Sequenz aus der KBT-Einzeltherapie:

Fokus: Symbolisierung und Bedeutung des körperlichen Schmerzes; die Therapeutin trifft eine Auswahl der Themen, die symbolisiert werden könnten.
Da die Patientin im Verlauf der Therapie immer wieder über Schmerzen im Rücken und insbesondere im Bein klagt, werden diese zum Thema der Einzelbehandlung. Sie kann für ihren Schmerz keinen Gegenstand finden, der diesen symbolisieren könnte. Es erscheint ihr sinnlos, ihn auf diesem Weg von innen nach außen zu nehmen. Sie wirkt zornig und abweisend. Ich frage mich, ob es um das Behalten des Schmerzes und/oder das Loslassen geht. Um vor dem Ende der Stunde wieder Stabilität zu erwerben und/oder um einen Ausdruck für den Zorn, den ich auch als Energie und Kraft sehe, zu finden, biete ich ihr an, mit dem langen Stab zu arbeiten. Er könnte eine Stütze, einen Halt bieten, er könnte auch über das Aufstützen die schmerzende Rückenpartie entlasten. Die mögliche symbolische Bedeutung des Stabes als Phallussymbol bedenke ich, lasse sie aber beiseite. Die Patientin kann sich darauf einlassen, mit dem Stab einige Möglichkeiten des Haltens, Stützens, Streckens auszuprobieren. Zum Abschluss der Stunde gehen wir gemeinsam durch den Raum und setzen den Stab in Dreiertakt laut und deutlich auf den Boden. Der dadurch entstehende Rhythmus und die sich entwickelnde Lautstärke lösen noch weitere Spannungen und beleben die Patientin und die Therapeutin.

Kommentar: Das Angebot, mit dem Stab zu arbeiten, sollte der verunsicherten Patientin zum Ende der Stunde wieder ausreichend Stabilität und Kraft vermitteln, um gestärkt aus der Stunde zu gehen. Außerdem kam mit dem Stab etwas Drittes (Triangulierung) in unsere Zweierkonstellation, was Aufmerksamkeit forderte.
Für die Unfähigkeit (oder den Unwillen), den Schmerz durch einen Gegenstand zu symbolisieren, gibt es folgende Verstehensmöglichkeit:

Solange sie sich nicht mit der tieferen Bedeutung des Schmerzes befasst, hat sie ihn wenigstens noch als Begleiter bei sich. Eventuell wird eine tiefere traumatische Ursache unbewusst geschützt. Vielleicht würde sich beim »Fehlen« des Schmerzes eine Leere einstellen, die noch nicht mit anderen, positiven Inhalten, gefüllt werden könnte.

Das Abschlussangebot (Stäbe auf dem Boden, laut und rhythmisch) lässt eine Ahnung von einer Gemeinsamkeit mit einem anderen aufkommen, in der man sich zeitweise lustvoll verlieren darf und sich trotzdem wiederfindet. Zudem mobilisiert dieser Bewegungsablauf die aufrichtende Muskulatur und wirkt belebend auf die Stimmung. Allen Angeboten liegt begleitend zugrunde, dass der Aufmerksamkeitsfokus von den Schmerzen abgelenkt und auf eines der anderen Themen gelenkt wurde.

Eine weitere Sequenz aus der KBT-Einzeltherapie:

In einer der folgenden Stunden, in der wieder das Thema Schmerz im Vordergrund stand, biete ich ihr das Liegen an. Im Dialog mit der Patientin versuche ich, mit ihr gemeinsam das Liegen so bequem wie möglich zu gestalten. Dies scheitert zunächst am Widerstand der Patientin, da sie eine offensichtlich unbequeme und ungünstige Lage als ausreichend gut bezeichnet. Sie kann gar nicht spüren, was »gut« ist. Erst das »Abfragen« der einzelnen Körperbereiche bringt hier Klarheit.

Fokus: Über die Körperspürarbeit einen Weg zum Leib bahnen, z. B. nach der Veränderung der Lage des Kopfes und der Schultern bzw. Arme.

Therapeutin: »Was sagen nun die Schultern?«

Patientin: »Danke!«

Es kommt noch einmal die Erinnerung an die krankengymnastischen Behandlungen vor und nach der Operation auf. Sie will nicht mehr behandlungsbedürftig sein. Das Thema verändert sich, es geht nun um folgende Fragen:

Was tut mir gut, was tut mir nicht gut? Wann tut mir etwas gut und wann wird mir etwas zu viel? Wie und wann kann ich mich danach richten oder im Zusammenhang mit anderen etwas Entsprechendes äußern?

Es folgt eine Sequenz, in der die Therapeutin die Beine und Füße der Patientin im Sinne der Lockerung und zur Bewusstmachung bearbeitet. Patientin und Therapeutin befinden sich dabei immer im Dialog. Nach einiger Zeit kann die Therapeutin den Fuß halten, der immer noch unterschiedliche sensorische Qualitäten aufweist, und in den Dialog mit dem Fuß treten:

Therapeutin: »Was sagt dieser Fuß?«

Patientin: »Der Fuß bittet darum, nicht immer schlecht gemacht, sondern akzeptiert zu werden.«

Hierdurch entsteht erstmals eine versöhnliche innere Haltung dem beschädigten Fuß-Körper-Selbst gegenüber. Der Fuß als Teilobjekt ihres Selbst bekommt die Chance der Integration geboten.

Kommentar: Die Behandlung begleitet die Ambivalenz der Patientin, den Körper wieder positiv besetzen zu wollen und dies gleichzeitig zu verhindern. Jeglicher therapeutische Umgang mit ihrem Körper impliziert das Erleben der körperlichen Defizite. Frau T. erfährt nun den Unterschied zwischen dem passiven Sich-behandeln-Lassen und dem aktiven dialogischen, spürsamen Umgang mit dem Körper. Der dadurch entstehende Prozess hat mit der Integration eines ausgegrenzten Anteils des Körpers zu tun; letztendlich geht es um die Versöhnung mit dem Leib. An dem Teilobjekt »Fuß« kann dies im Ansatz erlebt werden.

Beziehungsgestaltung:

Die im Kommentar beschriebenen Prozesse gehen mit einer sehr wachen therapeutischen Haltung einher. Die Worte und die Handlungen der Therapeutin sind aufeinander abgestimmt. Nichts soll »zufällig« entstehen. Eventuell aufkommende Impulse müssen erst auf ihre Therapietauglichkeit überprüft werden. In der oben beschriebenen Sequenz war sich die Therapeutin sicher, dass sie die Patientin auch in ihrer Sperrigkeit abholen wollte. Ebenso war sie sich sicher, dass die Zeit reif war, mit der Patientin zusammen die Versöhnung mit dem Körper (Fuß) anzugehen.

Die Anamnese der Patientin – die Lebensgeschichte: Die Patientin wuchs in sehr unruhigen Familienverhältnissen auf. Sie habe den Vater verachtet, die Mutter sei berechnend gewesen. Die Mutter habe die Richtung zu Hause bestimmt, sei aber auch kreativ und aktiv gewesen. Die Patientin hat eine 7 Jahre ältere Schwester, die sich in der Kindheit sehr um sie kümmerte, da die Mutter arbeiten ging. Zudem hat sie noch drei Halbgeschwister aus den ersten Ehen der Eltern. In der Kindheit bestand ein wenig liebevolles Umfeld. Praktisch-rationale Gesichtspunkte bestimmten das Verhalten untereinander. Die Patientin nahm ab dem 10. Lebensjahr immens zu, wurde deshalb sehr gehänselt. Trost habe sie nur bei ihrem Kuscheltier gefunden, ansonsten sei sie sehr auf sich gestellt gewesen. Sie galt als Legasthenikerin, hatte enorme Schwierigkeiten in der Schule. Trotzdem konnte sie die Handwerkslehre aufnehmen in einem Beruf, der sie mit den guten Erinnerungen an den Großvater verband. Sie arbeitete bis zu ihrem Bandscheibenvorfall in ihrem Beruf und machte noch die Weiterbildung zur Meisterin. Sie hatte wenig bis keine sexuellen Kontakte zu Männern, bis sie vor kurzer Zeit merkte, dass sie sich zu einer Frau hingezogen fühlte. Die Patientin lebt allein, habe aber einen guten Freundeskreis.

Drittes klinisches Beispiel

Von der Diagnose zum Phänomen

Bei Frau M. (28 Jahre) handelt sich um eine biopsychosozial sehr geschädigte und belastete Patientin, die schon zum zweiten Mal auf der Station ist. Alles in ihrem Umfeld ist desolat. Körperlich leidet sie unter diffusen Schmerzen. Sie befindet sich in einer akuten Lebenskrise.
Folgende klinischen **Diagnosen** wurden bei der Aufnahme erstellt: Somatisierungsstörung, somatoforme Störung des Herzens und des kardiovaskulären Systems; Essstörung; Kontaktallergie und Neurodermitis; Panikstörung, Persönlichkeitsstörung mit hysterischen Zügen; psychische Verhaltensstörung durch Alkohol (zzt. abstinent).

Subjektive Wahrnehmung der Therapeutin

Frau M. ist in jeder Hinsicht haltlos, sie weiß zeitweise nicht mehr aus noch ein. Äußerlich versucht sie dies zu kompensieren, indem sie sich besonders »schön macht«, sich schmückt und sich somit auf die Therapiestunde vorbereitet zeigt. Doch diese äußerlichen Versuche wirken hilflos, tragisch anrührend. Sie klagt über unterschiedliche Beschwerden, im Rücken, an den Beinen sowie über Kopfschmerzen. Sie wirkt dabei hilflos und verzagt. Fast ist es ein Flehen, man möge ihr doch helfen, sich ein wenig besser zu fühlen.

Vom Phänomen zur therapeutischen Intervention in der KBT

Entwicklung einer Arbeitshypothese

Die Phänomene der Überforderung und starken Belastung der Patientin standen im Vordergrund. Der Fokus in der KBT-Einzelbehandlung war deshalb zunächst auf die Entlastung und Stabilisierung der Patientin gerichtet. Dabei kamen fürsorgliche, behütende Angebote zum Tragen. Die Alltagsklagen nahmen viel Raum ein, Biographisches trat in den Hintergrund.

Die Arbeitshypothese:
- Entlastung und Stabilisierung erfahren
- Selbstfürsorge durch die Fürsorge der Therapeutin erlernen
- positive leibliche Erfahrungen anstelle von Schmerzerfahrungen erleben
- biographische Inhalte über die leibliche Erfahrung einordnen
- die Ressourcen wecken und darauf vertrauen, dass diese vorhanden sind

Therapeutische Angebote

Angebote in der KBT-Einzeltherapie (etwa in der 15. Stunde bei 12 Wochen Aufenthalt):

Die Patientin kommt in die Therapiestunde und spricht von ihrem Wunsch, am liebsten die Klinik verlassen zu können, da ihr alles zu viel werde. Dass sie diese Gedanken und Wünsche verbalisieren kann, ist schon ein Fortschritt, da sie eher dazu neigte, dann einfach ihre Sachen zu packen und zu gehen. Sie fühlt sich überfordert, möchte nur schlafen. Sie beschreibt es so: Sie geht auf einen Abgrund zu und weiß es genau; trotzdem geht sie weiter, es gibt kein Licht am Horizont.
Fokus: Biographische Inhalte über die leibliche Erfahrung einordnen.
Das von der Patientin beschriebene Szenario wird im KBT-Raum aufgebaut. Am Ende steht ein Stuhl, auf den die Patientin steigt; die Therapeutin hält ihre Hand, um sie in der realen Situation im Raum zu sichern. Es folgt die Aufforderung, die Augen zu schließen und die Abgrund-Situation wahrzunehmen, auch auf der leiblichen Ebene. Die Patientin fühlt keine Angst, da ihre Hand gehalten wird, aber ihre Beine werden ganz schwer. Die Therapeutin hält sie dazu an, nicht vom Stuhl zu springen, sondern herabzusteigen, immer noch an ihrer Hand.
Die Patientin ist etwas angestrengt und möchte sich in eine Ecke setzen; da dies fast wie eine Flucht wirkt, regt die Therapeutin an, die Ecke erst etwas gemütlicher mit Decken und Kissen auszustatten. Dort fällt ihr ein, dass ihre Großmutter von den Abtreibungsversuchen der Mutter erzählte, als diese mit der Patientin schwanger war. Die Mutter sei von Stühlen und Tischen gesprungen, um das Kind (die Patientin) wieder loszuwerden. Nach ihrer Geburt habe die Mutter sie im Krankenhaus zurückgelassen und sei weggegangen. Die Großmutter habe sie nach einigen Wochen nach Hause geholt. Danach berichtet sie von weiteren angstvollen Erfahrungen aus der Kindheit. Auf meine Frage, ob es auch gute Erinnerungen gebe, kann sie einige Begebenheiten nennen, die mit der Großmutter und der Natur, der schönen Umgebung in der diese lebte, zu tun hatten. Dort konnte sie sich aufhalten und immer wieder Freude erleben.
Im weiteren Gespräch können wir uns darauf einigen, dass die Patientin die Abtreibungsversuche nicht selbst weiter fortzuführen braucht. Die Patientin kann den Gedanken entwickeln, dass man am Abgrund ja auch eine Aussicht habe, wenn man weiter oben steht als sonst. Bei der KBT-Szene habe es sie sehr beruhigt, dass sie nicht vom Stuhl herunterspringen sollte und dass sie eine Hand zum Halten hatte. Sie habe gemerkt, dass alles nicht so fatal laufen muss, wie es aussieht, sondern dass es andere Gesichtspunkte und Möglichkeiten geben kann.
Zum Abschluss der Stunde schlägt die Therapeutin vor, noch einmal auf den Stuhl zu steigen; nun soll die Patientin sich etwas drehen und bewegen, um von dort aus zu beschreiben, was sie sieht. Sie soll nur Dinge nennen, die eine positive Konnotation haben. Die Patientin ist selbst erstaunt, was sich ihr alles eröffnet, und beschreibt es mit Freude. Auch den Staub auf dem Schrank, der sie – zum Glück – nichts angeht. Im Übrigen sieht sie aus dieser Perspektive vieles anders als auf dem Boden. Frau M. versteht, dass das wohl auch eine ihrer Aufgaben sein wird, z. B. auch einmal die Perspektive zu wechseln und auch nicht immer allen Staub aufzuwirbeln.

Kommentar: Dieses Beispiel soll die **szenische Arbeit** mit der KBT verdeutlichen. Durch die szenische Darstellung und das Nachspüren der bisher nur phantasierten Situation konnte eine Verbindung hergestellt werden zu einem tief verankerten Gefühl des Nicht-gewollt-Seins. Diese Empfindung bestimmt ihr Leben. Darum ist auch die Vorstellung, selbst ungehindert auf einen Abgrund zuzugehen, nachvollziehbar.
Über den Hand-Hand-Kontakt zu der Therapeutin konnten Qualitäten von Schutz und Halt erfahren werden. Dies setzte sich fort in dem gemeinsamen Ausstatten des Fluchtpunktes (Ecke), in dem sich die Patientin zurückzog. Die Gegenüberstellung schmerzlicher Erfahrung

mit guten Erinnerungen kann die Ressourcen der Patientin wecken und weitere Anregungen zur Regeneration geben.

Die Anamnese der Patientin – die Lebensgeschichte: Die Patientin ist im ländlichen Raum geboren und aufgewachsen. Die Mutter hat noch während der Schwangerschaft den Vater der Patientin verlassen. Nach der Geburt hat die Mutter den Säugling im Krankenhaus zurückgelassen, bis die Großmutter mütterlicherseits sie holte. Bis zum 10. Lebensjahr wuchs sie hauptsächlich dort auf, doch ab und zu holte sie die Mutter oder auch der leibliche Vater zu sich, um bei diesen jeweils einige Zeit zu wohnen. Durch die Mutter habe sie echte Misshandlungen erfahren (Verbrennungen, Schläge, »Von-der-Treppe-Fallen« mit dem Ergebnis von sechs Gehirnerschütterungen. Die Mutter sei inzwischen in die Asozialität abgeglitten. Die Patientin wurde mit 17 Jahren ungewollt schwanger, zu dem Mann habe sie durch einen Umzug mit der Mutter keinen Kontakt gehalten. Danach heiratete sie schnell einen Mann, der straffällig und Alkoholiker war. Von diesem habe sie sich scheiden lassen. Es folgten eigene Alkoholabhängigkeit und Suchtbehandlung. Gewichtsschwankungen von 60 kg bis 120 kg habe sie hinter sich. In der Suchtklinik habe sie ihren jetzigen Ehemann kennen gelernt, der 20 Jahre älter als sie sei. Mit ihm hat sie zwei Töchter. Die Ehe ist schwierig.

Fazit: Der Patientin gelang es, zu der Therapeutin eine vertrauensvolle Beziehung aufzubauen, da die erwartete Verurteilung durch die Therapeutin ob ihres unvernünftigen Lebens ausblieb und sie sich erst (bzw. auch) um sich selbst kümmern konnte, bevor sie die schweren realen Lebensprobleme anging.
Im Verlauf des stationären Aufenthalts konnte die Patientin auf der Station allmählich Vertrauen fassen, wenn auch mit vielen Krisen und drohenden Therapieabbrüchen. Im Verlauf der KBT-Behandlungszeit war es möglich, über die Regeneration hinausgehende lebensgeschichtliche oder aktuelle Themen oder Szenen in der KBT anzuschauen und somit auch auf der leiblichen Ebene vorsichtig anzuspüren, um nach Veränderungsmöglichkeiten zu suchen.

11.3 Rahmenbedingungen der KBT im stationären Setting

Die Rahmenbedingungen der stationären Behandlung mit KBT ergeben sich durch mehrere Pfeiler:
- Integration aller am Setting beteiligten Therapieverfahren und Therapeuten
- Informationsfluss und Transparenz
- äußerer Rahmen

Integration aller am Setting beteiligten Therapieverfahren und Therapeuten

Die Arbeit im multiprofessionellen therapeutischen Team stellt hohe Anforderungen an die daran Beteiligten. Einerseits ist die Spezialisierung der Berufsgruppen vorhanden, andererseits funktioniert optimale Teamarbeit nur, wenn »alle an einem Strang« ziehen. Es ist nicht entscheidend, dass ein Patient auf der Station war und diese dann wieder – im besten Falle mit einer Symptomverbesserung – verlässt. Entscheidend ist der Therapieprozess, in dem der Patient Erkenntnisse und Erfahrungen sammeln konnte, mit denen er nun sein Leben symptomfreier gestalten kann. Ein wesentlicher Bestandteil stationärer Therapie ist die Achtung und der Respekt vor dem Patienten. Das therapeutische Team bildet für die Patientengruppe das Gegenüber, in dem die Dimensionen des gegenseitigen Respekts im Alltag wahrgenommen werden können. Die vorhandenen hierarchischen Unterschiede müssen dabei nicht negiert werden. Entscheidend ist die Anerkennung der unterschiedlichen Aufgaben und Verantwortungen sowie die Respektierung der Berufsgruppen und der speziellen Voraussetzungen, die sie für ihre Arbeit brauchen. Dies bedeutet auch, dass die Vertreter der einzelnen Therapieformen immer wieder dafür sorgen müssen, dass man ihre Arbeit kennen lernt. Besonders an Kliniken, an denen die (ärztlichen) Mitarbeiter oft wechseln, muss immer wieder dafür gesorgt werden, dass diese ausreichend über die unterschiedlichen Methoden – hier die KBT – informiert werden.

Informationsfluss und Transparenz

Die KBT-Therapeutin sollte gut über ihre Patienten informiert sein. Die Information setzt sich zusammen aus verschiedenen Quellen. Im stationären Rahmen ist das z. B. ein Erstinterview oder eine erste Kurzinformation. Im besten Falle sind diese schon von der Ambulanz angefertigt und ausgehändigt, bevor die Therapeutin den Patienten zum ersten Mal sieht. Auf diese Weise müssen die einzelnen Therapeuten den Patienten nicht mehrfach in allen Einzelheiten nach seiner Geschichte befragen.

Vor- und Nachgespräche durch die KBT-Therapeutin

Unverzichtbar ist das Erstgespräch, in dem ein erster persönlicher Eindruck über den Patienten erworben werden kann. Zum einen lernen sich Therapeutin und Patient kennen und zum anderen kann die Methode der KBT erläutert werden, um den Therapieanfang zu erleichtern. Diese Vorgespräche haben sich bewährt, weil dadurch eine erste Verbindung zwischen Therapeutin und Patienten entstehen kann. Ein erstes Verstehen der Problematik des Patienten kann in der Therapie gut genutzt werden und zur Motivation des Patienten, der sich verstanden und angenommen fühlt, beitragen. Der Beginn der Behandlung in der KBT-Gruppe kann dadurch angstfreier erfahren werden.

Stationskonferenzen

Einen hohen Stellenwert in therapeutischen Teams haben die Stationskonferenzen, die einen Überblick über den momentanen Stand des Patienten im Therapieprozess liefern. Hier ist es von großer Wichtigkeit, dass alle die hohe Kunst des »Sich-kurz-Fassens« beherrschen, verbunden mit der Fähigkeit, das Elementare, Wichtige, Prägnante aus dem jeweiligen Therapieprozess zu berichten. Somit werden allen Therapeuten Informationen zur Verfügung gestellt, damit die Verknüpfung der einzelnen Stränge erfolgen kann. Dies kann geschehen, indem am Ende der Besprechung eines Patienten ein Fokus für die weitere Behandlung formuliert wird.

Äußerer Rahmen

Raum

Der Raum ist das wichtigste Arbeitsinstrument für die KBT; in den Kliniken ist der Raum aber oft auch ein großes Problem, denn meistens fehlt der »ideale« Raum. Um KBT praktizieren zu können, müssen einige Grundvoraussetzungen erfüllt sein:

- **Größe:** Es muss ausreichend Platz sein, damit sich die Teilnehmer auch im Liegen auf einer ausgebreiteten Decke ausreichend bewegen können.
- **Licht, Temperatur, Ruhe, Ordnung, Sauberkeit:** Bei der Anregung, sich selbst wahrzunehmen, geht es letztendlich immer auch um eine neue Ordnung im Körper, im Sein, im Da-Sein. Darum sind alle diese Kriterien wichtig. Das Licht muss nach Bedarf verstellt werden bzw. Sonneneinstrahlung muss reguliert werden können, ebenso die Temperatur im Raum. Der Raum sollte in einem ruhigen Bereich der Klinik untergebracht sein.
- **Material:** Im besten Falle ist das Material in dem KBT-Raum leicht zugänglich und ausreichend vorhanden. Neben den »klassischen« KBT-Materialien finden sich Gegenstände der unterschiedlichsten Art, die eher

von den Therapeuten »zusammengetragen« als gezielt bestellt oder gekauft sind (Steine, Holzstücke, andere Dinge aus der Natur, Stofftiere, sog. »wertloses« Material usw.).

- **Decken, Matten und Kissen:** Es sollten ausreichend Decken und Kissen vorhanden sein, selbst wenn sich die Patienten diese mitbringen. Immer wieder ist es notwendig, Decken oder Kissen als therapeutische Intervention einzubringen oder zu Gestaltungen zu benutzen.

Zeit

- Im Allgemeinen dauert eine Gruppenstunde 90 Minuten, eine Einzelstunde 50 Minuten. Die Therapiezeiten müssen von allen Beteiligten eingehalten werden. Im stationären Rahmen gehen Gruppentermine vor. Es ist zu empfehlen, dass die Patienten genügend Zeit vor und nach der Therapie haben. Sie sollten nicht von einer Therapie in eine andere eilen müssen.
- Auch für den Therapeuten sollte genügend Zeit vorhanden sein, nach der Therapie Protokoll zu führen, die Materialien und den Raum wieder in Ordnung zu bringen oder auch gegebenenfalls noch kurz eine wichtige Information aus der Gruppe an entsprechende Stellen weiterzugeben.

Dokumentation

- Wie oben erwähnt ist das Anfertigen von Notizen und Protokollen von Wichtigkeit. Zum einen dienen sie der Übermittlung der Prozesse an das therapeutische Team, zum anderen sind sie eine Grundlage für Supervisionen und für die Reflexionen des Gruppenleiters über das weitere Vorgehen.
- Ebenso wichtig ist es für KBT-Therapeuten und die KBT als Methode, dass immer daran gedacht wird, Arbeitsergebnisse (wissenschaftlich) zu untersuchen oder auch zu veröffentlichen. Zu diesem Zweck ist es unerlässlich, auf eigene Unterlagen zurückgreifen zu können. Zu wissenschaftlichen Untersuchungen und Arbeiten ist es empfehlenswert, sich zu Arbeitsgruppen zusammenzufinden.

Supervision

Regelmäßige Supervision ist am Anfang der KBT-Arbeit unverzichtbar. Auch erfahrene KBT-Therapeuten profitieren immer wieder von Supervisionen. Neben der fachlichen Beratung kann auch eine psychische Entlastung der anstrengenden psychophysischen Prozesse in der Arbeit erfahren werden.

Selbstfürsorge

Die KBT-Therapeutin möge nicht vergessen, für den eigenen Körper, Geist und Seele Sorge zu tragen. Regeneration und Anregung sowohl für den eigenen Leib als auch über die Zuwendung zu musischem, kreativen, künstlerischen Gebieten sowie zur Natur erhalten ihre Bereitschaft, sich immer wieder mit den psychophysischen Prozessen ihrer Patienten zu befassen.

Literatur

- Ahrens S, Schneider W (2002). Lehrbuch der Psychotherapie und Psychosomatischen Medizin. 2. Aufl. Stuttgart, New York: Schattauer.
- Balint M (1957). Der Arzt, sein Patient und die Krankheit. Stuttgart: Klett.
- Deter HC (1997). Angewandte Psychosomatik. Stuttgart, New York: Thieme.
- Dilling H, Mombour W, Schmidt MH (Hrsg) (1994). Internationale Klassifikation psychischer Störungen ICD-10 Kapitel V (F). Bern, Göttingen, Toronto: Hans Huber.
- Fritzsche K, Geigges W, Richter D, Wirsching M (2003). Psychosomatische Grundversorgung. Berlin, Heidelberg, New York: Springer.
- Rudolf G, Henningsen P (1998). Somatoforme Störungen. Theoretisches Verständnis und therapeutische Praxis. Stuttgart, New York: Schattauer.

- Uexküll T von, Adler R, Herrmann OM (1986). Psychosomatische Medizin. München, Wien, Baltimore: Urban & Schwarzenberg.
- Uexküll T von, Adler R, Bertram W, Haag A, Hermann JM, Köhle K (1994). Integrierte Psychosomatische Medizin in Praxis und Klinik. 3. Aufl. Stuttgart, New York: Schattauer.
- Will H, Groddeck G (1987). Die Geburt der Psychosomatik. München: dtv.

Empfohlene Literatur

- Küchenhoff J (1992). Körper und Sprache. Theoretische und klinische Beiträge zur Psychopathologie und Psychosomatik von Körpersymptomen. Heidelberg: Asanger.

12 Chronischer Schmerz

Christine Breitenborn

12.1 Einleitung: Jeder Mensch kennt Schmerzen

Schmerzenempfindungen sind uns allen von Kindheit an vertraut. Persönliche Erinnerungen oder Beobachtungen von Kindern, die sich wehgetan haben, weisen auf ein zentrales Moment im Umgang mit Schmerzen hin: Schmerz will beachtet werden, will wahrgenommen und behandelt werden! Ein Kind, das vom Fahrrad gestürzt ist, erlebt neben dem körperlichen Schmerzempfinden des aufgeschlagenen Knies intensive Gefühle: Schreck, Angst, Wut, Verzweiflung. Und jeder von uns weiß instinktiv, dass dieses Kind liebevoll getröstet werden will, dass die schmerzende Stelle angeschaut und angefasst werden will, »auch wenn gar nichts passiert ist«, das heißt, wenn keine körperliche Verletzung eingetreten ist. Und diese kleine Szene bringt einen anderen wichtigen Hinweis auf den Umgang mit Schmerzen: Sie lassen sich lindern, wenn der Mensch sich in Beziehung zu einem anderen Menschen angenommen fühlt.

An diesem Beispiel lassen sich weitere Anhaltspunkte finden, die viel für das Verständnis des Schmerzerlebens beitragen: Reagiert die Bezugsperson unempathisch: »Ist doch gar nicht so schlimm!«, hören wir noch lange Zeit das Kind quengeln und schluchzen, und je nach Temperament wird der Gesichtsausdruck resigniert oder wütend. Begegnet man dem Kind vorwurfsvoll und/oder ängstlich: »Ich hab gleich gesagt, du sollst nicht alleine voraus fahren, sonst passiert was!«, wird es selbst erst einmal ängstlich sein Fahrrad schieben. Die Atmosphäre in der Umgebung des kleinen Fahrradunfalls spielt ebenfalls eine große Rolle dabei, wie das Kind seinen Schmerz verarbeitet: Warten die Freunde und ermuntern es, sich wieder am Spiel zu beteiligen, so ist der Schrecken bald vorüber. Ist es jedoch gerade von Zeitdruck und Ungeduld umgeben, hält die Unsicherheit lange an. Auch die Stimmung, in der ein Mensch gerade ist, wenn ein Schmerz auftritt, beeinflusst, mit welcher Intensität er den Schmerz erlebt. Ist das kleine Kind schon traurig aus dem Kindergarten gekommen, weil sein bester Freund nicht mehr da ist, wird es den Schmerz anders spüren, als wenn es einen fröhlichen Vormittag verbracht hat.

Schmerzerleben steht somit eng im Zusammenhang mit

- der Affektverarbeitung,
- der Beziehung zu sich selbst und anderen Menschen und
- der sozialen Situation.

12.2 Zur Theorie der chronischen Schmerzerkrankung

Akuter Schmerz – chronischer Schmerz

Der akute Schmerz ist die Folge einer spezifischen Erkrankung oder Verletzung, hat eine biologische Warnfunktion und ist vorüber, wenn die Erkrankung ausgeheilt ist. Es kommt nur kurzfristig – z.B. durch das Gefühl der Angst – zu einer psychischen Beteiligung, aber immer wirken sich auch hier psychosoziale Faktoren auf die Verarbeitung des Schmerzerlebens aus.

Bei chronischen Schmerzen (länger als sechs Monate) kann die Ursache nicht mehr allein auf

eine spezifische Krankheit zurückgeführt werden. Sie verursachen andere psychische Veränderungen als der akute Schmerz, da der chronische Schmerz keine Warnfunktion mehr hat und sein weiterer Verlauf nicht mehr nur an einem körperlichen Heilungsprozess angelehnt ist. So fehlt die verlässliche Prognose über das zu erwartende Abklingen des Schmerzes. Deshalb können Gefühle wie zum Beispiel Hoffnungslosigkeit, Furcht und Verzweiflung entstehen.
»*Mit der Hoffnung, diese Gefühle wieder verändern zu können, begeben sich diese Patienten auf die Suche nach einer erklärenden Ursache, die sie erstmal nur auf der körperlichen Ebene vermuten. Sie suchen eine Vielzahl von Ärzten auf und unterziehen sich allen denkbaren diagnostischen Verfahren und Therapien. Dabei werden Normvarianten und Zufallsbefunde oft überbewertet und vorübergehend als Schmerzauslöser identifiziert. Der Patient drängt den Arzt oft, weitere Maßnahmen – selbst große Operationen – vorzunehmen. Für viele Patienten wird der Schmerz zum Mittelpunkt des Lebens. Das Leben spielt sich nur noch zu Hause, beim Arzt und in der Apotheke ab. Der Rückzug aus der Gesellschaft führt zum Verlust des Arbeitsplatzes, familiärer und freundschaftlicher Bindungen. Die Patienten geraten in eine soziale Isolation.*« (Gehling u. Tryba 2001)

Biopsychosoziales Schmerzverständnis

Die Internationale Gesellschaft zum Studium des Schmerzes (IASP) berücksichtigt in ihrer Definition ausdrücklich die emotionale Komponente des Schmerzes:
»*Schmerz ist ein unangenehmes Sinnes- und Gefühlserlebnis, das mit aktueller oder potenzieller Gewebsschädigung verknüpft ist oder mit Begriffen einer solchen Schädigung beschrieben wird.*« (Nickel u. Egle 1999)
Die darin enthaltenen zentralen Aspekte prägen das heutige Schmerzverständnis:

- Die emotionale Komponente bei Schmerz wird gleichberechtigt neben die sensorische gestellt.
- Schmerz ist ein subjektives Empfinden.
- Eine Gewebsschädigung ist weder eine notwendige noch – so sie nachweisbar ist – eine hinreichende Bedingung für Schmerz, die kausale Verknüpfung von Gewebsschädigung und Schmerzreaktion wird aufgegeben.

Nickel und Egle (1999) berufen sich auf die kybernetische Konzeption von Engel (1977), die das lineare Ursache-Wirkungs-Konzept biologischer Vorgänge durch ein biopsychosoziales Krankheitsverständnis ersetzt. Darin wird der Mensch als Teil eines übergeordneten Systems verstanden und ist wiederum selbst ein System aus vielen Subsystemen, bis hinauf auf die molekulare Ebene. Die Systeme untereinander steuern sich über Regulations- und Gegenregulationsprogramme. Auf der physiologischen Ebene sind biochemische und elektrophysiologische Vorgänge wirksam. Die psychische Ebene reguliert sich als hoch differenziertes Beziehungsgeflecht zwischen Organismus und Umgebung. Insofern entwickelt jeder Mensch eine »individuelle Wirklichkeit«, die sich aus dem aufbaut, was er phylogenetisch mitbringt, und dem, was er auf dem Boden seiner individuellen Lebensgeschichte und seines kulturellen Kontextes erworben hat. Kommt es zu einer Störung in einem der Systeme (z. B. eine körperliche Verletzung), beeinflusst dieses die anderen Systeme. Die Auswirkung auf die anderen Systeme ist abhängig von deren aktuellem Zustand (z. B. Erschöpfung durch berufliche oder familiäre Belastung), was wiederum auf die physiologische Ebene Einfluss nimmt.

Schmerzerfahrung und Schmerzgedächtnis

Reize des Berührungs- und Schmerzsinnes werden von Nervenzellen der Haut und Muskulatur über das Rückenmark zu einem Gebiet der Hirnrinde geleitet, dem »sensiblen Kortex«.
»*Intensive, wiederholte oder länger dauernde Schmerzen verändern – wie alle anderen Lebenserfahrungen auch – in Nervenzellen des Gehirns*

die Aktivitäten von Genen, sodass es zu Veränderungen von Verschaltungen (Synapsen) und zum Umbau von Nervenzell-Netzwerken kommt.« (Bauer 2002)

Schmerzerfahrungen werden also im Gehirn gespeichert, sie hinterlassen im Körper eine »Inschrift« (Engramm). Diese Engramme, die durch einen neu auftretenden geringfügigen Schmerz wieder aktiviert werden, können dadurch zu einem verstärkten Schmerzsignal führen. Auf diese Weise kann es zu Schmerzen ohne nachweisbaren Befund kommen, das heißt, ein objektiv geringfügiger Schmerz wird in einer nicht linear verstehbaren Intensität gespürt. In schweren seelischen Stress- oder Belastungssituationen ist die Gefahr, dass dieses Schmerzgedächtnis wieder aktiviert wird, besonders groß.

Die Patienten einer Schmerztherapiegruppe haben sich jeder einen Platz im Raum gesucht, an dem sie gut stehen können. Sie probieren aus, welche unterschiedlichen »Sichtweisen« ihnen dieser Platz ermöglicht, wenn sie den Raum jeweils durch eine Vierteldrehung ihres Körpers wahrnehmen.

Frau C. blickt dabei auch auf eine weiße Türe. Dadurch wird ein inneres Bild aktiviert und sie erinnert sich daran, dass sie als Kind schwerste Misshandlungen über sich ergehen lassen musste: als Strafe auf Holzscheiten knien. Nachdem sie der Gruppe davon berichtet hatte, sagte eine andere Teilnehmerin spontan: »Da wundert es mich nicht, dass du jetzt Knieschmerzen hast!«

Die jetzigen körperlichen Beschwerden waren im zeitlichen Zusammenhang mit einer emotional sehr belastenden Scheidungssituation aufgetreten und in ihrer Intensität durch die medizinischen Befunde nicht erklärbar. Die Auswirkungen einer frühen Traumatisierung werden durch die Erfahrung in der Therapiegruppe allerdings sehr »erklärbar«. In der verbalen Bearbeitung dieses »Wiedererlebens« innerhalb der Gruppe konnte die Patientin eine für sie sehr wichtige korrigierende Beziehungserfahrung machen. Ihre Versuche, als erwachsene Frau im Gespräch mit ihrer Mutter über diese traumatisierenden Kindheitserlebnisse deren Verständnis für ihre frühere Not zu bekommen, waren immer wieder gescheitert. Die Mutter sagte: »Du hast es ja überlebt – so schlimm kann es nicht gewesen sein!« Durch die Anteilnahme der anderen Gruppenteilnehmer konnte die Patientin heute sagen: »Das hatte ich mir immer gewünscht – dass mir einfach jemand glaubt!«

Zugefügter körperlicher Schmerz zeigte in PET-Untersuchungen (Positronen-Emissions-Tomographie) zusätzlich eine Aktivierung des cingulären Kortex. Dieser hat immer dann erhöhte Aktivitäten, wenn die Seele ein grundlegendes Lebensgefühl (z. B. Lebensfreude), Emotionen oder Gefühle ausdrückt, die sich auf das eigene Selbst oder auf die Bindung zu einer anderen Person beziehen. So hinterlassen sogar nur gesehene oder direkt miterlebte Schmerzereignisse, die sich bei einem anderen Menschen abgespielt haben, ihre Spur im emotionalen Schmerzgedächtnis des Gyrus cinguli (Bauer 2002).

Salutogenetische Aspekte

In dem Modell der Salutogenese – wörtlich übersetzt: Gesundheitsentstehung – des amerikanisch-israelischen Gesundheitsforschers Aaron Antonovsky spielt das Kohärenzgefühl eine entscheidende Rolle. Es bestimmt, ob wir bei Belastung körperlich und geistig gesund bleiben beziehungsweise im Erkrankungsfall möglichst schnell wieder gesund werden oder nicht (Schiffer 2001). Mit Kohärenzgefühl oder Kohärenzsinn ist ein Grundgefühl und zugleich auch eine Wahrnehmungsweise der Welt gemeint, dass wir das, was um uns herum geschieht, ausreichend verstehen und auch beeinflussen können. Wesentlich am Kohärenzgefühl ist jedoch, dass wir unser Handeln nicht nur als zweckmäßig, sondern auch als sinnvoll empfinden. Die Perspektive der Sinnhaftigkeit im Lebensvollzug mindert Stress und verhindert, dass Belastung als existenzieller oder unkontrollierbarer Stress empfunden wird und krank macht.

Wenn Verstehbarkeit, Handhabbarkeit und Sinnhaftigkeit die Teilkomponenten des salutogenetisch bedeutsamen Kohärenzgefühls sind, dann wird erkennbar, wie geschwächt dieses Gefühl für Menschen mit einem chronischen Schmerzleiden ist, die zu Beginn der Behandlung von einem rein somatischen Schmerzverständnis ausgehen. Der chronische Schmerz ist im Gegensatz zum akuten zunächst nicht verstehbar, den Patienten fehlt die Einsicht, ihre Situation ausreichend beeinflussen zu können, und durch den inneren und äußeren Rückzug aus den sozialen Beziehungen ging das Erleben des Wahrgenommen-Werdens und Angenommen-Seins verloren.

Gleichzeitig kann man das ungenügend ausgeprägte Kohärenzgefühl auch als ursächlich für die Entstehung einer chronischen Schmerzerkrankung identifizieren. Schiffer (2001) nennt als Bedingungen für ein starkes Kohärenzgefühl den Zusammenhalt von leibhaftig erfahrener Basisidentität (durch affektu-sensomotorisches Erleben) einerseits und die in der dialogischen Begegnung mit dem Du erfahrene und erarbeitete Identität andererseits. Während des dialogisch-spielerischen Geschehens in vielen Angeboten der Konzentrativen Bewegungstherapie können Nachreifungsschritte vom Selbstempfinden hin zu einer affektu-sensomotorischen Basisidentität angeregt werden. Die dadurch angestoßenen Assoziationsketten rekonstruieren über das Erzählen der Lebensgeschichte immer wieder die Kontinuität der Identität und damit die seelisch-körperliche Einheit.

Zusammenfassend zitiere ich hier noch einmal Schiffer (2001, S. 29) zum Kohärenzgefühl:

»*Das Kohärenzgefühl meint eine Grundstimmung oder Grundsicherheit, innerlich zusammengehalten zu werden, nicht zu zerbrechen und gleichzeitig auch in äußeren Anbindungen Unterstützung und Halt zu finden. Der Kohärenzsinn beschreibt eine mit diesem Gefühl einhergehende und an gedankliche Aktivität geknüpfte Weltsicht:*

- *Meine Welt ist verständlich, stimmig, geordnet; auch Probleme und Belastungen, die ich erlebe, kann ich in einem größeren Zusammenhang begreifen (Verstehbarkeit).*
- *Das Leben stellt mir Aufgaben, die ich lösen kann. Ich verfüge auch über innere und äußere Ressourcen (Hilfsquellen), die ich zur Meisterung meines Lebens, meiner aktuellen Probleme einsetzen kann (Handhabbarkeit).*
- *Für meine Lebensführung ist Anstrengung sinnvoll. Es gibt Ziele und Projekte, für die es sich zu engagieren lohnt (Sinndimension).*«

Das folgende Patientenbeispiel zeigt, wie es zu Störungen im Kohärenzgefühl kommen kann und wie diese durch KBT-Angebote bearbeitbar werden.

In einer Schmerztherapiegruppe im Rahmen der Schmerztagesklinik treffen Herr A. (60 Jahre alt, groß gewachsen, stattliche Erscheinung, HWS- und LWS-Beschwerden, Schmerzen rechtes Handgelenk) und Frau B. (59 Jahre, mädchenhaft, mit zierlicher Figur, Kopfschmerzen, Angststörung, Panikattacken) aufeinander. Herr A. wirkt in seiner scheinbar unempathischen »Augen-zu-und-durch-Haltung« beängstigend auf die Patientin B., die in ihrer Kindheit schwerste körperlich züchtigende Strafen durch einen sadistischen Stiefvater erleiden musste.

Herr A. beschreibt sich selbst als »voller Wut«, er »kann nie loslassen« und meidet nach seiner dritten Scheidung jeden näheren Kontakt zu Menschen. Er arbeitet als »trouble-shooter« in einer Software-Firma, das heißt, er wird immer gerufen, wenn es Probleme gibt, steht unter großer Anspannung, diese schnellstmöglich zu beheben, während die anderen Menschen ungeduldig neben ihm stehen.

Frau B. leidet unter einer Angststörung, verstärkt nach ihrer Berentung, sodass sie kaum noch das Haus verlässt. Sie achtet ängstlich darauf, während der KBT-Stunden jeden persönlichen Kontakt mit Herrn A. zu vermeiden, immer auch räumlich die größtmögliche Distanz einzuhalten.

In der fünften Gruppenstunde arbeite ich mit der Gruppe am Umgang mit dem Leichten und dem Schweren. Welche Gegenstände lassen sich mit

den Füßen leicht auf dem Boden bewegen, welche schwer? Was erlebe ich, während ich mit etwas Leichtem in den Händen durch den Raum gehe? Was ist anders, wenn ich etwas Schweres in den Händen halte? Durch das damit angeregte Körpererleben wurden Herrn A. im Körper gespeicherte Gefühle und Erinnerungen bewusst und verbalisierbar: Als Dreijähriger war er während des Zweiten Weltkrieges an der Hand seiner Mutter auf der Flucht. Sie konnten sich nur in Sicherheit bringen, indem sie über ein Feld rannten, wobei sie über tote oder schwer verwundete Soldaten steigen mussten. Die Mutter befahl ihm: »Mach die Augen zu!« Er hatte furchtbare Angst. »Wenn ich das jetzt betrachte, so hat sich das Schwere durch mein Leben gezogen, ist ständige Herausforderung geworden. Beim Leichten habe ich immer das Gefühl, es fällt mir gleich aus der Hand, das macht mir Angst.« Frau B. konnte nach dieser Schilderung hinter der ruppigen Fassade des Herrn A. das Leid des kleinen Jungen spüren, das dem ihrer eigenen Kindheit so ähnlich war.
In der nächsten Stunde brachte ich mit dem Angebot, im Zweierkontakt über Seile leichte und starke Spannung auszuprobieren, den Beziehungsaspekt in die Gruppe. Frau B. ging sofort auf Herrn A. zu: »Jetzt kann ich ihm entgegentreten!«, und zwischen den beiden entwickelte sich ein spielerisches Hin und Her, in dem jeder einmal aktiv »der Bestimmer« sein durfte. Sie hatten so viel Spaß miteinander, der darin gipfelte, dass Herr A. Frau B. wie ein kleines Mädchen an den Armen fasste und wie auf einem Kettenkarussell durch die Luft wirbelte. Das erinnerte ihn an den Spaß, den er mit seiner kleinen Schwester hatte. Frau B. konnte die negative Übertragung (der große böse Stiefvater) auflösen und endlich einmal wie »ein fröhliches kleines Mädchen sein«.

Beide Patienten hatten in ihrer Kindheit schwerste Beeinträchtigungen in ihrer körperlichen Basisidentität erlebt, die die Bezugspersonen aus eigener Überforderung nicht korrigierend aufgreifen konnten (die Mutter von Herrn A. mit vier kleinen Kindern auf der Flucht, die Mutter von Frau B. konnte in den Wirren der Nachkriegsjahre dem prügelnden zweiten Ehemann nichts entgegensetzen).

»*Zur Basisidentität gelangen wir, indem wir unsere eigene Leibhaftigkeit, unsere Bewegung im Raum, unsere Gefühle und Sinnesempfindungen im Kindes- und Jugendalter wahrnehmen – in eigenbestimmter bergender Nähe oder abenteuerlicher Distanz zu unseren Bezugspersonen. Spielerisch-handelnd entsteht die Basisidentität des Ichs, dialogisch-sprechend wird der Mensch am Du zum Ich.*« (Schiffer 2001)

Antonovsky (1997) betont, dass es für das Kohärenzgefühl wichtig ist, auch äußere Anbindungen zu haben: in der Familie, im Freundeskreis, im Kreis der Kollegen etc. Bei Herrn A. kam nach der Scheidung die Angst hinzu, den beruflichen Anforderungen nicht mehr gewachsen zu sein. Auch diese Anbindung war bedroht. Bei Frau B. kam nach der Berentung (sie hatte beruflich viel Kontakt mit jungen Menschen) die Sinndimension ins Ungleichgewicht. Bei beiden Patienten hatten aktuelle Alltagsveränderungen zu einer Störung des nur unzureichend ausgebildeten Kohärenzgefühls geführt.

12.3 Hypothesen zur Funktionalität des Schmerzes und zum Chronifizierungsprozess

Wenn sich Schmerzen durch medizinische, medikamentöse und krankengymnastische Behandlungen nicht ausreichend lindern lassen und chronifizieren, besitzt der Schmerz im psychischen oder sozialen Bereich des Patienten eine unbewusst wirkende Funktion, wie im Folgenden beispielhaft skizziert.

Selbstwertstabilisierung über Leistung

Eine frühe emotionale Deprivation führt u. a. zu Überaktivität und Leistungsorientierung. Dies ist als »Not-Lösung« zu verstehen, mit deren Hilfe versucht wird, die fehlende narzisstische Bestätigung durch die frühen Bezugspersonen zu kompensieren.

Dieses KBT-Angebot setzt voraus, dass in der Gruppe bereits eine vertrauensvolle Atmosphäre entstanden ist. Die Teilnehmer stehen sich zu zweit gegenüber und halten gemeinsam einen ca. einen Meter langen Holzstab in den Händen. Ein Teilnehmer übernimmt den aktiven Teil und führt mit dem Holzstab vielfältige Bewegungen aus, von denen der zweite Teilnehmer sich bewegen lässt – wenn es geht mit geschlossenen Augen, damit er mit seiner Achtsamkeit besser bei seinem eigenen Erleben sein kann. Ich leite die Patienten dazu an, auf den Übergang vom angenehmen zum unangenehmen Erleben der Bewegung – des Bewegt-Werdens – zu achten. Ich fordere sie auf, »Stopp« zu sagen, wenn ihnen dieser Moment bewusst wird. Der aktive Teilnehmer soll dann noch für zwei bis drei Sekunden in dieser Haltung verbleiben, um dem Gegenüber Gelegenheit zu geben, diese Haltung zu spüren und zu überprüfen.

Dieses Angebot fällt den Schmerzpatienten – erwartungsgemäß – äußerst schwer, denn diese erlauben sich ein »Stopp« erst dann, wenn »es nicht mehr auszuhalten ist«. Hier kommt dem aufmerksamen Gegenüber, der den Stab führt, eine korrigierende Rolle zu. Er kann die körperliche Reaktion – einen wahrnehmbaren Widerstand in den Armen beim Übergang vom angenehmen zum unangenehmen Erleben – durchaus spüren. Im weiteren Verlauf des gemeinsamen Tuns fordere ich dann zum Dialog über das jeweils individuelle Erleben auf, das heißt der Aktive stellt seine Wahrnehmung zur Verfügung: »Ich glaube, jetzt beginnt es für dich schon unangenehm zu werden«, und gibt damit sozusagen die Erlaubnis, »unangenehm« von »nicht mehr auszuhalten« zu differenzieren.

Frau P., eine 70-jährige Patientin mit multiplen Schmerzen am ganzen Körper, wird dabei von der – wie sie es nennt – »Feinfühligkeit« der anderen Gruppenteilnehmerin emotional tief berührt. Sie weint und kann erst nach einiger Zeit berichten, was sie dabei innerlich »bewegt«: »Ich bin groß geworden in einem Dorf, in dem ich während der NS-Zeit Deportationen von Nachbarn erlebte. Uns Kindern sagte man damals, das seien die ›Verrückten‹: ›Leute, die nichts leisten, nichts taugen, die werden abgeholt, damit sie das Arbeiten lernen.‹ Ich hatte immer schreckliche Angst, auch ›verrückt‹ zu sein, wenn ich nicht genug arbeite. Es war mir egal, ob mir bei der Heuernte der Rücken weh tat, und selbst wenn ich mich mal verletzt hatte, sagte niemand, dass ich heute nicht mitarbeiten brauche. Ich glaube, das habe ich in meinem ganzen Leben so weiter gemacht. Dass nun die Frau R. gemerkt hat, wann es nur einfach unangenehm für mich wird, das kann ich gar nicht fassen.«

Das genannte Beispiel ist exemplarisch für viele Menschen dieser Generation. Was manchmal als »Rentenneurose« bezeichnet wird, entpuppt sich in vielen Schilderungen als Verlust der bisherigen Möglichkeit, durch Leistung das Selbstwertgefühl zu stabilisieren. Der Wegfall dieser Möglichkeit bewirkt eine Dekompensation – durch Verlust des Kohärenzgefühls – und wird durch den sozialen Rückzug verstärkt.

Schmerz statt Affekt

Verluste auf körperlicher, psychischer und sozialer Ebene sind mit der Entwicklung und Aufrechterhaltung eines chronischen Schmerzsyndroms eng verbunden (Schors 2003). Werden die damit einhergehenden Gefühle (wie Angst, Aggression, Schuldgefühle, Scham) durch eine unzureichende Differenzierung von körperlichen Empfindungen und Affekt nicht verbalisierbar, finden die daraus entstehenden inneren Spannungen auf der körperlichen Ebene ihren Ausdruck. Erlebt sich ein Patient durch eine akute körperliche Beeinträchtigung oder durch ein Erschöpfungssyndrom als nicht mehr in der Lage, seine Leistung in dem bisher gewohnten Maße erbringen zu können, fühlt er sich dadurch in seiner ganzen Person ernsthaft bedroht. Dies ist auch ein Grund, weshalb Schmerzpatienten nach der oft massiv geforderten Berentung keine Schmerzreduktion erfahren, obwohl die Bedingungen, die vorher als belastend empfunden wurden, wegfallen. Gleichzeitig hat dieses »Immer-etwas-tun-Müssen« auch die Aufgabe, Ängste nicht ins Bewusstsein kommen zu lassen. Deshalb werden Ruhephasen ängstlich vermieden. Dies hat große Auswirkungen auf den physiologisch sinnvollen Rhythmus von Aktivität und Ruhe. Die Arbeit von Elsa Gindler (2002) an der allgegenwärtigen Schwerkraft gilt dabei als richtungsweisend: Die Schwerkraft erlaubt uns, aufrecht zu gehen und uns koordiniert zu bewegen, ebenso wie sie uns ermöglicht, uns ruhend dem tragenden Boden zu überlassen. Um das Vertrauen in die Wahrnehmung der Bedürfnisse des eigenen Organismus wieder gewinnen zu können – oftmals auch zum ersten Mal im Leben wirklich erst nehmen zu dürfen – ermöglicht das »gewährende Gegenüber« (wie im oben genannten Beispiel) eine korrigierende Beziehungserfahrung, die – weil auch körperlich erlebbar – eine Veränderung der Beziehung zu sich selbst in Gang setzt. Das »Mit-sich-allein-sein-Können« in der Ruhe ohne Angst vor Verlassenheit ist für chronisch Schmerzkranke oft erst erlebbar, nachdem sie durch die Gruppe und/oder die Therapeutin einen sicheren Halt für die inneren Erforschungsprozesse bekommen haben. Dadurch kann das Selbstgefühl eine Stabilisierung erfahren, mit deren Hilfe verdrängte Affekte bewusst und bearbeitbar werden. Dies gilt auch für jene Patienten, die durch ihre passiv-fordernde oder aggressiv gefärbte Haltung schwer für einen psychotherapeutischen Prozess zu gewinnen sind.

Herr W. kam äußerst misstrauisch in die KBT-Gruppe, wirkte dabei überangepasst und passiv-aggressiv. Das KBT-Angebot, im Liegen die Arme dicht am Körper zu spüren und dann den Spielraum des Schultergelenks zu erproben, löste bei ihm eine bisher schambesetzte Erinnerung aus. Herr W. war im Internat zur Strafe oft im Keller eingesperrt worden. Vor ein paar Jahren hatte ihn ein Kollege »scherzhaft« im Arbeitszimmer eingeschlossen. Herrn W. ergriff die alte Panik und Wut und er hämmerte massiv an die Türe. Der Kollege – wohl erschrocken von dieser Reaktion – öffnete wieder und Herr W. gab ihm eine Ohrfeige. Diese Handlung war ihm natürlich zutiefst peinlich und er hat sich jahrelang dem Kollegen gegenüber geschämt. Während er sich anstrengte, von nun an jeden kleinsten Konflikt mit diesem Kollegen zu vermeiden, nahmen seine Schmerzen (Kopf, Nacken, Schulter, rechter Arm) immer mehr zu. Er konnte jetzt sehen, dass diese Ohrfeige eigentlich dem Klassenkameraden galt, der ihn früher häufig ungerechtfertigt beschuldigt hatte und gegen den er sich damals nicht wehren konnte.

Aus dem Versuch, Konflikte zu vermeiden, entsteht ein Circulus vitiosus: Affekte dürfen immer weniger bewusst werden, was den Schmerz verstärkt. Durch die vom Schmerz beeinträchtigte Lebenshaltung treten immer häufiger emotional nicht adäquat zu bewältigende Situationen auf, die erneut schmerzverstärkend wirken. Häufig machen die Patienten ihr »Harmoniebedürfnis« für ihre Konfliktvermeidung verantwortlich, ohne sich bewusst zu sein, dass die äußere Harmonie mit großer innerer Disharmonie bezahlt wird.

Krankheitsgewinn

Der immer stärker werdende Schmerz kann die Funktion haben, eine »erlösende« Entlastung zu bringen. Entweder im Rahmen von Projektionen (überzogene Über-Ich-Forderungen) oder auch auf realem Hintergrund erleben Schmerzpatienten ihre Umgebung meist als überaus fordernd. »Es reicht nie! Ich bin nie gut genug, kann nie mit mir zufrieden sein!« sind dafür typische Sätze. Wenn der Schmerz nun »erlaubt«, sich den inneren und äußeren Forderungen zu entziehen (»Ich kann nicht mehr!«), können diese Patienten bisweilen zum ersten Mal Rücksichtsnahme und Hilfe annehmen. Bleibt – wie meist – dieser Zusammenhang jedoch unbewusst, kann es dadurch zu einem primären Krankheitsgewinn kommen, der den Chronifizierungsprozess ungünstig beeinflusst. Der Schmerz »muss dann bleiben«, damit die neu erlebte Zuwendung und Rücksichtnahme nicht wieder verloren wird.

Die Teilnehmer einer Schmerztherapiegruppe finden sich paarweise zusammen und entdecken im Dialog, wie einer dem anderen – im Wechsel – einen guten Platz einrichten kann. Wo soll dieser Platz sein? Welche Lage möchte ich einnehmen? Was brauche ich dazu? Wie kann ich meine Wünsche dem anderen verständlich machen? Wie kann es – unter den gegebenen Realitäten – so gut wie möglich für mich sein?
Anfangs fällt es fast jedem Teilnehmer schwer, den anderen um etwas zu bitten, »was man doch selbst kann«. Im weiteren Dialog kann bewusst werden, wie stark das Annehmen-Können von Fürsorge gekoppelt ist mit dem Erleben des eigenen Unvermögens. Die Rückmeldung einer Teilnehmerin: »Mir hat es Spaß gemacht, dir genau das zu bringen, was du brauchst« hat Frau E. ihre symbiotischen Wünsche (»Der andere muss von sich aus wissen, was ich brauche – wenn ich es erst sagen muss, dann ist es nichts mehr wert«) erkennen lassen. Spontan sagte eine andere Teilnehmerin: »Seit ich so starke Schmerzen habe, macht mein Mann mehr im Haushalt, weil ich nicht mehr kann. Das habe ich mich zwar schon länger gewünscht, aber gesagt habe ich es ihm nie.«

Häufig werden Gefühle benannt wie: ein schlechtes Gewissen haben, niemanden zur Last fallen zu wollen, aber auch die Angst »wenn man nicht mehr kann, ist man nichts mehr wert, gehört man zum alten Eisen«. Nur ein Zugewinn an der Fähigkeit, die eigenen Wünsche in der Beziehung zu anderen einbringen zu können, kann den so genannten Krankheitsgewinn und seine Folgen überflüssig machen.

Schmerz als verlässlicher Partner

R. Schors verweist darauf, dass es auch Hinweise darauf gibt, dass der Schmerz intrapsychisch als Objekt in der Funktion eines Partners organisiert werden kann, was die Chronifizierung begünstigt (Schors 2003). Dies kann über die unbewusste Identifizierung mit einer verstorbenen Bezugsperson, die unter Schmerzen litt, geschehen, kann sich aber auch im Sinne eines »Ersatzpartners« manifestieren. Daran wird verständlich, weshalb diese Patienten jede Therapiemöglichkeit unbewusst boykottieren müssen, erleben sie es doch als Gefahr, dass jemand ihnen den Schmerz »wegnehmen will« (s. Abschn. »Beziehungsdynamik«, S. 189).

12.4 KBT-relevante Aspekte der Schmerzbehandlung

Ganz allgemein kann man Somatisierung als Umwandlung seelischer Konflikte in körperliche Symptome bezeichnen, die jedoch – im Gegensatz zur Konversion – in keiner präzisen symbolischen Beziehung zueinander stehen müssen. Unerlässlich ist deshalb die Arbeit am Körperbild, dem Zusammenwirken von seelischen und körperlichen Wirklichkeiten. Die unzureichende Konfliktbewältigung basiert auf einer gestörten Entwicklung des Trennungs- und Individuations- und damit des Symbolisierungs- und Abstrahierungsprozesses. Der Förderung des symbolischen Prozesses kommt daher in der KBT-Behandlung von Schmerzpatienten besondere Bedeutung zu. Die in allen Therapierichtungen übereinstimmend vorhandene Annahme, dass die Schmerzerkrankung vor dem Hintergrund einer biopsychosozialen Vernetzung verstanden werden muss, findet ihre KBT-relevante Entsprechung im Gestaltkreis von V. v. Weizsäcker (Stolze 1972).

Diagnostik

Hat ein Schmerzpatient bereits die Einsicht, dass seine Erkrankung mit psychischen Konflikten im Zusammenhang steht, der Schmerz also klar als ein Symptom einer unbewältigten Problematik identifiziert werden kann (z. B. Depression, Angststörung, Zustand nach Traumatisierung), so können in der KBT-Behandlung die Behandlungsstrategien der jeweiligen Krankheitsbilder angewandt werden.
Die meisten Schmerzpatienten sehen jedoch primär eine rein somatische Ursache für ihre Erkrankung. In eine psychotherapeutische Behandlung bzw. in eine schmerztherapeutische Einrichtung kommen diese Patienten meist in einem bereits hoch chronifizierten Zustand (Baier 2001).

Bindungsverhalten und Abwehr

Einen weiteren Hinweis auf die schwierige Kontaktaufnahme gibt die in den letzten Jahren zunehmend beachtete Bindungstheorie. Scheidt (2002) referiert Untersuchungen zur Bindungsorganisation bei somatoformen Störungen, die signifikant häufiger ein unsicheres Bindungsmuster aufweisen. Die Interaktion des Säuglings mit seiner oder seinen primären Bezugspersonen ist prägend für die Entwicklung des eigenen Bindungsverhaltens. Nickel und Egle (1999) nennen es ein festes und überdauerndes, prinzipiell aber veränderbares inneres Arbeitsmodell von Beziehungen, welches das Erleben, die Erwartungen an und die Einstellung zu späteren Bezugspersonen bestimmt. Um in der Behandlung eine adäquate Halt gebende Beziehung herstellen zu können, ist es für den Therapeuten notwendig, auf den Patienten einzugehen sowie zu versuchen, seine zentralen Beziehungswünsche zu verstehen und die im Vordergrund stehende Bindungshaltung zu erfassen.

In einer der ersten Stunden einer Einzeltherapie im Rahmen der Schmerztagesklinik wählte Herr M. beim dem Angebot, mit Gegenständen symbolisch darzustellen, was er sich von der Therapie erhoffe, u. a. einen Tannenzapfen. Er beschrieb es mit den Worten: »Wenn man über den Wasser schüttet, geht er zu!«
Herr M. war in mehreren Kinderheimen aufgewachsen, hatte nie eine sichere Bindung erfahren können. Auch in unserem Behandlungsteam wirkte diese Bindungserfahrung im Übertragungsgeschehen. Einige Kollegen zweifelten sehr an seiner Motivation, es gab immer wieder die Tendenz, die Behandlung vonseiten des Teams abzubrechen. Ich verstand seine Beschreibung »Wenn man über den Wasser schüttet …« als Ausdruck seiner Angst, von seinen eigenen Nähewünschen »überflutet« zu werden und deshalb jede nahe Beziehung zu vermeiden. KBT-Angebote zum Erproben der Nähe-Distanz-Regulierung wurden deshalb zum Fokus der ersten Therapiephase. Dabei erwies sich das gemeinsame Bild vom Tannenzapfen immer wieder als Verständigungshilfe. Herr M. ist einer der wenigen Patienten der Schmerztagesklinik, der sich zu einer ambulanten Weiterbehandlung entschloss, die er selbst finanziert.

Was als Demotivation erschien, konnte als Übertragungsphänomen bei einer unsicheren Bindungshaltung erkannt werden. Thure von Uexküll (1998) hat uns dazu eine wundervolle und hilfreiche Formulierung gegeben:
»*Therapie heißt Antworten geben, die dem Patienten zeigen, dass die Zeichen, die er auf einer körperlichen, psychischen oder sozialen Ebene sendet, verstanden werden.*«
Zum Verständnis der Ängste dieser Patienten ist es für den Therapeuten notwendig, sich noch einmal die Abwehrmechanismen zu verdeutlichen, die im Rahmen einer Schmerzerkrankung wirksam sein können: Verschiebung, Rationalisierung, Verdrängung von konflikthaftem Material in das körperliche Geschehen; auf niedrigerem Niveau Verleugnung, Wendung gegen die eigene Person, Isolierung von Affekten und

Spaltung in gute und böse Objekte. Abwehr ist ein unbewusst ablaufender Schutz- und Bewältigungsmechanismus, das heißt, sie benötigt im Verlauf des therapeutischen Prozesses die Entwicklung neuer Bewältigungsstrategien, um sich verändern zu können.

12.5 Der Behandlungsprozess

Erstkontakt

Die häufig über Jahre bestehende Leidensgeschichte dieser Patienten ist gezeichnet von der immer wiederkehrenden Enttäuschung über missglückte Therapieversuche. Zu Beginn zeigt sich entweder großes Misstrauen, gespeist aus der Angst vor der nächsten Enttäuschung, oder der Patient idealisiert den neuen Therapieversuch (»Sie sind meine letzte Hoffnung!«). Hat der Patient den Eindruck, der bisher behandelnde Arzt habe ihn weitergeschickt, weil er »nichts mehr für ihn tun könne«, beherrscht ihn das Gefühl von Hoffnungslosigkeit. Jedenfalls ist der Therapeut einem hohen Erwartungsdruck der Patienten ausgesetzt. Gut spürbar ist bei allen Schmerzpatienten die Angst, der Behandler könne vermuten, sie würden sich ihren Schmerz »nur einbilden«.

Anamnese

Neben den allgemeinen Fragen ist bei der Anamneseerhebung von Schmerzpatienten auf einige weitere Gesichtspunkte zu achten:

- Der Überweisungsweg gibt wichtige Auskünfte über die Art der Beziehung zu den Vorbehandlern (siehe Erstkontakt) und über das Ausmaß der Idealisierungs-Entwertungs-Haltung des Patienten gegenüber den bisherigen Therapieansätzen.
- Besonders achtsam sollte man mit dem Patienten die weitere Zusammenarbeit mit den behandelnden Ärzten besprechen, vor allem auch die Schmerzmedikation. Aus der interdisziplinären Zusammenarbeit kenne ich die Tendenz der Patienten, die Behandler gegeneinander auszuspielen, was auf dem Hintergrund des Abwehrmechanismus der Spaltung (in gute und böse Objekte) verstehbar wird.
- Wesentlich ist es, von dem Patienten zu erfahren, was er selbst als auslösend für seine Erkrankung sieht und welche Auswirkungen sie auf sein Leben hat.
- Die Frage nach den Befürchtungen hinsichtlich des jetzigen Therapiebeginns macht deutlich, welche Übertragungsgefahren bestehen (s. Abschn. »Bindungsverhalten«, S. 187).
- Es ist sinnvoll, am Ende des Anamnesegespräches dem Patienten eine Zusammenfassung dessen, was man von ihm verstanden hat, mitzuteilen. Hier kann sich zeigen, ob eine Übereinstimmung gelungen ist oder ob sich der Patient am Ende doch wieder ganz auf seine somatische Krankheitsüberzeugung zurückzieht.
- Die allerletzte Frage im Anamnesegespräch: »Was glauben Sie, was Sie mir noch sagen müssen?« (als offene Frage formuliert) kann den Patienten ermutigen, sich statt der passiv-fordernden oder aggressiv-verweigernden Haltung von Anfang an als »Mitgestalter« der therapeutischen Beziehung zu verstehen.

Anfangsphase der Therapie

Der Aufbau einer vertrauensvollen therapeutischen Beziehung ist für Schmerzpatienten schwierig. Die Anfangsphase einer Therapie, die das Ziel hat, den Patienten dafür zu gewinnen, seinen chronischen Schmerz im Kontext zu seiner Lebensgeschichte und seiner aktueller Lebenssituation verstehen zu lernen, fordert vom Therapeuten gleichzeitig Distanzierungs- und Empathiefähigkeit.
Wie häufig habe ich die Klage von Schmerzpatienten gehört: »Wenn man einen Gipsverband hat, dann weiß jeder, dass einem etwas fehlt.

Aber wenn man Schmerzen hat, dann sieht das keiner!« Darin liegt auch eine Erklärung für das unermüdliche Bestreben dieser Patienten, sich immer wieder neuen diagnostischen und medizinischen Prozeduren zu unterwerfen im Sinne von »solange mir ein Arzt ein Spritze gibt oder eine neue Untersuchung veranlasst, nimmt er meine Erkrankung ernst, nimmt er sie ›für wahr‹ «.

Fühlt sich der Patient in seiner Klage nicht ernst genommen, übergangen, verstärkt dies seinen Widerstand. C. Baier (2001) beschreibt die wichtige Aufgabe des Therapeuten, die Schmerz-Klage des Patienten anteilnehmend und gleichzeitig mit einer entsprechenden Distanz entgegenzunehmen. Dazu gehört auch, die Patienten in ihrer »Angst vor der Psyche« ernst zu nehmen, was sie mit hoher Empfindsamkeit sicher registrieren. Ich habe dazu viel Erfahrung sammeln können, da unsere interdisziplinäre Schmerztagesklinik im Haupthaus eines städtischen Krankenhauses untergebracht ist, mein KBT-Raum hingegen in einem anderen Gebäude. Das bedeutet, die Patienten betreten im wahrsten Wortsinn die »Psychosomatik«, wenn sie zur KBT-Gruppe kommen. Allein diese Tatsache verstärkt natürlich die Auseinandersetzung mit der Thematik: »Ich habe Schmerzen und bin doch nicht verrückt!« Als sehr entlastend haben die Patienten dann meine »Alltagsbeschreibungen« über die Vernetzung von Gedanken, Gefühlen und körperlichen Reaktionen aufgenommen. Je nach Gruppenatmosphäre wähle ich dafür das Bild vom Verliebtsein, das Schmetterlinge im Bauch erzeugt, die angespannte Körperhaltung, wenn wir im Dunkeln durch eine unwirtliche Gegend gehen müssen, oder wie wir unser Herzklopfen spüren, wenn wir vor einer Prüfung stehen. Die im Bewusstsein der Patienten noch immer andauernde Trennung zwischen Körper und Psyche und die damit verbundenen Ängste lassen sich auch gut an Beispielen aus der Umgangssprache beeinflussen: »Mir ist eine Laus über die Leber gelaufen« oder »Mir sitzt was im Nacken« machen das Zusammenspiel von körperlichen Reaktionen und der inneren Gestimmtheit plastisch verständlich.

Als günstig für den Einstieg in eine Einzeltherapie hat sich für diese Patienten das KBT-Angebot bewährt, den Schmerz über ein Symbol »sichtbar« werden zu lassen. Dies gelingt gut, wenn z. B. die Schmerzklage des Patienten drastisch dargestellt wird »wie ein spitzer Keil in meinem Rücken« oder »wie ein schwerer Fels auf meinem Kopf«. Hilfreich ist es ebenso, das Wortbild aufzugreifen, den Patienten in Bewegung zu bringen: »Schauen Sie sich mal um, welcher Gegenstand hier so spitz oder so schwer ist«, und gemeinsam den Gegenstand dann zu erkunden. Indem ich als Therapeutin den Gegenstand ebenfalls »annehme«, ihn betaste und wahrnehme, meine Empfindungen dazu dem Patienten mitteile, kommt sein symbolischer Bedeutungsgehalt aus dem intrapsychischen Bereich in den intermediären Bereich.

»*Nur das an inneren Befindlichkeiten und Zuständen der Frühgeschichte gewinnt Wirklichkeit, was gezeigt und gespiegelt, mitgeteilt und geteilt, wahrgenommen und für wahr genommen wurde.*« (Köhler 1986)

Beziehungsdynamik

Wenn der Therapeut die psychogenetischen und psychodynamischen Zusammenhänge zu früh aufzeigen möchte, während der Patient noch primär Versorgung auf der somatischen Ebene fordert, entsteht schnell eine Kampfsituation, die zum Abbruch der Beziehung führen kann (Brückl 2001). Betrachtet man dieses Geschehen auf der Beziehungsebene, weist sie auf eine Störung im Prozess des »Gebens und Nehmens« bzw. des »Annehmens und Ablehnens« hin. Geben und Nehmen als dialogisches Prinzip ist ein Grundmuster aller entwicklungspsychologischen Phasen.

Es ist wichtig, sich als Therapeut der engen Beziehung des Patienten zu seinem Schmerz bewusst zu sein und sie zu würdigen. Eine neue Beziehungsachse Patient – Therapeut kann nur neben dieser bestehenden Beziehung heranwachsen und nicht in Konkurrenz zu ihr (Brückl 2001).

Eine 48-jährige türkische Patientin litt unter Kopfschmerzen, die sich im letzten Jahr auf bis zu 25 Tage im Monat gesteigert hätten. Trotzdem fehle sie fast nie schmerzbedingt an ihrer Arbeitsstelle. Sie lebt schon seit ihrem 14. Lebensjahr in Deutschland. Die Eltern sind inzwischen wieder in die Türkei zurückgekehrt. Vor zwei Jahren erkrankte der Vater schwer. Keiner ihrer fünf Geschwister hatte Zeit, sie flog zum Vater, der sie mit den Worten empfing: »Jetzt weiß ich, wer mich liebt.« Ein halbes Jahr später lag der Vater im Sterben. Sie hatte für Samstag einen Flug geplant, weil erst an diesem Tag auch andere Geschwister mitkommen konnten. Zwei Tage vorher starb der Vater. Seither hat die Patientin große Schuldgefühle. Sie habe dem Vater immer Geld geschickt, aber jetzt denkt sie, es sei nicht genug gewesen. Dies berichtet die Patientin der Gruppe während der Nachbesprechung eines KBT-Angebotes, in dem es um die symbolische Darstellung dessen ging, was man selbst an sich wertschätzt und was ein nahe stehender Mensch an einem wertschätzt. Über den Gegenstand einer lachenden Maske erinnerte sich die Patientin daran, mit welch großer Geduld ihr Vater sie immer versucht hat, sie wieder zum Lachen zu bringen, wenn sie traurig war.

Die Patientin hatte den Tod des Vaters schuldhaft verarbeitet, sie war ihm etwas schuldig geblieben, was sich auf ihrer kognitiven Ebene fixiert hatte in dem Gedanken, sie habe ihm nicht genügend Geld geschickt. Gleichzeitig hatte sie Schuldgefühle ihren Geschwistern gegenüber wegen der Bevorzugung durch den Vater (»Jetzt weiß ich, wer mich liebt!«). Die Beziehung zu ihrem Schmerz lässt sich als Entlastung von den Schuldgefühlen verstehen: Als Wiedergutmachung an den Vater erträgt sie die Schmerzen, ohne ihre Arbeitspflichten zu vernachlässigen.

Im Vorgespräch, in dem sie übrigens den Tod des Vaters gar nicht erwähnte, beschrieb sie, dass sie »die Schmerzen vermisse«, wenn sie nicht vorhanden seien. Sie warte angespannt und ängstlich darauf, wann sie wieder aufträten. Den Schmerz »zu verlieren« wird gleichgesetzt mit dem »endgültigen« Tod des Vaters, der sie um das unbewusste Bedürfnis der Wiedergutmachung bringen würde.

In der Gruppenstunde hat die Patientin – angeregt durch das Gespräch mit den anderen Teilnehmern – die ulkigsten Grimassen (angelehnt an das Symbol der Maske) geschnitten, mit denen sie ihren Vater imitierte, und sich über die lachenden Reaktionen der anderen gefreut. Sie konnte dann – wie sie meinte – erstmals wahrnehmen, dass sie auch über freudige Erinnerungen mit ihrem Vater verbunden sein kann.

12.6 Zusammenfassende Überlegungen zur Gestaltung von KBT-Angeboten

Wie oben bereits ausführlich geschildert, kommen die Schmerzpatienten anfangs meist mit großem Misstrauen und Angst in die Gruppenbehandlung. Viele Lebensgeschichten verdeutlichen, mit welch anerkennenswertem Bemühen diese Patienten ihre frühen Entbehrungen zunächst durch Leistungsbereitschaft auszugleichen versuchen. Das Auftreten der Schmerzerkrankung bedeutete für die meisten einen Verlust an Autonomie – selbst wenn diese nur als Pseudoautonomie zu verstehen ist. Vor diesem Hintergrund ist nachvollziehbar, wie eine körperliche Erkrankung oder ein Unfalltrauma, äußere psychosoziale Belastungen (Verlust, Trennung, Beruf) oder eine sich zuspitzende innere Konfliktsituation (mit Eltern, Partner, Kindern oder Vorgesetzten) zum Zusammenbruch der pseudoautonomen Strukturen führen kann. Baier (2001) schildert dazu, dass auch die jahrzehntelange Selbstüberforderung durch Sich-Zusammenreißen, Sich-Bemühen, Verzweiflung, Gekränkt-Sein und Enttäuschung zu psychischer und körperlicher Erschöpfung auch in Form von körperlichen Erkrankungen führen kann. Wenn das Mitteilen von psychischem Schmerz in der Lebensgeschichte eines Menschen nicht möglich ist, kann sich psychischer Schmerz körperlich ausdrücken. Unlusterfahrungen werden weniger psychisch als vielmehr körperlich wahrgenommen, Seelisches findet im Körperlichen Ausdruck.

Auf dem Weg zur Neu- oder Wiedererlangung ihrer Autonomie sind Schmerzpatienten auf der Beziehungsebene deshalb einerseits besonders kränkbar, andererseits gerade darauf angewiesen, neue Beziehungserfahrungen machen zu können, in denen sie sich aktiv mitgestaltend erleben können.

In einer KBT-Gruppe, bei der es um das Erleben von Unterstützung bieten – Unterstützung nehmen ging, finden sich die Patienten während des Gehens durch den Raum immer wieder zu Paaren zusammen. Einer stellt sich als Stütze zur Verfügung, der andere kann sich seitlich anlehnen. Ich formuliere mein Angebot bewusst: »Tauschen Sie nach dem Anlehnen nicht die Rollen, sondern verabschieden Sie sich, gehen Sie weiter und suchen sich eine neue Partnerin.«

Frau F. bemerkt, wie schlecht sie sich fühlt, wenn sie sich Unterstützung genommen hat, ohne das Gleiche der Partnerin zurückgeben zu können. »Jetzt verstehe ich erst meine Freundinnen, die sich immer darüber beklagen, dass ich mich nie richtig über ihre Geschenke zu freuen scheine, und die ärgerlich werden, wenn ich schnell durchs Haus gehe und etwas suche, was ich ihnen zurückschenken kann.«

Dazu gibt Bowlby (1973) den Hinweis, dass »*eine im gesunden Sinn selbstständige Person in der Lage sei, sich auf andere zu stützen, wenn die Situation es erfordert*«. Die Angst vor Abhängigkeit in Liebesbeziehungen, in der Familie oder in Freundschaften entsteht durch einen Mangel an Vertrauen. Gerade bei Patienten, die (wie oben geschildert) darauf angewiesen waren, frühe Mangelerfahrungen durch Leistungsbereitschaft zu kompensieren, muss die Fähigkeit gefördert werden, Unterstützung annehmen zu lernen.

Zu Beginn einer KBT-Gruppe ist bei diesen Patienten die große Skepsis spürbar, wie diese Therapie »ihren Schmerzen« helfen könne. Es fällt ihnen schwer, sich angstfrei einem Eigenerleben zuzuwenden, das von dem gewohnten Leistungsprinzip abgekoppelt ist. Es hat sich für mich sehr bewährt, die anfängliche Skepsis bewusst anzusprechen und die Patienten zu einer »Selbst-Deutung« über den von ihnen vermuteten Sinn meiner KBT-Angebote zu animieren: »Sie kommen hierher zur Behandlung ihrer Schmerzen und fragen sich sicher: Wozu sollen denn solche Angebote gut sein?« Ich bin oft sehr erstaunt, welch reflektierte Rückmeldungen in den allerersten Stunden dazu kommen. »Sich abgrenzen lernen, in sich hineinhören dürfen, sich mehr zutrauen, mal die anderen machen lassen – nicht immer nur für die anderen da sein, das Eigene ernster nehmen, sich für das Gute entscheiden können.«

Das Misstrauen der Schmerzpatienten bezieht sich auch auf die symbolische Arbeit mit KBT-Gegenständen. Viele vermuten, mit der Wahl eines Gegenstandes würde ich einen im Voraus festgelegten Bezug herstellen. Die Patienten erlebten es nach meiner Erfahrung als sehr entlastend, wenn ich ihre Ängste vor dem von ihnen vermuteten »Bewertet-Werden« durch folgende Formulierung nehmen konnte: »Welche Bedeutung dieser Gegenstand für Sie hat, bestimmen Sie alleine. Ich kann das nicht wissen!«

Therapieziele

Die bisherigen theoretischen Aspekte und die Patientenbeispiele sollen das Verständnis für die Entstehung und Aufrechterhaltung einer Schmerzerkrankung fördern. Entscheidend für den Behandlungsverlauf ist die Definition von adäquaten Therapiezielen, vor allem in Bezug auf die Therapiedauer (Kurzzeit/Langzeit). Die Therapieziele müssen so gesetzt werden, dass sie aus der übereinstimmenden Sicht von Patient und Therapeut erreichbar sind, und dürfen sich vor allem nicht an der Forderung nach Schmerzfreiheit orientieren. Schmerz darf nicht mehr als Abbruchkriterium für die Beziehung zu anderen gesehen werden. Gerade bei Patienten, deren somatische Befunde keine Schmerzfreiheit mehr erwarten lassen, sind darauf angewiesen, eine Umgangsweise mit dem Schmerz zu entwickeln, die sie motiviert, sich auf den Weg zu begeben, um nach dem »Wenn es so nicht (mehr) geht, wie geht es dann?« (Stolze 2002) zu suchen.

Fähigkeit zur Ambivalenz

In der Lebensgeschichte von Schmerzpatienten zeigt sich häufig die Unfähigkeit, mit ambivalenten Anforderungen und Gefühlen umgehen zu können. Sie sind mehr fixiert auf das, von dem sie vermuten, dass es von ihnen erwartet wird. Ihre eigenen Bedürfnisse sind ihnen oft gar nicht bewusst. »Was man angefangen hat, muss man fertig machen – koste es, was es wolle!« ist ein typischer Satz dafür.

Ich gebe den Patienten einer Gruppe je einen Holzstab in die Hand und leite ihre Aufmerksamkeit auf die Wahrnehmung, wie viel Kraft sie aufwenden, um den Stab zu halten. Dann ermutige ich sie, nur soviel zu investieren, dass ihnen der Stab nicht aus den Fingern gleitet. Im sich daraus ergebenden Experimentieren, auf welch unterschiedliche Art und Weise sie den Stab halten und tragen können (sich unter den Arm klemmen, ihn auf die Schulter legen etc.) eröffnet sich für die Patienten eine neue Sicht: Die Realität (der Stab) ist unverändert, aber ich kann bestimmen, wie ich mit ihr umgehe!
Im anschließenden Gespräch lasse ich die Patienten schildern, welche Auswirkungen der unterschiedlichen »Haltung« dem Stab gegenüber sie auch körperlich wahrnehmen können. Dazu eine Patientin: »Jetzt merke ich erst, wie verbissen ich oft mein Bügeleisen festhalte, wenn ich fertig werden will, weil ich müde bin, aber mein Wäschekorb noch nicht leer ist!«
Daran wurde dieser Patientin deutlich, dass sie selbst »verbissene« Anforderungen an sich stellte, die ihr unbewusst waren: Sie überging die Erschöpfungssignale ihres Körpers und zwang ihn zur Aktivität, während eine Erholungspause angebracht gewesen wäre. Im vertiefenden Gespräch erkannte die Patientin Zusammenhänge mit ihrer Lebensgeschichte (Älteste von acht Geschwistern, die alle früh im elterlichen Betrieb mitarbeiten mussten).
In den folgenden Stunden lag der Fokus meiner Angebote auf dem Wechsel von »in Bewegung kommen – zur Ruhe kommen«. In der Äußerung der Schmerzpatientin: »Ich habe Schmerzen – nimm sie mir!« entdeckte ich einen großen Widerspruch. Für mich entschlüsselte sich ihre Botschaft in dem Sinne von »Mir fehlt etwas – hilf mir, es wiederzufinden«.

Dazu Ch. Gräff (2002):
»Körpergefühl zu vermitteln, ist nicht schwierig. Es ist klar, dass mit dem Auftauchen eines neuen Körperbewusstseins oder eines neuen Gefühls noch nicht gewährleistet ist, dass mit ihm umgegangen werden kann. Die wichtigere Aufgabe ist es, den Patienten im Umgang mit diesem zu begleiten. In der KBT ist das der Weg, der vom Wahrnehmen zum aktiven Handeln führt.«
Hier lässt sich der Bogen zur Sinndimension der Salutogenese schließen: Es gibt Ziele und Projekte, für die sich Anstrengung lohnt. Und ich schließe an: aber nur, wenn es ein »selbst-bewusster« Prozess ist, an dem das Körperbewusstsein untrennbar beteiligt ist.
Mit der nachfolgenden Übersicht möchte ich die aus meiner Erfahrung wichtigsten Schwerpunkte für den Aufbau von KBT-Gruppen mit Schmerzpatienten vermitteln.

Kurzzeittherapie (ca. 10–20 Stunden)

Der Förderung der **Symbolisierungsfähigkeit** (um Gefühle bzw. psychische Inhalte verbalisierbar machen zu können) sollte neben der Arbeit am Körperbild (im Sinne einer positiven Körperbesetzung) genügend Raum gegeben werden. Angebotsvorschläge:

- Über die Wahrnehmung von Gegensätzen (harte/weiche Gegenstände, schwere oder leichte, runde oder eckige etc.) wird der Weg gebahnt, oftmals zum ersten Mal auch eigene ambivalente Gefühle zu benennen.
- Mit Gegenständen einen Ton zu erzeugen, der mit der inneren Stimmung übereinstimmt (»Wie bin ich heute gestimmt?«), schafft z. B. für aggressionsgehemmte Patienten die Möglichkeit, »mal auf die Pauke hauen zu dürfen« oder dem ständig Aktiven »mal die leisen Töne« zu zeigen.
- Die zentrale Thematik »Entkoppelung von Affekt und Schmerz« ist durch die Verzahnung von Symbolisierungs- und Wahrnehmungsebene gut bearbeitbar.

Ein weiterer Fokus liegt bei der **Selbstwertstabilisierung**, um Handlungskompetenz erlebbar zu machen. Dies bedeutet vor allem, das Vertrauen zu stärken in die eigene Wahrnehmung, in die eigenen Impulse und in die Fähigkeit, diese zu steuern. Bezüge zum Alltag helfen den Patienten dabei, sich dieser Fähigkeit wieder oder neu bewusst zu werden.

Ich beschreibe das z. B. damit: »Sie kennen bestimmt solche Situationen: Sie sind bei einer Arbeit, dabei bemerken Sie plötzlich, dass Sie kalte Füße haben oder den Impuls, eine kleine Pause machen zu wollen. Dann kommt der Gedanke: ›Ach, es ist nur noch eine Viertelstunde, dann bin ich fertig!‹ So übergehen Sie die Signale Ihres Körpers, nehmen sie nicht ernst und verlieren die Möglichkeit, diesen Bedürfnissen nachkommen zu können.« Meist kommt dann der Einwand »Aber man kann doch nicht immer machen, was man will!« und offenbart die Fixierung auf ein »Entweder-oder« statt der Suche nach dem Aufspüren des »situativen Handlungsspielraums«. Bisher wurde die Wahrnehmung des eigenen Körpers meist nur über das schmerzhafte Empfinden realisiert. Dazu ein Patient: »Solange ich nichts gespürt habe, war alles in Ordnung!«

Aus solchen Worten wird verständlich, weshalb diesen Patienten zu Beginn das »Spüren des eigenen Körpers« schwer fällt, wenn es nicht innerhalb einer »Beziehung« stattfindet.

Meine Erfahrung hat mich gelehrt, die KBT-Angebote anfangs so zu gestalten, dass die **Wahrnehmung des eigenen Körpers** immer über ein »Gegenüber« geschieht: der konkrete Gegenstand in der Hand oder unter dem Fuß, der Sandsack auf der Schulter, das Seil zwischen zwei Gruppenteilnehmern usw.

Individuationsfördernde Angebote als Voraussetzung, sich auf ein Gruppengeschehen einlassen zu können, sind ebenso wichtige Aspekte in der Anfangsphase einer Therapie wie die Impulssetzung zur Entwicklung der **Gruppenkohäsion**. Dies geschieht z. B. durch das Angebot, gemeinsam einen Raum zu gestalten, in dem jeder einen eigenen Platz findet.

Als Folge des häufig vorliegenden sozialen Rückzugs ist durch den Verlust von befriedigenden Beziehungserfahrungen vor allem die Zunahme von Depressivität gegeben. Als Indikator für eine positive Entwicklung zeigt sich die zunehmende Fähigkeit der Patienten, angeregt durch KBT-Angebote, die über das »Miteinanderspielen« ermöglichen, **wieder Spaß haben und lachen** zu können. Eine Patientin beschrieb dies sehr nachvollziehbar: »Hier in der Gruppe wissen wir, dass wir alle Schmerzen haben. Aber neulich, als ich mit meiner Freundin auf dem Balkon rumgealbert hatte, sagte meine Nachbarin am nächsten Tag zu mir: ›Ihnen scheint es ja besser zu gehen, Sie waren ja gestern ganz vergnügt.‹ Da dachte ich, die glaubt mir bestimmt jetzt nicht mehr, dass meine Rückenschmerzen so stark sind, dass ich krank geschrieben bin.«

Diese Aussage bot z. B. einen guten Anlass, das Verständnis für biopsychosoziale Zusammenhänge anzusprechen. Die Patientin fühlte sich nach dem Gespräch mit der Nachbarin so schlecht, weil sie selbst ganz dem Entweder-oder-Prinzip (ganz krank oder ganz gesund) unterworfen war. Sie hatte sofort ein schlechtes Gewissen und hatte dadurch an diesem Tag besonders starke Schmerzen. Durch die Unterstützung der anderen Gruppenteilnehmer konnte ihr bewusst werden, dass sie sich über die Nachbarin geärgert hatte. An dem Nachmittag mit der Freundin hatte sie selbst nämlich endlich einmal wieder die Hoffnung, es könne auch wieder besser werden, und war in Gefahr, diese Hoffnung wieder aufzugeben.

Langfristige Therapie

Bietet sich die Gelegenheit, eine KBT-Therapie bei Schmerzpatienten über einen längeren Zeitraum durchführen zu können, erweitert sich das Beziehungsgeschehen um folgende Aspekte:

- Differenzierung der Selbst- und Fremdwahrnehmung zur Förderung von Selbstakzeptanz und Toleranz
- Bearbeitung der Rollenübernahmen vor dem lebensgeschichtlichen Hintergrund
- Ressourcenaktivierung und Unterstützung zur Umsetzung im Alltag
- Verbesserung der Lebensqualität im Alltag (Aktivierung bei passiv-vermeidenden Patienten, Verminderung der »Durchhaltestrategie« bei Patienten, die sich keine Ruhephasen gönnen können)

Diese Themenbereiche in entsprechende KBT-Angebote umzusetzen, fordert und fördert die persönliche Kreativität jedes KBT-Therapeuten. Schmerzpatienten haben aufgrund ihrer Geschichte ein feines Gespür für die Authentizität ihres Gegenübers. Entscheidend sind der persönliche Zugang und das persönliche Verständnis der Dynamik der chronischen Schmerzerkrankung sowie das daraus resultierende Beziehungsangebot.

Grundhaltung des KBT-Therapeuten

Dazu möchte ich eine Aufzählung einer Patientengruppe wiedergeben, die am Ende einer 12-stündigen Gruppenbehandlung zusammenfassten, was für sie hilfreich war:

- Freiräume lassen
- Neugier wecken
- neue Erfahrungen sammeln dürfen
- nicht belehrt werden
- sich verstanden fühlen
- Einfühlungsvermögen, Ehrlichkeit und Wärme erleben
- spielerisches Hinführen zum Selbsterkennen
- eine Atmosphäre, in der man ohne Scheu von sich erzählen kann

Frau S. kam eines Tages sehr verzweifelt in die KBT-Gruppe und berichtete: »Die Krankengymnasten, die Psychologen, alle sagen einem, das man bisher im Leben alles falsch gemacht hat, man denkt falsch, man geht falsch, man sitzt falsch … und ich frage mich, hab ich bisher überhaupt etwas richtig gemacht in meinem Leben?« In dieser Beschreibung offenbart sich die Schwierigkeit, wie es gelingen kann, das bisherige eigene Leben wertschätzen und gleichzeitig infrage stellen zu können.

Nietzsche hat uns dazu eine im wahrsten Wortsinn wesentliche Frage hinterlassen: »Was ist Dir das Menschlichste?« Seine Antwort: »Jemandem Scham zu ersparen.« Aus meinen Erfahrungen in der Beziehung zu Menschen, die unter Schmerzen leiden, liegt darin die »Behandlungs-Kunst«. Für mich ist dies eine wesentlicher Hinweis bei der Auswahl meiner KBT-Angebote: neue Erfahrungen zulassen zu können, ohne die vorhergehenden zu entwerten oder sich dafür schämen zu müssen.

Lernen geschieht am Modell – so sind wir als Therapeuten auch Modell für unsere Patienten. Der Druck im Hinblick auf schnelle Erfolge vonseiten der Kostenträger und Institutionen nimmt zu, die Schmerzpatienten bringen ihre eigenen hohen Ansprüche in das Übertragungsgeschehen ein, durch den Abwehrmechanismus der Spaltung inszenieren sie oft eine Konkurrenzsituation im Behandlungsteam und wir KBT-Therapeuten sind alldem ebenfalls ausgesetzt. Dennoch haben wir ein gutes Mittel: die KBT immer wieder für uns selbst zu nutzen.

Hinzu kommt nach meiner Erfahrung gerade im Umgang mit Schmerzpatienten die Notwendigkeit, auch die eigenen Grenzen zu benennen. Wenn eine Gruppe z. B. eines meiner Angebote gar nicht umsetzen wollte, geriet ich anfänglich sehr unter Druck und übernahm im Rahmen der Übertragung die selbstentwertenden Anteile der Patienten. Mit zunehmender Erfahrung gelang es, meine Wahrnehmung den Patienten zur Verfügung zu stellen: »Ich merke, dass Sie das jetzt so nicht machen können – wie kann es denn dann weitergehen?«, und bin oft überrascht worden, welch unerwartet kreative Lösungen im Dialog entstanden. Dazu abschließend ein Patient: »Das Sie nicht sauer waren, hat mich total beeindruckt. Mir geht es nämlich häufig so, dass ich ganz beleidigt bin, wenn meine Frau einen meiner Vorschläge nicht gut findet, und dann sag ich immer gar nichts mehr. Gestern war es auch so, und dann habe ich aber an die Gruppenstunde gedacht und war zum ersten Mal nicht beleidigt, sondern hab mit meiner Frau zusammen eine tolle neue Idee gefunden.«

Literatur

- Antonovsky A (1997). Salutogenese. Zur Entmystifizierung der Gesundheit. Tübingen: dgvt.
- Baier C (2001). Schmerz kränkt – Kränkung schmerzt. Konzent Bewegungsther; 24, H. 32: 7–21.
- Bauer J (2002). Das Gedächtnis des Körpers. Frankfurt: Eichborn; 166.
- Bowlby J (1973). Separation. New York: Basic Books.
- Brückl R (2001). Herr Doktor, ich hab's doch im Kreuz und nicht im Kopf! Konzent Bewegungsther; 24, H. 32: 27–33.
- Engel GL (1977). The need for a new medical model: a challenge for biomedicine. Science; 196: 129–36.
- Gehling M, Tryba M. Unterschiede zwischen akutem und chronischem Schmerz. In: Zenz M, Jurna I (Hrsg) (2001). Lehrbuch der Schmerztherapie. Stuttgart: Wissenschaftliche Verlagsgesellschaft; 565–76.
- Gindler E (2002). Elsa Gindler – von ihrem Leben und Wirken. Hamburg: Hans Christians.
- Gräff C (2002). Konzentrative Bewegungstherapie in der Praxis. Stuttgart: Hippokrates.
- Köhler L. Von der Biologie zur Phantasie. Forschungsbeiträge zum Verständnis der frühkindlichen Entwicklung aus den USA. In: Stork J (Hrsg) (1986). Zur Psychologie und Psychopathologie des Säuglings. Stuttgart-Bad Cannstatt: Frommann-Holzboog; 73–92.
- Nickel R, Egle U (1999). Therapie somatoformer Schmerzstörungen. Stuttgart, New York: Schattauer; 15.
- Scheidt CE (2002). Störungsspezifische psychodynamische Kurzeitpsychotherapie somatoformer Schmerzstörungen. Psychotherapeut; 47: 110–23.
- Schiffer E (2001). Wie Gesundheit entsteht. Weinheim, Basel: Beltz; 29.
- Schors R. Differenzialdiagnose aus der Sicht es analytischen Psychotherapeuten. In: Egle UT, Hofmann SO, Lehmann KA, Nix WA (Hrsg) (2003). Handbuch Chronischer Schmerz. Grundlagen – Pathogenese – Klinik und Therapie aus bio-psycho-sozialer Sicht. Stuttgart, New York: Schattauer; 282–93.
- Stolze H (1972). Selbsterfahrung und Bewegung. In: Stolze H (Hrsg) (2002). Die Konzentrative Bewegungstherapie – Grundlagen und Erfahrungen. Berlin, Heidelberg, New York: Springer; 71–85.
- Stolze H (Hrsg) (2002). Die Konzentrative Bewegungstherapie – Grundlagen und Erfahrungen. Berlin, Heidelberg, New York: Springer.
- Uexküll T von (1998). Leben heißt Zeichen geben. Süddeutsche Zeitung 14./15. März 1998.

13 Psychogene Essstörungen

Birgit Kluck-Puttendörfer

13.1 Allgemeines zu Essstörungen

Wenn wir von psychogenen Essstörungen sprechen, ist damit eine **Störung des Essverhaltens** gemeint, deren Funktion darin liegt, innerseelische Konfliktspannungen zu vermindern und Einfluss auf zwischenmenschliche Beziehungen zu nehmen.

Dabei muss bedacht werden, dass die Nahrungsaufnahme von Anfang an ein kommunikativer Akt ist. Über die Fütterung, verbunden mit dem begleitenden Erlebnis des Gehalten-und-gewärmt-Werdens, des Spürens von Hautkontakt und Körperbewegung, vermittelt sich fundamentale zwischenmenschliche Bezogenheit (Ermann 1995).

Essstörungen werden in der Literatur traditionell als psychosomatische Erkrankungen beschrieben. Folgende Entstehungsbedingungen für psychosomatische Krankheiten werden allgemein als wirksam erachtet:

- eine prägenitale Reifungsstörung auf der oralen Entwicklungsstufe, das heißt eine mehr oder weniger ausgeprägte **Fixierung an orale Bedürfnisse**
- ein **gestörter Umgang mit Abhängigkeitsbedürfnissen**, was entweder zu Pseudounabhängigkeit oder zu manifester Abhängigkeit führt
- ein **Nähe-Distanz-Konflikt** als Basiskonflikt neben dem Abhängigkeits-Unabhängigkeits-Konflikt
- ein **Objektverlust** mit narzisstischer Kränkung, der zur psychosomatischen Symptombildung als Schutz vor psychischer Dekompensation führt

Historisch gesehen scheint die **Anorexia nervosa** (Magersucht) als erste Essstörung medizinisch beschrieben worden zu sein, und zwar vor 300 Jahren.

Die **Adipositas** (Fettsucht) als medizinisches Krankheitsbild geriet nach den Hungerjahren des Zweiten Weltkrieges verstärkt in die Diskussion, obwohl Übergewicht natürlich im Altertum eine bekannte Erscheinung war, allerdings nicht als Krankheit betrachtet wurde. Gerade an diesem Beispiel wird die Kulturgebundenheit der Essstörungen besonders deutlich, denn das Körpergewicht ist eine historische und heute in den einzelnen Kulturkreisen sehr unterschiedlich bewertete Variante.

Die Jüngste im Kreis der Essstörungen ist die **Bulimia nervosa** (Ess-Brech-Sucht), die erst Anfang der 1980er Jahre als Diagnose in der Medizin eingeführt wurde. Bei Bulimie und Anorexie können sich die Symptome überschneiden – Anorexien können bulimisches Verhalten, Bulimien anorektisches Verhalten aufweisen.

13.2 Phänomenologie der Essstörungen (am Beispiel der Anorexia nervosa)

Hungerwahrnehmung und Individuation

Erfahrung des Hungergefühls

Hunger ist ein universelles Phänomen. Bei Patientinnen mit schweren Essstörungen lässt sich eine **Grundstörung** in der Art und Weise feststellen, wie das **Hungergefühl erfahren** wird. Für das Essverhalten beginnt das Lernen im Augenblick der Geburt.

»Angemessene Reaktionen auf Hinweisreize, die vom Kind ausgehen, sowohl im biologischen als auch intellektuellen, sozialen und emotionalen Bereich, sind notwendig, damit das Kind die bedeutsamen Bausteine für die Entwicklung von Selbstwahrnehmung und eigenständigem Handeln organisieren kann. Wenn Bestätigung und Verstärkung seiner eigenen, anfangs ziemlich undifferenzierten Bedürfnisse und Impulse fehlen bzw. diese widersprüchlich oder ungenau waren, dann wächst ein Kind heran, das in Verwirrung gerät, wenn es zwischen Störungen in seinem biologischen Bereich und emotionalen und interpersonellen Erfahrungen zu unterscheiden versucht. Es wird voraussichtlich Mängel seiner körperlichen Selbstwahrnehmung als von außen hervorgerufen interpretieren. So wird aus ihm ein Mensch werden, der ein ungenügendes Bewusstsein seiner Eigenständigkeit hat; er wird ›diffuse Ichgrenzen‹ haben und sich unter den Einwirkungen äußerer Kräfte hilflos fühlen.« (Bruch 2001)

Erfahrungen von Interaktionen und Grenzziehung haben mit der »Ich-Bildung« und »Selbstkonstitution« zu tun. Glücken sie nicht befriedigend, ist tiefste Verunsicherung bezüglich der eigenen Ich-Grenzen und des eigenen Selbsterlebens die Folge.

In den verschiedenen Theorien, die sich mit Essstörungen und ihrer Entstehungsursache beschäftigt haben, kristallisiert sich neben soziokulturellen und familiendynamischen Aspekten als Schwerpunkt heraus, dass bei diesen Patientinnen die frühen Erfahrungen und zwischenmenschlichen Prozesse, die die Befriedigung von Hunger und Durst sowie anderen körperlichen und emotionalen Bedürfnissen begleiten, gestört und missverständlich verliefen.

Identifikation von Körperreizen

Die Anorexia-nervosa-Patientinnen »brauchen nichts«, sie haben die Fähigkeit verloren, **Körperreize wahrzunehmen und zu identifizieren.**

- Sie versagen beim Deuten von Hungersignalen. Essgewohnheiten sind unregelmäßig. Es kommt zu bestimmten Vorlieben, Fasten und Gier können sich abwechseln oder die Gier wird komplett abgewehrt.

> Anna: »Ich fühle mich selbst nicht mehr, bin innerlich wie tot und leer, wie in einem Koma. Das Leben ist mir zu viel. Ich möchte am liebsten tot sein. Ich sehne mich nach Normalität, kann mir aber nicht vorstellen, wie das gehen kann.«
>
> Sonja: »Tagsüber habe ich kein Hungergefühl, abends dann in meinem Zimmer esse ich pfundweise Quark und Äpfel.«

- Sie können nicht oder nur schwer eigene Gefühle identifizieren.

> Sonja: »Ich mag nicht gerne meine Gefühle zeigen, ich weiß gar nicht genau, was ich fühle.«

- Sie haben ein lähmendes Gefühl des Unvermögens. Sie erleben alle Handlungen als Reaktionen auf Forderungen anderer.

> Sonja: »In der Schule bin ich eine gute Schülerin, ich lerne alles, was verlangt wird. Nur gute Zensuren von mir kann ich akzeptieren, dann habe ich den Eindruck, dass meine Eltern mich akzeptieren. Ich weiß gar nicht, wer ich eigentlich bin, was ich möchte. Ich tue alles für meine Mutter.«

- Sie werden bestimmt durch die Angst vor Veränderung. Der Mangel an Initiative und Autonomie verbirgt sich hinter ihrer Starrsinnigkeit.

> Sonja: »Ich habe mein festes Tagesprogramm, nachdem ich mich richte. Wenn mal etwas dazwischen kommt, gerate ich ganz aus dem Häuschen und bekomme eine Riesenangst. Ich bin mit meiner Essstörung verheiratet.«

Leibliche Ebene

Magersüchtige befinden sich auf dem vegetativen Niveau eines Lebens auf Sparflamme.

- Die Patientinnen zeigen eine auffällige **Magerkeit** bis zur Kachexie, häufig trophische Störungen der Haut. Das Haar ist dünn und struppig. Oft findet sich eine flaumige Behaarung im Gesicht und am Körper (Lanugobehaarung). Die blasse, oft bläulich verfärbte Haut deutet auf eine mangelhafte Durchblutung hin.
- Die **Körperhaltung** zeigt entweder eine hohe Muskelspannung an, ganz besonders im Kopf- und Schulter-Nacken-Bereich, oder eine schlaffe, müde, spannungslose Körperhaltung.
- Das **Bewegungsverhalten** ist vorsichtig, abwartend. Sie wagen kaum aufzutreten, sind wie ohne Eigengewicht, wagen es nicht, sich Raum und Platz zu nehmen, bewegen sich wie fremdgesteuert. Der Körper scheint nicht zu ihnen zu gehören.
- Der **Atem** ist flach und wenig vital, spielt sich meist im oberen Brustraum ab. Eine Atembewegung der Flanken und des Bauchraumes ist kaum wahrnehmbar.
- Die **Stimme** ist entweder leise, wie in sich hineinsprechend, oder aufgesetzt forsch, als wenn ein innerer Überdruck nach draußen dränge.

Körperbild und Selbstwahrnehmung

Bei der Anorexia nervosa, der Bulimia nervosa und der Adipositas finden wir eine Körper-Wahrnehmungsstörung, die sich in der Art zeigt, wie sich die Betroffenen erleben. Bei allen drei Krankheitsbildern wird die eigene Körperrealität verkannt oder verzerrt wahrgenommen. In der psychologischen Beurteilung wird häufig von »**Körperbild- und Körperschema-Störung**« bei diesen Krankheitsbildern gesprochen. Beide Begriffe werden oft miteinander in Verbindung gebracht oder gleichwertig benutzt. Sie sind hilfreich, da sie eine Vielfalt von Einstellungen zusammenfassen, die Patientinnen zu ihrem Körper haben und zum Ausdruck bringen (vgl. Kap. 1).

Die Körper-Wahrnehmungsstörung ist in den verschiedensten Bereichen – bei der Anorexia nervosa wie auch bei der Adipositas – erstaunlich ähnlich.

Ebenen der Körper-Wahrnehmungsstörung

- Wahrnehmungsstörung bezüglich der **Körpermaße**
  - Der ausgemergelte Körper wird als »normal«, »gerade richtig« wahrgenommen. *Diese vollständige Verleugnung des ausgehungerten Äußeren ist ein kennzeichnendes Symptom der echten Anorexia nervosa.* Im Spiegel erkennen die Patientinnen, dass sie zu dünn sind, können es aber nicht ins Erleben übersetzen oder die Leugnung geht so weit, dass sie sich im Spiegel ebenfalls als »dick« sehen.
- Fehlwahrnehmung bezüglich der **Körpersignale**
  - Die Betroffenen fühlen sich »voll« nach einigen wenigen Bissen. Sie verleugnen das Gefühl von Hunger. *Sie missachten Körpersignale und -empfindungen.* Das Essen wird zu etwas Bedrohlichem, das ein Eigenleben in ihrem Körperinneren führen könnte, es könnte z. B. Macht haben über sie. Auch übergehen sie Zeichen der Erschöpfung, Müdigkeit, treiben sich weiter zu Höchstleistungen etc., wobei sie ihre eigene Kraft fehlinterpretieren: »Ich kann laufen, ohne müde zu werden.«
- Unsicherheit bezüglich der **Geschlechtsidentität**
  - Die Patientinnen sind unsicher, erleben sich häufig eher als Junge oder als Doppelwesen oder auf einer prägenitalen »neutralen« Stufe.
- Unsicherheit in der **Beziehung zum eigenen Körper**

– Hier zeigen die Betroffenen eine tiefe innere Unzufriedenheit. Das Dünnsein ist eine Leistung, auf die sie stolz sein können; nur so scheinen sie eine Zufriedenheit mit sich selbst herbeiführen zu können. Über das Abmagern erleben sie Besitz und Kontrolle des Körpers. Eigentlich erfahren sie ihren Körper nicht als ihren eigenen, sondern als wenn er unter dem Einfluss anderer stände. Sie identifizieren sich nicht mit ihrem Körper.

Arbeit an Körperwahrnehmung und Körperbild in der KBT

Sonja: »Meine Mutter weiß, wie das Leben sein soll, wie ich sein soll. Alle wollten nur immer, dass ich zunehmen soll; nur wenn ich esse, werde ich akzeptiert. Wenn ich etwas esse, habe ich das Gefühl, mein Bauch wird zu einer dicken Tonne, ich hasse das Gefühl. Auch im Spiegel sehe ich den vorgewölbten Bauch, eklig, dieses Fett. Um das abzutrainieren, laufe ich alle Treppen im Haus mehrfach rauf und runter, nach jedem Essen muss ich kilometerweit durch den Wald rasen, erst dann fühle ich mich wieder besser. Ich muss mich zwingen und kontrollieren, nur dann bin ich zufrieden mit mir. Trotzdem habe ich oft das Gefühl, mein Körper macht, was er will, er hat immer wieder Macht über mich, wenn ich abends z. B. meinen Quark esse, das ist dann wie eine Niederlage.«

Die Körperwahrnehmung soll in der KBT über die Körpergrenzen verdeutlicht werden. Dabei spürt Sonja diese nur bei einem direkten Kontakt mit dem Boden oder über einen Gegenstand. Das Erleben von eigener Abgegrenztheit geht jedoch schnell wieder verloren. Demgegenüber ist der direkte Körperkontakt über Berührung durch die Hände eindrücklicher, hinterlässt Spuren, die länger erhalten bleiben. Temperaturunterschiede können zunächst kaum wahrgenommen werden, Wärme braucht lange, bis sie spürbar wird. »Das Berührt-Werden ist schön, ich fühle mich geformter, nicht so flach. Irgendwie lebendiger, anders ...«

Bei der Arbeit am Körperbild legt Sonja ein Monster auf den Boden, mit ausufernden Armen und Beinen, einem großen Kopf und einem fassförmigen Rumpf. Als sie sich in dieses »Monster« hineinlegt und ihre realen Konturen mit einem Seil umlegt, kann sie anschließend nicht glauben, dass das Innere des »Monsters« ihre körperliche Realität sein soll. Selbst im Spiegel erkennt sie es nicht. Erst viele Monate später ist sie in der Lage, ihre Körpermaße realistisch wahrzunehmen und anzuerkennen.

Was wird deutlich?

Die zugrunde liegende Störung in der Beziehung zu sich selbst wird in der Fehldeutung ihres Körpers erkennbar. Über die direkte Berührung durch Hände, die sie annehmen, kann sie sich in ihrem Körper abgegrenzt erleben, was ihr ein Gefühl von Körperlichkeit und Eigen-Sein vermittelt – für kurze Zeit. Darin wird das offenbar Defizitäre ihrer frühesten Interaktionserfahrungen erkennbar.

Das Körperbild vermittelt die negative Beziehung zu sich, unförmig, hässlich, unstrukturiert zu sein. Der Körper ist ein Ding, dem sie sich ausgeliefert fühlt, wenn sie ihn nicht diszipliniert. Sie bewohnt nicht ihren Körper, sondern sie muss Macht über ihn ausüben. Er ist der Feind, der bekämpft werden muss, mit dem sie nichts zu tun haben will.

Beziehungsebene und Gegenübertragungsreaktionen

In der Therapie fällt auf, wie sehr die Betroffenen in einer **abwartenden und abwehrenden Haltung** verharren. Jegliche Spontanbewegung, lebendige Selbstbewegung scheint blockiert zu sein. Sie reagieren auf Vorschläge entweder willig, automatenhaft, oder sich verweigernd. **Ambivalenz und Entscheidungsunfähigkeit** erschweren das Handeln in Beziehung. Die **Kontrolle** des anderen bestimmt die Beziehung. Das Ringen um **Autonomie** bestimmt alles. Die Betroffenen stehen meistens außerhalb der

Gruppe, beobachtend, kontrollierend, ziehen sich häufig zurück in ihre eigene Hungerwelt, gehen ihrer eigenen Wege. Sie zeigen in ihrem Beziehungsverhalten häufig etwas Arrogantes, Überhebliches, haben eine Sonderrolle, sind etwas Besonderes. Oft scheinen sie unberührbar zu sein, wie von Glaswänden umgeben, getrennt von der Welt und den anderen.

Die zentrale Beziehungskonstellation zeigt sich in den **Gegenübertragungsreaktionen**. In der Therapie taucht über lange Zeit das Gefühl auf, immer ganz von vorne beginnen zu müssen. Das Erlebte und Erfahrene von einer vorherigen Stunde, die Beziehung, muss wieder und wieder neu gestaltet werden, nichts scheint zunächst Spuren zu hinterlassen, was als Zeichen der frühen Störungsebene zu deuten ist, die der Anorexia nervosa zugrunde liegt.

Empfindungen der Therapeutin dabei: Ermüdung, das Gefühl der Leere, des Entleert-Werdens, keine Erinnerung an die Geschichte der Patientin, »Entlebendigung«, später dann eher Ärger, Wut, Ungeduld, Unsicherheit (als kongruente Gegenübertragungsphänomene), Geduld, Mütterlichkeit, Zugewandtheit (als komplementäre Gegenübertragungsphänomene).

Umgang mit Zeit und Raum

Das Zeiterleben der Erkrankten zeigt eine **Verdichtung auf die Gegenwart**, ihr Zeiterleben ist verzerrt. Raum und Zeit werden funktionalisiert und eingeteilt, die Tiefendimension des Erlebens ist verloren gegangen.

Sonja: »Die Zeit vergeht, ich bin ihr ausgeliefert, sie tut etwas mit mir, ohne dass ich mich dagegen wehren kann. Manchmal scheint sie stillzustehen, dann wieder verfliegt sie und ich weiß nicht, was in der Zwischenzeit gewesen ist.«

In der KBT-Sitzung geht es um das Angebot, den Raum zu durchschreiten, ihn zu ermessen, abzumessen mit ihren Schritten. Große Schritte, Minischritte, Normalschritte probieren, dabei die Aufmerksamkeit darauf lenken, wie sie den Raum erlebt bei den verschiedenen Schrittmaßen von einer Wand zur anderen, in seinen Ausdehnungen und Grenzen.

»Große Schritte sind toll, so gehe ich immer draußen, ich renne förmlich. Ich weiß gar nicht, wohin ich gehe, was unterwegs passiert. Hier ist ja dann plötzlich die Wand, sie kommt auf mich zu, nicht ich auf sie. Bei den Minischritten ist es unangenehm, ich komme nicht voran, klebe auf der Stelle, ich halte das nicht aus. Normalschritte, dann schlurfe ich über den Boden, es macht schlapp, ist langweilig.«

Was wird deutlich?

Auf der einen Seite ist das Getriebensein deutlich, es ist ein permanentes Wegrennen vor etwas, wie auf der Flucht. Dies macht eine Tiefenwahrnehmung nicht möglich, wodurch Zeiterleben und -kontinuum nicht erfahrbar werden. Das Unvermögen wahrzunehmen, dass sie auf etwas zugeht (die Wand), zeigt ihren tiefen Zweifel, selbst etwas bewirken zu können (»Die Wand kommt auf mich zu«). In dem Minischrittmaß und dem Normalschrittmaß wird etwas erlebt, unangenehme Empfindungen melden sich, Unruhe, Schlappheit. Das Zeit- und Raumerleben ist für die Patientin kein Thema.

13.3 Die Psychodynamik der Essstörungen und die psychodynamische Funktion der Symptomatik

Die Psychodynamik der Essstörungen hängt eng mit der Psychosomatik der Oralität zusammen:

»Der emotionale Austausch in der so genannten oralen Phase der libidinösen Entwicklung zeigt sich beim Säugling im Einverleiben und Verinnerlichen als den grundlegenden Erscheinungsformen des Nehmens, im staunend-idealisierenden Anhimmeln als dem Phänotyp des Gebens. [...] Ist die Bemächtigung vonseiten der primären Be-

zugsperson gegenüber dem Säugling stark, erfüllt dieser für sie die Funktion des Selbst-Objektes, so brandet ihm gar keine Liebe für seine eigene Person entgegen (was beim Säugling Gefühle einer eigenen Depersonalisation zur Folge haben kann), sondern höchstens eine, die einer positiv-narzisstischen Besetzung oder aber der aggressiven Kontrolle einer Beziehungsperson entspricht.« (Bürgin 2001)

In allen Lebensphasen bleibt die Oralität (Bemächtigung) mit Erlebnissen von Macht und Abhängigkeit verknüpft. Ist die früheste Interaktion zwischen dem Kind und der Bezugsperson auf die oben zitierte Weise gestört, kann dies den Boden zur späteren Entwicklung einer Essstörung bilden. Die Bedeutung der frühesten Entwicklung, der Interaktionserfahrungen mit der Bezugsperson, wird in der **Objektbeziehungstheorie** und in den Erkenntnissen der **neueren Säuglingsforschung** betont.

Die neuere Säuglingsforschung stellt die Bedeutung der **Intersubjektivität** der frühen Kindheit heraus. Die Pflegeperson nimmt die Signale des Säuglings wahr und reagiert authentisch darauf. Das Kind erlebt es, wahrgenommen zu werden. Im Erleben des Wahrgenommenen entsteht die Vorstellung: »Ich existiere.«

Der authentische Dialog ist der Dialog, in dem authentische Gefühle gespiegelt werden. Die Pflegeperson hilft die Affekte zu regulieren, indem sie sie benennt. Bei Winnicott (1984) zeigt sich die gelungene Intersubjektivität der frühen Kindheit in der Interaffektivität, in der »spontanen Geste« (die bei Anorexia nervosa verloren gegangen ist).

Essgestörte Menschen versuchen, über ihr gestörtes Essverhalten, durch Essen bzw. Nichtessen die frühen frustrierenden interaktionellen Erfahrungen zu vermeiden. Essen wird zum Objekt, das Trost, Ruhe und Halt gibt (Bulimia nervosa und Adipositas). Innere, diffuse Spannungen können auf diese Weise durch Augenblicke der Ruhe im Erleben des Gefüllt-Seins abgelöst werden.

Selbstverwirklichung und **Selbstberuhigung** werden entweder durch Nahrungsverweigerung oder durch übermäßiges Essen erreicht, was als unbewusster Versuch verstanden wird, sich als **autonomes Subjekt** zu erleben.

Bei der **Anorexie** bestimmt die **Angst vor Veränderung** das Essverhalten. In der Verweigerung des Essens, der Nichtbeachtung der eigenen Hungergefühle, wird versucht, eine narzisstische Befriedigung zu erlangen, sich von den Bedürfnissen des Körpers nicht bestimmen zu lassen.

Magersüchtige, die die Fähigkeit eingebüßt haben, sich in ihren interpersonalen Gefühlsbeziehungen wirkmächtig zu erleben, versuchen dieses in einer intrapersonalen Beziehung mit dem eigenen Körper und im Kampf gegen ihn auszudrücken. Hier erleben sie nicht die grenzenlose Hilflosigkeit, sondern Macht, Kontrolle und Autonomie.

Adipöse bemächtigen sich des Essens als Ersatz für fehlende interpersonelle Erfahrungen. Macht, Kraft und Schutz werden durch das Essen und das dadurch entstehende »Dicksein« erreicht. Das negative Selbstbild, die tiefe Selbstunsicherheit wird auf diese Weise beruhigt.

Bulimische Patientinnen verheimlichen ihr Symptom oft über längere Zeit. Es ist scham- und schuldbesetzt. Es gibt häufig Übergänge zur Anorexie und umgekehrt. Ein Fressanfall wird häufig ausgelöst durch erlebte Enttäuschungen; er gibt das Gefühl, nicht allein zu sein (Essen ist immer verfügbar); er dient als Objektersatz und zur Beruhigung für nicht aushaltbare innere Spannungen. Während einer Fressattacke kommt es zu einer intrapsychischen Ich-Spaltung: »Es frisst mich«, die nach dem Erbrechen wieder aufgehoben wird.

Nicht nur frühe Deprivation kann zur Herausbildung einer Essstörung führen, ebenso kann auch die Abwehr von Reifungsschritten, z. B. nicht zur Frau werden zu wollen, eine Essstörung zur Folge haben.

Die Tabelle 13-1 zeigt die Symptomatik für die verschiedenen Formen der Essstörung im Überblick; in Tabelle 13-2 sind die jeweiligen psychischen Befunde und die Psychodynamik zusammengestellt.

Tab. 13-1 Symptomatik der Essstörungen

Kriterium	Anorexia nervosa	Bulimia nervosa	Adipositas
Umgang mit dem Körpergewicht	Überzeugung, zu dick zu sein, bei einem BMI* von unter 17	konstante Angst vor Gewichtszunahme; BMI* um 20	Ignoranz der Körperfülle gegenüber bei einem BMI* von über 30
Essverhalten	• kontinuierlicher, unbezwingbarer Drang, unbedingt abzunehmen • Nahrungsverweigerung • Unterdrückung des Hungers (asketisch-restriktive Form) • häufig selbst induziertes Erbrechen oder Laxanzien- und Diuretikaabusus (hyperektische Form)	• suboptimales Gewicht, latenter Hungerzustand • anfallsweise auftretender, unbezwingbarer Drang, große Nahrungsmengen in sich hineinzuschlingen • zeitlich begrenzte Fressanfälle, dann wieder Fastenzeiten • selbst induziertes oder reflektorisches Erbrechen nach »Fressattacke«, Abusus von Laxanzien und evtl. Diuretika	• kontinuierlicher oder anfallsweise auftretender Appetit, der gestillt werden muss • Esstypen: Rauschesser, Daueresser, Nimmersatte, Nachtesser
Entwicklung des Körpergewichts	beständige Gewichtsabnahme	relativ stabiles Gewicht im Normbereich	relatives stabiles Gewicht auf zu hohem Niveau, das auch nach Diäten schnell wieder erlangt wird

* Geltende Richtlinie für die Berechnung des Körpergewichts ist der BMI (Body-Mass-Index).

Berechnung: Körpergewicht (kg)/Körpergröße (m^2).

Einteilungen:
BMI unter 18: extrem wenig, Magersucht!
BMI von 18 bis 20: Achtung! Tendenz zu Magersucht
BMI von 20 bis 25: Normalgewicht
BMI von 25 bis 30 und darüber: Adipositas

Tab. 13-2 Psychischer Befund und Psychodynamik der Essstörungen

Bulimia nervosa	
Psychischer Befund	**Psychodynamik**
»Es ist da immer diese Leere« »Ich brauche etwas, ich weiß nicht was« »Es frisst mich« Episodische Heißhungeranfälle mit Essattacken und Erbrechen wechseln ab mit Zeiten des normalen Essens.	Der zentrale Konflikt ist die Angst vor Verlassensein, bei Sehnsucht nach Nähe und Geborgenheit. Angst vor Hingabe bei Hingabewunsch. Auslösend für Essattacken sind oft Enttäuschungen, die als Liebesverlust angesehen werden. Oft findet man auch frühe Traumatisierungen, die mit einer erhöhten emotionalen Spannung einhergehen, die zu der Symptomatik als Selbsthilfe führen.
eher normalgewichtig	Angst vor Gewichtszunahme
wechselnde Wahrnehmung im Erleben des eigenen Körpers: mal aufgedunsen, mal normal, mal in bestimmten Bereichen fragmentiert, im Ganzen jedoch realistischer als bei der Anorexie	Betroffene erleben sich häufig wie ein Monster, dann wieder normal. Negatives Körperselbst, Selbsthass.
Patientinnen leiden darunter, dass sich alles Denken und Handeln ums Essen bzw. Nichtessen dreht. Ausgeprägtes Krankheits- und Leidensgefühl.	Angst vor Selbstverlust, vor Selbstaufgabe, vor Kontrollverlust. Das Essen ist Selbsttrost und Rückzug. Die Bedürftigkeit und der Kummer werden verleugnet.
Selbstverachtung und Scham über das Symptom, Schuldgefühle und Selbstvorwürfe	Die Dynamik scheint häufig im Rahmen einer narzisstischen Störung vorzukommen oder sich auch als Borderline-Störung zu entlarven.
alles Denken kreist ums Essen; Furcht, nicht mehr aufhören zu können (Kontrollverlust)	Bei Angst vor Liebesverlust oder Enttäuschungen Essattacken, die Trost sind, die aber auch Wut ausdrücken gegen die enttäuschende Welt, die jedoch gegen sich selbst gerichtet wird.
sozialer Rückzug und Isolation aus Scham- und Schuldgefühlen wegen des Symptoms	Quälende Schuldgefühle und Selbsthass bei verurteilenden inneren Objekten. Im Selbsthass schützen sich die Betroffenen, die Kontrolle über ihre Bedürftigkeit endgültig zu verlieren.
manchmal dissoziales Verhalten, oft lange unauffällig	Das Symptom kommt häufig bei schwer traumatisierten Patientinnen. Wie bei einer narzisstischen Störung oder auch bei einer Borderline-Störung vor.
Anorexa nervosa	
Psychischer Befund	**Psychodynamik**
»Ich brauche nichts«	Zentrale Dynamik ist die konflikthafte Selbstfindung während der Pubertät. Übergeordneter Konflikt besteht zwischen Veränderung und Festhalten an Bisherigem; Probleme des Loslassens.

Tab. 13-2 (Fortsetzung)

Anorexa nervosa	
Psychischer Befund	**Psychodynamik**
Störung der Körperwahrnehmung in Bezug auf richtige Deutung von Körperreizen etc.	Furcht vor dem Dickwerden, Ablehnung des Weiblichen und damit der sozialen Rolle; Dünnsein als Abwehr vor dem Begehrt-Werden
Störung des Körperbildes. Patientinnen erleben sich dicker als sie sind, können sich nicht realistisch wahrnehmen.	Bedürfnis nach Kontrolle über den eigenen Leib, das über eine Selbstspaltung ermöglicht wird. Der Körper wird bekämpft als Träger niedriger Triebe.
Verleugnung der Krankheit	Dem Körperselbst werden bedrohliche Seiten vom übrigen Selbst abgespalten und auf der Körperebene bekämpft (behandelt). Körper und Selbst sind getrennte Einheiten. Patientinnen erleben sich oft als zwei Personen; narzisstischer Triumph.
Stolz und Befriedigung über die Leistung der Gewichtsabnahme	Körperkontrolle als Autonomiebeweis. Die Qualen der Askese entlasten von Schuldgefühlen und erlauben es, sich als omnipotent im Kampf gegen die »Triebe« zu erleben.
Verleugnung des Hungers	lähmendes Gefühl des Unvermögens, nichts im eigenen Leben ändern zu können
Kontaktstörung	Der eigene Körper wird zum Objekt, um ihn kreist alles Denken, sodass gesunde Beziehungen immer geringer werden.
Adipositas	
Psychischer Befund	**Psychodynamik**
»Ich habe Hunger nach ..., habe ich Hunger?«	Es bestehen Größenphantasien, unrealistische Erwartungen an andere Menschen, die mit Fehleinschätzungen der eigenen Person verbunden sind.
Störung der Körperwahrnehmung in der Deutung von Körperreizen, Betroffene kennen nicht das Gefühl, satt zu sein.	Tiefe Selbstwertzweifel bezüglich ihrer sexuellen Rollenidentität; Dicksein oft als Schutz gegen das Begehrt-Werden.
Störung des Körperbildes, erleben sich nicht so dick, wie Außenstehende es tun. Patientinnen stammen meistens aus Familien, in denen alle dick waren oder sind.	Selbstspaltung zwischen Ich-Idealvorstellung und dem realen Körperselbst.
Verleugnung der Krankheit. Patientinnen haben häufig keinen direkten Leidensdruck, leiden eher unter den Folgeerkrankungen, die durch das Dicksein entstehen.	Der Körper ist der Ort des diffusen Empfindens von Spannung, Unzufriedenheit, welche durch orale Befriedigung »behandelt« wird (frühe Störung: orale Verwöhnung als Ersatz für emotionale Zuwendung).
Ignoranz und Verleugnung ihrer Essstörung	Tiefe Selbstzweifel und Scham treten schon bei geringster Frustration und Enttäuschung auf. Resignation und narzisstischer Rückzug; Essen wird zum Ersatzobjekt, dessen man sich bemächtigen kann bei unbefriedigenden Objektbeziehungen.

Tab. 13-2 (Fortsetzung)

Adipositas	
Psychischer Befund	**Psychodynamik**
nehmen ihr gestörtes Essverhalten nicht wahr	Tiefe Selbstwertzweifel; Hunger nach Liebe, der nie gestillt werden kann. Frustrationstoleranz ist sehr niedrig, wird durch Essen »behandelt«.
meistens unauffällig, sehr unterschiedlich im Kontaktverhalten, von sehr kontaktfreudig bis kontaktscheu, mit allen Spielarten dazwischen	orale Beziehungsstile, Gleichsetzung von Zuwendung und Fütterung

13.4 Behandlung von Essstörungen mit KBT

Bei essgestörten Menschen haben die Probleme mit dem Essverhalten einen Zusammenhang mit dem Kernproblem ihrer gesamten Entwicklung. Die eigentliche Aufgabe besteht in der Therapie darin, defizitäre Erfahrungen nachzuholen, wie es bei allen früh gestörten Patienten notwendig ist. So haben die Betroffenen die Möglichkeit, in einem »mütterlichen« Raum ihre Persönlichkeit zu entdecken, und es wird ihnen möglich, ein konstruktives Leben zu führen, in dem sie die Funktion der Nahrungsaufnahme nicht auf so bizarre Weise einsetzen müssen.
Das abnorme Essverhalten und die Entwicklung von Krankheit sind der Ausdruck eines verzweifelten Bemühens, die zugrunde liegenden Probleme zuzudecken oder eine Abwehr gegenüber völliger Resignation aufzubauen.
Die Tabelle 13-3 gibt die Phänomenologie der Essstörungen aus der spezifischen Sicht der KBT wieder.

Grundlagen der KBT-Arbeit mit essgestörten Menschen

Der Schwerpunkt der Konzentrativen Bewegungstherapie liegt auf dem Nachholen, Wiederholen defizitärer früher Selbsterfahrung. Das bedeutet, dass es zunächst *nicht* darum gehen wird, sich mit intrapsychischen Konflikten aus dem gestörten Essverhalten zu befassen. *Der Schwerpunkt muss drauf gelegt werden, das zugrunde liegende Gefühl der Unfähigkeit, die tief greifende Körperwahrnehmungsstörung, das mangelnde Verstehen, die Verzerrungen, die Isolation und die Unzufriedenheit gemeinsam mit den Betroffenen zu verstehen und zu verändern.*

Vorgehensweise:

- Aufbau einer tragfähigen Beziehung, in der die Krankheit als ein Versuch der Selbstheilung anerkannt wird, die Ressourcen gewürdigt und zum Beziehungsaufbau verstärkt werden.
- Erst dann kann zur Körpererfahrung und Körperwahrnehmung hingeführt werden. Dabei geht es um die Themen Berührung, Erinnern und Wiederbelebung früher Erfahrungen, Symbolisierungsfähigkeit und die Arbeit mit und an dem Körperbild.
- Das Erleben in der Interaktion im Hier und Jetzt wird durch die Übertragungs- und Gegenübertragungsphänomene für die Therapeutin deutlich, die diese in die gemeinsame Arbeit einfließen lässt, sodass sie für die Betroffenen wahrnehmbar, besprechbar und bearbeitbar werden.
- In allen Erfahrungsebenen wird immer die Objektbeziehungsebene einfließen und zur Klärung der Objektbeziehungen beitragen.

Tab. 13-3 Phänomenologie der Essstörungen aus Sicht der KBT

Phänomene	Anorexia nervosa	Bulimia nervosa	Adipositas
	Magersüchtige befinden sich auf dem vegetativen Niveau eines Lebens auf Sparflamme.	Bulimische Patientinnen befinden sich in vegetativen Extremzuständen: Wechsel von Über-Fülle und Leere	Adipöse Patientinnen halten sich vegetativ in einem ständigen Zuviel.
Leibliche Ebene	• auffällige Magerkeit bis zur Kachexie • sekundäre Amenorrhö • häufig trophische Störung der Haut, das Haar ist dünn und struppig • flaumige Behaarung des Gesichtes und des Körpers (Lanugobehaarung) • schlechte Durchblutung der Haut, meist blass und bläulich	• normalgewichtig • aufgedunsenes Gesicht mit hypertrophen Speicheldrüsen (Hamsterbacken) • marmorierte Haut, schlechte Durchblutung	• auffällige Körperfülle • wirken häufig wie »gepanzert«, eingepackt, oder ausufernd, konturenlos • häufig blasse, teigige Haut
Spannung in Haltung und Bewegung	• entweder sehr angespannt, überspannt oder eher schlaff, müde, erschöpft • ohne Spannung (passive Körperhaltung) oder in der Körperhaltung zusammengenommen, eingezogener Kopf bei hochgezogenen Schultern • Arme eng am Körper oder eine bewusste »Haltung« einnehmend, wie ein Soldat, wartend, abwartend, kontrollierend	• sehr angespannt mit abrupten Wechsel zu totaler Erschlaffung • in der Körperhaltung etwas Herausforderndes oder vorsichtig Verhaltenes, Verbergendes • hochgezogene Schultern zusammengehalten oder ungezügelt Ausfahrendes, Grenzüberschreitendes, impulshaft	• entweder passiv, eher schlaff in der Grundspannung oder eutonisch, normal • in der Körperhaltung überwiegt die passive Haltung in den Gelenken, das Gewicht wird durch Verlagerung des Oberkörpers nach hinten passiv im Hüftgelenk gehalten • häufig eine schwerfällige Art der Bewegung durch die Körperfülle bei X-Bein-Stellung oder auch sehr behände, lebhafte flinke Bewegungen trotz der Körperfülle
Bewegung	• vorsichtig auftretend, wie ohne Eigengewicht, fast schwebend, zaghaft • sich keinen Raum nehmen können in der Bewegung • sich bewegend wie eine Marionette, fremdgesteuert, wie mit einem Fremdkörper ausgestattet, der nicht weiß, wo er hingehört	• nachlässiges, träges Gehen, schlurfen oft über den Boden mit den Füßen oder treten überforsch auf mit Betonung auf den Fersen • gehemmtes Mitbewegen der Arme, Ober- und Unterkörper haben nichts miteinander zu tun, wie zweigeteilt in der Mitte	• schwerer schwerfälliger Gang, am Boden klebend, haftend, nicht wegkommend oder betont behände und leichtfüßig • Antriebsarmut oder Getriebensein • träges Mitbewegen des Körpers im Gehen (Trägheit der Masse wird hier deutlich), der Bauch geht vorneweg, Schultern, Arme und Beine folgen

Tab. 13-3 (Fortsetzung)

Phänomene	Anorexia nervosa	Bulimia nervosa	Adipositas
Atem und Stimme	• flacher, dünner Atem, wenig vital, auch hier kann kein Raum (Innenraum) genommen, ausgefüllt werden • Stimme entweder leise, wie in sich hineinsprechend, oder überraschend forsch und laut, als wenn ein inner Überdruck nach außen drängt	• unregelmäßiger Atem mit plötzlichen Pausen, wie erschreckt, dann wieder tiefes Atmen (entweder ganz wenig oder ganz viel) • Stimmlage normal, Sprachfluss oft hastig, sich überstürzend, oder zögerlich	• flacher Bauchatem, schnelle Atemlosigkeit, seufzend, oft stöhnendes Ausatmen • schnelles, hastiges Sprechen bei relativer Kurzatmigkeit, als wenn die Luft nicht reicht
Umgang mit Zeit und Raum	• es gibt die eingeteilte Zeit, den eingeteilten Raum, ganz funktional, ohne die Tiefendimension • unlebendig im Hier und Jetzt, die Zeit vergeht ohne Zukunft, ohne Vergangenheit, Zeitlosigkeit	• jetzt und dann, hier und da – das Dazwischen wird übergangen • Zitat Patientin: »Es gibt nur Tag und Nacht – tagsüber faste ich, nachts werde ich zum gierigen, schlingenden Tier, dazwischen gibt es keine Zeit.«	• ganz viel sofort, immer oder dann nichts, ohne Zwischenraum und Übergang • Zitat Patientin: »Ich esse die Zeit tot.«
Beziehungsgestaltung	• fehlende aktive Beziehungsgestaltung • Patientinnen befinden sich häufig in einer Abwehrposition • Fehlen von Spontanbewegungen, von eigenen Bewegungsimpulsen • Verharren im Reagieren oder in der Verweigerung • Ambivalenz und Entscheidungsunfähigkeit erschweren Handeln in Beziehung • Kontrolle des anderen bestimmt die Beziehung	• aktive Gestaltung der Beziehung zu den Dingen, der jedoch etwas Flüchtiges anhaftet • aus der anfänglichen Neugier wird schnell Langeweile • in der Beziehung zu Personen vorsichtig, abwartend, eher sich verbergend • brav angepasst oder überaktiv, schnell übergriffig, Grenzen überschreitend, schnell zu nah oder dann wieder fern, übergangslos	• aktive Gestaltung sehr schnell, eher wie süchtig, oder abwartend, scheu • entweder suchend, bedürftig nach Beachtet-Werden, ständig den Augenkontakt suchend, oder andere vermeidend, scheu • sehr schnell zu einer kumpelhafte Art der Beziehungsgestaltung
Körperbild und Selbstwahrnehmung	• Wahrnehmungsstörung in Bezug auf Körpermaße, erleben sich »normal« trotz ausgehungertem Äußeren, sehen sich nicht im Spiegel, wie sie sind	• Wahrnehmungsstörung in Bezug auf Körpermaße, die sie ständig vergleichen mit einer »inneren idealen Körperbild-Schablone« von sich, sehen sich von außen, erleben sich häufig als fragmentiert, ausufernd oder auch manchmal normal	• Wahrnehmungsstörung bezüglich der Körpermaße ist uneinheitlich: schon als Kind dick gewesene Menschen sehen sich dünner, als sie sind, erst im Erwachsenenalter dick gewordene können sich realistischer wahrnehmen

Tab. 13-3 (Fortsetzung)

Phänomene	Anorexia nervosa	Bulimia nervosa	Adipositas
Körperbild und Selbstwahrnehmung	• Fehlwahrnehmung bezüglich der Deutung von Körpersignalen (Hunger, Sattsein, Müdigkeit etc.), Missachten dieser Signale • Fehlinterpretationen bezüglich der eigenen Kraft • Geschlechtsidentität ist unsicher • in der Beziehung zum eigenen Körper große Unzufriedenheit und Unsicherheit; durch Leistung (Hungern, Schule, Sport) geben sie sich die Illusion, Kontrolle und Macht über sich zu haben • machen ihren Körper zum Objekt, über den sie Macht und Kontrolle haben • erleben ihren Körper nicht als ihren eigenen, sondern als wenn er unter dem Einfluss anderer stände	• Fehlwahrnehmung bezüglich der Körpersignale, nur starke Reize werden wahrgenommen • Hunger wird zur Gier, Sattsein wird zum Vollsein • Geschlechtsidentität ist unsicher, das Weibliche wird abgewehrt oder bewusst als Mittel eingesetzt • erleben sich als Frau oder Monster, mehr als Objekt für den Mann • Beziehung zum eigenen Körper ist hochgradig gestört; belegen ihn mit Selbsthass, Verachtung, gehen autodestruktiv mit ihm um • jedes Mittel ist recht, um nicht dick zu werden, dem idealisierten Selbstbild (Schablone) nahe zu kommen und es zu erhalten	• Fehlwahrnehmung in Bezug auf Wahrnehmung und Deuten der Körpersignale (Hunger, Sattsein etc.); sie nehmen nicht wahr, was und wie viel sie essen • Fehlinterpretationen bezüglich ihrer Kraft; setzen ihr Gewicht gleich mit Kraft • Geschlechtsidentität ist häufig unsicher • Beziehung zum eigenen Körper ist ambivalent • Selbsthass und Ekel über die Körperfülle sowie Stolz und Machtgefühl, etwas Besonderes zu sein • erleben ihren Körper nicht als ihren eigenen; er ist etwas, was außerhalb ihrer selbst liegt

Setting der Behandlung

- Grundsätzlich gilt es, gemeinsam mit den Betroffenen vor Beginn der Therapie die **Motivation** zu einer Therapie zu klären.
  - Besonders schwierig ist die Motivationsbildung für **anorektische Patientinnen**, da sie – wie es zu dem Krankheitsbild gehört – sich nicht als krank erleben, sondern für sie alles ganz normal ist.
  - Bei **bulimischen Patientinnen** dauert es lange, bis sie sich mit ihrer Symptomatik offenbaren, lange verheimlichen sie ihre Erkrankung. Wenn sie sich dann in eine Psychotherapie begeben, ist der Leidensdruck sehr hoch und die Motivation klar.
  - Bei **adipösen Patientinnen** ist die Frage nach der Motivation ebenfalls eminent wichtig, da auch ihnen oft der Leidensdruck fehlt. Sie sehen keinen oder nur sehr geringen Zusammenhang zwischen ihrem Essverhalten und ihrem Gewicht.
- Gemeinsam gilt es dann, **Therapieziele** zu formulieren, die dahin notwendigen **Therapieschritte** mit den Betroffenen zu erörtern. Die Eigendynamik von Chronifizierungsprozessen gilt es hierbei zu bedenken.
  - Bei **anorektischen Patientinnen** ist es notwendig, mit ihnen gemeinsam ein Mindestgewicht zu benennen, das bei Unterschreitung Konsequenzen für die Fortführung der Therapie bedeutet, manchmal

auch eine Einweisung in die Klinik zur Folge haben kann. Außerdem wird gemeinsam ein Zielgewicht formuliert, das realistisch sein sollte. Im ambulanten Setting sollte zu dem oben beschriebenen Vorgehen noch verabredet werden, dass die Patientinnen sich verpflichten, regelmäßig ihren Hausarzt aufzusuchen (in der Regel einmal wöchentlich), um Gewichtskontrollen und Blutuntersuchungen von ihm vornehmen zu lassen. Es ist wichtig, hier die Spaltung bewusst mit zu tragen, sie therapeutisch zu nutzen, um nicht in endlose Diskussionen um Gewicht und Essen verwickelt zu werden. Diese Themen werden mit dem Hausarzt geklärt, mit dem ein intensiver Austausch über die Entwicklung der Therapie bestehen sollte, um die Spaltung in gemeinsamen Austausch wieder aufzuheben. Die Patientinnen sind darüber informiert und haben diesen Absprachen im Vorfeld zugestimmt.

- **Bulimische Patientinnen** erleben ihre Erkrankung mehr als Sucht, der damit verbundene Kontrollverlust ist schuld- und schambesetzt; Selbsthass ist die Folge. Mit ihnen sollte als »Wahrnehmungshilfe« verabredet werden, ein Esstagebuch zu führen. Hierbei ist es besonders wichtig, Gefühle vor einem Essanfall, direkt danach und nach dem Entleerungsakt aufzuschreiben. Die Betroffenen können so selbstverantwortlich langsam Eigenkontrolle im positiven Sinne entwickeln und ein anderes Selbstverständnis für sich aufbauen. Es geht nicht darum, das Essverhalten abzuschaffen, eine Abstinenz zu verabreden, wie das bei anderen Süchten die Voraussetzung für Psychotherapie ist, sondern das Symptom als Hilfe zur Selbsthilfe zu erkennen und zu würdigen. Die Patientinnen quälen sich mit ihrem rigiden Über-Ich wegen der erlittenen Kontrollverluste selbst genug, da sollte diese Seite nicht noch verstärkt werden durch vorschnelle Abstinenzvorschläge vonseiten der Psychotherapeutinnen.
- **Adipöse Patientinnen** haben häufig Mühe, ihr Essverhalten zu hinterfragen. Mit ihnen sollten Ideen entwickelt werden, ihr Essverhalten zunächst erstmal wahrzunehmen durch das Führen eines Esstagebuches, wie es für bulimische Patientinnen oben beschrieben wurde. Der Zusammenhang von nicht aushaltbaren Gefühlen, erlebten Enttäuschungen sowie Frustrationen und Essen kann auf diese Weise eher wahrgenommen werden. Leider ist die Motivationslage bei Fettsüchtigen sehr ambivalent, weil es ihnen zunächst um schnelle Erfolge geht, sichtbar durch die purzelnden Pfunde auf der Waage, aber die darunter verborgene tiefe Wahrnehmungs- und Selbststörung nicht gewürdigt wird. Diese Zusammenhänge sollte man den Patientinnen immer wieder erklären, zumal sie oft selbst die Erfahrung gemacht haben, dass sie sich nach einer Diät depressiv erlebt haben, dieses Phänomen jedoch nicht verstehen, da sie doch nun so gut abgenommen hatten.

Wichtig: Das **Familiensystem** sollte immer in den therapeutischen Prozess miteinbezogen werden, da dieses meist die Symptomatik der Betroffenen mit ausgelöst hat, sie unterstützt und erhält. Die Betroffenen werden häufig zum Symptomträger der Familie, indem sie versuchen, mit ihren Symptomen das System zu schützen, z. B. eine Trennung der Eltern verhindern wollen.

Therapeutische Haltung

Die Unfähigkeit, körperliche Empfindungen zu identifizieren, ist ein spezifisches Unvermögen bei Essgestörten. Auch Gefühlstönungen werden ungenau wahrgenommen und oft fehlinterpretiert. Beziehungen zu anderen können die Betroffenen nicht klar erkennen, auch nicht, welche Bedeutung diese für sie selbst haben. Sie leiden unter dem ständigen Gefühl von Einsamkeit und fühlen sich von anderen nicht respektiert. Die Patientinnen wissen nicht, wie sie sich fühlen, was sie empfinden, es ist der Ausdruck eines **mangelhaften Bewusstseins von sich selbst**.

- Die Therapeutin sollte ein **authentisches Gegenüber** sein; uneingeschränkt und spontan auf diese extrem verletzlichen und zurückgezogenen Menschen reagieren, so wie es bei schweren Störungen des Selbst nötig ist (Sensibilität, Intuition, Herzlichkeit zulassen und ausdrücken), *»etwas aus dem Gegenüber herauslieben können«* (Loos 1986).
- Das **schwache Ich**, das sich hinter der Fassade von Hyperaktivität und Fleiß, Askese verbirgt (bei Anorexia nervosa) sollte **gestärkt** werden. Bei bulimischen Patientinnen sollte die Therapeutin immer das Thema der **unendlichen Scham, Trauer** und **Einsamkeit** bedenken.
- Die Therapeutin sollte sich nicht als die Wissende, Allmächtige fühlen und zeigen, **keine vorschnellen inhaltlichen Deutungen** geben und allenfalls **später Übertragungs- und Widerstandsdeutungen** äußern, um nicht die frühe Interaktion zwischen Bezugsperson und Betroffenen (»Mutter weiß, was richtig ist«) zu wiederholen. Sie sollte nicht interpretieren, dies verstärkt das Unzulänglichkeitsgefühl der Patientin.
- Die **dialogische Dynamik** sollte auf beiden Seiten wie eine **Entdeckung** sein.
- Gegenwärtige Ereignisse sind zu **würdigen** bei vorsichtigem Korrigieren von Fehlinterpretationen. **Eigene Wünsche und Impulse zählen.**
- Wichtig ist es, den Betroffenen den **inneren Raum** zur Verfügung zu stellen, sodass es ihnen möglich wird, **»von der Fremdbewegung zur Eigenbewegung«** zu kommen. Sie sollten lernen, ihre leiblichen Phänomene selbst zu interpretieren.
- Die Therapeutin sollte ein **Gegenüber** sein, das den Betroffenen in Denkprozesse des therapeutischen Vorgehens mit einbezieht, ebenso Halt gibt, Richtung und Orientierung anbietet und Fragen beantwortet.
- Zu beachten sind **Gegenübertragungsphänomene**: Magersüchtige lösen leicht Gegenübertragungen wie Ehrgeiz, Druck, Ungeduld in der Therapeutin aus. Man sollte nicht in diese Falle tappen, das kennen die Patientinnen zu gut von frühen Interaktionsmustern. Bulimiker lösen oft diffuse Gegenübertragungen aus wie Hilflosigkeit, Ohnmacht, Leere. Hier ist bewusst auf eigene Grenzen zu achten!

Der nachfolgende Fallbericht beschreibt den Verlauf einer stationären 15-monatigen Behandlung mit der KBT bei einer 18-jährigen Patientin mit einer schweren chronifizierten Anorexia nervosa.

Sonja kommt zu einem 45-minütigen Vorgespräch. Blass und abgehärmt wirkt sie, müde und erschöpft, doch hat sie wache Augen, die flink über mein Gesicht huschen, dann kurz den Raum in Augenschein nehmen. Spontan sagt sie: »Ich mag nicht gerne meine Gefühle zeigen, ich kann nicht auf Kommando wütend sein.«
Seit dem letzten halben Jahr sei sie in verschiedensten Akutkliniken, psychosomatischen Kliniken und zuletzt auf der geschlossenen Station einer Psychiatrie gelandet, weil sich ihr Zustand lebensbedrohlich verschlechtert hatte. Mit einem Gewicht von 28 kg bei einer Körpergröße von 162 cm (BMI < 15) ist Sonja nun auf ihren eigenen Wunsch in die Klinik gekommen. »Ich fühle mich nicht krank, weiß aber, dass ich krank sein muss und diese Krankheit überwinden muss, damit ich normal leben kann. Ich will Kraft sammeln, Abitur machen, Führerschein machen, nach Afrika reisen, das ist mein größter Traum.«
Aus ihrer Vorgeschichte: Beginn der Essstörung mit 14 Jahren. Die 2 Jahre ältere Schwester hatte ebenfalls eine Essstörung, eine Bulimie. Wegen des Essens gab es ständig Streit und Konflikte mit der Schwester, sie selbst habe sich aus den Spannungen herausgehalten. Die Schwester habe alle Aufmerksamkeit bekommen, sodass den Eltern ihr Abmagern gar nicht aufgefallen sei. Erst als die Schwester nach ihrem Abitur das Elternhaus ver-

verlassen habe, was für Sonja sehr schwer war, hätten die Eltern gemerkt, dass auch sie krank sei. Bis zum Weggang der Schwester habe sie Lust an der Schule, am Trommeln, Turnverein, Gitarrespielen gehabt. Als sie dann ohne die Schwester mit den Eltern zusammenlebte, habe sich ihr Interesse immer mehr auf das Essen verlagert. Zum Schluss »durfte« sie nur noch essen, wenn sie sich körperlich total verausgabt hatte. Es gab wieder viel Streit zu Hause wegen ihres Essverhaltens. »Ich musste essen, um akzeptiert zu werden.« Sie habe sich immer mehr zurückgezogen, keinerlei soziale Kontakte mehr gehabt.
Die Mutter sei dominant, wisse immer alles ganz genau und wie es richtig sei; der Vater sei warmherzig und ruhig. Der Kontakt zur Schwester sei schwierig, sie habe Angst vor der Bulimie der Schwester, so als könne sie sich anstecken.

Therapieziel von Sonja: »Ich möchte leben können so wie alle anderen, ich möchte wieder Kraft haben. Ich will keine Angst vor Kontrollverlust haben. Ich will aus meinem inneren Gefängnis herauskommen.«

Therapievertrag mit der ärztlichen Therapeutin:
- Mindestgewicht darf nicht unterschritten werden, sonst sofortige Verlegung ins Krankenhaus
- Essen im Speiseraum
- kontinuierliche Gewichtszunahme, zunächst bis zu einem Zielgewicht von 40 kg

Bericht über den **KBT-Therapieverlauf**:
Im Zeitraum von 15 Monaten hatte Sonja 90 KBT-Einzelsitzungen sowie 36 KBT-Gruppensitzungen. In Krisenzeiten waren immer wieder kurze Einzelkontakte (45 Sitzungen) von 20 Minuten nötig. Es gab viele Krisenzeiten, in denen die Angst vor der Veränderung, vor Kontrollverlust übermächtig wurde und durch die stabile therapeutische Beziehung immer wieder aufgefangen werden konnte, sodass es nicht zu einem Therapieabbruch kam. Die Therapie verlief in vier Phasen.

1. Phase: Vertrauen aufbauen
Ich mache KBT-Angebote, die ihre Ressourcen würdigen, z. B. ihre Leistungsbereitschaft und ihre Symbolisierungsfähigkeit: »Versuche dein Symptom darzustellen, dich zu ihm in Beziehung zu bringen. Du kannst dir die Gegenstände aussuchen, die du für dein Symptom und für dich als passend erlebst.«
Sie nimmt eine dicke Holzkugel, die einen tiefen Spalt hat, zwängt in den Spalt ein kleines Holzfigürchen. Das ist sie: Sie wird fast zerquetscht von den Eltern und der Schwester, die die eine Hälfte der Holzkugel symbolisiert, und von ihrer Magersucht, die die andere Hälfte der Holzkugel symbolisiert. Um die Holzkugelkugel baut sie noch einen Wall aus Hindernissen. »Ich werde von zwei Mächten zerquetscht, kann mich nicht entscheiden, wo ich hingehöre, immer ist es ein Verlust.«
Intervention: »Möchtest Du etwas verändern?«
Schnell holt sie das Holzpüppchen aus dem Spalt und stellt es über den Spalt. »Ich verbinde den Spalt, doch habe ich jetzt die Übersicht und stehe auf meinen Füßen.« Sie beginnt die Kugel leicht zu bewegen, das Holzfigürchen steigt herunter von der Kugel, steht auf den Hindernissteinen, steigt von den Hindernissen herunter und steht außerhalb der Kugel, außerhalb des Hinderniskreises auf dem Boden. Es wird nicht gesprochen, wie in Trance handelt sie.
Intervention: »Du wirkst so, als wenn du weit weg wärest. Du erscheinst so unerreichbar und wirkst traurig.«
Über die Kugel hinweg reicht sie mir ihre Hand.

In dieser Stunde wird der Konflikt deutlich, der in Sonja tobt (Autonomie- und Abhängigkeitswünsche) und den sie mit ihrer Krankheit zu bewältigen versucht hat. Ihr Körper ist das Kampffeld, auf dem sie diesen Konflikt austrägt. Sie vermeidet so, ungelöste Konflikte mit ihrer Familie offen anzugehen, was für sie Trennung, Verlust und Trauer bedeuten würde. Doch hat sie einen Entwicklungsweg für sich durch das symbolische Handeln deutlich gemacht:
- sich aus dem Gefangensein herausbewegen, gesunde Kontrolle über sich bekommen (Stehen über dem Spalt)
- sich auf den Weg machen (von der Kugel herunterrutschen – Kontrollverlust wagen

- wieder aufstehen, auf eigenen Füßen stehen und gehen
- Hindernisse überwinden, aus der Angst und Isolation in die Welt gehen

2. Phase: Veränderung
Sonja hat den Körperbildfragebogen ausgefüllt. Über dieses Ausfüllen wird ihre Aufmerksamkeit indirekt auf die Wahrnehmung des Körpers gelenkt. Sie erlebt sich als ihrem Körper ausgeliefert, kann Körpersignale nicht wahrnehmen, erlebt sich wie abgestorben. Manchmal hat sie das Gefühl, sich aufzulösen. Sie hat Mühe, ihre Gefühle zu spüren, sie zu differenzieren, nimmt stattdessen Druck wahr. Sie fühlt sich in ihrem Körper gefangen, lehnt ihn in allen Bereichen ab. Zum ersten Mal wird ihr schmerzlich bewusst, in welcher ausweglosen inneren Situation sie sich befindet, sie wird traurig, schämt sich.
Durch KBT-Angebote zur Körperwahrnehmung über das Erleben von Polaritäten wie eng – weit, bequem – unbequem usw. erlebt sie immer häufiger ihr Unvermögen zu spüren, zu empfinden. Sie reagiert mit »Ungehaltensein«, weint, tobt, schimpft, will alles hinschmeißen. Sie ist zutiefst gekränkt und hilflos. Nun wird es ihr möglich, Halt anzunehmen, sich halten zu lassen – zunächst nur über ihre Hände, die sie mir gibt, später an den Füßen, dem Rücken, den Schultern. Sie kann den Halt bestimmen, verweigern. Dadurch wird es zunehmend möglich, sich anzuvertrauen, ihre Versorgungswünsche zuzulassen. Tiefe Trauer und Einsamkeitsgefühle, immer auch wieder Scham und Wut werden spürbar und ausgedrückt.
KBT-Angebot: »Soll ich Dir mit meinen Händen mal deine Hände und deine Füße zeigen?« Sie nickt, sie weiß ja, dass sie jederzeit ohne Begründung »Stopp« sagen kann. Genussvoll erlebt sie meine forschenden Hände, überlässt mir ihre Hand, später auch ihre Füße.
KBT-Angebot: »Magst Du deine Füße einmal malen, einen Abdruck von ihnen? Und dich dann in deine Fußabdrücke hineinstellen?« Ich tue mit meinen Füßen dasselbe, sodass wir uns nachher in unsere Füße hineinstellen und uns dann auch einmal in die Fußabdrücke des anderen stellen.
Ich spiegele ihr, wie ich mich in ihren Fußabdrücken fühle, nämlich eingeengt, abgestellt, festgehalten; sie wundert sich über mein Feedback. Ihr Stehen in meinen Abdrücken erlebt sie als »zu offen, zu breitbeinig, unangenehm, widerwärtig«. Schnell stellt sie sich wieder in »ihre Füße« und »erkennt sich wieder«, spürt jedoch jetzt auch, wie eng und unsicher sie steht.

Über das **Vergleichen** wird Eigenes eher spürbar. Die Themen »halten – gehalten werden, Halt annehmen, Halt verweigern, sich gegen Halt wehren« drängen sich über lange Zeit immer wieder auf.

Nach acht Wochen Einzel-KBT hat Sonja 3 kg zugenommen. Die **Veränderung ihres Körpers macht ihr Angst**, obwohl sie deutlich den Zuwachs an Kräften spürt. Ihre Körpergrenzen kann sie nur über meine Hände spüren; sobald diese weg sind, ist die Körperregion auch wie »weg«. Die frühe Störung, das Fehlen des mütterlichen, emotionalen Haltes, der die libidinöse Besetzung des Körper-Ichs entwickeln hilft, wird hier »handgreiflich« deutlich.
Erst jetzt wird es möglich, zum ersten Mal ein **Körper-Bild** mit Seilen auf den Boden zu legen. Es ist eine Art Schattenriss, nur der Kopf ist durch einen bunten Ball, der Afrikafarben hat, vorhanden. »Da ist sonst nichts«, sagt Sonja traurig, bockig, ärgerlich.
In dieser Phase der Therapie, etwa nach 50 Sitzungen, geraten wir immer öfter aneinander. Sie hat Angst vor der Veränderung. Nach einem Besuch zu Hause, wo es auch viele Konflikte gab, nimmt sie wieder ab. Alles »Erreichte« scheint wieder verloren zu sein, die zugenommenen Pfunde auf jeden Fall. Sie kommt in eine tiefe Krise, möchte am liebsten aufgeben und sterben. In dieser Zeit verabreden wir tägliche Kurztermine, zu denen sie pünktlich kommt und ihren Kummer, ihre Angst und Wut und Enttäuschung immer wieder mitteilt.
Gegenübertragungsgefühle: Enttäuschung (kongruente Reaktion).
Ich bin auch enttäuscht, habe aber ihren »Substanzgewinn« an Erleben und Spüren im Hinter-

kopf und spiegele ihr oft den Zusammenhang von ihrem Abnehmen und den offen zutage getretenen Konflikten zwischen ihr, den Eltern und der Schwester bei ihrem Besuch zu Weihnachten.
KBT-Angebot: »Versuche doch mal mit Gegenständen, für jeden in eurer Familie einen Gegenstand, auch für dich, eine Familienskulptur zu bauen. Stelle oder lege die Gegenstände so zueinander, wie du den Platz der einzelnen Familienmitglieder zueinander siehst und erlebst.«
Ihr Platz ist am Rand, alle anderen haben mehr Kontakt zueinander. »Ich bin anders als sie.« Die Funktion ihrer Krankheit wird damit das erst Mal verbalisiert: »Ich hungere, damit ich mich unterscheide.«
Der **Konflikt** zeigt sich im Kampf um ihre Autonomie und eigene Identität – nach außen, gegen die sie vereinnahmende Mutter, und intrapsychisch gegen ein rigides, fast sadistisches Über-Ich. Enorme Schuldgefühle gegenüber der älteren Schwester werden verbalisiert. Sie war damals, als die Eltern Probleme mit der Schwester hatten, die Brave und Gute, die Schwester die Böse. Sonja hatte nicht zu ihr gehalten, sondern sie durch ihr »Sich-Raushalten«, verraten. Als sie dann in die Pubertät kam, hungerte sie, solidarisierte sich intrapsychisch mit der Schwester, gegen die Eltern. Über das Symptom manipulierte sie ihre Familie, fühlte sich so sicher und entlastet.
Die folgenden Sitzungen werden bestimmt durch ihr motziges, trotziges, entwertendes Verhalten. Ich bin offenbar in die negative Mutterübertragung gekommen. »Es hat ja doch alles keinen Sinn«, schreit sie mich an.
Im ersten Affekt möchte ich ihr am liebsten einen Tritt geben, so genervt und wütend bin ich. Mit Mühe halte ich mich zurück, spüre tiefer in mir etwas Weiches, Behutsames, Trauriges. Offen teile ich ihr meine widersprüchlichen Gefühle mit. Sie antwortet mir daraufhin: »Ich kann meine Gefühle nicht sagen und zeigen, dann gehören sie mir nicht mehr.« Zeigen von Gefühlen bedeutet Autonomieverlust; wie fragil sie noch in ihrem Eigen-Sein ist, wird immer wieder deutlich. In dem Maße, wie sie mir ihre unleidlichen Seiten zeigt und zumutet, mich an die Grenze bringt und ich mich ihr stelle mit meinem Zorn, meiner Geduld und Zuwendung, desto offener kann sie auch sein.

3. Phase: Kontrolle aufgeben

Sonja erzählt nun über ihr Essverhalten, was und wie sie isst. Sie ruft um Hilfe, sie möchte mit mir gemeinsam ihren Essensplan aufstellen. Bis jetzt hat das gesamte Team sie in dieser Hinsicht allein ausprobieren lassen, weil sie jegliche Hilfe und Vorschläge vehement abgelehnt hatte.
In der KBT geht es um Themen wie Nähe – Distanz, Beziehungsklärung, Kampf und Niederlage. Ganz schnell taucht wieder die Angst auf, ständig von anderen Augen kontrolliert zu werden; beim Essen und bei dem, wie sie ihren Tag gestaltet. In der homogenen Gruppe mit Essgestörten kämpft sie um ihr Eigen-Sein, doch das Kontrolliert-Werden durch andere Magersüchtige wird immer wieder Thema. Sie fühlt sich förmlich von den Blicken eingewickelt und stranguliert.
KBT-Angebot dazu: »Ich wickele dich mal mit Seilen an den Regionen ein, wo du dich von den anderen kontrolliert und stranguliert fühlst.«
Neugierig lässt sie sich auf dieses Angebot ein. »Überall, besonders am Bauch, den Schultern und den Händen.« Ich wickele sie ein an den bestimmten Stellen, doch im Laufe der »Verwicklungen« will sie immer mehr eingewickelt werden, bis sie schließlich ganz eingebunden ist. Ihr Erleben beschreibt sie dann folgendermaßen: »Diese Kontrolle gibt mir Halt, ich spüre mich deutlicher, meine Körpergrenzen, aber ich fühle mich unfrei, unbeweglich, festgehalten.« – »Ich will mich im Spiegel sehen – das sieht ja schrecklich aus.«
Intervention: »Könntest du auf die Kontrolle verzichten, wo willst du dich befreien?«
Zögernd beginnt sie sich zu »entwickeln«, beginnt bei den Händen, fährt vorsichtig fort, mit Nachspüren und Verbalisieren, wie sie das erlebt, bis sie schließlich sich ganz ausgewickelt hat und in dem Seilgewirr steht. Sie hat eine Hülle abgestreift, fühlt sich frei, bekommt Angst vor dieser Freiheit. Die Autonomie macht ihr Angst. Sie bekommt eine Ahnung davon, was sie an Halt aufgibt, den sie durch die rigide Kontrolle, die sie in die anderen projiziert hat, aufgibt. Angst vor Kon-

trollverlust taucht auf: »Wenn ich nicht mehr aufhören kann zu essen, was dann?«
Ich antworte: »Das wirst du dann sehen. So, wie ich dich kenne, wirst du dann wahrscheinlich ganz wütend sein, dich schämen, eine Niederlage erlebt zu haben, und noch strenger mit dir sein. Du kannst aber auch zu dir sagen, dass du eine lange Dürreperiode hattest und nun dich vollsaugen musst wie ein Schwamm.« (Hilfs-Ich-Funktion durch Über-Ich-Entlastung)
Diese Stunde war wie ein Sprung aufs andere Lebensufer. Sonja beginnt lustvoller zu essen, erst einmal nur Äpfel und Quark, später kann sie auch ihren Essensplan abwechslungsreicher gestalten. Sie nimmt zu, findet eine Freundin in der Klinik, mit der sie gemeinsam in die Natur geht, Stadtbesuche unternimmt, die Welt entdeckt. Sie nimmt zum ersten Mal aktiv Kontakt zu ihrer Schwester auf, die sie auch in der Klinik besucht. Beide können das erste Mal offen über ihre Essstörungen reden. Sie entdecken sich in ihrer Unterschiedlichkeit und ihrer Verbundenheit neu.

4. Phase: Selbstbehauptung, Aggression und Trennung
Das Gefräßige von ihr darf nun sichtbar werden. Sie gesteht unter Scham, dass sie häufig in Geschäften klaut. Nun versucht sie sich offen das zu nehmen, was sie will, nämlich in der Gruppe Zeit, Raum, Platz. Endlich wagt sie, laut zu werden, laut mit der Stimme, laut im Auftritt, laut im Handeln, die ganze Wut von Jahren wird herausgestampft, herausgeschimpft, abgeworfen. »Ich bestimme über mich.« – »Ich lasse mir keine Vorschriften machen, du bist nicht die Bessere und Stärkere, auch wenn du weniger isst als ich.« (Damit meinte sie eine andere anorektische Patientin.)
Damit begann die Trennungsphase. Sonja entschloss sich, nicht mehr nach Hause zu gehen, sie suchte sich einen betreuten Wohngruppenplatz in einer anderen Stadt, meldete sich an der Schule an und verließ die Klinik mit einem Gewicht von 39,5 kg. Das war nicht das Zielgewicht (40 kg.) Sie hatte bis zum Schluss uns diesen Gefallen nicht getan. Sie besuchte mich einige Monate später. Es ging ihr gut, sie wog mittlerweile 45 kg.

Leitlinien und Schwerpunkte der KBT-Arbeit mit Essgestörten

Charakteristika und Verhaltensauffälligkeiten bei dieser Patientinnengruppe bestimmen das therapeutisch-methodische Vorgehen mit der KBT.

Körperwahrnehmungsstörung

Die Körperwahrnehmungsstörung ist bei allen drei Krankheitsbildern herausragend.
KBT-Angebote sollten beinhalten:

- strukturierte Körperarbeit (immer unter Hilfs-Ich- und Spiegelfunktion der Therapeutin)
- Arbeiten an den Körpergrenzen (Abklopfen, Abrollen, Abreiben, Abdrücken etc.), Selbst- und Fremdberührung; Arbeit an den Schichten des Körpers (Muskel, Knochen usw., Innenräume und dazugehörige Organe); Bewegen – Bewegt-Werden (aktiv – passiv)
- sinnliche Wahrnehmungen »üben« (Riechen, Hören, Sehen, Tasten, Schmecken)
- Erleben von Rhythmus, Zeiträumen, Zeitmaßen (rhythmisches Gehen, Prellen etc. mit einem Ball, Atemrhythmus, Sprechen in Rhythmen, Experimentieren mit verschiedenen Rhythmen, seinen eigenen Rhythmus haben, sich aus ihm nicht herausbringen lassen etc.)
- Erleben von Polaritäten (z. B. eng – weit) und die dabei vollzogenen Übergänge und Zwischenräume wahrnehmbar werden lassen

Beziehungsstörung

Hierbei geht es um die Störung im Gestalten von Beziehungen zu sich und anderen. Im Vordergrund steht die Entwicklung und Erfahrung einer tragfähigen Beziehung, die als Voraussetzung zu einer gesünderen Beziehung zu sich und für die die Klärung von Objektbeziehungen notwendig ist.
KBT-Angebote dazu sollten das **Nachholen und Wiederholen** früher Erfahrungen ermöglichen bei zunächst strukturiertem Vorgehen.

- Halt geben, Halt erleben (z. B. Boden, Wand, Objekte, Partner)
- der eigene Platz, ihn hergerichtet bekommen, dann ihn selber einrichten etc.
- Richtung und Orientierung anbieten
- Partnerarbeit: Geben – Nehmen, Behalten, Festhalten – Loslassen, Zeigen, Vergleichen, Tauschen, Nähe – Distanz, Grenzen etc.
- Familienskulptur (Darstellung der Beziehungen innerhalb der Familie)
- Feedback geben: nonverbal über Gegenstände und/oder verbal

Störungen im Selbstausdruck in der Selbstbewegung, im Selbstverständnis

Hierzu sind **KBT-Angebote** wichtig, die den Selbstausdruck, die Selbstbewegung, das Selbstverständnis mehr entdecken helfen. Unter Einbeziehung von Gegenständen bzw. Objekten wird die Symbolisierungsfähigkeit und Ausdrucksfähigkeit erweitert.

- gestaltende Elemente wie Ton-Formen, Malen etc. mit einbeziehen. Angebotsthemen dazu sind etwa: Lebensraum darstellen, meine Familie und ich, ich und mein Symptom, mein Lieblingsplatz, mein Tag, meine Nacht, mein momentanes Befinden, Gefühle usw., meine inneren Stimmen
- Ausdrücken von Gefühlen durch die Mimik im Spiegel (Trauer, Wut, Freude, Angst; Therapeutin »spielt« mit), durch Einnehmen einer entsprechenden Körperhaltung, durch Bewegung, »Modellieren« eines Partners usw.

Angst vor Veränderung

Diese Angst bestimmt das Handeln der Betroffenen. Sie halten an »ungesunden« Ritualen fest, da diese vermeintlich Halt und Struktur geben. Um Veränderung wagen zu können, sollten wachstumsfördernde Rituale angeboten werden.

Neue, wachstumsfördernde Rituale könnten solche sein, die die Beziehung zu sich, zum Raum, zur Welt und zum Anderen öffnen (z. B. am Stundenbeginn). Ebenso helfen vorgegebene Zeitstrukturen, die Angst vor Veränderung zu überwinden. Ergänzend dazu sollte durch Malen und Aufschreiben nachgearbeitet werden.

KBT-Angebote hierzu:

- Raum verändern, etwas bauen, zerstören und wieder neu ordnen etc.
- etwas Äußeres an sich verändern (Socken links anziehen etc.)
- Angebote zur Körperarbeit, die das Erleben von Polaritäten, z. B. eng – weit, und die dabei vollzogenen Übergänge und Zwischenräume wahrnehmbar werden lassen
- den Unterschied von Verändern – Verändert-Werden oder Selbst-Ändern – erleben. Bei Unbehagen »Stopp« sagen; dieses ist besonders zu beachten, da die Betroffenen dazu neigen, sich brav und passiv zu verhalten und alles mit sich machen zu lassen.

Schwierigkeiten, Körpersignale und Bedürfnisse wahrzunehmen

Diese Schwierigkeiten müssen richtig gedeutet werden. Ihre Folge ist eine gestörte Selbstorganisation und Selbststeuerung sowie Kontrolle: entweder rigide Kontrolle (Anorexia nervosa), Verlust der Kontrolle (Bulimia nervosa) oder kaum Erleben von Selbstkontrolle (Adipositas). Um ein besseres Selbst-Bewusst-Sein und Selbst-Verständnis zu entwickeln, ist es wichtig, frühe Erfahrungen nachzuholen und wiederzuholen.

KBT-Angebote dazu sind Angebote, die mehr in die Progression weisen und Selbststeuerung bzw. Kontrolle erlebbar machen:

- das Selbsterleben über Polaritäten anregen (s. oben)
- Liegen, Sitzen, Stehen, Gehen erleben; Übergänge betonen, Bewegungs- und Fortbewegungsmöglichkeiten in allen Seinsweisen ausprobieren, den Raum erforschen; geben – nehmen, festhalten – loslassen, anlehnen – ablehnen, abstoßen, dagegen sein (Partner, Wand etc.)

- sich verbergen – sich zeigen; sich bedecken – sich entdecken
- Freiräume, Spielräume, Zwischenräume, Innenräume und Übergänge etc.
- Wut und Ärger ausdrücken (verbal und nonverbal), kämpfen, sich durchsetzen etc.
- Stimme haben, Stimmrecht, »ja – nein« etc.
- Nähe-Distanz-Regulierung
- Grenzen erfahren und überschreiten, Grenzen ziehen, Grenzen setzen
- Angebote, die **regressive Bedürfnisse in der Beziehung** betonen, zur Regression im Dienste des Ichs, in denen es um Vertrauen – Lassen – Loslassen geht; um auf Kontrolle – zugunsten von Beziehung – verzichten zu können (besonders bei Anorexie-/Bulimiepatientinnen)
- sehen und gesehen werden (spielen; z. B.: »Ich sehe was, was du nicht siehst«, beschreiben, zeigen etc.), hören und gehört werden (Dialog über Musikinstrumente, Laute, Gegenstände, Signale, Klopfzeichen etc.)
- gehalten – getragen – geschaukelt – bewegt werden, versorgt werden
- durch Fremdberührung die eigene Körperlandschaft erleben (Hände – Füße, Rücken etc.): »Ich zeige Ihnen Ihre Hand « usw.
- bedeckt – entdeckt werden
- Atemdialog – Stimme
- Körperdialog

Störungen der Körperwahrnehmung, des Körpererlebens – Körperbild- bzw. Körperschemastörung

Arbeiten am Körperbild dient dazu, eine realistische Wahrnehmung von sich selbst zu entwickeln, um die Selbstannahme zu fördern und ermöglichen.
KBT-Angebote dazu:

- strukturierte Körperarbeit (s. oben)
- den eigenen Körper in Beziehung zu sich, dem Raum und Gegenständen erleben, z. B. durch eng gestellte Stäbe gehen, Körpermaße abmessen etc.
- das Körperbild durch gestalterische Elemente darstellen wie: Malen mit rechter und linker Hand; es mit Gegenständen legen; körpergroß darstellen und positiv/negativ besetzte Zonen markieren; emotional besetzte Bereiche darstellen (Wo wohnt die Angst, Wut, Trauer etc.?); aus Ton einen Menschen formen
- Spiegelübungen: Was sehe ich? Wie sehe ich mich?; sich anschließend selber be-greifen und ertasten; den Unterschied von Sehen, Empfinden und Erleben über das Sich-selbst-Erforschen herausarbeiten, aus dem eine Selbstannahme erwachsen kann

Hinweis: Bei der Arbeit am Körperbild vorsichtig sein; es könnte zu konfrontativ wirken. Nicht bewerten, nicht deuten, unbedingt *würdigen!*
Hilfreich ist es, Fotos zu machen, wenn es erlaubt ist – dies hilft Patientinnen und Therapeutin, den Prozess zu dokumentieren und zu realisieren. Realitätsprüfung ist äußerst wichtig! Alle Angebote, die bisher beschrieben wurden, helfen, sich als eigene Person zu erleben.

Störungen in der Entwicklung der eigenen Identität: Wer bin ich und wie bin ich in der Welt?

KBT-Angebote dazu:

- Arbeiten mit dem eigenen Namen (malen, schreiben, rufen etc.)
- »Ich«-, »Du«-, »Wir«-Erfahrungen in der Gruppe
- wählen und entscheiden
- sich für etwas einsetzen, für jemanden einsetzen
- führen und folgen, Verantwortung für jemanden übernehmen
- weggehen und wiederkommen
- Nähe – Distanz ausprobieren, regulieren
- verbinden und trennen
- Hingabe und Widerstand; anlehnen – allein stehen
- eigene Stimme haben, Stimmrecht, Stimme erheben: »ja« – »nein«, be-stimmen – bestimmt werden

- stehen, Standort einnehmen; Standpunkt behaupten, Wider-Stand leisten, eigenen Weg gehen etc.
- »Ich kann, ich will, ich muss«: die verschiedenen Aussagen körperlich erleben, ausprobieren
- meine Geschlechtsidentität (Wie und wo erlebe ich mich weiblich, männlich etc.?) durch Wählen von Gegenständen symbolisieren; ausprobieren: Wie bewegt sich ein Mann, wie eine Frau?
- Männerhaus bauen, Frauenhaus bauen, Kinderhaus bauen
- Wo bin ich jetzt, wo will ich hin?; Nahziele – Fernziele – Übergänge etc.

13.5 Zusammenfassung und abschließende Bemerkungen

Die KBT-Arbeit mit dieser Patientinnengruppe ist immer wieder eine Herausforderung, aber es lohnt sich, sie anzunehmen.

- Die Versöhnung und das wachsende Verständnis mit sich, dem eigenen Körper und den Elternfiguren – den internalisierten und den realen Eltern – kann möglich werden.
- Die Betroffenen können ihr eigenes Leiden fühlen lernen, sich in das Leiden anderer hineinversetzen, so auch lernen, mit eigenen Enttäuschungen und Frustrationen auf der psychischen Ebene umzugehen und sie nicht autodestruktiv auf der Körperebene über ihr gestörtes Essverhalten auszuagieren.
- Sichtbare therapeutische Fortschritte werden deutlich, wenn die Patientinnen in der Lage sind, neue Freundschaften zu schließen, sich ins soziale Geschehen wieder aktiv einbringen, Interessen und Neugier sich wieder melden. Wichtig ist, dass sie ein realistisches Selbstbild von sich bekommen und akzeptieren lernen.

»Der Körper vermittelt seine Geschichte bodenloser Verlassenheit-Leibferne. Der Körper ist keine Herberge, kein Zuhause, sondern ein Käfig, der mühsam fest zurückhält, was den Innenraum bewegt. Der Konflikt zwischen Können und Wollen, zwischen Insuffizienz und Omnipotenz lässt eine ›Entzweiung mit sich selbst‹ entstehen.« (Loos 1986)
Diese Entzweiung mit sich selbst aufzulösen ist das Ziel der Arbeit mit der Konzentrativen Bewegungstherapie.

Literatur

- Bruch H (2001). Essstörungen. Zur Psychologie und Therapie von Übergewicht und Magersucht. 8. Aufl. Frankfurt/Main: Fischer.
- Ermann M (1995). Psychosomatik und psychotherapeutische Medizin. Stuttgart: Kohlhammer.
- Loos G (1986). Spiel-Räume. Stuttgart: Gustav Fischer.
- Winnicott DW (1984). Vom Spiel zur Kreativität. 4. Aufl. Stuttgart: Klett.

Empfohlene Literatur

- Asper K (1990). Verlassenheit und Selbstentfremdung. München: dtv.
- Becker H (1997). Konzentrative Bewegungstherapie. Gießen: Psychosozial.
- Bruch H (1980). Der goldene Käfig. Frankfurt/Main: Fischer.
- Bürgin D (2001): Bemächtigung und Tod in der Adoleszenz. Psyche Sonderheft; 55, H. 9/10.
- Carl A (1995). Magersucht – eine Herausforderung für die KBT. Konzent Bewegungsther; H. 25.
- Dolto F (1987). Das unbewusste Bild des Körpers. Weinheim u. a.: Quadriga.
- Dornes M (1993). Der kompetente Säugling. Frankfurt/Main: Fischer.
- Downing G (1996). Körper und Wort in der Psychotherapie. München: Kösel.
- Feiereis H (1985). Diagnostik und Therapie der Magersucht und Bulimie. München: Marseille.
- Gräff Ch (2000). Konzentrative Bewegungstherapie in der Praxis. 3. Aufl. Stuttgart: Hippokrates.

- Herzog W, Munz D, Kächele H (2004). Essstörungen. Therapieführer und psychodynamische Behandlungskonzepte. 2. Aufl. Stuttgart, New York: Schattauer.
- Hoffmann, Hochapfel (2004). Neurotische Störungen und Psychosomatische Medizin. Mit einer Einführung in Psychodiagnostik und Psychotherapie. 7. Aufl. Eckhardt-Henn A, Heuft G, Hochapfel G, Hoffmann SO (Hrsg). Stuttgart, New York: Schattauer.
- Klessmann E, Klessmann H (1990). Heiliges Fasten – heilloses Fressen. Bern: Hans Huber.
- Küchenhoff J (1992). Körper und Sprache. Heidelberg: Roland Asanger.
- Montagu, A (1992). Körperkontakt. Stuttgart: Klett-Cotta.
- Schilder P (1923). Das Körperschema. Berlin: J. Springer.
- Selvini Palazzoli M (1982). Magersucht. Stuttgart: Klett-Cotta.

14 Neurotische Konflikte und Entwicklungsaufgaben

Heidi Lechler

Neurosen sind seelische Störungen. Neurotische Konflikte entstehen aus Sicht der Tiefenpsychologie aus Entwicklungsdefiziten und unverarbeiteten, unbewusst gewordenen Konflikten, die ihren Ursprung in der Kindheit haben. Die Disposition zur Konfliktpathologie wird durch eine Störung in der Konfliktbewältigung gebildet. In seinem Buch »Psychotherapeutische und psychosomatische Medizin« schreibt Michael Ermann (1999) hierzu:
»*Jede Lebensphase hat ihre typischen Entwicklungskrisen und Konflikte. Sie ergeben sich aus den wechselnden Lebens- und Entwicklungsaufgaben und werden je nach Entwicklungsstand verschieden verarbeitet.*« (S. 40)
»*Im Zentrum psychoanalytischer Krankheitslehre steht die neurotische Entwicklung. Diese ist eine Folge ungünstiger Erfahrungen und einer beeinträchtigten Erlebnisverarbeitung, die bis in die Kindheit zurückreicht.*« (S. 53)
Angststörungen und depressive Störungen gehören laut S. Ahrens und W. Schneider (2002) zu den häufigsten Erkrankungen in den modernen Industriestaaten und kommen entsprechend auch in der Praxis der Konzentrativen Bewegungstherapie am häufigsten vor. Daher habe ich meine beiden Fallbeispiele auch aus diesem Patientenkreis gewählt. Im ersten Teil meiner Arbeit beschreibe ich zunächst das von mir in langjähriger Praxis entwickelte Behandlungskonzept für Patienten mit neurotischen Konflikten. Im zweiten Teil wird der Fall einer Patientin mit einer Panikstörung beschrieben. Hierbei habe ich den Schwerpunkt auf die Erhebung der anamnestischen Daten (mit den Möglichkeiten der KBT) und auf die Psychodynamik gelegt. Im dritten Teil wird das Beispiel einer Patientin mit einer neurotischen Depression beschrieben. Darin schildere ich ausführlich den lebensgeschichtlichen Hintergrund zum Grundkonflikt sowie die Entwicklungsaufgaben und Entwicklungsschritte in der Therapie. Bei beiden Beispielen wird deutlich, worin der Grundkonflikt bestand, wie sich aufgrund einer Störung in der Konfliktbewältigung eine neurotische Konfliktpathologie entwickelt hat und wie es dann zur Symptomentwicklung kam.
In der Zusammenfassung gehe ich auf eine tiefenpsychologische Theorie zur Entstehung von neurotischen Grundkonflikten und deren Symptomen ein und stelle den Bezug zu meinem Behandlungskonzept dar.

14.1 Ganzheitliches Behandlungskonzept mit der KBT bei Menschen mit neurotischen Störungen

Von der körperbezogenen Diagnostik zu Entwicklungsmöglichkeiten und -förderung

Am Beginn einer Behandlung steht für mich eine sorgfältige Diagnostik, bei welcher spezifische Bereiche zum Körpererleben und zur Körpererfahrung überprüft werden. Bei der Patientengruppe mit neurotischen Störungen habe ich im Wesentlichen eine Auswahl der Bereiche gewählt, in denen häufig Störungen auftreten.

Aufgrund der Fragestellungen sowie der Beobachtung der Patienten entwickele ich die Behandlungskonzeption, die ich in den folgenden Abschnitten jeweils unter dem Stichwort »Behandlungsansatz – Ziele« erläutere und einordne.

Körpererleben

Fragestellungen:

- Wie wird der Körper in seiner Qualität und Struktur, in seinen Größenverhältnissen, einzeln und im Zusammenhang, in den Abständen zueinander wahrgenommen?
- Was wird als belebt, unbelebt, schmerzhaft oder störend erlebt?
- Ist die Rechts- und Linksseitigkeit vorhanden, wird sie einheitlich oder differierend erlebt, ist das Erleben realitätsangepasst, deutlich, gestört, unrealistisch, differenziert oder undifferenziert?
- Wie wird der Körper in den Größenverhältnissen erlebt? Der Realität entsprechend, vergrößert oder verkleinert, in seinen Konturen deutlich oder undeutlich?
- Ist der Körper emotional positiv oder negativ besetzt?

Hierzu einige beispielhafte Patientenaussagen:

> Patientin nach einer Leibarbeit in Bewegung und anschließend in der Ruhe: »Ich erlebe mich undeutlich, die rechte Seite ist ganz groß, die linke Seite schwach und klein.«
>
> Eine andere Patientin nach achtsamem Gehen durch den Raum: »Ich erlebe mich nur in meinem Kopf, alles andere ist wie abgeschnitten«, dabei machte sie eine Schneidebewegung mit der Handkante unterhalb vom Hals.

Vorgehensweise:

- Umrollen des Körpers mit dem Ball (Igelball, Tennis- oder Filzball).
- Abklopfen mit Gegenständen, weichen und/oder harten, runden, kantigen oder mit der flachen Hand, den Fingerknöcheln, der Faust usw.
- Wie werden die Grenzen und Konturen erlebt? Deutlich, im Zusammenhang, bis undeutlich, mit wenig oder keinem Zusammenhang?

> Nach dem Umrollen mit einem Filzball und anschließendem Nachspüren meinte eine Patientin: »Ich fühle mich jetzt gut in Form gefasst.«
>
> Eine andere Patientin erinnert nach dem Abklopfen: »Ich wurde häufig als Kind gestoßen und bekam kurze Klapse, Seitenhiebe auf Arme und Rücken. Es tat nicht sehr weh, hat mich aber innerlich sehr getroffen und verletzt, es war so lieblos.« (emotional negative Besetzung)

Behandlungsansatz – Ziele:
Die Erweiterung positiver Erfahrungen mit dem Körper ermöglicht eine Vermehrung positiver Körperselbstrepräsentanzen, die eine Verbesserung des Selbstwertgefühls und der Selbstakzeptanz bewirken.

Körperbild und Körperschema

Fragestellungen:

- Wird der Körper als Leib (beseelt) erlebt, ganzheitlich oder fraktioniert?
- Wie fühlt er sich an (Körperbild), wie funktioniert er in Ruhe und Bewegung (Körperschema)?
- Nach einer Veränderung der Körper- oder Sitzhaltung stellt sich die Frage, ob eine Veränderung in der Körperhaltung etwas in der Körperwahrnehmung verändert. Wie ist der Zustand vorher oder nachher, ist er differenziert, deutlich oder undeutlich?
- Welche Körperteile werden nur bruchstückhaft oder nicht so, wie sie real sind, wahrgenommen, undeutlich, wenig oder nicht präsent?

Vorgehensweise:

- Arbeit am Körperbild in der Bewegung und in der Ruhe, durch Kontakt mit Gegenständen, mit anderen Menschen. Paar- und Partnerarbeit, falls in einer Gruppe gearbeitet wird, sowie der Therapeutin (z. B. tonischer Dialog) in der Einzelarbeit.
- Danach folgt das Legen des Körperbildes mit Gegenständen oder das Malen des Körpers mit der rechten und der linken Hand, dabei eventuell Hervorheben von Problemzonen, z. B. mit Buntstiften.

Behandlungsansatz – Ziele:

durch die Angebote sollen sich die Sinnesempfindungen und die affektive Wahrnehmung verbessern, dadurch kann sich eine Verbesserung und Stärkung der Repräsentanzen vom Körperselbst ergeben. Wünschenswert wäre auch eine Stärkung der Selbstakzeptanz.

Hierzu ein Zitat von Pokorny et al. (1996, S. 50 f.):

»Durch vertieftes Körpererleben werden Bedingungen geschaffen, die zu neuen Sinnesempfindungen und zu neuer bzw. veränderter Körperbesetzung und verändertem Körperbild führen können. Insbesondere kommt es zu einer Veränderung der Wahrnehmung (neuer Konnex: neue Sinnesempfindungen und Erfahrungen, veränderter Gefühlsbezug) und somit zu einer Bewusstseinserweiterung im Sinne neuer Selbst- und Fremdkonzepte und damit einer Persönlichkeitserweiterung.«

> Eine Patientin mit Panikstörung hatte sich in der Luft hängend gemalt, der Boden unter ihr fehlte, sie hatte auch keine Füße. Bei der folgenden Arbeit an den Füßen, dem Durchkneten und anschließendem Belasten stellte sie erstaunt fest, dass sie fester auf dem Boden stand, mehr Sicherheit im Gehen erlebte. Diese Sicherheit erschien ihr auch im Hinblick auf ihren »Boden unter den Füßen« erstrebenswert und sie wolle daran arbeiten, ihr »Leben auf sicherere Füße« zu stellen.
> Zu einem späteren Zeitpunkt berichtete sie, sie spüre im Gehen immer wieder zu den Füssen und dem Boden unter ihnen hin, nehme verschiedene Qualitäten von Boden dabei wahr und erlebe ihre Füße als gut tragend und mehr und mehr zu ihr gehörend.

Leibliche Selbstwahrnehmung

Fragestellungen:

- Wie erlebt sich der Patient leiblich? Positiv, ambivalent oder negativ?
- Sagt er »ja« zu sich, »das bin ich, ich fühle mich ganz« oder »ich fühle mich nicht« oder »ich fühle mich nur teilweise«?
- Existieren so genannte weiße Flecken in der Körperlandschaft, sind Körperpartien emotional nicht besetzt, nur negativ oder teilweise negativ besetzt?

Vorgehensweise:

- Den Körper in Ruhe und Bewegung, im Sitzen, Liegen, Stehen, in seinen Veränderungen erleben.
- Körperspannung erfahren: gesunde Grundspannung, guter Tonus, oder ein Zuviel oder Zuwenig an Spannung (schlaff).
- Den Körper erfahren über das Ertasten, Abklopfen oder Ausstreichen, Kneten von Muskeln, Sehnen, Gelenken.
- Weiches und Hartes, Festes, Starres oder Flexibles am Leib erfahren und erspüren mithilfe von Gegenständen oder eigenen oder fremden Händen.

Behandlungsansatz – Ziele:

Durch die Angebote lassen sich Körperselbstrepräsentanzen erweitern, beleben, erneuern und/oder ergänzen. Die Selbstakzeptanz wird gefördert, sodass man sich so annehmen kann, wie man ist. Positive Besetzung des Selbst entsteht durch positive Erfahrungen mit dem Leiblichen.

Handeln und Erfahren, aktiv – passiv

In diesem Bereich geht es um die Unterscheidung der Wirkung von eigenem Handeln und/oder dem Behandelt-Werden durch die Therapeutin oder eine Gruppenteilnehmerin. Erlebt werden die Unterschiede zwischen dem Annehmen, wenn ich etwas gemacht bekomme, bzw. dem selbständigen Tun, Handeln und Aktiv-Werden, wobei eine Annäherung an den Grundkonflikt von Autonomie und Abhängigkeit sowie dessen Bearbeitung möglich wird.

Vorgehensweise:
Das Thema »aktiv – passiv« kann auf den Ebenen von Bewegen und Bewegt-Werden, Berühren und Berührt-Werden, Anlehnen, Abdrücken, Halten und Gehalten-Werden usw. weitergeführt werden. Im Auswählen von Gegenständen, im eigenen Handeln, Äußern von Wünschen und Bedürfnissen sollte die Therapeutin den Patienten eigene Entscheidungen ermöglichen. Gestaltungen mit KBT-Materialien von Szenen aus dem Alltagsleben, konfliktbeladenen Situationen, der Erfahrung vom Raum und den Grenzen, dem eigenen Raum oder den Körpergrenzen können erhellend wirken im Hinblick auf Konflikte und ihre Lösungsschritte.

Behandlungsansatz – Ziele:
Fördern von Selbständigkeit und Selbstverantwortung, Erweiterung der sozialen Kompetenzen, Fixierungen (körperlich und emotional) und Handlungsblockaden werden erfahrbar und dadurch der Behandlung zugängig.

Raum und Raumerfahrung

Die dritte Dimension räumlichen Erlebens wird von den Neurotikern normalerweise erreicht. Im Gegensatz zu den so genannten Ich-strukturell gestörten Patienten kann sich der Neurotiker auf hohem Strukturniveau gut in allen drei Dimensionen (Plastizität und Tiefendimension) räumlich erleben, bewegen und in der Bewegung erfahren (oben, unten, ventral, dorsal, bilateral).

Fragestellungen:
- Welche Einschränkungen werden bei der Erkundung des Raumes deutlich? Ist er zu weit (agoraphobisch), kommt sich die Patientin zu verloren vor im Raum, zu eng (klaustrophobisch), fühlt sie sich eingeengt, erdrückt?
- Wie werden die Körperinnenräume und die Körpergrenzen erlebt?
- Wie wird die Abgrenzung zwischen Innen- und Außenraum erlebt?
- Wie sind die unterschiedlichen Wahrnehmungen bezüglich der Abstände zu Gegenständen, Raumgrenzen und anderen Personen?
- Taucht ein Konflikt im Erleben von Nähe und Distanz in Bezug auf die Therapeutin und/oder andere Teilnehmerinnen auf?

Vorgehensweise:
Zum Ausprobieren der momentan stimmigen Distanzen (durch Annähern und Abstand-Nehmen), des Tempos (z. B. beim Gehen im Raum), der Kraft, des Druckes (z. B. beim Auftreten, durch Beschweren des Körpers mit Sandsäckchen oder anderen Gegenständen) sollte angeregt und ermutigt werden. Die Arbeit am Stand, dem Gleichgewicht, der Stellung des Körpers im Raum (kinästhetische Wahrnehmung), der Umgang mit den Zwischenräumen, mit dem Raum zwischen zwei oder mehreren Personen, eventuell auch mit Gegenständen (intermediärer Bereich nach Winnicott 1990) ergänzen und differenzieren die Raumerfahrungen.

Behandlungsansatz – Ziele:
Es geht darum, den durch die Fixierung auf die Symptomatik oft sehr stark eingeschränkten Handlungsraum (insbesondere bei Angst- oder Zwangsneurotikern) zu erweitern und neue Handlungs- und somit auch Erlebnisräume zu erschließen. Man sollte den Patienten ermutigen, neue, bisher vermiedene Entwicklungsschritte nachzuholen, sich darauf einzulassen,

um so die durch zu viel Denken, Grübeln oder Zerreden aufgebauten »Handlungsblockaden« abzubauen, um evtl. über das Probehandeln zum situationsangepassten Handeln zu kommen. Durch die Erweiterung und Differenzierung des Selbsterlebens, durch die Arbeit am Leib, den Körperinnenräumen und den Körpergrenzen wird es den Patienten möglich, aus der Regression in die Progression zu kommen.

Eine depressive Patientin stellte bei der Gestaltung ihres eigenen Platzes fest, dass sie keinen eigenen Raum in der großen Wohnung der Familie besaß. »Jeder in der Familie hat einen Raum, mein Mann sein Arbeitszimmer, die Kinder ihre Kinderzimmer. Mir bleibt nur die Küche oder das Schlafzimmer zum Ausweichen, wenn abends die Familie im Wohnzimmer vor dem Fernseher sitzt.« Sie war darüber sehr erstaunt und fast beschämt, dass ihr dies bisher noch nicht aufgefallen war. Nachdem sie in der KBT-Stunde ihren eigenen Raum ausgestaltet hatte (Probehandeln), räumte sie die Wohnung um (Probehandeln wird zum Handeln). Aus dem gemeinsamen Schlafzimmer wurde ihr Zimmer mit einem gemütlichen Bettsofa, ihr Mann war bereit, ein ähnliches Bett in seinem Zimmer aufzustellen. So konnte das Ehepaar wählen, wo sie gemeinsam schlafen wollten oder ob jeder von ihnen allein in seinem Zimmer nächtigen wollte. Diese Umgestaltung führte sogar zu einer Neubelebung ihres Sexuallebens.

Wahrnehmung

Fragestellung:

- Wo erlebt sich der Patient bezüglich seiner Wahrnehmung in seinen Erlebnis- und Reaktionsweisen sowie in seiner Beziehungsgestaltung und Spannungsregulation (neurotisch) eingeengt?
- Wo ist die Wahrnehmung verzerrt im Hinblick auf die Realerfahrung, z. B. bei Patienten bei einer Panikattacke, oder bei einer Zwangshandlung, z. B. bei Zwangsneurotikern?

Vorgehensweise:

Die Arbeit an den Sinnen ermöglicht vielfältige neue Sinneseindrücke, wie z. B.

- Erfahrungen mit geöffneten und geschlossenen Augen,
- Hör- und Klangerfahrungen,
- Ertasten und Erfühlen des eigenen Körpers mittels eigener oder fremder Hände bei Paar- oder Partnerarbeit (den sog. belebten Objekten) oder über Gegenstände, Boden, Wand, Decke usw. (den sog. unbelebten Objekten),
- Erfahrungen mit dem Riechen und Schmecken.

Behandlungsansatz – Ziele:

Lebenssinn und Sinnlichkeit sollen geweckt oder wiederbelebt werden. Es soll ermöglicht werden, Empfindungen (Körpergefühle) und Emotionen wahrzunehmen und zu äußern, in Sprache zu setzen, das heißt den Symbolisierungsvorgang zu aktivieren. Durch eine differenziertere Körperwahrnehmung wird eine Bewusstseinserweiterung im Sinne von verbessertem Selbstverständnis, Selbstvertrauen und Selbstsicherheit ermöglicht, die zu einem verbesserten Identitätsgefühl verhelfen kann. Dadurch wird die Integration von abgespaltenen und unterdrückten, unverarbeiteten Gefühlen sowie schweren, traumatischen Erfahrungen aus der Lebensgeschichte in das Selbst ermöglicht im Sinne von Annehmen und Integrieren, Akzeptieren als zugehörig zu sich und zu seinem Leben.

Beziehungserfahrungen, die therapeutische Beziehung

Fragestellungen:

- Wie lebt der Patient in seinen Beziehungen?
- Bestehen Abhängigkeitsbeziehungen und wie wirken sich diese auf die Autonomie des Patienten aus, z. B. auf seine Eigenständigkeit, seine Fähigkeit, Konflikte zu lösen, eigene Entscheidungen zu treffen usw.?

Behandlungsansatz – Ziele:
Die Therapeutin sollte die korrigierenden Beziehungserfahrungen ermöglichen, sodass die Patienten frühe und spätere frustrane Erfahrungen mit den Objekten (z. B. den Eltern, Mitschülern, Partner, Chefs usw.) abbauen oder sie als weniger bedeutend im Hinblick auf die neuen guten Erfahrungen erleben können.

Vorgehensweise:
Zentral ist die **Über-Ich-entlastende Arbeit**. Die Patienten sollen durch spezifisches Üben im schützenden Rahmen der Therapie daran arbeiten, konfliktfähiger zu werden. Die therapeutische Beziehungsgestaltung ist in der KBT die Grundvoraussetzung und der Boden für die nötigen Entwicklungsschritte des Patienten zur Nachreifung und Gesundung. Sie ist gewährend, tolerant, freundlich, aber auch aufmunternd, stützend und haltend – weniger kritisch oder rezeptiv. Es sollte das Erleben und Ausdrücken von Emotionen – auch negativen – ermöglicht werden, wobei die für die Neurotiker typische Versagens- und Verlustangst – Angst vor Liebes- und Aufmerksamkeitsentzug – in der therapeutischen Beziehung immer zur Bearbeitung im Auge behalten werden sollte, ebenso die Ebenen von Übertragung, Gegenübertragung und Widerstand. Im Hinblick auf die Gegenübertragung der Therapeutin ist es für den Prozess oft förderlich, wenn die Therapeutin ihre Gegenübertragungsgefühle (konkordante oder komplementäre Gegenübertragung) dem Patienten mitteilt.
In der KBT kann die Arbeit an der Beziehung auch auf der Symbolebene über szenische Gestaltungen (präsentative Symbolik) mit Gegenständen erfolgen, wobei innere Prozesse sichtbar und damit begreifbar werden. Hier wird verständlich, wie der Patient kommuniziert und wo seine Probleme liegen, z. B. immer zu kurz zu kommen, nie das Richtige zu erhalten, nicht gut genug und geliebt genug zu sein usw. Auf diese Weise lässt sich auch die therapeutische Beziehung gut darstellen, die intermediären Erfahrungsbereich (nach Winnicott 1990), wobei in der Gestaltung und durch die Wahl und Platzierung der Gegenstände primärprozesshaftes Material auftauchen kann.
Bei der Paar- und Partnerarbeit, dem Anfassen und Berühren wird Beziehung greifbar und es können aktuelle, aber auch zurückliegende Beziehungsthemen leibnah und leibhaftig erlebt und ausgeführt werden, wie Annähern und Rückzug, Nähe und Distanz, Festhalten, Lösen und Loslassen, Einlassen und Abgrenzen usw., was für die Patienten mit Autonomie- und Abhängigkeitskonflikten von großer Bedeutung ist. Man muss dabei beachten, dass über das Anfassen und Berühren sehr früh Übertragungen deutlich werden, die man sofort aufnehmen und bearbeiten sollte.

In einer Patientengruppe einer psychiatrisch-psychosomatischen Klinik bot ich eine Partnerarbeit an mit dem Thema »Ich zeige dir deinen Rücken mit meinen Händen«. Eine Patientin brach plötzlich ab und ich sprang schnell für sie ein. Ihre Partnerin saß auf einer Decke, ich setzte mich hinter sie und begann ihr ihren Rücken durch Stützen und Berührung mit leichtem Druck zu verdeutlichen (Körperdialog). Während der Arbeit merkte ich, wie sie förmlich unter meinen Händen erstarrte. Ich schloss meine Arbeit ab und sprach meine Beobachtung an.
Die Patientin sagte, ich hätte so kalte Hände gehabt wie ihre Mutter. Unter Tränen berichtete sie, dass für sie schlimme Erinnerungen hochgekommen wären. Sie hätte als Kind so wenig Wärme bekommen. Der ältere Bruder wäre von der Mutter immer bevorzugt worden, hätte *die* Liebe erhalten, nach der sie sich sehnte und die sie nicht bekam.
Im nachfolgenden Gespräch erhielt sie dann viel Zeit und Aufmerksamkeit von mir und den anderen Gruppenteilnehmerinnen, um diese frühen Erfahrungen zu äußern und auch die negative Übertragung auf mich zu bearbeiten. Sie wünschte sich, von mir gehalten zu werden, und die Gruppenteilnehmerinnen sollten dabei um sie herum sitzen (sie wollte vermutlich einmal Mittelpunkt sein). Danach sagte sie zu mir: »Sie haben zwar kalte Hände, haben mir aber trotzdem das Gefühl gegeben, beachtet und geschätzt zu werden.«

In einem anderen Fall wurde wiederum über meine Hände am Rücken einer depressiven Patientin durch die Berührungsarbeit eine Übertragung ausgelöst, diesmal jedoch eine positive Übertragung:
Ich bemerkte, während ich ihren Rücken mit leichtem Druck behandelte, wie ein Zucken durch ihren Leib ging und sich ihr Rücken unter den Bewegungen meiner Hände zusehends zu entspannen schien. Die Patientin meinte in der anschließenden Besprechung, es sei von meinen Händen aus so viel Wärme geflossen, dass sie das Gefühl habe, das Eis und die vielen eingefrorenen Gefühle hätten zu schmelzen begonnen, sie könne endlich wieder weinen. Dabei liefen ihr die Tränen über das Gesicht.

14.2 Beispiel einer Patientin mit einer Panikstörung

Zur Phänomenologie

Anhand eines Behandlungsprotokolls möchte ich typische Merkmale und Verhaltensweisen einer Patientin mit einer langjährigen Panikstörung (ICD-10: F 41.0, ehemals Angstneurose) aufzeigen. Die Störung von Frau H. basierte auf seelischen Traumatisierungen, unverarbeiteten, unbewussten (frühkindlichen) Konflikten, die zu einer Konfliktpathologie führten, sodass die anstehenden Lebensaufgaben und Entwicklungsschritte nicht angemessen bewältigt und gelöst werden konnten. Durch die Arbeit mit der KBT konnte sie trotz ihres therapieuntypischen Alters (59 Jahre) wichtige Erkenntnisse und Entwicklungsschritte nachholen, was zur Stabilisierung ihres Selbst und zu vermehrter Autonomie in ihren Beziehungen führte. Nach Abschluss der Behandlung war sie symptomfrei und fühlte sich gesünder.

Die Patientin begrüßt mich fast überschwänglich, verkündet mit lauter Stimme und lebhafter Gestik, wie froh sie sei, so bald einen Termin bei mir bekommen zu haben. Unter Tränen berichtet sie mir, dass sie vor ein paar Tagen einen so schlimmen Angstanfall bekommen habe, dass man sie mit dem Notarztwagen, den ihre Haushaltshilfe gerufen hatte, ins Krankenhaus gebracht habe. Die Beine hätten ihr versagt, sie habe keine Luft mehr bekommen, am ganzen Leib gezittert, das Herz habe ihr bis zum Hals hinauf geschlagen, Schweißausbruch, der Blutdruck sei auf 210 angestiegen. Der Notarzt habe Valium® gespritzt. Es sei so schrecklich gewesen, sie habe sterben wollen, sich auch geschämt. Sie versteife sich aus Angst vor dem nächsten Anfall völlig, traue sich nicht mehr alleine aus der Wohnung zu gehen. Ihrem Mann falle sie damit auf die Nerven.
Während ihres Berichtes klammert sich Frau H. an den Armlehnen ihres Sessels fest, als würde sie ertrinken. Ihre Gesichtszüge sind unruhig, um den Mund herum zuckt es, die Augen sind weit aufgerissen. Sie atmet völlig verkrampft, ringt schwer nach Luft, vor allem kann sie nur stockend ausatmen. Ihre Füße hat sie haltsuchend umeinander geschlungen. Sie wirkt wie getrieben und sehr verunsichert.
Ich beginne sofort mit ihr zu arbeiten, indem ich ihr vorschlage, ihre Beine zu lösen und zwei- bis dreimal ihre Füße fest und deutlich auf den Boden aufzusetzen. Danach schlage ich vor, diese mit leichtem Druck gegen den Boden abzurollen, von hinten nach vorn und von vorn nach hinten, auch einmal über die Innen-, dann wieder über die Außenkante. Ich erkläre ihr, dass es darum geht, ein Gefühl dafür zu bekommen, dass sie den Boden unter den Füßen als fest und haltgebend erspüren kann, sodass sie mittels Druck und Gewichtsverlagerung wieder »Boden unter die Füße« bekommen kann. Danach lege ich zwei warme Bohnensäckchen auf ihre Füße, um das Eigengewicht zu verstärken, ihr »mehr Gewicht« zu geben.
Inzwischen geht auch ihr Atem wieder etwas regelmäßiger. Sie atmet jedoch immer noch sehr verkrampft aus, drückt den Bauch dabei heraus, anstatt die Bewegung vom Zwerchfell her fließen zu lassen, sodass sich die Bauchdecke beim Ausatmen entspannen kann. Sie meint dann auch:

»Ich atme wohl verkehrt herum.« Dadurch gerät sie immer wieder in Luftnot. Ich lasse sie die Hände aufs Zwerchfell legen und spüren, wohin sich die Bauchdecke bewegt. Als es nicht so recht klappen will, schlage ich ihr vor, mich dabei zu beobachten und dann wie in einem Spiegel mitzumachen, indem sie meine Bewegungen verfolgt. Zu einem späteren Zeitpunkt könnte ich mit meinen Händen an ihr arbeiten, im Moment ist mir dies noch zu früh, weil zu nah.

Anamnestische Daten

Zum Kennenlernen KBT-relevanter anamnestischer Daten schlage ich in einer weiteren Stunde eine szenische Gestaltung des Lebensweges mit KBT-Materialien vor. Dies ist bei Patienten mit ausreichend gut erreichter Symbolisierungsfähigkeit möglich, was bei den meisten Patienten mit Neurosen auf höherem sowie mittleren Strukturniveau angenommen werden kann.

Mit einem Tau wird der Weg mit seinen Windungen und Verknotungen gelegt, danach mit Gegenständen wichtige Ereignisse und Begebenheiten dargestellt, symbolisiert.
Frau H. berichtet, sie sei ein Wunschkind gewesen. Der Vater war als Soldat im Zweiten Weltkrieg auf Heimaturlaub. »Falls mir etwas zustößt, hast du wenigstens ein Andenken an mich«, meinte er, nachdem die Mutter ihm die Schwangerschaft mitgeteilt hatte. Die Patientin legt als Symbol hierfür ein weiches, flauschiges Entchen für sich und eine Schere für die Durchtrennung der Nabelschnur hin. Die Mutter-Kind-Beziehung sei »sehr, sehr symbiotisch« gewesen, dafür wird ein großer roter Reifen gelegt.
Die Kindheit verlief in der Obhut von Mutter und Großeltern, wobei der Opa (sicher ein Vaterersatz für sie) verstarb, als sie 4–5 Jahre alt war. Diesen geliebten Opa stellt sie durch einen gutmütig aussehenden Teddybären dar und meint, dass sie noch heute in Gedanken oft mit diesem Opa spreche, als wäre er ihr nah. Als sie 5–6 Jahre alt war, kehrte der Vater aus der Gefangenschaft zurück, ein ernster, verschlossener Mann, der sich schwer tat, sich wieder an einen Familienalltag zu gewöhnen. Sie sei entsetzlich erschrocken, als dieser große, fremde Mann vor ihr stand, und habe viel Angst vor ihm gehabt, was ihn sehr enttäuscht haben musste. Sie entschuldigt sich hierfür mit den Worten: »Papa, es tut mir so leid für damals« bei ihm und stellt einen Elefanten für ihn mit der Bemerkung hin, das seien ja sehr kluge Tiere und der Vater sei ein charakterlich einwandfreier Mensch gewesen: Sie hat noch heute Schuldgefühle und Gewissenskonflikte.
Die Schule verlief meist problemlos. Es gab für einen »heiß verehrten Lehrer«, wieder einen Teddybär als Symbol, offenkundig auch ein Vaterersatz. Mit 17 Jahren lernte sie ihren um 6 Jahre älteren Mann kennen (als Symbol wählt sie auch für ihn einen Teddybären), mit 20 Jahren heiratete sie ihn. Der Mann kam aus einer angesehenen Politikerfamilie. Sie macht in das Seil einen dicken Knoten und legt einen schweren Holzklotz für den Familienclan hin, dem sie sich als junge Frau hilflos ausgeliefert sah. Alles sei von der Familie bestimmt worden, der Mann stand total unter diesem Einfluss und sie fühlte sich zunehmend einsamer nach der Geburt des ersten Kindes, welches sie mit einem bunten Plüschball darstellt.
Es folgten zwei weitere Kinder, für die sie kleine bunte Bälle legt. Für das Auf und Ab ihrer Ehe legt sie das Seil in große Windungen. Belastende Ereignisse waren für sie der lebensgefährliche Unfall des Ältesten, als dieser mit 6 Jahren auf dem Zebrastreifen angefahren wurde, was ihr Selbstvorwürfe sowie offene und versteckte Vorwürfe der Familie einbrachte. Nur wenige Wochen später folgte ihre Gebärmutteroperation. Für diese »schweren Prüfungen« wird ein dicker Knoten ins Seil gemacht und ein großer Stein gelegt. Dabei ist die Patientin emotional sehr bewegt, weint heftig in der Erinnerung an diese »Schicksalsschläge«. Damals traten zum ersten Mal Panikattacken auf. Sie kam als Notfall in die Klinik und erhielt dort Limbatril®. Von den Tabletten wurde sie abhängig. Es begann ein Leidensweg, bis sie das wieder »im Griff« hatte. Kurz darauf begannen

bei ihrem Mann depressive Verstimmungen. Ursache sei ein schwelender Vater-Sohn-Konflikt gewesen, der sich infolge beruflicher sowie familiärer Konflikte manifestierte. Es folgte ein Umzug, der Wegzug aus dem Haus der »mächtigen« Schwiegereltern, dafür legt sie symbolisch ein großes rotes Auto hin. Es fällt ihr nicht leicht, über ihre Lebensenttäuschung zu sprechen, dass ihr Mann zwar lieb war, aber unfähig, sie gegen die Übergriffe der Schwiegerfamilie zu beschützen, die sie immer wieder spüren ließ, dass die Heirat des Sohnes für sie eine »Mesalliance« sei, was ihrem ohnehin schwachen Selbstbewusstsein immer wieder einen Schlag versetzte.
Ein Motorradunfall des zweiten Sohnes löste vermehrte Ängste und Panikattacken aus. Als Symbol hierfür legt sie ein Spielzeugmotorrad und macht wiederum einen dicken Knoten ins Seil. Hier habe sie sich gesagt, dass es so mit ihr nicht mehr weitergehen könne. Sie habe sich so hilflos und durch ihre Angst völlig eingeengt gefühlt, dass sie sich entschloss, eine Therapie zu machen und so sei sie zu mir gekommen. Sie sei voll Hoffnung und betonte, sie habe viel Vertrauen in unsere Arbeit, dass sie es mit meiner Hilfe schaffen könnte, ihr Leben wieder in den Griff zu bekommen (beginnende positive Übertragung).

Zur Psychodynamik

Die enge Anbindung (symbiotisch, wie sie sagt) an die Mutter wurde in ihrer Intensität wohl erst möglich, bzw. noch verstärkt, da der Vater infolge von Krieg und Gefangenschaft für eine adäquate ödipale Anbindung nicht zur Verfügung stand. Das führte zu mangelnder Objektkonstanz, mangelnder Verinnerlichung stabiler guter Objektrepräsentanzen. Der geliebte Opa verstarb relativ früh, viel zu früh für sie. Er bot sich offensichtlich als eine Art gutes Vaterobjekt an, jedoch konnte von dem Kind diese gute Objektbeziehung nur unvollständig internalisiert werden, die Selbstrepräsentanzen konnten sich nicht stabilisieren, blieben labil, weshalb sie auch immer wieder auf äußere Selbstobjekte angewiesen war, wie z. B. den verehrten Lehrer. Die späte Rückkehr des vermissten Vaters als völlig Fremdem aus der Gefangenschaft, der ihr die Mutter, die sie bislang ausschließlich »besaß«, streitig machte, verstärkte ihre Angst vor Liebesverlust, sie geriet in einen Loyalitätskonflikt, was ihr noch heute Schuldgefühle macht (siehe ihre Entschuldigung beim Legen des Symbols für den Vater).
Die frühe Bindung an einen Ehemann ließ sie nicht die wichtigen Ablösungs- und Verselbstständigungsschritte machen, sie blieb weiterhin von einem sicherheitsspendenden Objekt abhängig, jetzt dem Ehemann. Als es später darum geht, den nötigen Entwicklungsschritt zu vermehrter Verantwortung und Selbstständigkeit zu tun aufgrund der depressiven Erkrankung des Ehemannes und dessen monatelangen Klinikaufenthaltes (Trennung vom sicherheitsspendenden Objekt), fühlt sie sich in der Wiederholung der frühkindlichen Mangelerfahrung allein gelassen, verlassen und vom geliebten Objekt enttäuscht (Wiederholung der frühen Objektverlustangst sowie ein Wiederauftauchen der unbewussten Angst vor Selbstverlust aufgrund mangelnder Objektkonstanz in der Kindheit). So kommt es infolge der Gebärmutteroperation sowie des lebensgefährlichen Unfalls des Sohnes zum Zusammenbruch der bislang noch funktionierenden Abwehr (Verdrängungsabwehr) und dem erneuten Ausbruch der schweren Angst- und Panikstörung, die ihr weiteres Leben stark einschränkt.
Durch diese schweren psychischen Belastungen, die von einer geschwächten Konfliktabwehr nicht mehr zu kompensieren sind, kommt es zu einer Reaktualisierung des alten verdrängten neurotischen Konfliktes (Objektverlustangst, Angst vor Selbstverlust), der sich in der neurotischen Symptomatik manifestiert.

Lösungsschritte und Ziele in der Behandlung bei Patienten mit Angststörungen

- Die Therapie sollte Ich-stärkend und Über-Ich-entlastend sein; sie sollte Objektsicherheit vermitteln, aber nicht zu neuen Abhängigkeiten führen. In der therapeutischen Beziehungsgestaltung sollte man daher vorsichtig sein. Die Therapeutin wird in der Übertragung die Rolle des sicherheitsspendenden Objektes bekommen. Im Verlauf der Entwicklung von Selbstsicherheit und Autonomie sollte aber die Bedeutung der Übertragungsbeziehung abgebaut bzw. reduziert werden, um über neue Erfahrungen mit dem Leiblichen als Ganzem, den belebten und unbelebten Objekten zu einer Erweiterung, Erneuerung und Neubildung von Repräsentanzen vom Körper, den Objekten und der Welt und so zu mehr Selbstbewusstsein zu gelangen.
- Wichtige versäumte Entwicklungsschritte zur vermehrten Selbstständigkeit und Selbstverantwortung sind nachzuholen. Autonomieentwicklung muss auch in der therapeutischen Beziehung ermöglicht werden.
- Der aktuell eingeschränkte Bewegungsraum soll sich in der Therapie öffnen und erweitern.

> Beim Gestalten eines eigenen, geschützten Raumes stellt die Patientin fest, dass sie sich in ihren selbst abgesteckten Grenzen kaum bewegen kann. Sie sieht ratlos und etwas ärgerlich aus. Erleichtert greift sie meinen Vorschlag auf, ihre Grenzen zu verschieben, den Raum zu vergrößern, was ihr offensichtlich gut tut, denn sie wirkt dabei aktiv, die Bewegungen sind sicher und schnell, ihre Gesichtszüge entspannen sich dabei zusehends. Danach setzen wir das Thema »mir mehr Raum nehmen« in die Bewegung um, in das Erfahren des Bewegungsraumes. Sie geht dabei erst etwas zögernd, dann zunehmend rascher, mit leichtem Schwingen der Arme durch den Raum. Ich mache sie auf die Gelenke aufmerksam, deren Beweglichkeit. Es ist wie »ein Sprengen meiner Fesseln«, stellt sie erleichtert und froh fest. Sie wirkt dabei bewegt und kraftvoll.

- Probehandeln und Handeln ersetzen in der Therapie das Grübeln, Zerreden und die Fixierung aufs Symptom.
- Die Patienten sollen mit Misserfolgen, auch Erfolgen konstruktiv umgehen lernen.
- Emotionale Ausdrucksmöglichkeiten und damit Entlastung für unterdrückte Gefühle wie Wut, Neid und Eifersucht sollen ermöglicht werden.

> Beim Gehen im Raum kommt bei der Patientin Ärger auf. Ich unterstütze sie darin, diesem durch Bewegung Ausdruck zu verleihen. Sie beginnt zu stampfen und mit den Armen, den Ellenbogen und Fäusten zu stoßen. Nach einigem Zögern versucht sie, mit ärgerlichen, kraftvollen Lauten diese Bewegungen aus dem verstärkten Atem heraus zu begleiten. Plötzlich bricht es wie ein Strom aus ihr heraus, der ganze, jahrelang unterdrückte Ärger, die Enttäuschung, Schmerz und Verzweiflung: »Ich habe mich nie auf jemanden verlassen können, auf niemanden. Es war für mich absolutes Ungeborgensein, vom Anfang meiner Ehe an. Warum habe ich es nicht besser in den Griff bekommen, dass ich mich jetzt im Alter so verkrampfe.« Nachdem sie wieder zur Ruhe gekommen war, meinte sie, es sei so befreiend, über ihre Enttäuschung jetzt reden zu können, sie habe sich immer so geschämt, die Gefühle weggedrückt. »Das ist jetzt ein wichtiger Schritt für mich gewesen. Ich muss es so akzeptieren, wie es war, auch meinen Mann, und versuchen, mein Leben heute besser in den Griff zu bekommen. Es ist meine Verantwortung, ob ich gesund oder krank bin.«

Hierzu möchte ich aus einem Artikel über »die Bedeutung der emotionalen Ausdrucksmöglichkeit« zitieren. Prof. Dr. G. Rudolf referierte anlässlich des Kongresses »Klinische Emotions-

forschung« über die Funktion von Emotionen, Emotionsstörungen und ihre Therapie:
»Für Psychotherapeuten der meisten Schulrichtungen ist es selbstverständlich, dass der therapeutische Prozess sehr viel Emotionales beinhaltet. So müssten sich Patienten mit neurotischen Störungen mit ihren beiseite gehaltenen Affekten konfrontieren und sie aushalten. [...] In diese Prozesse werden auch die Therapeuten unmittelbar einbezogen. Sie müssten häufig sehr heftige negative Impulse und Affekte, die von den Patienten ausgehen, annehmen und akzeptieren.« (Rudolf 2003a)

14.3 Konflikte und Entwicklungsstörungen bei Menschen mit depressiven Konflikten

»Im Zentrum der Psychodynamik depressiver Patienten steht der depressive Grundkonflikt (Rudolf 2003b), der als eine Disposition für die depressive Erkrankung angesehen werden kann. Die zentrale frühkindliche Beziehungserfahrung des depressiv-strukturierten Patienten ist die mangelnde Verfügbarkeit eines verlässlichen Gegenübers, der die interaktionellen Bedürfnisse des Kleinkindes feinfühlig beantwortet. Diese Erfahrungen des Verlassenwerdens und des Verlusts sind für den Patienten emotional unerträglich und mobilisieren den Wunsch, geliebt, versorgt und wertgeschätzt zu werden bei gleichzeitiger Überzeugung, dass die eigenen Wünsche und Bedürfnisse enttäuscht werden.« (Wöller u. Kruse 2005, S. 306)

Ein solches »Verlusterlebnis« lag als Auslösesituation aktuell bei einer 21-jährigen Patientin vor, die alle Zeichen einer depressiven Neurose (nach der ICD-10: Dysthymia, F 34.1) psychisch, psychovegetativ sowie somatisch schilderte. Es kam infolge einer emotionalen »Abkühlung« und größerer Distanziertheit des vordem aufmerksamen und liebevollen Partners, der sich wohl vermehrt seinem männlichen Freundeskreis zuwandte, zu einer Wiederholung des frühkindlichen, unbewussten Grundkonfliktes, einem Defizit an Liebe, Wertschätzung und Geborgenheit, und infolgedessen zu einem Gefühl der inneren Leere, Vereinsamung und Entfremdung, des Sich-nicht-mehr-zuge-hörig-Fühlens (Entwurzelungssyndrom).

Lebensgeschichtlicher Hintergrund zum Grundkonflikt

Als die Patientin 5 Jahre alt war, flüchteten die Eltern aus Rumänien nach Westdeutschland. Die Trennung von den Großeltern und der vertrauten Heimat erlebte sie schmerzlich und sie litt sehr unter diesem Verlust. Die familiären Verhältnisse wurden in den folgenden Jahren immer schlimmer und für sie uner-träglicher. Die Familie erlebte große Anpassungsprobleme, starke Belastungen wie Arbeitslosigkeit, Wohnungsnot und Leben an der Armutsgrenze. Sie mussten immer wieder Sozialhilfe in Anspruch nehmen. Es gab oft nicht genug zu essen. Der Vater wurde alkoholabhängig, die Mutter war völlig hilflos und zu schwach, um sich zu wehren. Es kam ständig zu Zank und Streit. Ein schreckliches Trauma war für sie, als der Vater eines Abends die Mutter schlug und anschließend im gemeinsamen Schlafzimmer vor ihren Augen vergewaltigte. Die Mutter schrie so schrecklich, dass sie sich und ihrer kleinen Schwester, die mit ihr das Bett teilte, die Decke über den Kopf zog und versuchte, der Schwester die Ohren zuzuhalten. Daraufhin machte sie ihren ersten Suizidversuch mit Schlaftabletten der Mutter, sie wollte nicht mehr leben. Sie war damals gerade 13 Jahre alt.

Zur Psychodynamik

Der Wegzug der Patientin aus der Heimat in ein ihr völlig fremdes Land, die dramatische Zuspitzung der familiären Misere, die emotionalen Frustrationen durch die Eltern, die mit ihren eigenen Problemen und ehelichen Konflikten völlig überfordert waren und ihre Bedürfnisse nach Liebe und Geborgenheit nicht erfüllen konnten, bewirkten eine tief greifende Verunsicherung in ihrem Selbstverständnis und Selbsterleben. Sie konnte keine ausreichend guten elterlichen Objekte internalisieren, ihre Selbstobjektentwicklung wurde unsicher, ambivalent.

Die Folge ist ein Gefühl von Sinn- und Wertlosigkeit, welches sie durch eine aufopfernde Haltung (Überidentifikation mit den Bedürfnissen anderer) den Menschen in ihrem Umfeld gegenüber zu kompensieren versucht. Enttäuscht ist sie immer wieder, wenn diese ihre »Selbstlosigkeit« nicht anerkennen. Auftauchende aggressive Gefühle werden unterdrückt aus Angst, die Anerkennung und Liebe der anderen zu verlieren. Ihre hohen Ich-Ideale, die strengen Gewissensnormen sowie die ständige Unterdrückung aggressiver Regungen in ihren Beziehungen lassen sie nur unter größten Anstrengungen die Anforderungen ihres Lebensalltages bewältigen.

Die Patientin übertrug ihre kindlichen Wünsche nach Liebe und Geborgenheit auf den Freund. Anfänglich entsprach er wohl auch ihren Idealvorstellungen, er verwöhnte sie, war immer präsent, erfüllte ihre Wünsche. Er scheint jedoch zunehmend damit überfordert zu sein und geht auf Rückzug, wendet sich den unkomplizierten »Kumpels« zu, enthält ihr vor, was sie so dringend benötigt. Dieser unerträgliche wachsende defizitäre Zustand wird von ihr als neurotische Wiederholung ihres unbewussten frühkindlichen Grundkonfliktes erlebt. Sie wird in ihrem Vertrauen zu sich und anderen, ihrem Selbstwertgefühl erneut tief enttäuscht. Die Aggressionen darüber richtet sie nicht nach außen, sondern gegen sich selbst.

Prof. Gerd Rudolf schreibt in seinem Lehrbuch zum depressiven Grundkonflikt:
»*Beim erwachsenen Menschen werden diese auf eine frühe Erlebniswelt bezogenen Bedürfnisse auf vielfältige Weise abgewehrt. Die Art der Abwehr und das Gemisch von depressiver Objektsuche und Objektenttäuschung bestimmen das spätere klinische Bild.*« (Rudolf 1993)

Entwicklungsaufgaben und Entwicklungsschritte in der Therapie mit depressiv gestörten Menschen

- Stärkung des Selbstwertgefühles und der Selbstakzeptanz. Arbeit an der Körperkontur-Struktur, am Körperbild und Körperschema, der leiblichen Selbstwahrnehmung, um eine Erweiterung der Körperselbstrepräsentanzen sowie deren positive Verstärkung zu erlangen. (vgl. S. 220 f.: Fragestellungen zum Körpererleben, zum Körperbild bzw. Körperschema und zur leiblichen Selbstwahrnehmung)
- Ermöglichen einer Über-Ich-Entlastung, keine Überforderung, Abbau der hohen Ich-Ideal-Ansprüche, Ausgleich zwischen den Triebansprüchen aus dem Über-Ich und dem Es
- Entlastung von Schuld-, Minderwertigkeits- und Schamgefühlen, Umdeuten von Selbstentwertungen und negativen Überzeugungen (Reframing)

Eine Patientin war mit zwei Freundinnen zusammen. Sie meinte, beide hätten über negativ über sie geredet, als sie sich kurz entfernt hatte. Als sie nachfragte, kam es zu einem kurzen Wortwechsel, bei dem ihr eine Freundin ihre schlechte Stimmung und ihre Überempfindlichkeit vorwarf.

Sie war sehr verletzt und äußerte: »Ich bin an allem schuld, mache alles falsch, mache immer alles kaputt, dabei will ich das gar nicht.« Entlastend war für sie, als ich ihr in der Therapie versicherte, dass sie gewiss nicht *immer* alles falsch mache, dass wir Fehler machen dürfen und etwas daraus lernen können, wenn wir – so wie jetzt sie – darüber nachdenken und uns um Veränderung bemühen. Es gehe nur nicht schnell, wir müssten Geduld mit uns haben (vgl. S. 223 f.: Beziehungserfahrung, therapeutische Beziehung, Über-Ich-entlastende Arbeit).

- Ermöglichen einer Affektentlastung namentlich aggressiver Art. Wahrnehmung und Bearbeitung auftauchender Schuld- und Schamgefühle (vgl. S. 223: Fragestellung zum Thema Wahrnehmung, Integration von abgespaltenen, unverarbeiteten und unterdrückten Gefühlen u. lebensgeschichtlichen Erfahrungen in das Selbst)
- Fördern von Autonomie und Selbstsicherheit sowie von eigenen Entscheidungs- und Wahlmöglichkeiten (vgl. S. 222 f.: Handeln und Erfahren, aktiv – passiv, selbstständiges Handeln; Raum und Raumerfahrung, Erweiterung der Handlungs- und Erfahrungsräume)
- Förderung neuer Beziehungserfahrungen, Erfahrung einer sicheren, stützenden, toleranten, gewährenden therapeutischen Beziehung. Ermöglichen eines Abbaus der altruistischen Haltung, Fördern der Bildung neuer positiver Objektrepräsentanzen, Abbau von Abhängigkeitsbeziehungen (vgl. S. 223 f.: Beziehungserfahrungen). Negative Übertragungen sind umgehend im Hier und Jetzt zu klären, Gegenübertragungen wahrzunehmen und zu analysieren. Eventuell sollte die Therapeutin ihre Gegenübertragungsgefühle dem Patienten zur Verfügung stellen. Vorsicht bei suizidalen Tendenzen; hier sind Krisenintervention und Absicherungen zu treffen.

14.4 Zusammenfassung

Neurotische Konflikte sind unbewusst gewordene, ungelöste konfliktreiche Erfahrungen, die aufgrund einer Störung in der Konfliktbewältigung bis in die präödipale bzw. ödipale Entwicklungsstufe zurückgehen können. Sie werden als Grundkonflikte bezeichnet, deren Inhalte verdrängt werden. Sie bewirken, dass spätere, thematisch ähnliche Konflikte – meist in den Beziehungen, im zwischenmenschlichen Bereich – ebenfalls auch nicht angemessen bewältigt werden können. Die betreffenden Personen bleiben jedoch in vielen Lebensbereichen relativ unauffällig.

Neurotisches Erleben und Verhalten unterscheidet sich im Wesentlichen vom »Normalen« nur in der Quantität. Es wird angenommen, dass neurotische Störungen mit seelischer Problematik (klassischer Begriff Psychoneurosen), deren Symptomatik überwiegend seelische Inhalte aufweist, aufgrund einer neurotischen Entwicklung bzw. Fehlanpassung entstehen. Bei der Symptombildung spricht man in der Sprache der Tiefenpsychologie davon, dass es sich um misslungene Konfliktlösungen, Kompromisse zwischen Abwehr und abgewehrten Erlebnisinhalten handelt. Dazu werden folgende Störungen gezählt (siehe Ermann 1999):

- depressive Neurose, heute Dysthymie
- Angstneurose, hypochondrische Neurose, Angst und depressive Störung gemischt
- Zwangsneurose
- dissoziative Störung
- schizoide Neurose

In Anwendung des von mir aufgezeigten ganzheitlichen, leib-seelischen Behandlungskonzeptes der KBT (von der körperbezogenen Diagnostik zu Entwicklungsmöglichkeiten und Entwicklungsförderung), können die oben aufgeführten neurotischen Störungen behandelt werden und versäumte Entwicklungsschritte nachträglich vollzogen werden, sodass es zu einer Entwicklungsförderung durch die Therapie kommt.

Literatur

- Ahrens S, Schneider W (Hrsg) (2002). Lehrbuch der Psychotherapie und Psychosomatischen Medizin. 2. Aufl. Stuttgart, New York: Schattauer.
- Ermann M (1999). Psychotherapeutische und psychosomatische Medizin. 3. Aufl. Stuttgart: Kohlhammer.
- Pokorny V, Hochgerner M, Cserny S (1996). Konzentrative Bewegungstherapie. Wien: Facultas Universitätsverlag.
- Rudolf G (1993). Psychotherapeutische Medizin. Stuttgart: Enke.
- Rudolf G (2003a). Die Bedeutung der emotionalen Ausdrucksmöglichkeit. Dtsch Ärztebl PP; Januar: 33.
- Rudolf G (2003b). Störungsmodelle und Interventionsstrategien in der psychodynamischen Depressionsbehandlung. Z Psychosom Med Psychother; 49: 363–76.
- Winnicott DW (1990). Reifungsprozesse und fördernde Umwelt, Geist und Psyche. Frankfurt/Main: Fischer.
- Wöller W, Kruse J (Hrsg) (2005). Tiefenpsychologisch fundierte Psychotherapie. Basisbuch und Praxisleitfaden. Stuttgart, New York: Schattauer.

15 Bewältigung traumatischer Ereignisse

Ulrike Schmitz

Die Konzentrative Bewegungstherapie als Traumatherapie hat in den letzten Jahren vermehrt Aufmerksamkeit erfahren. Dazu trugen sowohl die Bewährung der Methode in Einrichtungen im Traumatherapiebereich, Veröffentlichungen zur KBT-Traumaarbeit als auch die Verbreitung und praktische Darstellung in Vorträgen und Kursen auf Fachtagungen bei. An erster Stelle sei hier die Arbeit mit Folterüberlebenden genannt, wie sie schon seit 1992 am Zentrum für Folteropfer in Berlin und seit 1994 bei Refugio in München durchgeführt wird. In verschiedenen psychosomatischen und psychotherapeutischen Kliniken, die traumatherapeutisch arbeiten, findet sie in unterschiedlichem Umfang Anwendung. Auch viele freie KBT-Praxen arbeiten mit dieser Schwerpunktsetzung, was sich in der steigenden Zahl der traumaspezifischen Kurs- und Supervisionsangebote mit KBT niederschlägt.
Der folgende Überblick bezieht sich auf ein stationäres Traumatherapiekonzept, das seit 1996 für Patientinnen und Patienten mit Traumatisierungen am Klinikum Nürnberg erarbeitet wurde. Die grundlegenden Erwägungen können aber in jedem Setting wegweisend für die Adaptation der KBT an die Arbeit mit traumatisierten Menschen sein. Eine ausführliche Darstellung zur Modifizierung der KBT für die Traumatherapie liegt bereits vor (Schmitz 2004).

15.1 Grundvoraussetzungen für die Traumatherapie

Nach dem derzeitigen Wissensstand gibt es für die Arbeit mit traumatisierten Patienten einige Grundvoraussetzungen, die beachtet werden müssen, um Retraumatisierungen zu vermeiden. Das hat in der KBT-Traumaarbeit einen ausschlaggebenden Einfluss auf die Angebotsgestaltung und das spezifische Vorgehen bei der Therapieplanung. Da die KBT durch ihren leiborientierten Ansatz dafür prädestiniert ist, Körpererinnerungen dem Erleben zugänglich zu machen, die bisher dem Bewusstsein nicht zur Verfügung standen und sich eher in der unbewussten, automatisierten Beziehungsgestaltung ereigneten, liegt darin sowohl eine große Chance wie auch eine besondere Gefahr. Weit stärker als bei der KBT-Angebotsgestaltung mit nicht traumatisierten Menschen muss die Therapie hier darauf ausgerichtet sein, diesen »Erinnerungsvorgang« sorgsam zu handhaben, ihn eventuell zu begrenzen oder gar zu unterbinden oder ihn bewusst aufzusuchen, um Erinnerungsfragmente zu integrieren, je nach den Erfordernissen der einzelnen Therapiephasen.
Um von einer Traumatherapie sprechen zu können, müssen folgende Grundvoraussetzungen erfüllt sein:

- Es müssen Möglichkeiten geschaffen werden, dem Auftreten von somatosensorischen Rückblendeerinnerungen (Flashback) entgegenzusteuern und diese begrenzen zu können.

- Es müssen Möglichkeiten zur Selbstregulation angestoßen werden, aus Zuständen hoher emotionaler und vegetativer Erregung (Hyperarousal) oder Zuständen von stumpfem Desinteresse oder Handlungsunfähigkeit (numbing, freezing) bewusst herauszukommen und dabei eigene Kompetenz und Eigensteuerung zu erleben.
- Es müssen Möglichkeiten geschaffen werden, bewusst in traumatische Erinnerungen hineinzugehen unter Aufrechterhaltung der derzeitigen Realität, sie in der Dosierung zu steuern und sie einer Verarbeitung mit symbolischen Funktionen bis hin zur Sprache zugänglich zu machen, um sie damit ins autobiographische Gedächtnis integrieren zu können.
- Es müssen Möglichkeiten geschaffen werden, der unbewussten Wiederholung traumatisierender Beziehungsgestaltung entgegenzuwirken und damit neuartige oder an alten Ressourcen anknüpfende Beziehungs- und Handlungserfahrungen zu erleben.

Um dies erfüllen zu können, bedarf es einer sinnvollen Gestaltung des Settings, eines gut dosierten und gezielten Einsatzes der »Körperarbeit«, sorgsamer Handhabung des Übertragungsgeschehens und der Beachtung der spezifischen Anforderungen, die die einzelnen Therapiephasen stellen.

15.2 Spezifische Anforderungen an die einzelnen Therapiephasen

Im Folgenden werden vier Phasen des Therapieverlaufs vorgestellt, in denen die Schwerpunktsetzung der KBT-Angebote sehr verschieden gestaltet werden muss. Dabei ist die Phase der Traumaexposition nicht unabdingbar und nur für einen Teil der Patientinnen wirklich sinnvoll.

Die erste Therapiephase: »Sich ein Bild machen«

Neben der genauen Absprache über die Therapieziele dient die erste Therapiephase dazu, dass Therapeutin und Patientin sich ein vorläufiges, aber möglichst genaues Bild über das Leiden *und* die Ressourcen der Patientin sowie die Chancen der Therapie machen. Dabei soll deutlich und erlebbar werden, dass Erinnern steuerbar ist und eigene Ressourcen genutzt werden können, um Überflutungen mit traumatischem Material zu verhindern.

Dazu ist eine genaue **Exploration** notwendig, welche Flashback-Erlebnisse die Patientinnen bis dahin kennen und auf welchen Sinneskanälen sie sich hauptsächlich abspielen. Die bis dahin gemachten Erfahrungen über die auslösenden Triggerreize und die bisher gewonnenen Erfahrungen, Flashbacks zu vermeiden oder zu begrenzen, sind gleichermaßen wichtig.

Auf die Suche nach den **Ressourcen** muss besonderer Wert gelegt werden, da sie wichtige Ansatzpunkte zum späteren Ressourcenausbau liefern. Seien es positive Spuren im Objektbeziehungsgefüge oder derzeitige Unterstützungsmöglichkeiten im sozialen Netz, positive Inseln im Körper-Selbst, Fähigkeiten und Fertigkeiten oder noch so rudimentäre Selbstberuhigungsstrategien – alles kann ein Anknüpfungspunkt sein, um gefördert und ausgeweitet zu werden. Schon bei der Exploration führt dies aber zu der manchmal verblüffenden Erkenntnis: *»Ich bin nicht nur mein Trauma.«*

In den ersten Absprachen gilt es bereits, unrealistische und magische Erwartungen an das »Heilmachen des Körpers« zu korrigieren und trotzdem alle derzeit zur Verfügung stehenden positiven Ressourcen im Körper-Selbst ausfindig zu machen. Vorhandene Fähigkeiten werden häufig als selbstverständlich abgehakt und nur die Defizite benannt. Deshalb gilt es erlebbar zu machen, *wie* der Körper immer noch der Patientin »nutzt«, auf welche physischen und physiologischen Grundgegebenheiten trotz aller Störungen noch Verlass ist. Dies muss aber am eigenen Leib erfahren werden, um »(für) wahr« genommen zu werden.

Wichtig sind dabei die Erkenntnisse der **Stressphysiologie**. Alle Funktionen des Körpers, die auf Kampf oder Flucht ausgerichtet sind, wirken eher entängstigend, bergen sie doch die Chance des Handelns in sich. Sich körperlich im Ruhezustand wahrzunehmen, weckt Erinnerung an Lähmungsgefühle und ist als Auslöser für Körpererinnerungen in dieser Phase selten angebracht.

Alle Möglichkeiten der **Realitätsüberprüfung** (handfestes Zupacken, genaues Hinhören, Spüren der eigenen Kraft) dienen dazu, »heute und damals« besser zu unterscheiden. In diese Richtung gehen auch Aktivitäten, die mit dem Einrichten und dem Überprüfen sichernder Bedingungen in der direkten Umwelt zu tun haben (z. B. die Einrichtung eines – als sicher erlebten – eigenen Platzes).

Bei einem Trauma, bei dem **Sexualität** eine zentrale Rolle spielte, sollte in dieser ersten Phase hauptsächlich auf der Wahrnehmung von körperlichen Funktionen zentriert werden, die nicht die Geschlechtsidentität oder Sexualität betreffen. Die Inanspruchnahme des »neutralen« Körpers mit den Funktionen des Stütz- und Bewegungsapparates und der vitalen Funktionen sowie deren beeinflussbare »Verwendung« im eigenen Interesse geben Zutrauen in die basalen Ressourcen.

Bei einer modifizierten **Anamneseerhebung**, die die spezifischen Möglichkeiten der KBT nutzt, können folgende Elemente besonders hilfreich sein, um eine nicht retraumatisierende Situation zu schaffen:

- durch Annäherung und Distanzierung die momentan richtige Begegnungsdistanz zu Themen finden
- Zeiteinordnung fördern
- noch nicht in Sprache gefasste Informationen im szenischen Dialog und via Körperresonanz der Therapeutin entschlüsseln

Dazu dient z. B. die Gestaltung einer Lebenslinie, auf der die traumatischen Ereignisse ihren Platz zugewiesen bekommen, auf der man sich aber auch zu positiven Lebensabschnitten hinbewegen kann.

Bei der Gestaltung ihrer Lebenslinie markiert eine Patientin drei Tiefpunkte in ihrem Leben mit je einem schwarzen Ball. Die Linie führt aber auch über eine Nulllinie, die mit einem grünen Seil verdeutlicht ist, in helle Bereiche, unter anderem eine verhältnismäßig lange Strecke, die mit einem gelben Tuch unterlegt ist und in nicht allzu großer Höhe parallel zur Nulllinie verläuft. Ich fordere die Patientin auf, mit mir zusammen einen Standpunkt zu suchen, von dem aus es jetzt sinnvoll ist, einen Rückblick auf ihr Leben zu werfen. Dieser Rückblick könne uns verständlich machen, was geschehen ist, dass sie jetzt hier in der Klinik sei, aber auch helfen, gute Abschnitte in ihrem Leben zu orten, um daran anzuknüpfen.

Sie wählt einen Standpunkt am Ende der Linie mit Blickrichtung auf die drei schwarzen Bälle. Im Hinblick darauf frage ich sie, ob sie aus dieser Entfernung schlagwortartig benennen könne, was damals geschehen sei. Zwei Dinge benennt sie kurz und mit gefühlsmäßigem Abstand dazu. Beim lebensgeschichtlich ältesten findet sie aber keine Worte und kommt in ein inneres Vibrieren, das mich förmlich ansteckt. Ich bitte sie, sich der positiven Seite und dort der Phase mit dem gelben Tuch zuzuwenden. Nach kurzer Zeit endet das Vibrieren, ihre Haltung wird entschlossener und wir sprechen über die positiven Erinnerungen an diese Zeit.

Im Verlauf der Stunde können wir anhand dieses Erlebens sowohl über die Bedingungen sprechen, die sie zu den schwarzen Bällen hinziehen (Trigger, Flashbacks), wie auch über die Möglichkeiten, diese zu verlassen und sich der Ressourcenseite zuzuwenden, und in den folgenden Stunden durch stetiges Pendeln zwischen den Bereichen eine schonende Anamnese erheben, die gleichzeitig die Steuerungsmöglichkeiten besser verankert.

Zweite Therapiephase: »Den Weg in beide Richtungen beschreiten lernen«

In der zweiten Therapiephase steht die Erfahrung der **Steuerbarkeit der Erinnerungen** und damit auch der Erregungszustände an erster Stelle. In dieser Phase wird die Therapie oft besonders »bewegt«. Während in der ersten Phase der Blick hoffnungsvoll auf der Therapeutin ruht, z. T. mit unrealistischen Erwartungen, aber auch berechtigt, da sie Wegweiserfunktionen übernimmt, um Flashbacks zu vermeiden und verstärkt die Ressourcenseite in den Blickpunkt zu rücken, steht nun die Aufgabe an, dass die Patientin selbst immer mehr über ihre eigenen Steuerungsmöglichkeiten herausfindet und diese auch anwendet. Ob später mit der Traumaexposition begonnen werden kann, oder ob man es besser bei einer Traumalimitation mit Stärkung der Abwehr belässt, entscheidet sich in dieser Phase. Deshalb sind die KBT-Angebote stark auf »in Bewegung kommen, etwas verändern können, Situationen gezielt verlassen, etwas angehen« etc. ausgerichtet. Die Steuerbarkeit der Erinnerungen und die Eigenregie der Patientin beim Aufsuchen von »ruhigerem Fahrwasser« stehen im Mittelpunkt und quasi auf dem Prüfstand. Dementsprechend sind die Angebote darauf ausgerichtet, zwischen dem Herangehen an die traumatische Situation und einem bewussten Verlassen-Können und Sorgend-mit-sich-Umgehen in der Gegenwart pendeln zu können. Gleichzeitig kann aber schon bei jedem Herangehen an die traumatische Erinnerung, der Versuch einer **Symbolisierung** unternommen werden (z. B. indem der »sichere Ort« auf der einen Seite und das »schlimme Gefühl« auf der anderen Seite mit Gegenständen markiert werden).

Dabei soll auch körperlich die **Fähigkeit zur Richtungsänderung** erlebt werden. Die in der Anfangsphase zusammen aufgespürten körperlichen Ressourcen und die immer wieder vergegenwärtigten Möglichkeiten, eigenes Wohlbefinden herzustellen, werden ausgebaut, um sie nach schwierigen Momenten wieder gezielt aufsuchen zu können. Alle KBT-Angebote, die es möglich machen, zu erleben, *wie* man Änderungen herbeiführen kann, können zum Einsatz kommen. Dabei geht der Einfluss der Therapeutin von anfangs sehr strukturiert angebotenen Aufgabenstellungen immer mehr zurück, um Freiraum für die eigene Impulswahrnehmung und Handlungsplanung zu schaffen.

Wenn die Steuerungsfähigkeit zugenommen hat, ist es möglich, Themen der **Geschlechtsidentität** mit einzubeziehen. Der spezifisch weiblich oder spezifisch männlich erlebte Körper wird in Hinblick auf seine besonderen Bedingungen zum Wohlfühlen, aber auch seine Vulnerabilität befragt. Selbst steuernd auf diese Bedingungen einzuwirken, sei es im Meiden schwieriger Situationen oder in ihrem dosiert-mutigen Angehen, wird erprobt.

Nachdem das Pendeln zwischen kritischen und stabilen Zuständen schon in der Anamnesephase erlebt und genauer exploriert wurde, vereinbare ich mit der Patientin eine »hypothetische Stunde«. In ihr wollen wir uns gemeinsam ansehen, was bei der Annäherung an die traumatischen Erinnerungsfragmente zu befürchten ist, und welche Fähigkeiten, sie gezielt zu beenden, es schon gibt oder welche noch erarbeitet werden müssen.

Auf meinen Vorschlag hin teilt die Patientin den Raum mit einem Seil in zwei Bereiche. Die »sichere Seite« fällt noch sehr klein aus, enthält aber die eher beträchtliche Menge von sechs Gegenständen, die jeweils für eine schon erprobte Möglichkeit zur Selbstberuhigung und Selbstfürsorge stehen. Die »Trauma-Seite« umfasst zwar drei viertel des Raumes, enthält aber nur den »frühen schwarzen Ball« und zwei nun weniger bedrohlich wirkende, weil jetzt schon benannte und konkretere Symbole für die späteren traumatischen Erfahrungen. Nachdem die sichere Seite ausreichend erkundet wurde, wagen wir es, zusammen den »Trauma-Raum« zu betreten, um zu testen, was uns da erwarten wird. Nach kurzer Zeit gebe ich das Signal zur Rückkehr.

Nachdem sie sich wieder in ihrem sicheren Eck eingerichtet hat, sprechen wir über unser Erleben. »Ganz schlimm« fanden wir es beide nicht, nur von dem schwarzen Ball, der im diagonal gegenüberliegenden Eck zu unserem jetzigen Sitzplatz liegt, ging eine diffuse Bedrohung aus. Beide haben wir den Blick dorthin aus der Nähe gemieden und beide starren wir jetzt aus großer Entfernung gebannt darauf.
Als dies klar wird, steht die Patientin erstaunlich resolut auf, holt sich noch ein Seil und grenzt den schwarzen Ball im Eck ein. Dadurch entsteht ein »Zwischenraum«, der jetzt »nur noch« die beiden schon benannten traumatischen Erlebnisse enthält.
Über längere Zeit bleibt diese Raumaufteilung bestehen und verändert sich nur in Details. Wir pendeln zwischen den weniger bedrohlichen Erinnerungen und der »sicheren Seite« bis sich diese immer mehr ausdehnt und zum Schluss nur noch das kleine Eck mit dem schwarzen Ball als unerkundet übrig bleibt.

Dritte Therapiephase: »Sich dem Schlimmen noch einmal stellen«

Die dritte Therapiephase hat sehr klare Eingangsvoraussetzungen. Traumaexposition ist nur dann möglich, wenn vorher bei Therapeutin und Klientin die Sicherheit vorhanden ist, das Erinnern steuern zu können und genügend Fähigkeiten der Selbstberuhigung und Selbsttröstung etabliert zu haben. Für einige Patientinnen kommt diese Phase überhaupt nicht in Betracht. Bei guter Vorbereitung und beidseitigem Zutrauen in die sichere Verankerung der zuvor gemachten Erfahrungen läuft diese Phase aber meist gar nicht so turbulent ab wie oft befürchtet.
Die **Art des Herangehens an die Erinnerungsarbeit** wird individuell abgesprochen und ergibt sich aus den gemeinsamen Erfahrungen der zweiten Phase. Die genaue Situation, unter der die Traumaexposition stattfindet, gestaltet die Patientin aber weitgehend selbst. Hierbei soll sie erleben, dass sie jetzt nicht hilflos ausgeliefert ist und die Entscheidungen selbst trifft.
Die **Traumaexposition** kann dann sehr verschieden aussehen. Wenn man zusammen entschieden hat, dass jetzt der richtige Zeitpunkt ist, sich der traumatischen Situation in der Erinnerung zu stellen, reicht es oft aus, der Patientin zu überlassen, an welchem Ort im Raum und in welcher Haltung sie den Erinnerungsspuren nachgehen will, um die Körpererinnerungen wiederzubeleben.
Eine Bedingung ist dabei nur, dass der Raum in zwei Bereiche geteilt wird: einen zum Hineinbegeben in die Erinnerungsarbeit und einen, der als sicher erlebt und mit Utensilien zum Wohlfühlen und für die Selbstfürsorge bestückt ist. Die Abschnitte der Exposition werden anfangs sehr kurz gewählt, sodass sie fast der Arbeit des Hin- und Herpendelns der zweiten Phase ähneln. Der Rückmeldungskontakt bleibt eng, bis man sich gemeinsam an längere Abschnitte heranwagt. Welche Dinge beim Verlassen der schwierigen Zustände helfen und welche konkrete Unterstützung die Therapeutin geben darf, ist in der Vorphase schon gründlich erarbeitet worden und beiden parat. Da sich traumatische Erinnerungen zustandsabhängig wiederbeleben, werden solche Haltungen und physiologische Gegebenheiten die Erinnerungsbereitschaft fördern, die der traumatischen Situation ähneln. Das aktive Heraustreten aus dieser Situation stoppt sie. Der Wechsel zwischen dem Aufsuchen der sensorischen Erinnerungsspuren und deren Symbolisierung und Benennung erfolgt in Abstimmung mit der Beobachtung der körperlichen Reaktion der Patientin und der Körperresonanz der Therapeutin. Dabei kann bei jedem Wechsel ein Schritt zum Zusammenführen der einzelnen sensorischen Bruchstücke geleistet werden.

Nachdem sich der sichere Raum ausgeweitet hat und die Patientin im Laufe der letzten Stunden mehr und mehr die Regie übernommen hat, an was sie sich heranwagt, frage ich sie, wie wir in der verbleibenden Therapiezeit mit dem »schwarzen Ball« umgehen sollen. Die Antwort kommt recht spontan: Sie würde es sich zutrauen, sich damit zu befassen. Nachdem ich auch mein Zutrauen in ihre Steuerungsfähigkeit bekräftigt habe, vereinbaren wir einen Versuch für die kommende Stunde.

Als erstes schafft sie sich im »Trauma-Eck« mehr Platz. Wenn sie damit umgehe, wolle sie mehr Freiraum um sich haben. Sie wünscht sich, dass beim ersten Mal ich mit ihr diesen Raum betrete, um sie beim Verlassen des »Trauma-Ecks« zu unterstützen, falls es ihr schwer fallen sollte, dies in Eigenregie zu tun.

Sie selbst gibt das Zeichen zum Aufbruch. Als wir den »Trauma-Bereich« betreten, stelle ich einige hinführende Fragen die damalige Situation betreffend. Gezielt benenne ich unterschiedliche Sinneskanäle. Zuerst ist es gut möglich, den verbalen Kontakt aufrechtzuerhalten, ich erfahre Bruchstücke zur damaligen Wohnsituation und einiges über die Umstände, die vor dem »Ereignis« liegen. Als sie sich dann aber dem schwarzen Ball zuwendet, wird die Stimmung schlagartig anders. Das innerliche Vibrieren aus der ersten Stunde wird wieder spürbar und irritiert bemerke ich, wie ich stehen bleibe, den Blick abwende und in Versuchung gerate, den Raum und die Patientin zu verlassen. Während ich noch mit mir ringe und versuche, dieses eigentümliche Gefühl näher zu fassen, wendet sich die Patientin selbst ab und wir gehen zusammen mit energischem Schritt über das Seil zurück in den sicheren Raum.

Nachdem wir beide wieder gut für uns gesorgt haben, sprechen wir über unser Erleben und können es zu einem gemeinsamen Bild zusammenfügen: Beim Übergriff durch den leiblichen Vater sei sie zuerst auch mutig auf ihn zugegangen und dann in Erschütterung und Verwirrung geraten. Noch viel verwirrter gemacht habe sie aber danach die Reaktion ihrer Mutter, die wie ich in der vorangegangenen Szene mit sich gerungen habe, ob sie den Blick abwenden solle aus eigener Angst vor den Konsequenzen. Die Mutter habe dann doch mit ihr zusammen den Vater verlassen, sei aber selbst dadurch in einen sehr kritischen Zustand geraten. Dies sei ihr durch die Schilderung meines Erlebens wieder sehr plastisch in Erinnerung gekommen: die aufgelöste Mutter, die am liebsten nicht hingeschaut hätte.

In den nächsten Stunden wird dieses Gefühl des Verwirrtseins und innerlichen Vibrierens immer deutlicher fassbar: Die Botschaft »Wenn ich sage, was passiert, stürze ich andere Menschen in Ratlosigkeit und Angst und bin somit schuld am Elend« entschlüsselt viele Begebenheiten aus der Biographie der Patientin.

Vierte Therapiephase: »Mit der Tatsache leben«

Diese Phase ist nicht unabdingbar an das Durchlaufen der dritten Phase gekoppelt, da sie auch für Patientinnen wichtig ist, mit denen man aus guten Gründen eine Traumaexposition nicht wagte. Trotzdem ist selbstverständlich, dass nach einer geglückten Traumaexposition, die zur zumindest teilweisen Integration der Erfahrungen ins Lebensskript führte, eine Akzeptanz der unabänderlichen Tatsachen leichter gelingt.

Ziel ist in beiden Fällen, das **Trauma in gewisser Weise »ablegen« zu können** ohne die Idee, es damit gänzlich loszuwerden. Sich bewusst zu sein, dass es bestimmte vulnerable Bereiche in der eigenen Persönlichkeit gibt, mit denen besonders achtsam umzugehen ist, dass es aber andere Bereiche gibt, deren Stärken man unterdessen besser kennt, ist schon viel wert. Die größere Erfahrung damit, in welcher Weise der eine Teil sinnvoll mit dem anderen umgehen kann, steigert die Chance, das Leben sinnvoller und selbstbestimmter zu gestalten. In einem Fall liegt die Betonung mehr auf der Abkapselung der traumatischen Erinnerungsfragmente und einer Eingrenzung der Vermeidungshaltung auf bestimmte, unterdessen besser bekannte Triggerreize, im anderen Fall können die traumatischen Erinnerungen immer klarer in die Wirklichkeitskonstruktion aufgenommen werden und geben im besten Falle einen sinnstiftenden Weltbezug, wenn das ehemalige

Opfer aus seinen schwierigen Erfahrungen eine tatkräftige Lebensaufgabe macht.

In dieser Phase sind hauptsächlich jene KBT-Angebote gefragt, die eine **immer differenzierte Sicht auf das eigene Selbstbild** fördern. Damit ist die in den vorigen Phasen z. T. bewusst gespaltene Sicht auf die Polaritäten (Schwarz-Weiß-Denken) zum Zwecke des Getrennt-halten-Könnens in eine neue Stufe der **Integration** eingetreten.

Die eindrückliche Erfahrung, dass ein immer feineres Wahrnehmen seiner selbst die eigenen Fähigkeiten besser nutzen lässt und sorgsameres Umgehen mit eigenen Schwächen und Verletzbarkeiten ermöglicht, wird ausgeweitet. Wichtig ist dabei, dass der anfangs nur in den Therapiestunden »eingeübte« Fokus der erhöhten Aufmerksamkeit auf die eigene Befindlichkeit und die eigenen Muster, die diese fördern oder stören, nach und nach in den Alltag und dort auch in schwierige Situationen übernommen werden kann.

Auch bezüglich der **Sexualität** geht es um eine Bestandsaufnahme. Dabei muss einerseits eingekreist werden, welcher Bereich definitiv schwierig ist und vielleicht immer schwierig bleiben wird. Andererseits sollte aber deutlich wahrgenommen und gewürdigt werden, »was geht«. So kann auch in diesem Bereich der Umgang mit sich selbst und den eigenen Bedürfnissen achtsamer erfolgen bei gleichzeitiger Anerkennung der Traumatisierung als Tatsache.

Nachdem die Botschaft der zentralen traumatischen Situation und die ständigen Wiederholungen des ähnlichen Musters lebensgeschichtlich immer deutlicher geworden sind, wird es der Patientin möglich, gezielter damit umzugehen.

Die Blickabwendung wird als »Frühwarnsignal« für das schuldhafte Erleben einer Situation und das alte »Halte still und spür nichts«-Muster rechtzeitiger identifiziert. Das Heraustreten aus solchen Situationen und erst einmal wieder so Für-sich-Sorgen, dass das innere Vibrieren weniger wird und die eigene Größe (ich bin kein Kind mehr) und Stabilität (jetzt stehe ich schon anders da) wahrgenommen werden, gibt ihr den Aufschub, das Muster nicht automatisch zu wiederholen. Trotzdem spricht sie in einer Stunde an, wie anfällig sie immer noch für Schuldzuweisungen sei.

Ich mache den Vorschlag, die konkret erlebte Situation des letzten Wochenendes in ein KBT-Angebot umzusetzen: Ich nehme einige Sandsäckchen von der Heizung und mache ihr »Vorwürfe«. Jedes Säckchen werfe ich ihr mit einem Satz vor die Füße, für den sie in ihrer Schilderung empfänglich war. Erst einmal steht sie regungslos. Als ich sie bitte zu schauen, wie sie mit den einzelnen Vorwürfen umgehen wolle, kommt Bewegung auf. Zwei wirft sie mit lässigem Wurf ins Eck: »Die gehören nicht mir.« Bei einem sei sie noch unschlüssig. Sie deponiert es in einer Kiste und sagt, das müsse sie zu gegebener Zeit genauer untersuchen. Eines nimmt sie aber auf und an sich. Das *wolle* sie gar nicht loswerden. Es solle sie erinnern. »Schau nicht weg, schau hin! Es geht aber nicht um Schuld, sondern um Verantwortung. Vielleicht ist es gut, dass ich da so empfänglich bin.«

Rückblickend sprechen wir über die erste Stunde der Anamneseerhebung: Sie habe damals verwundert erlebt, dass man wegblicken dürfe, wenn es zu schlimm sei. Die Gewissheit und Zuversicht, die ich damals für sie ausgestrahlt hätte, dass dennoch irgendwann der richtige Zeitpunkt sei, sich zu stellen, sei ihr hilfreich gewesen. Jetzt würde sie diese Erfahrung gerne in ihrer Selbsthilfegruppe weitergeben.

15.3 Zusammenfassung

Konzentrative Bewegungstherapie zur Bewältigung traumatischer Ereignisse zielt auf das Bewusstmachen von im körperlichen Erleben gespeicherten Handlungs- und Wahrnehmungsmustern, die die Traumatisierung weiterhin unterhalten. Deren schrittweise Veränderung führt zu einer Erweiterung der Handlungsfähigkeit und macht damit eine Bewältigung der als traumatisch erlebten Ereignisse möglich.

Das stetige Pendeln zwischen den beiden Erlebnissphären – dem Einlassen auf das »konzentrative« Erleben der bisherigen Wahrnehmungs- und Handlungs- und damit auch Beziehungsmuster und dem reflektierenden und distanzierenden Sich-davon-Entfernen – fördert die Fähigkeit für diesen Prozess auch im Alltag.

Insofern sind in der KBT beide Haltungen parallel zueinander möglich: Das Nutzen des sich szenisch darstellenden Übertragungsgeschehens, speziell auch zur Entschlüsselung anders noch nicht mitteilbarer Traumatisierungen (Holderegger 1993), und das »verständnisvoll-freundliche Ablehnen des Mitspielens beim inneren Drama« (Reddemann u. Sachsse 1998) durch die spezifische Gestaltung der Angebote

Körperlichkeit und Handeln

- Suche nach konkreten Bedingungen für ein Gefühl ausreichender Sicherheit und des Wohlbefindens
- Bestimmen der sensorischen Kanäle und der Trigger für das Flashback
- Suche nach positiven Erfahrungen in der Begrenzung des Flashbacks
- Suche nach positiven Inseln im Körper-Selbst
- Stärkung von Handlungsfähigkeit und Impulswahrnehmung
- kontrolliertes Wiederbeleben der Körpererinnerungen
- differenziertere Wahrnehmung der eigenen Verletzlichkeiten und Fähigkeiten

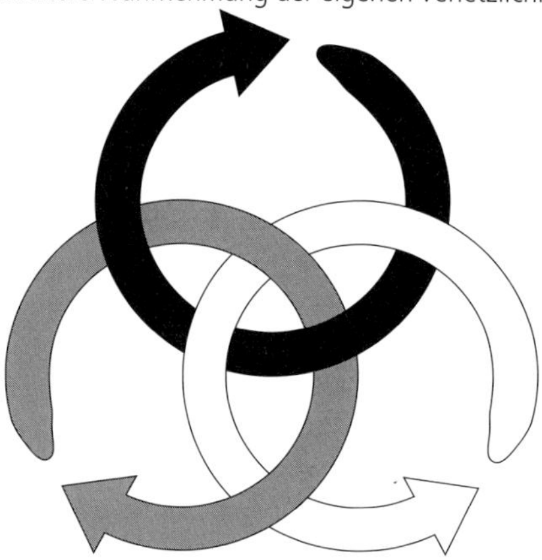

Denken und Sprechen

- Reflexionsmöglichkeiten für Zeitordnung schaffen
- Möglichkeiten zur Bestimmung der Begegnungsdistanz
- Symbolisierungsmöglichkeiten bis hin zur Verbalisierung
- Verknüpfung der Bereiche über sensomotorische Intelligenz (Piaget)
- Verbindung von rechts- und linkshemisphärischer Gehirnaktivität
- Integration der Körpererinnerungen ins autobiographische Gedächtnis

Beziehungsgeschehen

- Begrenzung des Übertragungsgeschehens (traumatisierende Übertragung)
- Verdeutlichungen der Realbeziehung und ihrer Bedingungen
- Suche nach Ressourcen im Objektbeziehungsgefüge
- Körperdialog transparent machen
- Steigerung der Wahlmöglichkeiten in der Beziehungsgestaltung

Abb. 15-1 Adaptation der KBT für die Arbeit mit Traumatisierten (basiert auf der Umarbeitung eines Kapitels aus Schmitz u. Peichl 2004)

und Reflexionsphasen mit dem Tenor: »Heute ist nicht damals.«

Die KBT-Therapeutin spielt in einer Szene mit und muss sich dabei gleichzeitig die reflektierende Distanz bewahren. Sich auf die Szene einzulassen, sich quasi mit in die Beziehungsgestaltung hineinziehen und dafür »verwenden« (Winnicott 1973) zu lassen ist der eine Teil. Der andere Teil besteht in der distanzierten und trotzdem empathischen Registrierung dessen, was da geschieht.

In den unterschiedlichen Therapiephasen wird dabei ein gezielt den Erfordernissen angepasstes Vorgehen nötig. Indem sich die Therapeutin in gewisser Weise als szenischer Gedächtnisspeicher zur Verfügung stellt, um den roten Faden in der sich verdichtenden Beziehungsgeschichte in die Therapie einzubringen, bietet sie ein Modell für reflektierendes Erleben. Ihre Aufgabe besteht auch darin, dass sie *»einen Raum schafft, in dem spontane Äußerungen aus dem Unbewussten in bewusstes Erleben und Handeln umgesetzt werden können«* (Ermann 1992).

Macht die Eingangsphase ein sehr strukturiertes und steuerndes Vorgehen nötig, um es nicht zu Retraumatisierungen kommen zu lassen, so ist es im Verlauf unabdingbar, die Eigenregie zu fördern. Darüber, dass die Bewegungsangebote in Frageform formuliert werden und »Spielraum« sowie die ausdrückliche Erlaubnis zur ganz eigenen Ausgestaltung geben, werden sie zum Erfahrungsraum zur Entdeckung der eigenen Muster und deren erprobende Veränderung.

Diese Situation lässt sich in vielen KBT-Angeboten herstellen: der aufmerksam-wache Umgang mit sich selbst und die Erkundung der Welt im wohlwollenden Beisein anderer. Dies fördert die Erfahrung der eigenen Wirkmächtigkeit und unterstützt die Ausweitung der eigenen Ressourcen. Die Abbildung 15-1 veranschaulicht das Ineinandergreifen der Erfahrungsbereiche in der Traumaarbeit. Für die Adaptation der Konzentrativen Bewegungstherapie an die Arbeit mit traumatisierten Patienten sind in allen drei Bereichen Besonderheiten zu beachten. Der äußere Bereich des Modells mit seinen offenen Pfeilen zeigt, dass es sinnvoll sein kann, einen Bereich selektiv herauszugreifen, um eine Intervention einzuleiten. Gerade das Ineinandergreifen der Bereiche bietet Vorteile, die in der Traumatherapie besonders zum Tragen kommen.

Literatur

- Ermann M (1992). Die sogenannte Realbeziehung. Forum Psychoanal; 8: 281–94.
- Schmitz U (2004). Konzentrative Bewegungstherapie zur Traumabewältigung – ein handlungsorientierter Ansatz. Göttingen: Vandenhoeck & Ruprecht.
- Schmitz U, Peichl J. Konzentrative Bewegungstherapie als Traumatherapie – ein handlungsorientierter Ansatz zur Bewältigung traumatischer Ereignisse. In: Sachsse U (Hrsg) (2004). Traumazentrierte Psychotherapie. Stuttgart, New York: Schattauer.
- Winnicott DW (1973). Objektverwendung und Identifizierung. In: Vom Spiel zur Kreativität. Klett: Stuttgart; 101–10.

Empfohlene Literatur

- Heiß-Begemann E (1999a). KBT-Einzelarbeit mit einer Flüchtlingsfrau aus Afghanistan. Konzent Bewegungsther; H. 30: 17–34.
- Heiß-Begemann E (1999b). Konzentrative Bewegungstherapie in Verfolgung, Flucht und dann? Hilfe für gefolterte und traumatisierte Flüchtlinge. Refugio München. Frankfurt/Main: Verlag für Interkulturelle Kommunikation; 79–85.
- Holderegger H (1993). Der Umgang mit dem Trauma. Stuttgart: Klett-Cotta.
- Loenicker-Schaffranka W (2000). Konzentrative Bewegungstherapie in der Traumaarbeit. Konzent Bewegungsther; H. 31: 33–53.
- Karcher S. In meinen Fingerspitzen habe ich keine Seele mehr. Körperpsychotherapie mit Folterüberlebenden. Einblicke in die Arbeit mit Konzentra-

tiver Bewegungstherapie. In: Graessner S (Hrsg) (1996). Folter. München: Beck; 99–128.

- Karcher S. (2000). Körpererleben und Beziehungserleben – Konzentrative Bewegungstherapie mit Überlebenden von Folter. Psychotherapie im Dialog; 1: 28–37.
- Orlando C (1999). Konzentrative Bewegungstherapie bei Patienten mit traumatischen Erfahrungen. Konzent Bewegungsther; H. 30: 35–47.
- Peichl J, Schmitz U (2000). Stationäre Traumatherapie: Traumaexposition oder Traumalimitation? Psychotherapeut; 45: 82–9.
- Reddemann L, Sachsse U (1997). Stabilisierung. Persönlichkeitsstörungen; 1, 3: 113–47.
- Reddemann L, Sachsse U (1998). Welche Psychoanalyse ist für Opfer geeignet? Forum der Psychoanalyse; 14: 289–94.
- Schmitz U (1998). Der Geist in der Flasche – von der sorgfältigen Handhabung des traumatischen Materials. Videoaufzeichnung eines Workshops auf dem 1. Kongreß der deutschen Gesellschaft für Körperpsychotherapie, Berlin 29.5.–1.6.1998. video-cooperative-ruhr, Best.-Nr. VT 775.

16 Psychiatrische Erkrankungen – Beispiel Schizophrenie

Barbara Bayerl

16.1 Zur Phänomenologie der schizophrenen Erkrankung

»Meine Knochen sind schon zerfallen, nur die Haut hält mich noch zusammen, aber auch sie hat schon Löcher!«
Diese und ähnliche Äußerungen schizophrener Menschen beschreiben das »ver-rückte«, aus der Ordnung geratene Körpererleben bildlich sehr eindrucksvoll und vermitteln uns damit einen Einblick in ihre innere Zerrissenheit. In der Therapie mit schizophrenen Menschen können uns die Beschreibungen des Körpererlebens als Brücke dienen und uns Zugang zu ihrem psychischen Erleben finden lassen. Das Erscheinungsbild (Phänomenologie) führt uns dabei zum verwirrten Beziehungsgeflecht, das vielfältig »ver-rückt« erscheint: in ihrer Beziehung zum eigenen Körper, zur Umwelt und den Mitmenschen sowie in ihrer Beziehung zu Zeit und Raum.
Die Schizophrenie ist eine Krankheit der gesamten Person, des ganzen Ichs (Scharfetter 1985, S. 75), sodass wir auch die Therapie auf das ganze Ich ausrichten müssen: Aus der Ordnung Geratenes muss wieder geordnet werden.
In der Therapie mit schizophrenen Menschen geht es darum, wieder eine reale Ordnung herstellen zu helfen. Dazu gehört:

- Ordnen helfen in der Beziehung zum eigenen Körper
- Ordnen helfen in der Beziehung zu anderen Menschen
- Ordnen helfen in der Beziehung zu Raum und Zeit

Der hohe Stellenwert dieses »Einordnens« in der praktischen Arbeit mit der Konzentrativen Bewegungstherapie resultiert aus dem hohen Strukturbedarf dieser Klientel. Als sehr hilfreich hat sich dabei das Scharfetter'sche Konstrukt der Ich-Psychopathologie erwiesen, das die Schizophrenie als Krankheit der ganzen lebendigen Existenz versteht. Es trägt einerseits dazu bei, Behandlungsansätze zu finden, andererseits, sie zu reflektieren. Dieses Konstrukt wird im Folgenden kurz dargelegt.
Eine vollständige Darstellung der gesamten psychopathologischen Phänomenologie der Schizophrenie kann z. B. sehr gut bei Tölle (1988) o. Ä. nachgelesen werden. Im diagnostischen Manual ICD-10 (Dilling et al. 2000) wird die Schizophrenie unter der Bezeichnung F 20 erfasst.

Darstellung der Ich-Störungen nach Scharfetter

Scharfetter bezeichnet das Ich-Bewusstsein als die »*Gewissheit des wachen, bewusstseinsklaren Menschen*«, der sagen kann: »Ich bin ich selber« (Scharfetter 1985, S. 46). Sein phänomenologisches Konstrukt gründet auf den Erfahrungen des Menschen, lebendig, selbstbestimmt, einheitlich und zusammenhängend, abgegrenzt und auch im Laufe der Zeit, in unterschiedlichen Lebenslagen, er selbst zu sein. Diesen Erfahrungen ordnet Scharfetter fünf basale Dimensionen zu, die von einem inneren Kern ausgehend in konzentrischen Kreisen einander umschließen. Dabei schöpft er mehr aus seiner Arbeit mit psychisch Kranken als aus den Erfahrungen Gesunder.

Die Dimensionen des Ichs begreift Scharfetter als »Qualitäten der Selbsterfahrung Kranker, deren Vergegenwärtigung uns die Art und Stärke ihres Betroffenseins anschaulich« machen und »einen therapeutischen Zugang« finden helfen (Scharfetter 1985, S. 46). Diese Dimensionen sind keine klar abgegrenzten Ebenen, vielmehr bedingen sie sich gegenseitig. So sind bei Störungen des Kernbereichs immer auch die äußeren Schichten mit betroffen. Die inneren Dimensionen ermöglichen erst die äußeren.

1. Im Kernbereich findet sich die **Ich-Vitalität**, dem Gesunden selbstverständlich in einem Gefühl der Lebendigkeit. Dem psychotisch Kranken kann dieses Gefühl verloren gehen und sich als Angst vor dem Sterben, als Unsicherheit überhaupt noch zu leben oder als Gewissheit tot zu sein äußern. Es kann bis zum katatonen Stupor kommen oder der katatonen Hyperventilation, einem Versuch des Kranken, sich noch lebendig zu fühlen. Im Wahn kann sich die eigene Ohnmacht in Omnipotenzgefühle, z. B. den Heilswahn oder den Größenwahn, wandeln. Bei einer Störung der Ich-Vitalität ist der Mensch in seinem Zentrum getroffen.
2. Die auf die Ich-Vitalität folgende Dimension nennt Scharfetter **Ich-Aktivität**. Sie umfasst das Gefühl des Menschen, selbstbestimmt zu sein im Denken, Empfinden und Handeln. Bei Störungen können das Sprechen und die Motorik verlangsamt sein. Der Gedankengang kann stocken oder unterbrochen sein, Manierismen oder Stereotypien kommen vor, die als Versuch verstanden werden können, Denkstörungen anhand von gleichförmigen Mustern einzugrenzen. Das Körpergefühl kann stark beeinträchtigt sein, von leichteren Fremdheitsgefühlen – sich im eigenen Körper nicht mehr zu Hause zu fühlen – bis zum Empfinden, nicht mehr »Herr im eigenen Haus« zu sein. Bewegungsstereotypien sind auch als Versuch des Kranken zu sehen, sich noch über eine bestimmte Bewegung als eigenmächtig zu erleben. Häufig fühlen sich die Menschen mit einer Ich-Aktivitäts-Störung fremdgesteuert. In der Wahnbildung ist hier besonders der Verfolgungswahn anzusiedeln.
3. Mit der **Ich-Konsistenz und -Kohärenz**, der dritten Dimension, meint Scharfetter die dem gesunden Menschen gegebene Selbstverständlichkeit, »ein zusammengehöriges Ganzes« (Scharfetter 1985, S. 46) zu sein. Bei einer Störung in diesem Bereich des Ichs »fühlen sich [die Kranken] zerrissen, gespalten, zersplittert«. Hier findet der Begriff der Schizophrenie (»Spaltungsirrsinn«) seinen körperlichen Ausdruck. Das Körperschema gerät durcheinander, die Körperproportionen werden als nicht mehr zueinander passend erlebt. Auch im Körperinnern können sich die Störungen in Form von Organveränderungen bemerkbar machen. Bevorzugte Wahnbildungen sind der Duplizitätswahn oder der Pluralitätswahn, die Scharfetter als Folge lang dauernder Ich-Konsistenz-Störungen beschreibt. Die vermeintlich losgelösten Körperteile verselbstständigen sich in der Wahrnehmung der Kranken und nehmen eigene Identitäten an.
4. Die vierte Dimension, die **Ich-Demarkation**, beinhaltet die Fähigkeit des Menschen sich abzugrenzen, zwischen Ich und Nicht-Ich zu unterscheiden. Bei Störungen in diesem Bereich ist die Abgrenzung zum Anderen nicht mehr klar möglich. Die Grenze kann verschwimmen oder aber auch ganz aufgehoben sein. Die Erkrankten können sich gegen Außenreize nicht mehr abschotten und fühlen sich ihnen völlig ausgesetzt. Damit einher geht ein Verlust der Realitätskontrolle. Zeitweise erleben die Patienten, was sie bei anderen sehen (Appersonation). Die Ich-Demarkations-Störung wird allgemein als Schutzlosigkeit empfunden.
   »Solche Menschen sind bei sich selbst nicht mehr zu Hause. Sie leben in ängstlicher Angrifferwartung (Verfolgungswahn) oder errichten eine starre autistische Barriere um sich.« (Scharfetter 1986, S. 50)
5. Die letzte der fünf basalen Dimensionen ist die **Ich-Identität**. Aus dem lateinischen »idem« (ein und derselbe) abgeleitet, umfasst

der Begriff die Gewissheit des Menschen, in seinem Leben trotz Krisen und psychischen Veränderungen aufgrund der Wachstums- und Alterungsprozesse er selbst zu bleiben. Bei Störungen der Ich-Identität kann diese Sicherheit verloren gehen. Die Kranken beginnen sich angstvoll zu fragen, wer sie sind. Es kommt vor, dass sie sich als ein anderer Mensch fühlen oder dass sie zweifeln, überhaupt noch ein Mensch zu sein. Auch hinsichtlich der geschlechtlichen Identität kann es zu Verwirrungen kommen. Benedetti und Scharfetter haben beobachtet, dass das Geschlecht häufig ein Kristallisationspunkt der Ich-Identitäts-Störung ist. In der Wahrnehmung können Veränderungen der Physiognomie auftreten, die oft den Kopf, aber auch den ganzen Körper betreffen können. Die Ich-Identitäts-Störung tritt sehr häufig mit anderen Ich-Störungen gekoppelt auf. Im Wahn kann eine andere die eigene Identität ersetzen.

Die leibliche Ebene – das Körpererleben

Bei schizophren erkrankten Menschen findet man fast immer Störungen im Körpererleben. Wie beschrieben können dabei je nach Art und Typ der Erkrankung sehr unterschiedliche Formen und Ausprägungen auftreten. Schizophren Erkrankte können sich selbst fremd sein, sich im eigenen »Körperhaus« nicht mehr zu Hause fühlen, sich körperlich ausgehöhlt oder zerstückelt fühlen. Manche fühlen sich wie erstarrt, ausgeliefert oder fremdgesteuert. Auch der Grad der Ich-Bedrohung und die Dimensionen der Ich-Störungen sind damit verschieden, können aber auch gemischt auftreten.
Beispielhafte Patientenaussagen sind:

- »Ich habe das Gefühl, als werde ich lahm gelegt, gefesselt und kann nur noch schaukeln.« (Störung der Ich-Aktivität)
- »Mein Inneres verfault und ich zerfalle.« (Störung der Ich-Vitalität)
- »Ich fühle mich wie zerstückelt, als hätte man mich in Einzelteile zersägt.« (Störung der Ich-Konsistenz- und Ich-Kohärenz)
- »Alle Blicke durchlöchern mich und ich bin schutzlos.« (Störung der Ich-Demarkation)
- »Ich weiß gar nicht mehr, wer ich bin oder sein soll.« (Störung der Ich-Identität)

Störungen in der leiblichen Ebene können somit sehr vielgestaltig sein und den KBT-Therapeutinnen ebenso viele Ansatzpunkte für das therapeutische Handeln liefern. Wir können unterscheiden in Veränderungen der Morphologie, das heißt Gefühle der Kranken, dass sich die eigene Körperbeschaffenheit verändert (Ich-Konsistenz-Störungen), wobei das Innere des Körpers, die Organe, ebenso betroffen sein können wie einzelne Körperteile. Im schizophrenen Erleben kann aber auch das Gefühl der Ich-Kohärenz verloren gehen. Der Körper wird dann nicht mehr als zusammenhängendes Ganzes erlebt. Die Gelenke verbinden in der Vorstellung der erkrankten Menschen nicht mehr ihre Glieder, alles kann als abgetrennt oder losgelöst erscheinen. Eine sehr wichtige weitere Störung im leiblichen Erleben ist die oben beschriebene Schutzlosigkeit (Ich-Demarkations-Störung). Die Haut erfüllt dann häufig nicht mehr ihre Funktion als Ich-Grenze zwischen sich selbst und der Außenwelt. Anzieu spricht in diesem Zusammenhang sehr treffend vom »Haut-Ich-Sieb« (Anzieu 1991, S. 93). Es gibt auch Vermischungen zwischen sich selbst und anderen, sodass zeitweise keine Gewissheit mehr darüber besteht, ob der Körper noch der eigene ist, ob die Bewegungen noch die eigenen sind (Ich-Aktivitäts- und Ich-Identitäts-Störung).

Die Beziehungen zu anderen Menschen

Auch in den Beziehungen zu anderen finden wir beim schizophren erkrankten Menschen aus der Ordnung Geratenes, »Ver-rücktes«. So können wir feststellen, dass es den Erkrankten schwer fällt, sich auf andere Menschen »angemessen« zu beziehen. Beziehungen werden häufig als gefährlich erlebt, was nicht verwundert, wenn man berücksichtigt, dass schizophrene Menschen sich nicht als klar von anderen abgegrenzt erleben. Alles, was gesagt oder getan wird, dringt sozusagen in sie ein, kann sie betreffen und »treffen«. Gleichzeitig aber besteht häufig ein Wunsch nach Nähe, nach Verschmelzung. Diese Ambivalenz kann in starken Rückzug oder auch in Verfolgungsgefühle münden. Einerseits drückt sich im Gefühl schizophren Erkrankter, verfolgt zu werden, ein starker Wunsch nach Abgrenzung aus: Das »Böse« wird nach außen in den Verfolger verlagert (Projektion). Zum anderen ermöglicht es auch eine große Nähe zum Anderen. Mentzos hat diese Phänomene in seinem Buch »Psychodynamische Modelle in der Psychiatrie« (Mentzos 1991) beschrieben.

Aggressive Durchbrüche auch anderen Menschen gegenüber kommen bei schizophrenen Erkrankungen immer wieder vor. Sie sind als Versuch zu verstehen, »gewaltsam« für Abgrenzung zu sorgen, denn ein Objekt *»ist feindlich, weil es existiert: Für den Psychotiker besteht die Gefahr darin, vom Objekt aufgesogen [...] und völlig von ihm verschlungen zu werden. Weshalb ist es [das Objekt] hassenswert und wird gehasst? Weil es geliebt wird.«* (Racamier 1982, S. 79). Sehr viel häufiger richten die Erkrankten ihrer Aggressionen jedoch gegen das eigene Ich bis hin zum Suizid.

> Ein Patient liegt nur noch im Bett und starrt vor sich hin. Er antwortet weder auf Fragen noch zeigt er sichtbare körperliche Reaktionen. Nach Abklingen dieser katatonen Symptomatik durch eine KBT-Behandlung sagt der Patient, dass er sich nicht habe bewegen dürfen, damit weder ihm noch seiner Mutter etwas Böses zustoße. Er habe während dieser Zeit das Gefühl gehabt, fremde Mächte drängten ihn zur Starre. Inzwischen glaube er eher, dass er sich und seine Mutter vor seiner eigenen Aggressivität habe schützen müssen (Ich-Aktivitäts- und Ich-Vitalitäts-Störung).

Das Erleben von Zeit und Raum

Schizophren erkrankte Menschen sind sehr oft in Zeit und Raum orientierungslos. Sie nehmen einen Raum wenig aktiv wahr, erkunden ihn nicht neugierig, sind nur schwer in der Lage, für sich »gute« Plätze zu suchen. Oft sieht man sie eher hilflos und beziehungslos »herumstehen«. Sie erleben – vermutlich verstärkt durch mangelnden Halt in der Säuglingszeit – in Zeit und Raum keinen Halt. Der Boden wird nicht als Stütze, als fest Verlässliches wahrgenommen, sondern »tut sich auf« oder »gibt nach« und »droht zu verschlingen«; das Zeitgefühl für Stunden, Tage oder Wochen kann verschwimmen.

Der erste Halt, den ein Kind erlebt, ist das Gehalten-Werden durch die Mutter. Über die Wahrnehmung besonders der knöchernen Anteile erfährt das Kind Halt und Rückhalt, den es später, wenn es krabbelt und zu laufen beginnt, auf den Boden überträgt. Wir können somit annehmen, dass ein Faktor schizophrener Pathogenese darin besteht, zuwenig Verlässlichkeit und Rückhalt – im körperlichen Kontakt wie auch im psychischen Sinn – bei der Mutter oder ersten Bezugsperson erlebt zu haben, sodass kein hinreichendes Vertrauen in die Festigkeit des Bodens gebildet werden konnte.

> Ein Patient sitzt stundenlang auf einem Stuhl, beide Hände halten die Sitzfläche. Dabei starrt er auf die gegenüberliegende Wand und wiederholt stereotyp von Zeit zu Zeit: »Gleich gibt's Mittagessen, gleich gibt's Mittagessen.« Später berichtet er, dass der Boden ihn habe verschlingen wollen und dass er sich habe festhalten müssen auch daran, dass es irgendwann Mittagessen geben würde, denn dann gehe es ihm meist besser.

Hier wird deutlich, dass der Patient den Boden nicht als tragend erleben kann, sondern als eine Gefahr. Das einzig Verlässliche, worauf er zurückgreifen kann, ist die Gewissheit, dass es irgendwann Essen geben wird und er vielleicht dadurch seiner Raum- und Zeitstörung (für kurze Zeit) entkommen kann.

Wahn und Halluzination

Im Wahn drückt der schizophren erkrankte Mensch sein aus der Ordnung geratenes Erleben aus und versucht damit eine Art Neuordnung der Welt, der Beziehungen oder des eigenen Körpers vorzunehmen. Der Wahn ist somit eine schöpferische Leistung der Schizophrenen und erfüllt einen tieferen Sinn. Es ist für uns wichtig, den Wahn als Brücke zum psychischen Verständnis zu verstehen. Schizophrene Patienten wollen, dass wir uns mit ihren Wahninhalten beschäftigen. Es geht dabei aber weder darum, ihre Wahnideen gutzuheißen, noch darum, mit Argumenten zu überzeugen und zu versuchen den Wahn »auszureden«, sondern vielmehr die Wahninhalte als Botschaften emotionaler Schwierigkeiten zu begreifen und dies auch verständlich zu machen.

Eine Patientin kommt mit finsterem Blick zur KBT-Stunde, dreht sich ständig im Kreis und sieht sich nach allen Seiten um: »Überall sind Kameras und Abhöranlagen versteckt, die mein Inneres ausspionieren und aushöhlen, auch hier!«

Im Beispiel wird die Bedrohung deutlich, der die Patientin sich schutzlos ausgeliefert fühlt. Sie signalisiert, dass in ihrem Erleben auch der therapeutische Raum als Gefahr erscheint (vgl. dazu Abschn. »Zum Umgang mit dem Wahn«, S. 256).

Halluzinationen betreffen die Sinne. In der Schizophrenie finden wir vorwiegend akustische Halluzinationen (Stimmen hören, Befehle erhalten). Kinästhetische bzw. Körperhalluzinationen sind oft gekoppelt mit haptischen Halluzinationen. Ebenso oft vertreten sind Geruchshalluzinationen in Form von Vergiftungsängsten, die mit Verfolgungsideen verknüpft werden. Optische Halluzinationen treten bei der Schizophrenie *nicht* auf, es sei denn, sie werden durch sekundären Drogenkonsum erzeugt.

Theoretischer Hintergrund zum Verständnis der Schizophrenie

Die Entstehung der Krankheit Schizophrenie wurde im letzten Jahrhundert kontrovers diskutiert, wobei genetische, biologische, soziale und psychologische Faktoren unterschiedlich bewertet wurden. Der von Arieti 1955 geprägte Begriff der »schizophrenogenen Mutter« als auslösender Faktor machte zunehmend gemischtfaktoriellen Betrachtungen Platz. Heute kann man von einer multifaktoriellen Theorie ausgehen, wobei die genetische Disposition als Grundlage angesehen werden kann. Auch hirnmorphologische, -funktionale und neurophysiologische Veränderungen sind inzwischen als gesichert anzusehen (vgl. dazu Gaebel u. Müller-Spahn 2002). Hinzu kommen soziale und psychologische Faktoren, wie sie z. B. Mentzos in seinem »dynamischen« Ansatz beschreibt (Mentzos 1991).

Die Schizophrenie ist eine Erkrankung des ganzen Menschen, des ganzen Ichs. Setzen wir also eine genetische und neurophysiologische Disposition bzw. Grundlage voraus und wenden uns den unterschiedlichen Auffassungen der **psychologischen Determinanten** zu.

- Nach Freud (1968) kommt es zur Psychose, wenn das Ich zu schwach ist, um seine vermittelnde Rolle zwischen den Wünschen des Es und den Anforderungen der Außenwelt aufrechtzuerhalten. Die Psychose ist nach Freud eine Folge eines **Konfliktes zwischen Ich und Außenwelt**. Das Über-Ich übersteht eher unbeschadet und das schwache Ich unterwirft sich häufig dem strukturierteren Über-Ich. Bei stark sadistischer Ausprägung führt dies oft zur Selbstzerstörung und zum Suizid.
- Im Gegensatz zu dieser »Konflikt-Abwehr-Auffassung« bevorzugen Vertreter einer anderen Richtung der Psychoanalyse das Konstrukt der **Ich-Defizienz**. So sah Federn, der

als einer der ersten Psychoanalytiker mit psychotischen Patienten arbeitete, einen bereits bestehenden konstitutionellen Mangel an Ich-Grenzen.

- Benedettis Konzept zur Psychopathologie der Psychosen ist vor dem Hintergrund seiner langjährigen Arbeit mit psychotischen Menschen entstanden. Er hat besonders auf die mit der Schizophrenie einhergehenden Körpergefühlsstörungen hingewiesen und in seine Behandlungen körperpsychotherapeutische Arbeitsweisen integriert. Benedetti sieht als theoretischen Hintergrund der Krankheitsentstehung eine Folge lang anhaltender und tief greifender Störungen der präverbalen Beziehungen. Auf der Grundlage dieser Beziehungsstörung bildet sich eine Ich-Schwäche, sodass die Organisationsaufgaben des Ichs nicht mehr erfüllt werden können und es zur **Überflutung der Ich-Grenzen** kommt. Die Fragmentierung des Ichs setzt ein (vgl. dazu Benedetti 1983a).
- Winnicott sieht die Anfälligkeit für eine schizophrene Erkrankung ebenfalls in der frühen Säuglingszeit begründet: *»Die frühe Gefühlsentwicklung des Säuglings, bevor er selbst sich als die Person kennt, die er ist, ist von wesentlicher Bedeutung [...], ja [...] hier ist der Schlüssel zu einer Psychopathologie der Psychosen zu finden.«* (Winnicott 1994, S. 63) Wesentliche Bedeutung kommt bei ihm dem angemessenen **Halten des Säuglings** – emotional wie auch körperlich – sowie der Einfühlung der Mutter oder Bezugsperson zu. Hier sieht Winnicott einen deutlichen Mangel im Leben schizophrener Menschen.
- Kernberg befasste sich mit der normalen und pathologischen Entwicklung internalisierter Objektbeziehungen und entwarf vier fundamentale Stadien im Verlauf der Differenzierung und Integration, denen er bestimmte Fehlentwicklungen und als Folge verschiedene Formen von Psychopathologien zuordnete. Dabei geht er davon aus, dass durch eine anormale Entwicklung verinnerlichter Objektbeziehungen die Ich-Integration verhindert wird. Die für die Entstehung der schizophrenen Psychosen typische Fehlentwicklung setzt in seiner **Objektbeziehungstheorie** eine Fixierung auf der zweiten Entwicklungsstufe der internalisierten Objektbeziehungen voraus. Dies bedeutet, dass es zu einer mangelnden Ausbildung der Ich-Grenzen kommt, eine *»Konsolidierung des undifferenzierten Selbst-Objekt-Bildes«* (Kernberg 1985, S. 59) bestehen bleibt. Befriedigende und lustvolle Erfahrungen werden in »guten Selbst-Objekt-Bildern«, Frustrationen in »bösen Selbst-Objekt-Bildern« verankert. Bei einem Überwiegen der frustrierenden, aggressiven Erfahrungen wird die gesunde Differenzierung der Selbstbilder von den Objektbildern verhindert. Es kommt dann – als Schutzreaktion vor übermächtiger Wut und Angst – zu einem Wiederverschmelzen der guten mit den schlechten Selbst-Objekt-Bildern. Um sich der zu negativen »bösen Selbst-Objekt-Repräsentanzen« zu entledigen, werden diese mittels primitiver Abwehrmechanismen wie der Projektion ausgestoßen und müssen dann nicht mehr zum eigenen Selbst gehörig erlebt werden.
- Mentzos betont darüber hinaus besonders die Grundkonflikte zwischen symbiotischen Verschmelzungswünschen auf der einen und stärksten Differenzierungswünschen auf der anderen Seite. Als krankheitsauslösend sieht Mentzos entweder Beziehungsverluste oder aber sich anbahnende Beziehungen an und versteht daher die psychotische Reaktion als Abwehrverhalten im Konflikt des **Spannungsfeldes zwischen Nähe und Distanz**. Da der schizophrene Mensch noch nicht über ein klar abgegrenztes Selbst verfügt, das Objekt noch mit dem Selbst verschmolzen ist und noch keine klare Objektkonstanz erreicht ist, werden in der akuten Psychose nicht nur die Objektanteile, sondern mit ihnen auch die Selbstanteile hinauskatapultiert. Dabei werden die Abwehrmechanismen der mehrfachen Spaltung, Fragmentierung, Projektion und Externalisierung benutzt. Das Problem des schizophrenen Menschen ist nach Mentzos, dass er weder mit

noch ohne Objekt autonom bestehen kann und – anders als der depressiv psychotische Mensch – nicht am Wertverlust, sondern am Selbstverlust leidet (vgl. dazu Mentzos 1991).

Zusammenfassend betrachtet müssen wir von einer multikausalen Sichtweise ausgehen. Die beschriebenen Ansätze sind für die praktische Arbeit mit Konzentrativer Bewegungstherapie hilfreich, da sie objektbeziehungstheoretische sowie aktuell konflikthafte Betrachtungen verbinden.

16.2 Zur Behandlung der schizophrenen Erkrankung

Indikation und Setting

Die Indikationen für eine KBT-Behandlung kann entweder im Rahmen eines klinischen, meist psychiatrischen Aufenthaltes zu stellen sein, durch Zuweisung eines niedergelassenen Arztes, im Anschluss an eine stationäre Maßname oder im ambulanten Bereich. Im **klinischen Rahmen** wird die Konzentrative Bewegungstherapie häufig dann für sinnvoll gehalten, wenn auf den Körper bezogene Symptome, z. B. Formen von Körperhalluzinationen, bestehen. Hierbei ist es meiner Erfahrung nach oft vorteilhaft, den schizophren Erkrankten in **Einzelsitzungen** zu behandeln. Therapeutisch kann dabei ganz auf den einzelnen Menschen eingegangen werden und es lässt sich häufig erstmals im Leben der Erkrankten eine vertrauensvolle Bindung herstellen. Auf dem Boden einer solchermaßen langsam gewachsenen Beziehung kann dann auch zur Gruppentherapie übergegangen werden. Dieser Weg erfordert viel Zeit, die nicht immer zur Verfügung steht. Generell sollte aber bei akuter Symptomatik eine Einzeltherapie angestrebt werden.
Die **Gruppentherapie** kann dagegen besonders bei chronisch langfristigen Verläufen hilfreich sein. Hier kann mit den »Gruppengeschwistern« geübt werden, sich auf andere zu beziehen, mit anderen umzugehen, sich einzulassen und abzugrenzen und den individuellen Handlungsraum zu erweitern.
Im **ambulanten Bereich** empfehle ich die Zusammenarbeit mit einem niedergelassenen Psychiater, sodass in Absprache mit dem schizophren erkrankten Menschen eine eventuelle medikamentöse Begleittherapie oder Rückfallprophylaxe ärztlich abgesichert werden kann. Dabei habe ich die Erfahrung gemacht, dass es sehr wichtig ist, auch im Rahmen der KBT-Arbeit das eigene Empfinden des erkrankten Menschen für die notwendige Dosis einer medikamentösen Begleittherapie zu fördern und ihn langsam zunehmend dafür eigene Verantwortung übernehmen zu lassen. Fast alle meiner ambulant behandelten schizophrenen Patienten konnten sich zum Therapieende hin recht gut hinsichtlich ihres medikamentösen Bedarfes einschätzen. Dabei ist die eigene klare Haltung der Therapeutin zur Medikation auch hinsichtlich eines »Absetzversuches« wesentlich.
Eine niederfrequente Behandlung mit einer Einzelwochenstunde hat sich meiner Erfahrung nach bewährt. Dabei sind besonders zu Beginn einer Behandlung wöchentlich fest vereinbarte Zeiten günstig, da sie einen verlässlichen Rahmen bieten und zu verbesserter Orientierung beitragen. In Krisenzeiten erhöhe ich meist auf zwei Wochenstunden und überbrücke sie – soweit notwendig – mit Telefonterminen.

Methodische Aspekte der KBT-Arbeit

Da so vieles im Leben und Erleben schizophrener Menschen aus der Ordnung geraten ist, gehört für mich das »Ordnen-Helfen« auf allen Ebenen zur zentralen therapeutischen Aufgabe bei der Behandlung. Oft ist das, was schizophrene Menschen uns anbieten, aber sehr vielschichtig, sodass wir auswählen müssen, auf welche der Ebenen wir uns beziehen.

Eine Patientin kommt kreidebleich und zitternd zur Stunde und berichtet, sie habe große Angst, fühle sich wie zerstückelt, die einzelnen Körperteile seien wie Feinde, die sie verfolgen, und diese hätten die Gestalt ihrer Mutter angenommen, sodass sie gestern ihre Mutter gebissen habe, als sie zu Besuch kam.

Die Patientin beschreibt eine Ich-Konsistenz-Kohärenz-Störung mit extremen Angstgefühlen. Die als entfremdet, nicht mehr zum eigenen Selbst erlebten Körperteile werden wahnhaft verarbeitet und projektiv in Gestalt einer als verfolgend erlebten Mutter umgestaltet.

Worauf beziehen wir uns jetzt in der KBT am besten? Und was erscheint eher als ungeeignet? Wenig sinnvoll ist es, auf das wahnhafte Erleben direkt einzusteigen, denn man kann einem wahnkranken Menschen nicht den Wahn ausreden! Wichtig ist jedoch, die Gefühle der Patientin, die sich von Feinden umgeben fühlt, anzunehmen und ernst zu nehmen.

Im oben genannten Beispiel bietet es sich an, auf die zentrale Körpergefühlsstörung einzugehen und entsprechend dem Scharfetter'schen Konstrukt an der Ich-Konsistenz und Ich-Kohärenz zu arbeiten: KBT-Angebote zur Wahrnehmung des körperlichen Gesamtzusammenhaltes, z. B. Gelenkarbeit, Verbindungen der einzelnen Körperteile mit dem Rest des Körpers nachspüren lassen, um so über den Körper ein Gefühl für Ganzheit entstehen zu lassen. Dabei ist es notwendig, sich selbst aktiv anzubieten, mitzumachen, vorzumachen, anzufassen und sich anfassen zu lassen.

Therapeutische Grundhaltung

Die therapeutische Grundhaltung für den Umgang mit schizophrenen Menschen muss wohlwollend-annehmend und gleichzeitig haltgebend, Ich-stärkend sein.

Wie ein Kind durch Nachahmung mütterlichen Verhaltens lernt, benötigen schizophren Erkrankte in hohem Maße uns als Orientierung. Als **Hilfs-Ich** zu fungieren, ist daher unerlässlich. Nachahmen bzw. Nachmachen (Imitation) hilft, Struktur zu erlangen, den eigenen Handlungsspielraum zu erweitern und neue Erfahrungen zu machen, um als Ziel psychotische Abwehrmechanismen weitgehend zu reduzieren.

Besondere Bedeutung kommt dem »Holding« (Winnicott 1985, 1994) und »Containing« (Bion 1971) durch die Therapeutin zu. Sie muss sammeln, behalten und bewahren, um zu gegebener Zeit aus den Vorräten zu schöpfen, sie zu ordnen und dem schizophren erkrankten Menschen deutlich machen zu können, dass er »da ist«, »gesehen wird«, bestimmte Qualitäten besitzt und wichtig ist. Kohut spricht vom »Glanz in den Augen der Mutter« (Kohut 1979), den wir auch in der Therapie für »unsere schizophrenen Kinder« bereithalten müssen.

Benedetti nennt für den Umgang mit Schizophrenen die »**Positivierung**«, womit er eine durchgängig optimistische Einstellung empfiehlt, auch im wahnhaften Erleben der kranken Menschen das Positive zu erkennen (Benedetti 1983c).

Mehr noch als in der Behandlung neurotischer Störungen ist bei schizophrenen Störungen die **Authentizität** und Echtheit in der menschlichen Begegnung notwendig und es kann sich in diesem Zusammenhang als durchaus sinnvoll erweisen, methodisch unkonventionell oder überraschend vorzugehen (vgl. dazu das Beispiel im Abschn. »Zum Umgang mit dem Wahn«, S. 256).

Der geeignete Zeitpunkt für **Deutungen** sollte gut reflektiert sein, denn häufig können schizophren Kranke ihren Sinn noch gar nicht verstehen und erleben eine Deutung als Distanzierung und Ablehnung seitens der Therapeutin. Wichtiger ist im therapeutischen Prozess die »Benennung« (Mentzos 1991) oder auch »Verwörterung« unseres körperpsychotherapeutischen Tuns im Hier und Jetzt mit dem Patienten und auch als adäquate Beschreibung der »ver-rückten« Gefühle des Patienten. Dadurch, dass wir etwas zur Sprache bringen, benennen, kommt etwas Drittes zwischen Therapeutin und Patientin, sodass sich einerseits eine Abgrenzung, andererseits aber auch eine Verbindung erleben lässt.

Konfrontationen gehören erst in die fortgeschrittene Phase der Therapie, wenn eine verlässliche, positive Beziehungsgrundlage geschaffen wurde.

Wichtig für die Arbeit ist es, die Hauptabwehrmechanismen schizophren Erkrankter zu kennen, zu denen besonders die Projektion, die Fragmentierung, die mehrfache Spaltung sowie die Verleugnung gehören. Auf den Umgang mit diesen Abwehrmechanismen wird im Weiteren exemplarisch eingegangen.

Gegenübertragungsgefühle

Als besonders typisches Gegenübertragungsgefühl, das bei der therapeutischen Arbeit mit schizophrenen Menschen auftritt, ist die »**Fremdheit**« bzw. die »**Befremdung**« zu nennen. Hierin drückt sich häufig unserer Gefühl dem gegenüber aus, was Schizophrene schildern, wir »fremdeln«. Diese Gegenübertragung dient auch als diagnostischer Hinweis für das Bestehen einer Schizophrenie und tritt bei anderen Krankheitsbildern so nicht auf.

Hilflosigkeit und Ohnmacht gehören zu den häufigsten Gegenübertragungsgefühlen in der Arbeit mit Schizophrenen. Sie sind verknüpft mit der *paradoxen* Gegenübertragung (vgl. dazu Erläuterung und Beispiel im Abschn. »Zum Umgang mit dem Wahn«, S. 256).

Körperliche Gegenübertragungen entstehen ebenfalls und können uns helfen, das schizophrene Symptom besser einzuordnen, so kann uns z. B. ein Gefühl der »Atemlosigkeit« auf eine Ich-Vitalitäts-Störung hinweisen.

Körperarbeit

Die Körperarbeit ermöglicht es, reale Erfahrungen den »ver-rückten« entgegenzustellen. Dabei gehen wir entsprechend der menschlichen Entwicklung davon aus, das erste Ich als körperliches zu begreifen (Freud 1968). Über die Körperarbeit der KBT können so »erste« Ganzheitsgefühle und die Erfahrung deutlicher Körpergrenzen vermittelt werden. Hierfür sind Angebote mit und ohne Gegenstände geeignet. Die Arbeit am Skelettsystem eignet sich zur Festigung der Ich-Struktur. Generell geht es um **Wahrnehmungsarbeit**, wobei es wichtig ist zu wissen, dass die Wahrnehmung bei Schizophrenen häufig auf das Gesichtsfeld begrenzt ist. Ein Patient beschreibt dies beispielsweise mit den Worten: »Nur, was ich sehe, ist, nur wo ich hinschaue, bin ich.« Daher sollten wir uns erstens nur von vorn oder der Seite nähern, sodass wir gesehen werden. Zweitens habe ich gute Erfahrungen mit der Arbeit vor einem großen Spiegel gesammelt, in dem sich der ganze Mensch abbildet und in der optischen Wahrnehmung als »körperliche Ganzheit« erkennbar wird.

Arbeiten wir thematisch mehr an der Kohärenz bietet sich besonders die »Gelenkarbeit« an, wobei immer die Festigkeit der knöchernen Bereiche wie auch die Beweglichkeit der Gelenke zu betonen ist. Ich ziehe hierbei die direkte Wahrnehmung durch die Hände vor, weil so die Funktion eines Gelenkes deutlicher wird. Erproben zu lassen, »was das Gelenk alles kann« und die fest verlässliche Verbindung zu betonen, ist hierbei wesentlich.

Aus Sicht der Objektbeziehungstheorie geht es bei der Behandlung schizophrener Menschen häufig um Phasen tiefer Regression in säuglingshafte Zustände mit Verschmelzungen der Selbst- und Objektbilder. Die Wiedergewinnung von Ganzheitsgefühlen ist in der Therapie zeitweise nur dadurch erfahrbar, wenn eine als Selbstobjekt fungierende Person (Therapeutin) sie vermittelt!

> Eine Patientin berichtet auf der Bettkante sitzend: »Kann nicht gehen, keine Füße, keine Beine. Nichts ist mehr an seinem Platz. Angst, es wird noch schlimmer werden, zerfalle. Nur die Haut hält alles noch zusammen!« (Ich-Vitalitäts- und Ich-Konsistenz-Kohärenz-Störung auf säuglingshafter Stufe, auch an der Sprache zeigt sich der Ich-Verlust).
>
> Ich nehme den Fuß der Patientin in die Hand, halte ihn, streiche ihn, klopfe ihn, während die Pati-

entin gespannt zusieht. Dann kommt ihre Frage: »Ist das wirklich mein Fuß?« – »Ja, das ist Ihr Fuß. Schauen Sie, hier sind die Sommersprossen, über die wir schon gesprochen haben. Und mit diesem Fuß haben sie neulich im Hausgarten Fußball gespielt.« Sie schaut mich gebannt an: »Sie wissen das noch?« Ich nicke bestimmt.

Für die Arbeit an den Körpergrenzen eignen sich feste Gegenstände, z. B. feste Bälle oder auch Holzklötze o. Ä., damit die Haut als schützende, klare Grenze erfahrbar werden kann. Besteht bereits ein starkes Gefühl von Schutzlosigkeit, kann das Einwickeln in eine Decke oder Bauen einer Festung bzw. Burg hilfreich sein. Auch das Herausfinden eines »Sicherheitsabstandes« trägt dazu bei, Erfahrungen zu ermöglichen, in denen Grenzwünsche akzeptiert werden, ohne dass ein Beziehungsabbruch erfolgt.

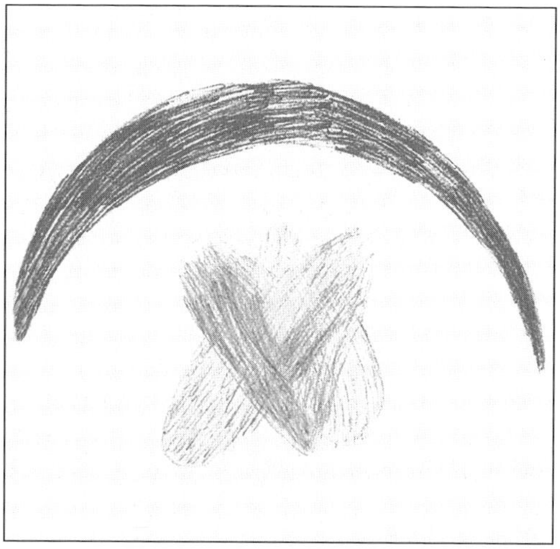

Abb. 16-1 12. Behandlungsstunde: »Ich bin nur noch Herz (dunkelgraues Herz), und das ist am Erfrieren, wenn es weiter alleine bleibt.« Hier zeigt sich deutlich die Ich-Eingrenzung und der Wunsch des Patienten nach Verschmelzung. Ein mütterlich warmes (hellgraues) Herz soll ihn schützen und wärmen.

Beachte: Häufig wird eine Körperarbeit, in der erst nur einseitig gearbeitet wird und man die behandelte mit der unbehandelten Seite vergleichen lässt, bei schizophrenen Patienten psychotisch verarbeitet und als Symptomverstärkung oder Spaltung erlebt. Auch durch besonders viel Vorsicht lässt sich dies nicht immer vermeiden! Tritt es auf, empfiehlt es sich, den Fokus weniger auf die Unterschiede als auf die Integration zu legen oder den Körper als Ganzes mehr in den Vordergrund zu rücken, z. B. durch Rollen über einen Pezziball.

Die Erstellung und Verwendung von Körperbildern bei dieser Klientel hat einerseits hohen diagnostischen Wert, da die Körperbilder auf die jeweilige Tiefe der Störung hinweisen und somit Spiegel des psychischen Befindens sind. Sie verdeutlichen andererseits anschaulich und im

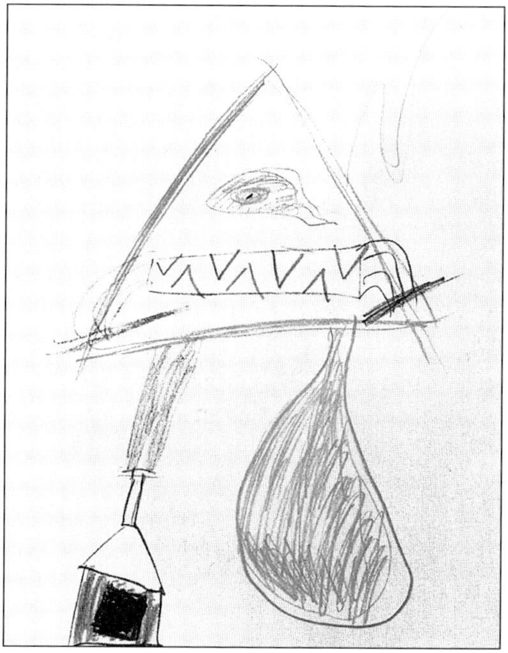

Abb. 16-2 28. Behandlungsstunde: Dieses Bild »Ofenbein und schlapper Sack« eines »Kopffüßlers« entspricht verglichen mit der kindlichen Malentwicklung etwa einer Altersphase zwischen 2½ und 3½ Jahren. Hier zeigt sich zwar noch kein vollständig verankertes Körperbild, aber bereits eine deutliche Entwicklung.

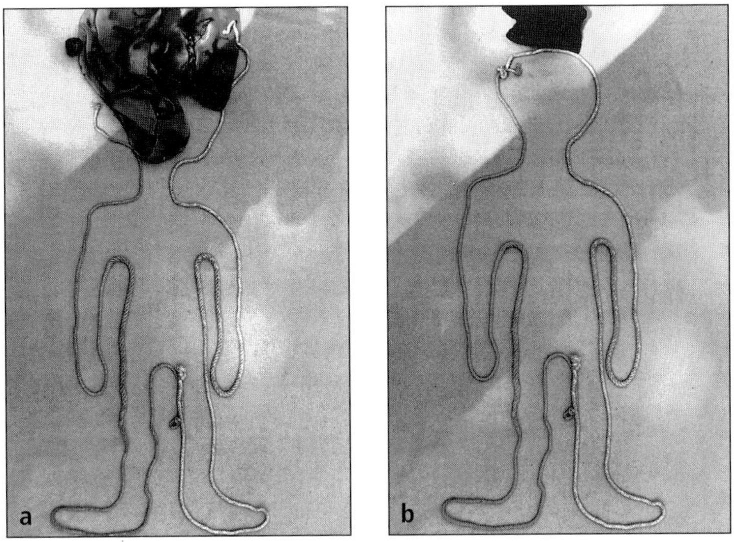

Abb. 16-3 **a** Beginn der 41. Behandlungsstunde: »Mein Kopf ist offen, er fließt aus.« **b** Ende der 41. Behandlungsstunde: »Mit Deckel, der wieder abschließen hilft.« Hier zeigt sich, wie durch KBT-Arbeit im Stundenverlauf die Ich-Demarkations-Störung zurückgegangen ist.

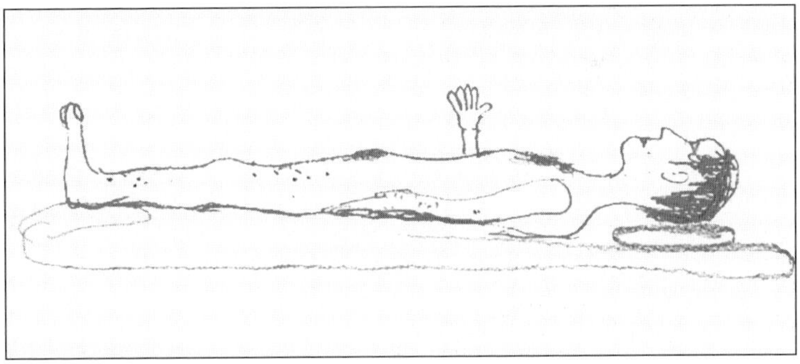

Abb. 16-4 56. Behandlungsstunde: »Ich bin viel fester, bekomme kaum noch Löcher und fühle mich wieder als richtig männliches Wesen.« Hier zeigt sich, dass sich der Patient inzwischen als klar abgegrenztes Individuum erlebt und seine männliche Identität wiederherstellen konnte. (Diese Kasuistik ist genauer nachzulesen in Bayerl 2004.)

therapeutischen Prozess besonders bedeutsam die Entwicklungsschritte einer Patientin und helfen positive Erfahrungen zu sichern.
Beispiele einer Körperbildentwicklung im Verlauf einer KBT-Behandlung zeigen die Abbildungen 16-1 bis 16-4.

Berührungen

Klare, deutliche Berührungen sind wichtig, um den körperlichen Zusammenhalt spürbar werden zu lassen und um eigene Abgegrenztheit zu erfahren. Berührungen müssen als etwas **ganz Natürliches, Selbstverständliches** vermittelt werden, nur ohne Scheu und mit positiver Zugewandtheit wirken sie therapeutisch.

Ein katatoner Patient liegt nur noch im Bett und starrt vor sich hin, reagiert nicht auf Ansprachen. Ich gehe täglich zu ihm, sage ihm, dass ich jetzt eine Weile bei ihm bleiben werde, und begleite all mein Tun verbal: »Ich nehme jetzt Ihre linke

Hand. Heute ist sie viel kälter als gestern. Das ist der Daumen, den ich jetzt bewege, so als ob ich ihm guten Tag sage.« Alle anderen Finger begrüße ich nacheinander. »Jetzt halte ich Ihre Hand zwischen meinen beiden.« Die andere folgt in ähnlicher Weise, wobei ich immer die Temperatur, Starre oder Beweglichkeit aufnehme und Veränderungen während der Behandlung verbal beschreibe z. B.: »Jetzt fühlt sie sich wärmer an.«
Nach acht Tagen beginnt der Patient, wenn ich hereinkomme, mir vorsichtig seine Hand entgegenzustrecken, wobei er aber noch starr geradeaus blickt. Ich ergreife sie wie gewohnt, sage etwa: »Da kommt Ihre Hand meiner entgegen, sie treffen sich und können sich beide begrüßen« oder: »Heute ist meine Hand nicht so warm wie Ihre.« Nach etlichen weiteren Tagen, in denen ich auch immer eine kleine Narbe auf dem Handrücken benenne, sieht er mich plötzlich an. Am nächsten Tag sitzt er auf der Bettkante und beginnt nach vier Wochen zu sprechen: »Da bin ich als Kind vom Fahrrad gefallen, aber keiner hat es bemerkt.«
Im weiteren Verlauf berichtet er, er habe immer schon auf mich gewartet und habe Halt gespürt über meine Stimme und über meine Hände.

Berührung erfolgt zwar einerseits über die Hände, aber auch unsere Stimme berührt emotional.
Beachte: Die verbale Begleitung muss sehr dicht sein, haltgebend. Lange Pausen können psychotisches Erleben verstärken.

Symbolisierung

Während ein neurotischer Mensch seine Probleme über die Symbolebene bearbeiten kann, vermag ein schizophren Erkrankter diese Übersetzungsarbeit meist noch nicht zu leisten. Symbolarbeit setzt ein Abstrahierungsniveau voraus. Erste Symbolisierungen schafft sich das Kind durch Übergangsobjekte, die »die Mutter enthalten« und kurze Trennungen überbrücken helfen. Im Sinne der Objektbeziehungstheorie steht dies für eine beginnende **Objektkonstanz**, die wir mit Schizophrenen erst erarbeiten müssen. Dazu ein Beispiel:

In der Arbeit mit einer Patientin treten in aufeinander folgenden Stunden Ich-Aktivitäts-Störungen gekoppelt mit Ich-Konsistenz-Kohärenz-Störungen auf, die sie mit den Worten beschreibt: »Meine Enden fliegen immer weg (gemeint sind Hände und Füße). Ich habe keinen Kontakt mehr zu ihnen, fühle sie nicht mehr. Ich kann nichts dagegen tun!« – »Versuchen Sie einmal, Hände und Füße mit aller Kraft gegen den Untergrund zu drücken.« Wir arbeiten mir bunten Sandsäckchen, die ich aussuche, daran, eine Hand damit zu beschweren, während die andere Seite das selbstbestimmte Wegfliegen und Zurückkehren als Versuch der Integration der »Extreme« erprobt. Indem ich die Patientin zuerst auf ihre Kraft anspreche, spreche ich ihr die Kraft auch zu, halte sie also für kräftig.
Auch die nächste Stunde verläuft ähnlich, die Patientin wählt genau dieselben Sandsäckchen aus, womit schon deutlich wird, dass sie jetzt bereits für etwas Bestimmtes, etwas »Gutes« stehen. Am Ende der Stunde sagt die Patientin: »Draußen ist es viel schlimmer, hier helfen Sie mir ja.« Ich mache ihr den Vorschlag, sich die zwei Sandsäckchen auszuleihen, und sie greift sich das rote und grüne Sandsäckchen, mit denen ich auch mit ihr gearbeitet habe.
Hier werden die Sandsäckchen zu Übergangsobjekten, die zur beziehungshaltenden Erfahrung über den Stundenverlauf hinaus beitragen.

Die Entwicklung der Symbolisierungsfähigkeit können wir durch die **Verlässlichkeit** unserer Beziehung, die anhaltende Dauer positiver Zuwendung fördern.
Immer wieder können wir Angebote einfließen lassen, sich für etwas Bestimmtes oder für sich selbst einen passenden Gegenstand zu suchen. Wenn das noch nicht gelingt, können wir stellvertretend einen Gegenstand aussuchen, den wir für passend halten. Wichtig ist dabei, dann auch zu erläutern und zu benennen, was wir daran passend finden. Dadurch geben wir den

Schizophrenen ein Beispiel für die Symbolisierung.

Aggressionen

Aggressionen spielen bei schizophrenen Menschen eine besonders große Rolle und begegnen uns auch in der therapeutischen Arbeit. Von Schizophrenen wird eine enge Beziehung einerseits ersehnt, andererseits als gefährlich erlebt (vgl. dazu oben S. 246). Immer droht in der Beziehung, vom Objekt (der Therapeutin) verschlungen zu werden, und dies kommt für schizophrene Menschen einem Untergang des Selbst gleich. Als Abwehrverhalten und Schutzreaktion können immense Aggressionen mobilisiert werden, die sich in der Therapie in Worten oder Handlungen niederschlagen können.

Die Aggressionen schizophren Erkrankter können uns schrecken, abschrecken, Angst machen. Wie können wir in der therapeutischen Arbeit mit ihnen umgehen? Als Erstes müssen wir sie als im Dienste der Abwehr stehend verstehen und als Versuch, eine **Abgrenzung vom Objekt** (uns) zu schaffen.

Dabei kann es sehr hilfreich sein, das eigene Erleben anzusprechen, etwa mit den Worten, dass sie »mit ihren Worten oder Haltungen ja ganz schön Angst machen können« oder »uns damit auf Abstand halten«. Gleichzeitig ist es wichtig, dass wir uns nicht wirklich ganz und gar schrecken lassen. Es muss etwas in uns geben, dass sich positiv einstellt, sodass wir den schizophren Erkrankten die Aggressionen einerseits in ihrer Wirkung spiegeln, aber nicht aus dem Kontakt gehen.

In der KBT-Arbeit eignen sich hier Angebote mit Krafteinsatz, wobei auf die Verwendung von weichen Materialien (weiche kleine Bälle, Pezzibälle), die nicht wirklich zerstören können, zu achten ist. Dabei können wir vorschlagen, einen »Dimmer einzubauen« mit dem die Kraft hinauf- und hinuntergedimmt wird. Zeitweise kann es zu viel Angst machen, sich direkt als Gegenüber und damit als Aggressionsobjekt zur Verfügung zu stellen. Hier hat es sich bewährt, ein »ausgelagertes« Ziel zu suchen und zusammen mit den schizophren erkrankten Menschen, sozusagen nebeneinander, dieses gemeinsame Ziel im Wettkampf anzugehen.

Auch Angebote, in denen es darum geht, Krach zu machen, bei denen es »so richtig scheppert« (z. B. Büchsenwerfen), können thematisch helfen, die Aggressionen zu bahnen und ebenfalls in die Beziehung zu bringen.

Ein Patient wird in der letzten Stunde vor meinem Sommerurlaub sehr wütend und schreit: »Ich will hier am liebsten alles kurz und klein schlagen und Ihnen alles kaputtmachen.«

Mir ist klar, dass diese Reaktion mit meinem Urlaub und dem Gefühl des Patienten zusammenhängt, allein gelassen zu werden. Ich spreche es aber erst einmal nicht deutend an, sondern antworte: »Kurz und klein schlagen ist zwar nicht drin, aber da Sie wütend auf mich sind, können wir einen Wettkampf machen und die Regeln aushandeln.«

Wir einigen uns darauf, einen Pezziball in die Mitte zu legen und ihn in abwechselnden Versuchen durch Ballwürfe hinter eine Linie zu treiben. Er donnert anfangs mit aller Kraft und gewinnt die ersten Spiele, was er befriedigt mit den Worten kommentiert: »Ich bin der Stärkere.« Im weiteren Verlauf entspannen sich seine Haltung und sein Gesicht zusehends und am Ende der Stunde fasst er seine Erfahrungen zusammen: »Das war ganz wichtig, dass ich so richtig losdonnern konnte und dass ich mich mit Ihnen messen konnte. Ich bin froh, dass Sie keine Angst vor mir hatten. Gut, dass alles heil geblieben ist und Ihnen nichts passieren musste. Und wenn ich so stark bin, werde ich die drei Wochen wohl auch überstehen.«

Darüber hinaus sollte in der ambulanten Arbeit mit schizophrenen Menschen bei anhaltenden stark aggressiven oder autoaggressiven Tendenzen immer auch eine zeitweise Erhöhung der medikamentösen Behandlung in Betracht gezogen und mit den Kranken besprochen werden.

Zum Umgang mit dem Wahn

Der Umgang mit dem Wahn ist vielleicht therapeutisch am schwierigsten, da wir uns doch nur rudimentär in die wahnhaft entfremdete Welt einzufühlen vermögen. Das wahnhafte Erleben schizophren Erkrankter begleitet uns in unterschiedlichen Ausprägungen im Therapieverlauf. Dabei kommt es immer wieder zu **psychotischen Übertragungen**.

In einer bereits fortgeschrittenen Therapie frustrierte ich eine Patientin, die so große Sprünge mit dem Pezziball machen wollte wie ich, mit dem Hinweis, wenn man etwas können wolle, müsse man es auch üben. Darauf ergriff sie meine Hand und sagte, dass sie manchmal große Angst habe, mir (der Therapeutin) könne »draußen« etwas passieren. Ein Teufelsmonster warte nur auf mich. Ich lasse ihr meine Hand und sage: »Sie möchten mich nicht verlieren, aber wenn Sie böse auf mich sind, befürchten Sie, Ihre Wut könne mir etwas anhaben oder mich vertreiben?« – »Ja, und ich kann sehr wütend werden«, antwortet sie.

Hier wird die häufig archaische Wut deutlich, mit der die Patienten wünschen, aber auch befürchten zu zerstören. Die Wut wird oft projektiv nach »draußen« verlagert, sodass sie sich wieder Sorgen um das gute Objekt machen können. Ich lenke im Beispiel die Wut aber durch meine Aussage als eigenen Anteil in sie zurück, ohne mich allerdings von ihr abzuwenden.

Psychotische Übertragung wie auch Übertragungen generell wirken dadurch therapeutisch, dass die Kranken zwar eine frühere Verhaltensweise übertragen, aber darauf ein neues Verhalten erfahren. Wir können darauf vertrauen, dass ein Schizophrener immer auch einen nicht verzerrten Anteil der Realität wahrnimmt, wie viele Beispiele schizophrener »doppelter Buchführung« belegen.

Im Umgang mit dem Wahn erweist es sich als notwendig, den Wahn ernst zu nehmen und nicht zu versuchen ihn auszureden. Als hilfreich erlebe ich immer wieder, den schizophren Erkrankten zu überraschen, Mut zum Unkonventionellen zu haben. Dazu das bereits oben erwähnte Beispiel:

Eine Patientin kommt mit finsterem Blick zur KBT-Stunde, dreht sich ständig im Kreis und sieht sich nach allen Seiten um: »Überall sind Kameras und Abhöranlagen versteckt, die mein Inneres ausspionieren und aushöhlen. Auch hier!« – »Hm«, antworte ich »das kann ich nicht glauben.« – »Doch!«, schreit sie zurück. – »Wie schrecklich! Aber ich kann mir das kaum vorstellen«, sage ich nachdrücklicher und beginne ganz ernsthaft damit, den Raum abzusuchen. Ich suche gründlich, in den Ecken, hinter den Vorhängen, steige auf einen Stuhl und schaue hinter den Spiegel, auf die Lampen. Die Patientin lässt keine Blick von mir, beobachtet mich ganz gespannt. Nach etwa fünf Minuten sagt sie plötzlich: »Ich glaube, hier ist es wirklich sicher. Sie können aufhören.«

Hier geht es um eine Kopplung aus Ich-Aktivitäts- und Ich-Demarkations-Störung. Die Patientin fühlt sich fremdbeeinflusst, verfolgt. Die Bedrohung, der sie sich schutzlos ausgeliefert fühlt, ist auf ihr Inneres gerichtet. Auch ich als Therapeutin werde zu einer Gefahr, da mein Interesse ihrem Inneren gilt.

Es geht in diesem Beispiel um etwas in der Therapie mit schizophrenen Menschen immer wieder Auftretendes, das Benedetti »**paradoxe Gegenübertragung**« (Benedetti 1983b, S. 88) nennt. Ich muss hier die Paradoxie der Patientin sozusagen in mich aufnehmen, mich ohnmächtig fühlen, denn sie will mich auch ohnmächtig machen, dabei aber gleichzeitig paradox, als doch nicht besiegbare Therapeutin immer für sie da sein. Ins Beispiel übersetzt heißt dies: Obwohl ich es nicht glauben konnte, half ich ihr suchen.

Zeitweise geht es bei derartigem wahnhaften Erleben auch um eine Art Feuerprobe der therapeutischen Beziehung im Sinne von: »Was tut Mutter? Schaut sie hinter den Schrank nach dem Gespenst? Oder sagt sie nur: ›Rede nicht solchen Quatsch!‹« Durch das Eingehen auf die Bedrohung kann die therapeutische Beziehung wieder sicher werden.

Zeitweise ist es nur schwer möglich, sich in ähnlicher Weise zu verhalten, zum Beispiel, wenn wir uns zu ohnmächtig (gemacht) fühlen. Dann kann es hilfreich sein, den Wahn stehen zu lassen und an der Entzerrung des Beziehungserlebens von Körper, Zeit, Raum und den Dingen der Umwelt zu arbeiten, entsprechend dem Scharfetter'schen Konstrukt. Indem wir einordnen, gelingt es uns wieder, aus der »hilflosen« Position in die tatkräftige überzuwechseln und für die schizophren erkrankten Menschen eine Integration verschiedener Seiten vorzuleben. Für die praktische Umsetzung sind hier Angebote zur ganz konkreten Wahrnehmung angebracht.

Literatur

- Anzieu D (1991). Das Haut-Ich. Frankfurt/M.: Suhrkamp.
- Bayerl B. Konzentrative Bewegungstherapie als körperorientierte Psychotherapiemethode bei einem Patienten mit coenästhetischer Schizophrenie. In: Machleidt W, Garlipp P, Haltenhof H (Hrsg) (2004). Schizophrenie. Behandlungspraxis zwischen speziellen Methoden und integrativen Konzepten. Stuttgart, New York: Schattauer; 219–24.
- Benedetti G (1983a). Todeslandschaften der Seele. Göttingen: Verlag für Medizinische Psychologie.
- Benedetti G (1983b). Psychosentherapie. Psychoanalytische und existenzielle Grundlagen. Göttingen: Vandenhoeck & Ruprecht.
- Benedetti G (1983c). Die Positivierung des schizophrenen Erlebens im therapeutischen Symbol. Nervenarzt; 54: 150–7.
- Bion WR (1971). Erfahrungen in der Gruppe. Stuttgart: Klett.
- Dilling H, Mombour W, Schmidt MH (Hrsg) (2000). Internationale Klassifikation psychischer Störungen. ICD-10 Kapitel V (F): Klinisch-diagnostische Leitlinien. Bern, Göttingen, Toronto: Hans Huber.
- Freud S (1968). Gesammelte Werke, Bd. 13, 14, 15. Frankfurt/M.: Suhrkamp.
- Gaebel W, Müller-Spahn F (Hrsg) (2002). Diagnostik und Therapie psychischer Störungen. Stuttgart: Kohlhammer.
- Kernberg O (1985). Objektbeziehungstheorie und die Praxis der Psychoanalyse. Stuttgart: Klett-Cotta.
- Kohut H (1979). Narzissmus. Eine Theorie der psychoanalytischen Behandlung narzisstischer Persönlichkeitsstörungen. Frankfurt/Main: Fischer.
- Mentzos S (1991). Psychodynamische Modelle in der Psychiatrie. Göttingen: Vandenhoeck & Ruprecht.
- Racamier P-C (1982). Die Schizophrenien. Eine psychoanalytische Interpretation. Berlin, Heidelberg, New York: Springer.
- Scharfetter Ch (1985). Allgemeine Psychopathologie. Stuttgart, New York: Thieme.
- Scharfetter Ch (1986). Schizophrene Menschen. München, Wien, Baltimore: Urban & Schwarzenberg.
- Tölle R (1988). Psychiatrie. Berlin, Heidelberg, New York: Springer.
- Winnicott DW (1994). Von der Kinderheilkunde zur Psychoanalyse. Frankfurt/M.: Fischer Taschenbuch.

Empfohlene Literatur

- Bayerl B (2002). Konzentrative Bewegungstherapie bei der Behandlung schizophrener Ich-Störungen. Versuch der Verbindung phänomenologischer Sicht mit objektbeziehungstheoretischen Erkenntnissen. Prüfungsarbeit zur Lehrbeauftragung, Berlin.
- Krietsch S, Heuer B (1997). Schritte zur Ganzheit. Lübeck, Stuttgart, Jena, Ulm: Gustav Fischer.
- Winnicott DW (1985). Reifungsprozesse und fördernde Umwelt. Frankfurt/Main: Suhrkamp.

17 Suchterkrankungen

Brigitte Eulenpesch

Hinter Gittern

Gefangen – in einem Knast ohne Mauern
verurteilt – von einem ohne Richter
Das Verbrechen, das ich begangen habe
war mein Verlangen
nach mehr Leben, mehr Liebe, und
daß sich meine Sehnsucht nicht durch Menschen stillen ließ,
sondern von einer Droge, die stärker war
als meine Fähigkeit, zu sagen,
was ich von Euch will
Die Droge ist mein Knast,
mein Richter und meine Geschworenen zugleich
Einzig mein Wille ist meine Befreiung
aus dem Gefängnis, in das ich lieber zurückkehre,
weil es tausend Gründe gibt, diesen leichteren Weg zu gehen!
Tausend Gründe?
Eigentlich gibt es nur einen:
Es ist leichter für mich zu sterben,
als ständig nach dem Glück im Leben zu suchen.
Oktober 1988

Monika Hagenmayer
(aus Baudis 1994)

17.1 Definition der Sucht

Süchtiges Verhalten beginnt dort, wo zur Manipulation der persönlichen Befindlichkeit entweder bestimmte Stoffe, wie Medikamente, Nikotin, Koffein, Drogen, Alkohol, Essen etc., oder exzessive Handlungen, wie Spielen, Fernsehen, Arbeiten, sexuelle Kicks etc., verwendet werden. Sucht und Rauschmittel sowie süchtige Handlungen wirken entweder als »Uppers« belebend oder als »Downers« beruhigend. Manche Mittel, wie z. B. Nikotin, bewirken beides (Voigtel 2001, S. 51–61).

Suchtkrankheit entsteht durch anhaltenden Drang und Zwang, dieses süchtige Verhalten fortzusetzen. Die Gewöhnung und Toleranzbildung fordert immer mehr Suchtmittelmenge, um die ursprüngliche Wirkung zu erreichen. Es kommt allmählich zur Abstinenzunfähigkeit, die in der Regel einige Zeit verleugnet wird.

In der weiteren Entwicklung zur Suchtkrankheit wird dieser missbräuchliche Konsum trotz schädlicher Folgen im sozialen, körperlichen, geistigen und seelischen Leben fortgesetzt. In manchen Suchtgeschichten kommt es zur Zerstörung des Lebens und zum Tod.

17.2 Ursachen

Die neurochemische Forschung sieht Sucht u. a. als Funktionsstörung des Belohnungssystems. Man geht davon aus, dass Süchtige bereits vor dem Ausbruch ihrer Erkrankung weniger in der Lage waren, Freude und Lust zu empfinden, und einer grundlegenden Missstimmung ausgesetzt waren. Dies könnte den psychoanalytischen Hypothesen einer im Babyalter entstehenden depressiven »Initialverstimmung« bzw. eines unlustvollen »Uraffektes« entsprechen, auf welchen Süchtige immer wieder regredieren und den sie durch Einnahme ihrer Droge zu mildern versuchen (Voigtel 2001, S. 61).

Psychotherapeutische Paradigmen der Sucht sind so vielfältig wie ihre Schulen.

»Es lassen sich Grundpostulate eines psychotherapeutischen Verständnisses von Sucht festhalten, sie wird als sinnhaftes Verhalten, nicht als Krank-

heit im herkömmlichen Sinn aufgefasst, sie dient der Selbstwertstabilisierung und Lebensbewältigung, es ist mit Widerständen gegen das Aufgeben des Symptoms zu rechnen, da es lebensstabilisierend wirkt.« (Körkel 1995)

»Aus systemischer Sicht entsteht die Frage, wer der relevant Beteiligten trägt in welcher Weise dazu bei? Drogensucht aus diesem Zusammenhang heraus kann verstanden werden als eine Choreographie. Ein Tanz verschiedener Beteiligter, der dazu führt, dass letztlich das Verhalten immer wieder ausgesucht wird, welches das Etikett Drogensucht erhält.« (Schmidt 1995, S. 98)

Rainer Baudis beschrieb 1995 die Psychotherapie von Sucht und Drogenabhängigkeit als Lebensprozess versus Suchtprozess:

»Empfinden und Erfahren heißt lebendig sein. Die Organisation von Erfahrung in der Psychotherapie der Sucht bewirkt ein Sich-beleben-Lassen durch Erfahren. Der integrative Prozess [...] ist ein fortlaufendes Erfahren des In-der-Welt-und-durch-die-Welt-Seins, den wir Lebensprozess nennen, während ein Sich-Ausschließen aus der Welt, sowohl aus der inneren wie der äußeren, einen selbstdestruktiven Prozess bedeutet, den ›Todestrieb‹ als Suchtprozess.«

Die Devise im 21. Jahrhundert heißt: immer mehr, immer höher, immer besser, immer schneller, immer größer, immer bequemer. Diesen Idealen hecheln wir hinterher. »Kicks« in allen Formen sichern ein vorübergehendes Empfinden von Lebendigkeit. Alkohol, Nikotin und ungesundes Essen sind unsere »Volksgifte«. Die Behandlung der Folgeschäden »frisst« derzeit ein Drittel der Ausgaben unseres Gesundheitswesens. In Amerika wurde im Jahr 2000 mehr Geld für Hamburger ausgegeben als für Bücher, Kinobesuche und CDs zusammen (Bönig 2003).

17.3 KBT mit Suchtkranken

In den folgenden Ausführungen stelle ich – auf der Grundlage der beschriebenen theoretischen Annahmen – Möglichkeiten der Behandlung »suchtkranker Menschen« vor.

Diagnostik

Im Erstkontakt gilt es abzuklären, ob es sich um ein gelegentliches oder ein häufiges süchtiges Verhalten oder um eine chronische Abhängigkeitserkrankung handelt.

Bei chronisch Suchtkranken können bereits irreparable körperliche Schädigungen vorhanden sein, die es in der KBT zu berücksichtigen gilt. Je nach Befund ist eine Vernetzung mit dem »Suchthilfesystem« vor Ort notwendig. Hierzu gehören der Hausarzt, Suchtberatungsstellen, Selbsthilfegruppen für Betroffene und für Angehörige von Suchtkranken (z. B. AA – Anonyme Alkoholiker).

Suchterkrankung wirkt belastend bis zerstörerisch in das Beziehungsfeld der Betroffenen. In der Regel finden sich im Umfeld von Suchterkrankten auch co-abhängige Menschen. Diese neigen dazu, sich für andere unentbehrlich zu machen um damit ihren Mangel an Selbstwahrnehmung und Selbstwert auszugleichen. Auf diese Weise »brauchen« sie den Suchtkranken und umgekehrt. Dies gilt es bei zunehmender Gesundung des Suchtkranken mit zu berücksichtigen. Im günstigsten Fall kann ein Genesungsprozess für co-abhängig kranke Angehörige angeregt werden.

Diagnostisches Vorgehen im Rahmen einer ambulanten KBT-Einzelarbeit erstreckt sich über mehrere Stunden. So können der Stand der Suchterkrankung, das Erleben der Innen- und Außenwelt sowie die Wirkung der Erkrankung im Beziehungsfeld erarbeitet werden.

Angebot: Innenwelt – Außenwelt

»Suchen Sie sich Ihren Platz in diesem Raum. Erforschen Sie zunächst Ihre verschiedenen Möglichkeiten an unterschiedlichen Plätzen (Explorationsverhalten), vergleichen Sie diese (Differenzierung) und entscheiden Sie sich dann für den Platz, der jetzt der passende ist (Selbstwahrnehmung

im Kontext Raum und Umfeld). Nehmen Sie sich selbst in diesem Platz wahr (Hilfe: strukturierte Anleitung zur Körperwahrnehmung). Wie ist Ihr Grundbefinden in Ihrer Innenwelt? Welcher Satz passt dazu?« (Versprachlichung).
»Nehmen Sie Raum, Dinge und Menschen um sich herum wahr (Hilfe: strukturierte Anleitung zur Wahrnehmung). Wie erleben Sie die Welt um sich herum? Welcher Satz passt dazu? Malen oder gestalten Sie mit Gegenständen das Erleben Ihrer Innenwelt und der Außenwelt, ergänzen Sie dies mit Ihren beiden Sätzen.«

Nach der Symbolisierung durch Malen oder Gestalten kann im Dialog zwischen Klientin und Therapeutin versprachlicht werden, was benennbar ist, im »stillen Betrachten« kann die Symbolsprache zur Wirkung kommen.
Das in Abbildung 17-1 wiedergegebene Körper-Bild ist nach der oben beschriebenen Vorgehensweise entstanden.
Weiteres Vorgehen:
Das folgende KBT-Angebot verdeutlicht die seelische Bedeutung der Sucht für die Klientin (Psychodynamik) und deren Platz und »Funktion« im Beziehungsgeflecht ihres Systems.

Angebot: Mein Platz in der Welt mit meiner Sucht

»Suchen Sie sich einen für Sie jetzt geeigneten Platz und gestalten Sie die Grenze Ihres Platzes mit den Gegenständen, die sie hier finden (Abgrenzung). Ergänzen Sie Ihren Platz mit einem Symbol für Ihre Sucht/Ihr süchtiges Verhalten Nehmen Sie Ihren Platz ein. Welche Haltung entspricht Ihnen in Ihrem Platz?« (Hilfe: strukturierte Hinführung: Blickrichtung? Ebene: Liegen, Sitzen, Stehen? Offene oder geschlossene Haltung etc.)
»Wie nehmen Sie Ihren Platz wahr, was ist hilfreich, wozu können Sie ihn verwenden? Wie nehmen Sie sich selbst wahr? Wie nehmen Sie den Raum und die Dinge außerhalb Ihres Platzes wahr?«

Diese strukturierte Anleitung unterstützt eine »Suchbewegung« zum geeigneten Platz. Die Grenzgestaltung des Platzes gibt Hinweise über die Abgrenzungsfähigkeit der Klientin. Die Körperhaltung zeigt etwas über die Haltung und Einstellung zu sich und der Welt. Die Bedeutung der Sucht im Leben der Klientin wird spürbar und begreifbar über den Gegenstand,

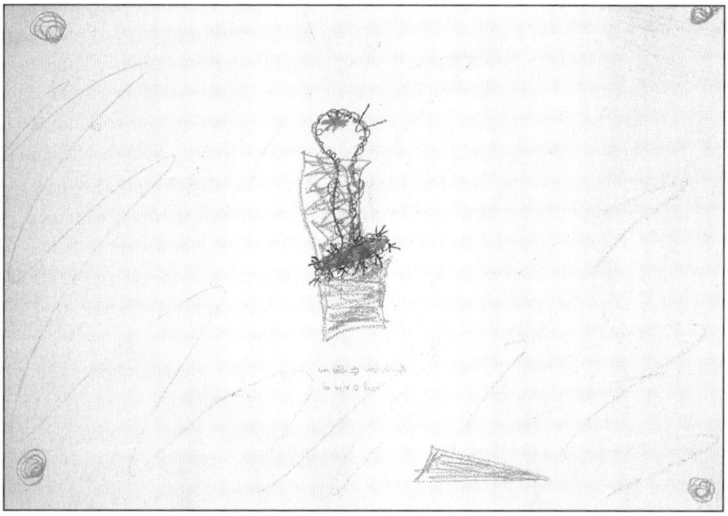

Abb. 17-1 Körper-Bild eines 30-jährigen drogenabhängigen Mannes aus einer Tagesklinik. Der von ihm genannte Titel des Bildes lautet: »In mir ist es wechselhaft, um mich ist es ??«

der als Symbol für die Sucht gewählt wird, den Raum, den dieser einnimmt, und den Platz, den er bekommt.
Dieses Symbol kann probeweise vom Platz entfernt werden. Die Wirkung der »Probehandlung« kann vom Betroffenen wahrgenommen werden mit allen damit verbundenen Ängsten und Hoffnungen. Diese können benannt und mitgeteilt werden. So lassen sich erste Ziele der Behandlung erarbeiten.

Frau A. hatte ein schweres Alkoholproblem, das bereits ihre Ehe zerstört hatte, so schilderte sie es. Die Gefahr drohte, ihren Arbeitsplatz zu verlieren. Sie wählte einen ungeformten Tonklumpen als Symbol ihrer Sucht und war bei der Wahl des Platzes gleichgültig: »Das ist egal wo.« Grenzen wollte sie nicht gestalten.
Im Umgang damit konnte sie erschreckt wahrnehmen, wie diese Erkrankung ihr selbst und ihrem Leben alle Kontur und Struktur genommen hatte. Ungeformt und konturlos empfand sie auch ihren Körper und ihre Bewegungen beim Gehen durch den Raum. Beim Entfernen des Symbols vom Platz spürte sie deutlich, dass sie es nicht aushalten konnte, bekam Angst.
In mehreren Sitzungen wurde ihr bewusst, dass ein Weg zu neuen Strukturen und eigener Kontur möglich war. So gelang es ihr zunächst, eine eigene Motivation zu entwickeln. Der erste Schritt war eine klinische Entgiftung und Entwöhnung. Danach kam sie zu mir in ambulante KBT-Einzelstunden.

Motivation und Zielsetzung

Achtung: In der Arbeit mit Suchtkranken gilt es, der Motivation und Zielsetzung besondere Aufmerksamkeit zu schenken. Oft wird von der Klientin keine eigene Motivation entwickelt und die Therapeutin ist stellvertretend sehr motiviert. Diese Falle nicht zu berücksichtigen bedeutet, den Genesungsprozess zu gefährden.

Angebot: Lebensinhalte versus Suchtinhalte

»Stecken Sie Ihr ›Lebensfeld‹ mit Seilen und Stäben ab. Teilen Sie ein, wie viel Raum darin Ihre Sucht einnimmt und wie viel Raum andere Inhalte Ihres Lebens einnehmen. Gestalten Sie dies mit Gegenständen.«

Im weiteren Vorgehen können mögliche Veränderungen – etwa das Wahrnehmen ungelebter Lebensinhalte – im Dialog entwickelt und auch provoziert werden:

»Was wären denn die kühnsten Träume Ihres Lebens?« Danach kann angeregt werden, das abgesteckte »Lebensfeld« entsprechend zu verändern.

Die Motivation, ein suchtfreieres, gesünderes Leben anzustreben, kann so unterstützt werden. Die Betroffene braucht dazu alternative Bilder und Inhalte.
In der KBT wird durch Differenzierung und Verbesserung der Körperwahrnehmung und die Wahrnehmung des Umfeldes wieder Lebendiges spürbar. Es entsteht Hoffnung, die notwendige belebende oder beruhigende Wirkung der Selbstregulation aus sich heraus zu entwickeln. Dadurch entsteht im Selbstbild eine Möglichkeit, vom Ersatzstoff unabhängiger zu werden.

Angebot:

»Sie gehen im Raum umher – mal lassen Sie es laufen, wie es von alleine läuft, mal entscheiden Sie sich, in eine bestimmte Richtung zu gehen, auf ein bestimmtes Ziel (wie z. B. einen ausgewählten Gegenstand) zuzugehen. Für die unterschiedlichen Empfindungen, die jeweils deutlich werden, finden Sie Worte.«

Frau A. wurde spontan deutlich, dass sie durch »gezielteres Vorgehen« erstens ihre eigenen Interessen mehr vertreten und auch mehr Anstoß zu Konflikten bieten würde. Sie hatte Alkohol heimlich, still und leise konsumiert. Sie war weitgehend und über lange Zeit in der Lage geblieben, alle Pflichten zu erfüllen und ein angepasstes Leben zu führen.

Im weiteren Vorgehen können für Vorstellungen und Lebensperspektiven mit neuen Qualitäten, welche die Klientin im verbalen Dialog sowie durch Körperwahrnehmung und Bewegung entwickelt, Symbole ausgewählt und mit in dieses »Lebensfeld« hereingenommen werden.

Frau A. wählte, nachdem sie einige Gegenstände auf deren Stabilität und Kontur (Wahrnehmung – Realobjekt) überprüft hatte, ein Rundholz, das »stehen« konnte. Sie formulierte den Wunsch, endlich selbst stehen zu können, ihr eigenes Leben zu bestehen.

Süchtige Beziehungen

Angebot: Suchtobjekt versus lebendige Begegnung

»Ergänzen Sie Ihr Lebensfeld mit Symbolen für Menschen, die in Ihrem Leben von Bedeutung sind. Wo befinden sich diese gemäß Ihrem inneren Bild, Ihrer Empfindung?«

Die Klientin wird angeregt, ihren Platz und ihre Haltung wahrzunehmen und ebenso, zu wem welche Beziehung vorhanden ist (Hilfe: strukturierte Anleitung: Wer ist am nächsten, wer am weitesten weg, wer ist zugewendet, abgewendet, wer ist mächtiger, schwächer etc.?). Dann können Veränderungen erkundet werden. Die Klientin kann z. B. vom Sitzen ins Stehen kommen, sich zu- und abwenden, sich entfernen und nähern und die damit verbundenen Empfindungen wahrnehmen. Was würde sich dadurch im aktuellen Beziehungsgefüge verändern? Wofür ist die Suchterkrankung nützlich? Was bleibt dadurch im Beziehungsgefüge erhalten?

Hinweis: Menschen mit Suchterkrankung neigen dazu, lieber das Umfeld als sich selbst verändern zu wollen. An dieser Stelle wird dies oftmals sehr deutlich. Diese »falsche Spur« in der Hoffnung auf Genesung kann ins Bewusstsein gebracht, frustriert und im besten Fall korrigiert werden.

Frau A. hatte ihren Mann weit weg von sich und abgewandt platziert. Sie hatten seit Jahren keine Intimität und Nähe miteinander erlebt, ihr Mann hatte eine Freundin und Geliebte. Der erste Impuls von Frau A. war, ihn näher zu sich zu holen. Auf Anregung erkundete sie eigene Bewegungsmöglichkeiten. Die Erfahrung, dass sie »gehen« konnte, war in diesem Moment die wichtigste. Zu bleiben und dies auszuhalten war für sie nur mit der Phantasie, wieder zu trinken, möglich.

Die therapeutische Beziehung

Auch in der Interaktion zwischen Klientin und Therapeutin wird »süchtiges Verlangen« spürbar. In ihrer Selbstwahrnehmung erforscht die Therapeutin:

- Wozu lädt die Klientin mich (die Therapeutin) ein?
- Gibt es Resonanz in mir, welche?
- Wie nehme ich meine körperliche Verfassung wahr?
- Was empfinde ich vor und was nach der Stunde?

Da Suchtkrankheit meist gepaart ist mit der Verweigerung, für sich und diese Krankheit Verantwortung zu übernehmen, und die Lösung im Anderen erwartet wird, sind Beziehungsfallen möglich.

Beim Betreten des Raumes in der ersten Stunde bleibt Frau W. stehen und schaut mich erwartungsvoll an. Als ich sie auffordere, sich einen geeigneten Platz zu suchen sagt sie: »Egal, den nächstbesten, das macht keinen Unterschied.« Ihr Blick bleibt erwartungsvoll an mir haften und weitere Anregungen zur Wahrnehmung des Platzes und des Raumes beantwortet sie mit: »Ganz normal, was soll ich da spüren?« Im weiteren Verlauf der Stunde wird deutlich, dass ihr eine Differenzierung der Wahrnehmung mühsam und lästig erscheint: »Was soll ich da spüren?« Am Ton wird ihr Ärger über diese »Zumutung« deutlich.
Als Resonanz spüre ich als Therapeutin mich aufgefordert, schnell und viel zu servieren, habe das Gefühl: »Wahrscheinlich habe ich nicht das Richtige, was ihr wirklich helfen könnte, aber wenn ich mich noch ein bisschen mehr anstrenge ...«, spüre Unbehagen, Anspannung, Druck im Nacken, flache Atmung. Bewusst gebe ich meiner Atmung mehr Raum und lehne mich in meinem Sessel zurück.
Ich erkläre Frau W. das Vorgehen der KBT und die damit verbundene, manchmal auch mühsame Suche nach der verloren gegangenen Selbstwahrnehmung. Auch dass ich diese Arbeit als eine Möglichkeit sehe, von Ersatzmitteln unabhängiger zu werden, der eigenen Wahrnehmung und den eigenen Bedürfnissen wieder ihr Recht zu geben. Ich schildere, wie sie in eine Abhängigkeit zu mir geraten würde, wenn ich an ihrer Stelle für sie spüren und formulieren würde: »Fast könnte ich so Ihr neues Suchtmittel werden.«

Die hier beschriebene »professionelle« Haltung und auch Information ist in der Arbeit mit suchtkranken Menschen hilfreich und notwendig. Menschen in therapeutischen Berufen haben durch eigene entsprechende Biographien manchmal eine Neigung zur Rolle des Co-Abhängigen, das heißt die Klientin abhängig zu machen durch Übernahme von zuviel Verantwortung und Wunscherfüllung des »süchtigen Verlangens«.
Im Laufe der Behandlung wird die Therapeutin verwendet wie ein Suchtmittel, Therapie wird konsumiert und fordert mehr die Abhängigkeit als die Entwicklung eigener Autonomie.
In solch einer unbewussten süchtigen Verstrickung kann nicht mehr effektiv therapeutisch gearbeitet werden. So ist es ratsam, die Interaktion zwischen Klientin und Therapeutin daraufhin immer wieder zu überprüfen, vor allem, wenn bei der Therapeutin entsprechende »innere Gefahren« vorhanden sind.

Co-Abhängigkeit

Co-Abhängigkeiten entstehen in der Begegnung mit Suchtkranken durch ihre Situation, dass sie »Opfer« des Suchtmittels sind. Im Gegenüber entsteht der Wunsch zu retten oder auch zu kontrollieren, so der Macht des Suchtmittels etwas entgegenzusetzen. In dieser Dynamik verliert der Co-Abhängige mehr und mehr die Wahrnehmung für sich und seine Grenzen und verlagert seinen gesamten Wahrnehmungsfokus in den Kranken. Bei längerem Verweilen in der Co-Abhängigkeit drohen Burnout und Selbstverlust.

Frau G. war seit einigen Jahren alkoholgefährdet. Sie lebt zusammen mit ihrem Mann und ist Lehrerin. Der Entzug des Führerscheins sowie eine Verwarnung des Arbeitgebers waren deutliche Signale.
Für die Vereinbarung eines Vorgesprächs riefen ihr Mann und dessen Schwester mehrere Male an. Weitere Termine, die sie versäumte, wurden von ihrem Mann entschuldigt. Die Schwester des Mannes rief an, weil sie sich um ihren Bruder Sorgen machte.
Frau G. selbst fand dies alles übertrieben und verharmloste ihre Gefährdung völlig.

Umgang mit Rückfällen

Zum Genesungsprozess Suchtkranker gehört, dass in emotional schwierigen Situationen

Suchtdruck entsteht. Es ist Teil des therapeutischen Prozesses, diese Situationen zu erkennen, zu verstehen und »gesündere« Ausdrucksformen zu entwickeln. Werden Rückfallsituationen bzw. Rückfälle bearbeitet und verstanden, sind diese nützlich für den Genesungsprozess.

Frau A. berichtet von einer starken Über-Lastung in der letzten Woche: »Hatte Stress und Ärger mit meiner Chefin und meine Freundin ist nicht da, so musste der alte Freund [Alkohol] herhalten.« Da Frau A. in den KBT-Stunden schon einige Erfahrungen mit dem Ausgleich von Spannung auch im Umgang mit Gegenständen gesammelt hat, fordere ich sie auf zu erkunden, welche Möglichkeiten sie hier und jetzt zur Ent-Lastung habe. Sie nimmt sich einen Stab und experimentiert mit diesem Thema.
Im anschließenden Gespräch erarbeiten wir, welche Unterstützungen und Ausgleichsmöglichkeiten in ihrem Alltag vorhanden sind. Sie erkennt ihr altes Suchtverhalten und sieht ihre alternativen Möglichkeiten.

17.4 KBT bei verschiedenen Störungsformen

Es gibt in der Suchtkrankheit keine einheitliche Störungsform, aber es gibt Gemeinsamkeiten in der Art der Verarbeitung von Konflikten: Dies sind die Passivität in zwischenmenschlichen Beziehungen und gegenüber Lebensaufgaben sowie bevorzugter Rückzug aus der Realwelt in die Phantasiewelt. Das Suchtmittel wird zum versorgenden, Spannung ausgleichenden, verfügbaren Objekt, ein Ersatzobjekt (siehe Ermann 1997).
Einer Suchterkrankung kann sowohl eine schwere strukturelle Grundstörung zugrunde liegen als auch ein ungelöster neurotischer Konflikt. Suchterkrankung gibt es auch in Form einer reaktiven Störung zur Milderung einer aktuellen traumatischen Situation (Voigtel 2001).
Das Körper-Bild einer drogenabhängigen Klientin aus der Tagesklinik (Abb. 17-2) gibt Einblick in ihre Innenwelt und das Weltbild dieser 20-jährigen jungen Frau.
Drei Beispiele sollen im Folgenden Einblick geben in die KBT-Behandlungsverläufe bei unterschiedlichen Störungsformen.

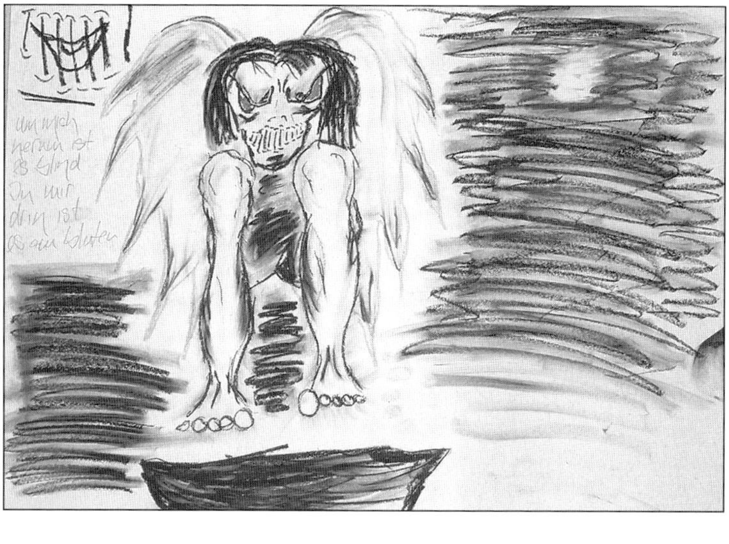

Abb. 17-2 Körper-Bild einer 20-jährigen Drogenabhängigen mit dem Titel: »In mir ist es am Bluten, um mich ist es blind«.

Sucht bei struktureller Grundstörung

In den Biographien der ersten Lebensjahre strukturell gestörter suchtkranker Menschen fehlten verlässliche, tröstende, beruhigende und auch belebende Bezugspersonen, der »affektiv-kommunikative Austausch«, der »Tanz«, von dem der Säuglingsforscher Stern (1992) spricht, misslingt (vgl. Voigtel 2001, S. 137). Die mit dieser Kommunikation verbundenen Grunderfahrungen des Urvertrauens in sich und die Welt sowie der Aufbau von Selbstregulationsmechanismen konnten nicht entwickelt werden. Auf dem Hintergrund dieser inneren Not wird die Verwendung von Ersatzmitteln, die diese Funktionen übernehmen können, verständlich. Suchtverhalten ist hier u. a. ein Lösungsversuch – Fehlendes soll ersetzt werden.

Frau X. schildert, dass sie Beruhigungsmittel brauche, wenn sie mittags nach Hause komme, und ihr Zustand von »Anspannung und Außer-sich-Sein.« unerträglich geworden ist. Die Einnahme ihrer »Droge« ist verbunden mit Rückzug in die Sofaecke: Dösen bei plätscherndem Fernseher. Nach einer Weile plagt sie ihr schlechtes Gewissen. Um wieder in Gang zu kommen, ist starker Kaffee notwendig. Zum Einschlafen braucht sie erneut beruhigende Medikamente. Für die anspruchsvolle Arbeit am nächsten Vormittag muss sie wach sein; dies versucht sie mithilfe von 2–3 Kannen Kaffee »herbeizuzaubern«.
In der KBT lernt Frau X. zunächst, unterschiedliche Spannungszustände wahrzunehmen, dafür achtsam zu werden und diese zu beschreiben. Sie beginnt allmählich durch eine verbesserte Körperwahrnehmung zu erspüren, wann und wo ihr etwas zu viel wird, zum Ausgleich für kleine Pausen zu sorgen: »aufzuatmen, Luft zu holen und alle viere von sich zu strecken«. Nach einer weiteren Ich-stärkenden Phase mit entsprechenden KBT-Angeboten beginnt sie sich abzugrenzen, lernt nein zu sagen.
Da Frau X. in ihrer Geschichte Gewalt und Schläge vom Vater erlebt hat, wenn sie nein sagte, ist diese Phase sehr angstbesetzt, braucht Zeit, viele Wiederholungen und Ermutigung meinerseits. Arbeit an ihrer eigenen Kraft, im Umgang mit dem Stab, in der Interaktion mit mir sowie die Verdeutlichung ihrer Körpergrenzen helfen Frau X., ihre Autonomie zu stärken.
Nachdem Frau X. sich ihrer selbst sicherer geworden ist, kann sie riskieren zu liegen und sich vom Boden tragen zu lassen. Hier tauchen zunächst alte Verlassenheiten, Einsamkeiten sowie Leere auf, die nun Worte und Gesten finden, mitgeteilt werden können. Sie erinnert, wenig Schutz von der Mutter bekommen zu haben, empfindet diese als weit weg, nicht verfügbar.
Im Erleben des tragenden Bodens und des Schutzraumes der therapeutischen Beziehung konnte Frau X. allmählich mehr Zutrauen zu eigenen Möglichkeiten der Beruhigung und auch der Belebung entwickeln. Sie konnte ihren Konsum von Beruhigungsmitteln und Kaffee deutlich reduzieren.

Reaktive Sucht

Wie sich eine Suchtkrankheit als Reaktion auf ein traumatisches Ereignis bei einer sonst intakten Persönlichkeit entwickeln kann und wie KBT hier vorgehen kann. zeigt folgendes Beispiel:

Frau B. verlor im 17. Lebensjahr beide Eltern. Diese starben innerhalb eines Jahres beide durch plötzliche Erkrankungen im Alter von 58 und 60 Jahren. Es waren zwei jüngere Brüder da und ein landwirtschaftlicher Betrieb. Frau B. stand einige Monate unter Schock und erlebte alles »wie im Film«. Sie versuchte die Versorgung der Brüder zu übernehmen, die Landwirtschaft musste verkauft werden.. »Ich fühlte mich von Gott und der Welt verlassen, traute niemand mehr über den Weg, wollte allen beweisen, dass ich nie mehr jemand brauchen würde. Abends breitete sich ein unerträgliches Gefühl aus, das konnte ich nur mit viel Süßigkeiten und einem laufenden Fernseher aus-

halten. Obwohl ich nichts mitbekam, war ich so nicht ganz einsam.«
Frau B. kam fünf Jahre nach diesem Trauma in ambulante Einzelstunden. Sie wirkte völlig unzugänglich. Zunächst wollte sie sich nur gelegentlich auf eine Einzelstunde einlassen, sie wollte auch mich und unsere Arbeit nicht brauchen. Nach einigen Monaten »Beziehungstest« und Vertrauensbildung konnte sie sich auf eine Langzeittherapie einlassen. Die Gesamtdauer betrug 150 Stunden.

Methodisch war eine Mischung aus Traumaarbeit (siehe Kap. 15) und suchtspezifischem Vorgehen (im von mir beschriebenen Kontext) notwendig. In der Mitte der Therapie wurde eine Hinwendung zur Körperwahrnehmung möglich.

Im ersten Körper-Bild (Vorgehen s. Abschn. »Diagnostik«, S. 259) legte sie eine kleine, kaum sichtbare Murmel für sich selbst in die Mitte mehrerer Seilkreise. Diese hatten einen Durchmesser von mehr als einem Meter. Sie erkannte in dieser Darstellung ihr unerträgliches Gefühl vom Abend wieder und konnte es mehr und mehr formulieren. Sie war sich selbst verloren gegangen und hatte keine differenzierte Beziehung mehr zur Umwelt. Dadurch geriet sie immens unter Suchtdruck. Sie hatte inzwischen 30 kg zugenommen, zunächst war dies ihre einzige Überlebensstrategie.

Die Differenzierung der Selbstwahrnehmung und der Umwelt ermöglichte einen Zugang zu der Zeit, als »die Welt noch in Ordnung war«. Sie konnte auf ihre ursprünglichen Lebenskraft zurückgreifen und alte Interessen wiederbeleben.

Sucht bei neurotischem Konflikt

In folgendem Beispiel wird deutlich, wie ein ungelöster Ablösungskonflikt durch süchtiges Schlafen, Arbeiten und Essen in Schach gehalten wird und wie damit in der KBT gearbeitet werden kann.

Frau Y. kam nach einem Aufenthalt in einer psychosomatischen Klinik zu mir, in dieser hatte sie die KBT kennen gelernt. Sie war verheiratet und das Sexualleben war eingeschlafen. Sie zog sich immer mehr zurück in viel Arbeit und Schlaf, nahm einige Kilogramm zu und wurde so für ihren Mann unerreichbar.
Nach einer Körperwahrnehmung im Liegen am Boden wählte Frau Y. für ihr Körperempfinden eine Feder. Sie spürte real wenig vom Boden und schwebte in Phantasien. In der Wahrnehmung dieser »Lebensart« wurde ihr bewusst, dass auch ihre Mutter und andere Vorfahrinnen so gelebt hatten. Auch die Mutter hatte sich in dieser Weise dem Vater entzogen.
Dadurch, dass sie die Schwerkraft empfinden konnte, entstand eine Verbindung zum Boden. Ihre zunehmende Selbstwahrnehmung ermöglichte ein Gefühl für ihr eigenes Dasein. So konnte sie sich aus der Identifikation mit der Mutter lösen, ihre eigene Lebensart entwickeln. Sie wurde für ihren Mann zum Gegenüber, konnte ihren Platz einnehmen. Sie nahm in der vorletzten Stunde eine große Holzkugel für sich selbst und legte diese auf ein rotes Kissen. Hier genügte eine Kurzbehandlung von 20 Stunden.

17.5 Indikationsspezifische Themen im Therapieprozess

Die aufgeführten Inhalte bilden in den unterschiedlichen Phasen Schwerpunkte, je nach Krankheitsbild und Ausmaß der Störung müssen sie individuell abgestimmt werden.

Vertrauensbildung

- Körperwahrnehmung: stärken, differenzieren

- Wahrnehmung der Realwelt mit allen Sinnen begreifen
- sich dem tragenden Boden anvertrauen: Grundvertrauen
- den Atem geschehen lassen: Lebensgrundbewegung, Erlaubnis
- handeln: sich als Handelnden erleben, Verantwortung übernehmen
- Umgang mit Gegenständen: Realobjekte mit ihren Gesetzmäßigkeiten wahrnehmen
- Umgang mit Gegenständen interaktionell, Beziehung wagen und üben

Individuation und Autonomie

- Arbeit mit Gegenständen: Symbolisierung, Symbolisierung für schwer Benennbares, Verleugnetes
- sich in der Welt bewegen: Progression versus regressivem Sog und Rückzug in die Ersatzwelt
- Arbeit an den Körpergrenzen: Ich-Stärkung, Kräftigung der Kontur versus Verschmelzung und Symbiose
- Arbeit an der Wahrnehmung: Orientierung und Differenzierung
- Beziehung zu Raum, Platz und Zeit: Ordnungen, Grenzen, Realitäten
- Arbeit an der eigenen Kraft: Krafteinsatz – auch interaktionell, etwas bewirken
- Arbeit am Gleichgewicht: Selbstregulation in verschiedenen Bereichen z. B. Nähe – Distanz, Erregung – Beruhigung, Abhängigkeit – eigener Halt
- Arbeit an der Aufrichtung: von der Regression zur Progression
- Arbeit an unbewussten Konflikten: Lösungen

Ablösung, Trennung, Abschied

- sich in der Interaktion abgrenzen, einsetzen, anvertrauen versus Manipulation des Gegenübers
- gesteuerte Bewegungen versus willenloses Sich-Überlassen
- den eigenen Halt stärken und entwickeln
- eigene Ressourcen bei Rückfallgefahr verankern
- Trauer über die süchtige Zeit zulassen und Verantwortung für die Folgen übernehmen
- die verbliebenen Möglichkeiten nutzen und verwenden

Literatur

- Baudis R (1994). Psychotherapie von Sucht und Drogenabhängigkeit. 2. Aufl. Rudersberg: Verlag für Psychologie, Sozialarbeit und Sucht.
- Böning J (2003). Sucht und Gesellschaft. Vortrag anlässlich des 25-jährigen Jubiläums der dg-sucht in Blaubeuren am 25.10.2003. http://www.dg-sucht.de (20.10.2005).
- Ermann M (1997). Psychotherapeutische und psychosomatische Medizin. 2. Aufl. Stuttgart, Berlin, Köln: Kohlhammer.
- Körkel J. Drogenabhängige im Spannungsfeld widersprüchlicher Ätiologie- und Behandlungsparadigmen. In: Rink J (1995). Zur Wirklichkeit der Abstinenzabhängigkeit. Geesthacht: Neuland; 54–56.
- Schmidt G. Drogentherapie aus systemischer Sicht. In: Rink J (1995). Zur Wirklichkeit der Abstinenzabhängigkeit. Geesthacht: Neuland; 97–104.
- Stern DN (1992). Die Lebenserfahrung des Säuglings. Stuttgart: Klett-Cotta.
- Voigtel R (2001). Rausch und Unglück. Freiburg/Brsg.: Lambertus.

18 Borderline-Persönlichkeitsstörung

Anita M. Franz

18.1 Allgemeines Krankheitsbild

»Borderline« meint ein eigenständiges psychiatrisches Krankheitsbild, das phänomenologisch im Grenzbereich von Neurose, schweren Charakterstörungen und Psychose angesiedelt ist, sich differenzialdiagnostisch aber hinreichend genau von diesen nosologischen Kategorien unterscheiden lässt. Pathognomisch ist es eine spezifische Pathologie des Ich, die die übrigen psychischen Strukturen in Mitleidenschaft zieht. Diese Ich-Pathologie resultiert aus dem Einsatz archaischer Spaltungsmechanismen und anderer, sich um die Spaltung gruppierender spezifischer Abwehroperationen zu defensiven Zwecken. Das Borderline-Syndrom stellt eine spezifische Loslösungsstrategie für Konflikte im Bereich der Ich-Entwicklung dar, die sich genetisch umschreibbaren Störungen des Loslösungs- und Individuationsprozesses zuordnen lassen, wo Fixierungspunkte für eine spätere pathologische Ich-Regression entstehen, unter welcher das Borderline-Syndrom manifest werden kann.

Etwa drei viertel aller Persönlichkeitsstörungsdiagnosen heißen »Borderline«, respektive »emotional instabile Persönlichkeit vom Borderline-Typus«. Der Rest verteilt sich auf »histrionische Persönlichkeit« (Hysterie), »narzisstische Persönlichkeit«, »paranoide Persönlichkeit«, »dissoziale Persönlichkeit«, »selbstunsichere (ängstlich-vermeidende) Persönlichkeit« und »passiv-aggressive Persönlichkeit«.

Otto Kernberg (1993) hat eine Theorie des Borderline-Syndroms unter phänomenologischen, strukturellen und psychodynamischen Gesichtspunkten aufgestellt. Hauptmerkmal, also das Grunddilemma, ist die Unbeständigkeit, die sich in schnell wechselnden Verhaltensweisen und plötzlich umschlagenden Stimmungen ausdrückt. Wir finden ein durchgängiges Muster von Instabilität im Bereich der Stimmung, der zwischenmenschlichen Beziehungen und des Selbstbildes.

Borderline-Patienten bieten kein geschlossenes einheitliches Bild, sondern sie vereinen in sich widersprüchliche und für den Beobachter verwirrende Züge. Neben der erwähnten Impulsivität, Sprunghaftigkeit und Unvorhersagbarkeit des Verhaltens sind dies vor allem unangemessene Wut und Aggressivität, die oft mit unkontrollierten Wutausbrüchen verbunden sind.

> Ein Vorgesetzter macht Frau L., die in der Buchhaltung arbeitet, auf einen Fehler aufmerksam, der ihr unterlaufen ist. In Frau L. steigt plötzlich maßlose Wut auf, sie » fegt« mit beiden Händen völlig unkontrolliert sämtliche Dinge, die vor ihr auf dem Schreibtisch liegen, in den Raum. Gleichzeitig schreit sie ihren Chef völlig hysterisch mit abfälligen Worte und paranoiden Gedankenäußerungen an. Erst durch die beruhigend wirkenden Worte einer Kollegin »wacht« Frau L. auf, bricht dann völlig schlapp in sich zusammen und wird danach vom Notarzt versorgt.

Borderline-Patienten haben eine ausgeprägte und andauernde Instabilität des Selbstbildes oder der Selbstwahrnehmung. Es kommt im Bereich der Selbstwahrnehmung sowohl zu einem chronischen Gefühl der Einsamkeit, Langeweile und Leere als auch zu vorübergehenden, durch Belastung ausgelösten paranoiden Vorstellungen (siehe oben) oder zu Deperso-

nalisations- und Derealisationserscheinungen. Mangelndes Ich-Gefühl zeigt sich u. a. in der Unsicherheit über die eigene Identität in Bezug auf die Geschlechterrolle, die Lebensziele, die Beziehungen, die Werte und die Loyalitäten. Depression äußert sich in Verbindung mit großer Angst vor Einsamkeit und dem Erleben der Unfähigkeit, sich in ein soziales Beziehungsnetz einzufügen.
Im Anschluss an den Zusammenbruch eines idealisierten Selbstbildes kann sie sich vorrangig mit ohnmächtiger Wut oder den Gefühlen der Hilflosigkeit verbinden. Selbstzerstörerische Tendenzen (z. B. Schneiden, Brennen) bis hin zur physischen Selbstverstümmelung, oft in Form von Drogensucht und Alkoholismus oder sexueller Promiskuität, sind neben Diebstahl, Esssucht und Spielsucht ebenfalls häufige Verhaltensweisen.
Ebenso verfügen die Patienten über kein sicheres Identitätsgefühl im Sinne einer integrierten Vorstellung von sich und anderen. Übermäßige Besorgnis um die eigene Gesundheit, chronische Furcht vor Krankheiten, Zwangssymptome sowie multiple Phobien wie Erröten, Auftrittsfurcht, Furcht vor Blicken und Angst vor Schmutz und Ansteckung sind weitere phänomenologische Gesichtspunkte.

Herr S. erklärt mir in den Therapieanfängen während einer Stunde, wie sich Gegenstände anfühlen, wie diese riechen und wozu man sie gebrauchen könnte – dies alles, ohne sie in der Hand gehabt oder sie benutzt zu haben. Im gemeinsamen Gespräch darüber, dass er nur erklärt, nicht fühlt und handelnd ausprobiert, wird deutlich, dass er unter Auftrittsfurcht leidet, Furcht vor meinem »Zuschauen«, was ich über ihn denke, und große Angst vor Ansteckung hat, denn alle Dinge würden ja auch von anderen benutzt.

18.2 Phänomenologie der Borderline-Patienten in der KBT

Borderline-Patienten haben meist einen schwierigen bis gestörten Bezug zu ihrem Körper und dem damit Erlebten. Sie möchten auf allen Ebenen die Kontrolle über ihn behalten und entwickeln z. B. bei Verlust der Impulskontrolle anschließendes selbstverletzendes Verhalten. Es finden Ablehnung des eigenen Körpers, Mängel und Ansprüche im Sinne einer Realitätsverleugnung zugunsten einer Idealisierung statt, ebenso ein Neben-sich-Stehen und »Sich-Zugucken«, z. B. bei Druck, Wärme oder Berührung. Dadurch werden mühsam beherrschte Affekte mittels Kontrolle aufrechterhalten. Nähe oder Berührungen werden nicht zugelassen aus Angst vor Eindringen oder Überflutet-Werden oder aus Angst davor, (wieder) verlassen zu werden.

Körperbild und Körperselbstwahrnehmung

Das Körperbild ist die Repräsentation des Körpers, dynamisch wandelbar und affektiv hoch besetzt (Weiteres dazu siehe Kap. 1). Es finden sich Körperbild-Störungen wie Verzerrung von Grenzen und nicht adäquate Wahrnehmung von Maßen (sich größer, kleiner, dicker, dünner erleben als real vorhanden), mangelnde Geschlechtsidentität und Körperwahrnehmungsstörungen.

Herr S., 1,75 cm, 94 kg, stellt nach einer Körperwahrnehmungsreise seine Körperwahrnehmung mit Gegenständen dar. Es entsteht ein übergroßes Gebilde von ca. 3 m Länge. Das Ganze hat trotz der Größe viel Zartes und Feines, dargestellt durch Tücher und Schmuck, außerdem gestaltete er sich mit Bällen einen Busen und über dem Geschlecht lag eine große Muschel. Erschrocken über das Gebilde fiel ihm ein, dass seine Mutter ihn immer »ihr großes feines Mädchen« genannt hatte und er auch zu Hause mit Mädchenkleidern ausgestattet wurde.

Die Körperwahrnehmungsstörung kann sich u. a. im Verleugnen oder Übergehen von Selbstverletzungen zeigen, im Übergehen auch von Körpersignalen oder übertriebenem Kreisen und Denken sowie hypochondrischem Erleben. Körperkontrolle ist als Autonomiebestrebung zu verstehen. Der Körper wird zum Objekt. Fraktionierte Körperwahrnehmung (Depersonalisierungserscheinungen) werden ohne Verbindung zum Körper erlebt, als möglicher Ausdruck der verzerrten Vorstellung von Körper-Ich und Umwelt und deren Beziehung zueinander.

Haltung und Bewegung

Auf der Ebene der Körperhaltungen finden wir eine Palette von Extremen. Entweder erleben sie sich selbst als herausfordernd, lauernd und/oder starr stehend in Verbindung mit Aggression – und werden auch von anderen so wahrgenommen – oder aber als sehr verunsichert, gebeugt stehend, den Körper verbergend in Verbindung mit Depression. Im Bewegungsverhalten zeigt sich ein Spannungsbogen von Antriebsarmut und Zögerlichkeit, mitunter mit Bruch und ohne Übergänge bis zum Gehetzt- und Getrieben-Sein. Auffällig ist der rasche Wechsel von hohem, angespanntem Muskeltonus, begleitet von gut durchbluteter Haut, bis zur plötzlichen Erschlaffung sowohl des Muskeltonus als auch der Haut.

Jule, 17 Jahre alt, tigerte lauernd und aufgeladen durch den KBT-Raum. Ihr Gesicht war rot angelaufen und verschwitzt, der Atem war stoßweise zu hören, als es darum ging, den Raum zu durchschreiten und seine Maße zu erforschen. Es sah angespannt und doch lebendig aus, was sie so ausprobierte, bis sie bei einer Kehrtwendung mit dem Ellbogen unabsichtlich an die Wand stieß. Sie klappte abrupt und schlaff in sich zusammen und sank begleitet von einem ohnmächtigen Seufzer zu Boden. Ihr Gesicht war fahl und blass und aus ihrem Körper war jegliche Spannung gewichen.

Stimme und Atmung

Ein unsicheres Gangbild wird oft von einer leisen, verhaltenen oder stockenden Stimme begleitet. Das hektische Gehen kann ebenso mit scharf klingender Stimme und niederschmetternden, verletzenden und kränkenden Worten begleitet werden. Beim Ein- und Ausatmen kann der Innenraum wenig genutzt und gefüllt werden. Flaches Atmen (Körperkontrolle) soll vor eruptiven und Angst machenden Ausbrüchen schützen.

Sprache

Die generelle Tabuisierung von Lebensäußerungen, die auf Autonomie abzielen würden, ist von anderer Qualität als bei Neurosen. Sie ist gekoppelt mit der Frage: »Darf und kann ich ich selbst sein?«, also überhaupt mit der Frage der Existenzberechtigung. Die Borderline-Patienten vermeiden folgerichtig in ihren sprachlichen Äußerungen Formulierungen wie »Ich will!« und ersetzen sie stereotyp durch ein »Ich muss!«. Sie artikulieren damit nicht nur ihr durchgängiges Lebensgefühl der Fremdbestimmung, sondern sie vermeiden auch das Erlebnis des Getrenntseins, das sich für sie mit überwältigender Angst vor der damit verbundenen Verlassenheit, aber auch vor dem eigenen Ich-Gefühl verbindet. Manche Borderline-Patienten haben sprachliche Ausdrucksformen entwickelt, die es ihnen ermöglichen, das magische Wort »ich« überhaupt zu vermeiden. Sie sprechen stattdessen von sich in der dritten Person, von »man«.

Bei der Rückschau in der Endphase einer Therapie erinnerte ein Klient, wie er vor zwei Monaten bei einer Kurzurlaubsankündigung von mir äußern konnte, dass er nicht wolle, dass ich wegginge, er aber einsehe, dass ich Urlaub bräuchte. Diesen Satz verglich er mit seinen Worten zu Beginn seiner Therapie: »Ich muss mich wohl fügen, man kann ja nichts ändern. Es könnte aber sein, dass ich nach Ihrer Rückkehr nicht mehr da bin!«

Umgang mit Zeit und Raum

Im Umgang mit Zeit und Raum ist zu bemerken, dass die Patienten sehr pünktlich und zuverlässig sind, eher früher zur Stunde kommen, selbst darauf achten, dass die Therapiezeit eingehalten wird, und dass selten Fehlzeiten entstehen. Abhängig sein von der vorgegebenen »Therapiezeit« wie z. B. Frequenz und Urlaub ist für die Patienten ebenso schwierig wie »Zeitraum« bekommen (Dauer). Arbeitszeiten und Arbeitsräume sind klar abgesteckt und funktionalisiert. Freizeit wird als schwierig erlebt, da die Struktur fehlt. Urlaubszeiten werden ausgeblendet. Die Patienten können aufgrund der fehlenden guten Objekte Trennungen nur schwer tolerieren. Trennungszeiten lösen Verlassenheitsdepressionen, starke Einsamkeitsgefühle und die Angst vor Vernichtung durch Objektverlust aus oder können durch Agieren oder in einer manischen Weise abgewehrt werden. Während Krankheitszeiten erleben sich diese Menschen als minderwertig. Der Therapieraum kann wie der Innenraum nur langsam und mit der Zeit eingenommen werden. Den Raum kennen lernen, ausstatten, ihn besitzen und besetzen, Grenzen ziehen und Freiräume schaffen, sowohl im Innen als auch im Außen, bedeutet eine schwierige Thematik für Borderline-Patienten.

Beziehungsebene und Gegenübertragung

Das grundlegende Dilemma von Borderline-Patienten scheint darin zu bestehen, dass sie weder kontinuierlich in Beziehungen sein noch ohne sie leben können. Identitätsdiffusion und Mangel an inneren guten, haltenden Objekten lässt sie in besonderer Weise auf äußere Objekte angewiesen sein (Lohmer 2005). Wir finden gestörte zwischenmenschliche Beziehungen, die nicht auf Gegenseitigkeit und Austausch basieren, sondern manipulativ wirken oder durch starke Abhängigkeit geprägt sind. Andere Menschen werden oft idealisiert oder unmäßig abgewertet.

Die vorhergehende Gesprächstherapeutin von Frau O. wurde immer in den höchsten Tönen gelobt, so dass ich oft schon Minderwertigkeitsgefühle bekam. Eines Tages kam sie zur Therapie und beschimpfte diese Therapeutin. Mit scharfen, abwertenden und hasserfüllten Worten berichtete sie, dass die Extherapeutin sie schon zweimal in der U-Bahn nicht gegrüßt oder beachtet habe. Und jetzt sei es der Gipfel, dass sie sich sogar von ihr abgewendet habe. Ich war von der Heftigkeit der Anklage überrascht und etwas eingeschüchtert, aber mir wurde hier der Zusammenbruch des idealisierten Menschen und die Umkehrung in ein Hassobjekt deutlich.

Da bei Borderline-Patienten die Selbst- und Objektrepräsentanzen noch nicht ausreichend getrennt sind, überwiegen bei beiden die »bösen« Anteile. In Belastungssituationen kommt es leicht zu Spaltungen des Selbst- und Objektimages, was eine verzerrte Wahrnehmung von sich selbst und anderen Menschen bedingt. Die inneren Objekte haben unbewusst vorwiegend sadistisch strafenden und versagenden Charakter. Die Objektkonstanz ist nicht gewährleistet. Das innere Bild des Objektes kann nicht unabhängig vom aktuellen Bedürfnisstand und der Anwesenheit des anderen aufrechterhalten werden. Die Patienten können nur an andere denken, wenn sie sich selbst bedürftig fühlen und etwas von ihnen brauchen. Die Objekte werden funktionalisiert (d. h. für die Bedürfnisbefriedigung und die narzisstische Regulation eingesetzt), sodass eine objektive und gerechte Beurteilung der realen Eigenschaften anderer Menschen kaum gelingt und diese oft grob verzerrt erlebt werden. Der bedürfnisbefriedigende Charakter der Objektbeziehung steht ganz im Vordergrund. Es werden vorwiegend Zweierbeziehungen hergestellt. In ihnen geht es vor allem darum, versorgt zu werden, um gegenseitige Beschäftigung, Spiegelung, Schutz und Sicherheit. Dritte Personen werden in die dyadische Beziehung einbezogen um die Polarisierung der Objektbeziehung in »gut« und »böse« abzusichern. Solche Beziehungen können sexualisiert werden. So hat dies meistens die Funktion, einer momentanen bedrohlichen Nähe auszuweichen oder aggressive Affekte abzuführen. Auch hier überwiegt der Aspekt der Bedürfnislage, es geht nicht um eine ödipale Dreierbeziehung mit den dementsprechenden differenzierten Affekten.

Nach einer Therapiestunde, in der ich auf der Einhaltung des Therapievertrages bestand und Herr W. das Gefühl hatte, dass ich ihn loswerden wollte, kam Herr W. in der darauf folgenden Stunde zur Türe herein und sagte ohne Übergang: »Ich hab mir die Zeit am Wochenende nicht lang werden lassen, hab zwei Frauen vernascht und hätte heute die Stunde fast vergessen!«

Aufgrund der überwiegend negativen inneren Objektbilder sind alle Beziehungen immer wieder von Abbruch durch Kränkungs- und Enttäuschungsaggression bedroht, was aber nicht heißt, dass Borderline-Patienten nicht auch in der Lage sind, positiv besetzte, meist idealisierte Beziehungen zu haben. Die meiste Energie absorbieren die Beziehungen zu Partnern und Eltern. Daher wirken Arbeits- und Freundschaftsbeziehungen entleert, und auch für Hobbys und Freizeitbeziehungen ist wenig Energie verfügbar. Die Ich-Struktur der Borderline-Patienten ist durch die Identitätsdiffusion gekennzeichnet. Diese wird durch den zentralen Abwehrmechanismus der Spaltung bewirkt. Die Spaltung erspart dem Ich die Wahrnehmung von Konflikten und damit das Erleben von Angst, indem sie widersprüchliche Bilder und Erlebnisweisen des Selbst und Wahrnehmungen von anderen aktiv und konfliktfrei auseinander hält. Projektive Identifizierung, primitive Idealisierung, Entwertung, omnipotente Kontrolle und Verleugnung sind weitere Abwehrmechanismen, die in Beziehungen deutlich werden. Anteilnahme und Schuldgefühle zu empfinden und zu tolerieren ist bei Borderline-Patienten schwer beeinträchtigt und somit auch die Grundlage zur realen Selbstkritik.

Aggressive Strebungen im Rahmen einer Auseinandersetzung können kaum produktiv eingesetzt werden, sondern gewinnen einen ausufernden und vorwiegend zerstörerischen Charakter in der Objektbeziehung. So bleibt der aggressive Konflikt nicht auf die Auseinandersetzung mit einem Objekt beschränkt, sondern infiltriert auch andere Beziehungen, bis das Gefühl entsteht, mit der ganzen Welt auf Kriegsfuß zu stehen. Die Wut äußert sich dann beispielsweise auch in selbstzerstörerischem Verhalten, wie appellativer Suizidalität oder der Neigung zur Selbstverletzung.

Die abrupten Wechsel der verschiedensten Gefühlszustände im Patienten spiegeln sich in der Therapeutin wider. Ihre Gefühle reichen von paranoiden Ängsten, von dem Patienten attackiert zu werden, vor Kollegen von ihm bloßgestellt oder sonst wie verfolgt zu werden, bis hin zu Gefühlen von völligem Einssein mit dem Patienten, verbunden mit einer totalen Harmonie. Diese heftigen Gegenübertragungsgefühle bewirken verschiedene regressive Bewegungen in der Therapeutin, die mit dem Gefühl einhergehen können, ihre Identität als Psychotherapeutin verloren zu haben. Auch kann sich die Therapeutin den Aggressionen des Patienten masochistisch unterwerfen, um dann plötzlich in einer uneinfühlbar sadistischen Gegenbewegung zurückzuschlagen. Es kann auch beobachtet werden, dass sich die Therapeutin als »das einzige wichtige Objekt« des Patienten empfindet. Vermutlich wegen der projektiven Identifizierungen des Patienten befindet sich die Therapeutin häufig in einem eigentümlichen Spannungszustand, das heißt, sie benimmt sich anders, als sie sich sonst kennt. So sei festgestellt, dass es notwendig, aber schwierig ist, eine vernünftige, wohlwollende und ausgleichende Haltung gegenüber dem Patienten aufrechtzuerhalten.

Spezifische Themen im Umgang mit Borderline-Patienten

Die Borderline-Störung kann als ein komplexes Zusammenspiel von genetisch konstitutionellen Ursachen (z. B. Schwierigkeiten bei der Affektmodulation), Temperamentsstörungen, einem hohen Maß an Aggressivität, einer chronisch vernachlässigenden, überfordernden oder »nicht die Wahrnehmung der Kinder validierenden« (Linehan 1996) Familiendynamik sowie in vielen Fällen einer Traumatisierung durch schweren sexuellen Missbrauch oder körperliche Misshandlungen und Gewalt verstanden werden.

Die Autoaggression steht im Dienste der Regulation, oft als Bestrafung der eigenen aggressiven Impulse gegenüber anderen. Suizidale Handlungen wie Kratzen, Schneiden, Brennen, Piercen und andere Manipulationen am Körper, also Schmerz-Spüren, sind dazu da, um sich real zu fühlen und dem »Nicht-Sein«, dem »Sich-nicht-existent-Fühlen« entgegenzuwirken.

Jule berichtete, dass sie sich in der Disko nicht beachtet fühlte, als ihre Freundinnen herumalberten und sie nicht mit einbezogen. »Ich bin innerlich immer mehr entfleucht und konnte mich nur durch Ritzen am Arm (auf der Toilette) wieder herholen und zurückgehen!«

Ebenso konnte Herr W. seine abgrundtiefen und mörderischen Phantasien seinem Chef gegenüber nur in den Griff bekommen, indem er mit dem Kopf gegen die Wand schlug in der Hoffnung, dass die »schlimmen« Gedanken dann weggehen würden.

Die defizitäre Symbolisierungsfähigkeit zeigt sich nicht nur in der mangelnden Verbalisierung, sondern auch in fehlender Phantasie im Umgang mit den Gegenständen. Erfahrung und Qualität sind oft festgelegt und unveränderbar. Die Patienten haben keinen ausreichenden Raum für das aktive Experimentieren, um die Verinnerlichung von Handlung für neue geistige Kombinationen zu erfahren.

Da Jule mit dem Stab nur schlechte, schmerzhafte und erniedrigende Erlebnisse hatte, brauchte es viele »Stabstunden«, um eine Um- und Neubesetzung zu erleben. Den Stab als stützend, stärkend und Halt gebend auch in der Beziehung zu mir zu verinnerlichen, ermöglichte Neuerfahrungen.

Tiefenpsychologischer Hintergrund

Es wird angenommen, dass das Borderline-Syndrom aus einer frühen und tief greifenden Störung der Mutter-Kind-Beziehung resultiert, die sich niemals zu jener unerlässlichen tragenden symbiotischen Form ausgestaltet hat, welche das Fundament der Ich-Entwicklung, insbesondere der Differenzierung von Selbst und Objekt, darstellt und dem Kind »Urvertrauen« vermittelt (Erikson 1984). Bestimmte Entwicklungsphasen, z. B. die Wiederannäherungsphase, werden als besonders kritisch für das Entstehen dieser Störung angenommen. Das Überwiegen solcher inneren und äußeren belastenden Faktoren erschwert die Entwicklung eines stabilen Bindungsstils sowie eines kohärenten Selbst- und Objektbezugs.

Mahler (1975) meint, dass das Borderline-Syndrom das Ereignis einer Störung des Loslösungs- und Individuationsprozesses speziell

während der »Phase der Wiederannäherung« etwa vom 18. bis zum 36. Lebensmonat ist. Die Borderline-Struktur lässt sich somit als Resultat einer mangelnden Integration gegensätzlicher Impulse, Strebungen, affektiver Zustände, kognitiver Einschätzungen sowie von Selbst- und Objektaspekten verstehen.
Innere Konflikte können nur schwer erlebt werden und werden stattdessen interpersonell aufgespalten. So vertritt der Patient oft einen Pol des Konfliktes (z. B. den Wunsch nach Nähe), während auf dem Weg projektiver Identifizierung der andere Pol (z. B. der Wunsch nach Abstand) an den Interaktionspartner delegiert wird (Lohmer 2005).
Kernberg (1950) hat dieses Nebeneinanderbestehen aufgespaltener Selbst- und Objektaspekte als Identitätsdiffusion beschrieben, das heißt die Patienten verfügen über kein sicheres Identitätsgefühl im Sinne einer integrierten Vorstellung von sich und signifikanten Anderen.

18.3 Behandlung

Die KBT-Arbeit mit Borderline-Patienten ist eine besondere Herausforderung, denn Suizidalität und Selbstverletzung, starkes Agieren und Behandlungsabbrüche, schwer zu kontrollierende Regression und heftige Gefühle in der Gegenübertragung stellen Komplikationen dar, die genaue Überlegungen zur Problematik der Störung, zur therapeutischen Haltung, zur Behandlungstechnik und zur Gestaltung des therapeutischen Settings erfordern. Da diese Patienten oft besonders kreative und ausdrucksstarke Menschen sind, fordern sie nicht nur eine intensive therapeutische Beziehung, sondern ermöglichen diese auch.

Grundlagen in der KBT-Arbeit mit Borderline-Patienten

Als Therapeutin ist man häufig mit unerwarteten, meist gefahrenvollen Änderungen der Realität der Patienten konfrontiert, die berechtigte Sorge hervorrufen. Deshalb ist es notwendig, auf die Vereinbarungen im Therapievertrag hinzuweisen und bei dem Lösungsversuch Hilfe zur Selbsthilfe zu geben. Wichtig ist es auch, gegenüber den in der KBT auffälligen Abwehrmechanismen achtsam zu sein. Diese sind:

- **Spaltung:** Menschen, Gegenstände und Berührungen sind nur gut oder nur böse
- **Vermeidung:** sich nicht im Raum bewegen wollen – Größenverhältnisse werden verzerrt wahrgenommen – Verkennung von Dimensionen – Übersehen – Überspringen – Weglassen – nicht sehen – etwas wissen, anstatt Erfahrung zu machen – Nähe oder Berührung werden nicht zugelassen aus Angst vor Eindringen oder Überflutet-Werden (alte Traumata) – Vergessen von eben noch Gespürtem als Ausdruck des Ausweichens vor einer Konfrontation mit sich selbst und damit vielleicht schmerzlichen, beschämenden und enttäuschten Entdeckungen – kurzfristiges und sprunghaftes Umgehen mit Gegenständen – neben sich stehen und »zugucken«
- **Verleugnung:** Versachlichen von Körperempfindungen – Entfremdungserlebnisse
- **Abwertung und Idealisierung:** normale Realitäten sind zu langweilig (Abwehr der realen Welt zugunsten der Phantasiewelt) – Lächeln und folgsames, beflissenes Tun – Banalisieren durch Lächerlich-Machen – Negativieren als Ausdruck der Enttäuschung der idealisierten Erwartung – Desinteresse – Ablehnen des eigenen Körpers – Mängel und Ansprüche im Sinne einer Realitätsverleugnung zugunsten einer Idealisierung
- **Distanzierung:** Einordnen – Klassifizieren als Maßnahme gegen eventuell aufkommende Emotionen – Fixieren – Bannen – sich etwas vom Leib halten
- **Projektion:** Gegenstand oder Teil von etwas ist »wie meine Mutter«

- **Projektive Identifikation:** der Therapeutin werden magische Fähigkeiten zugesprochen
- **Verzerrungen:** fraktionierte Körperwahrnehmungen (Depersonalisationserscheinungen), z. B. werden Teile ohne Verbindung zum Körper erlebt als möglicher Ausdruck der verzerrten Vorstellung von Körper-Ich und Umwelt und deren Beziehung zueinander – Verzerrung von Grenzen – Maße werden nicht adäquat wahrgenommen
- **Bewusste Aggressionen** tauchen in Handlungen (z. B. in Ton Gestaltetes zerstören oder im Umgang mit den Gegenständen) und Worten (schreien, schimpfen) oder in Vorstellungen und Phantasien (»wenn ich könnte, würde ich ...«) auf.
- **Unbewusste Aggression** finden wir wie oben beschrieben in Handlung, Worten, Phantasien und in Träumen. Die unbewusste Abwehr der Aggression zeigt sich durch Projektion, das heißt eigene aggressive Gefühle werden im anderen erlebt, durch Idealisierung, als Angstabwehr und durch Spaltung in gut und böse aus Angst, dass das gute Objekt zerstört werden könnte. Wir erleben Reaktionsbildung durch gegen sich selbst gerichtete Aggression in Form von Depression, als nach innen gerichtete Aggression und als Autoaggression (eine Patientin »flüchtete« vor den Konflikten und der Auseinandersetzung mit der Abteilungsleiterin entweder ins Bett oder sie »regulierte« die Aggression gegen diese durch Trinken und Schneiden).

Als Therapeutin trage ich zur Vermeidung von »konstruktiver Aggression« bei, wenn ich z. B. immer mit sanfter Stimme spreche, ironisch bin, zu viel Raum gebe, indem ich die Zeit überziehe, Patienten ständig auf dem Boden liegen lasse und immer für alles Verständnis zeige. Zur Förderung »konstruktiv aggressiven Verhaltens« ist es dienlich, die aggressiven Äußerungen der Patienten an- und ernst zu nehmen und ihnen nicht auszuweichen. Adäquate Reaktionen und Bestehen auf Einhaltung der Regeln, die im Vertrag festgeschrieben sind, sowie das Offenhalten als Liebes- und Hassobjekt (in einer Person) ermöglichen einen sinnvollen Umgang mit Aggressionen.

Bei der Arbeit mit Gegensätzen (z. B. Gegenstände, Berührungen, Tempo) ist es wichtig, die Übergänge und Zwischenräume zu betonen und erfahrbar zu machen. Aktive Grenzsetzung – wenn nötig –, Konfrontation mit verleugneten Inhalten und Abwehrmaßnahmen sind ebenso wichtig wie das Aufspüren und Bestätigen von Ressourcen. Ich-stützend und Ich-stärkend zu arbeiten bis hin zur besseren Frustrationstoleranz sind wichtige Bausteine, die zum Gefühl der Identität verhelfen.

Die integrative Arbeit an der Konstitution des Körperschemas und Körperbildes enthält die Ausdifferenzierung der Körperwahrnehmung zur Selbstwahrnehmung als Einheit. Zum Schluss »müssen« die Patienten aus der Regression heraus: Die KBT-Stunde soll im Hier und Jetzt beendet werden.

Erstgespräch und Setting in der ambulanten Praxis

Im Erstgespräch ist es wichtig, die Motivation und die Ziele der Patienten für die körperorientierte Psychotherapie zu erfahren. Meistens werden sie von Allgemeinmedizinern, Psychotherapeuten, Psychiatern oder nach Entlassung aus einer Klinik überwiesen. In der Regel bekomme ich schon vor dem Erstgespräch von den zuständigen Stellen therapierelevante Unterlagen wie Anamnese und Entlassungsbericht zugesandt. Mein besonderes Augenmerk liegt im Erstgespräch darauf, ob ich mir die Arbeit mit der Patientin zutraue, ob die Therapie langfristig möglich ist und ob ich die Abstinenzregel einhalten kann; gleichfalls auf den Phänomenen der Leibdiagnostik wie Mimik, Stimme, Motorik, Bewegung, Spannung, Tonus, Haltung, Atmung und Symptom; ebenso auf gewesenen Operationen und sonstigen körperlichen Erkrankungen. Wichtig ist es, achtsam zu sein gegenüber dem körperdialogischen Geschehen, der Übertragung und der Gegenübertragung sowie den bisherigen Verarbeitungsmustern.

Die Gestaltung des Rahmens und die Voraussetzungen für die Therapie werden festgelegt. Der Vertrag beinhaltet die Schweigepflichtentbindung gegenüber verschiedenen Personen und/oder Stellen wie z. B. dem behandelnden Körperarzt. Weitere Punkte sind: Festlegung der vorläufigen Dauer der Therapie nach fünf Probestunden, Frequenz (wenn möglich zweimal pro Woche), Zeit (50 Minuten), Kosten und Kostenträger, Ausfallsregelung, Therapieabbruch durch Patienten oder Therapeuten, Regelverstöße und Hilfeplan bei Selbst- und Fremdgefährdung.

Fallbeispiel

Anamnese

Frau Z. ist 1970 geboren und stammt aus einer Familie von Alkoholikern. Die Mutter ist Verkäuferin und leidet an einer Psychose. Der Vater ist Autoschlosser und habe sie, ihren fünf Jahre älteren Bruder und die Mutter im Alkoholrausch misshandelt. Ihre Mutter habe mit einer Stricknadel und Tabletten versucht, sie abzutreiben. Frau Z. hat schwere Misshandlungen und Missbrauchserlebnisse vonseiten des Vaters und des Großvaters mütterlicherseits erlebt. Diese hatten schwere Verletzungen zur Folge, sodass sie nach wiederholten Krankenhausaufenthalten mit 8 Jahren zu einer Pflegefamilie kam. Dort wurde sie jedoch von dem Pflegevater, bis sie 18 Jahre alt war und das Haus verließ, ebenfalls missbraucht. Bei der Pflegemutter, die kränklich und ängstlich war, hatte sie so etwas wie »Geborgenheitserlebnisse«, z. B. wenn diese sie zu sich ins Bett holte und sie dort gemeinsam stundenlang unter der Bettdecke lagen.

Frau Z. legte verspätet die mittlere Reife ab und wurde zur Kinderpflegerin ausgebildet. Sie arbeitete in einem Kinderheim, bis dort ein vierjähriges Mädchen untergebracht wurde. Dieses Kind hatte vernarbte Brandwunden von Zigaretten und Striemen von Peitschenschlägen am Rücken. Als in einer Teambesprechung der sexuelle Missbrauch und die Gewalterlebnisse des kleinen Mädchens besprochen wurden, dekompensierte Frau Z. Sie kam für drei Wochen in die Psychiatrie und danach für vier Monate auf eine Traumastation in einer psychosomatischen Klinik. Von dort aus nahm sie Kontakt zu mir auf.

Erstgespräch

Zum Erstgespräch erschien die 31-jährige, feminin wirkende Patientin bewusstseinsklar, sicher orientiert und im Gespräch mit leichten Hinweisen auf latente Suizidalität. Bei Bedarf nahm sie Tavor als Medikation. Frau Z. berichtete über Ein- und Durchschlafstörungen, Konzentrationsstörungen, Angstzustände, dissoziative Störungen wie Depersonalisations- und Derealisationserleben sowie weit reichende Gedächtnislücken bezüglich Kindheit und Jugend. Wenn es ihr schlecht gehe, verschaffe sie sich durch selbstverletzendes Verhalten, wie Schneiden und Ritzen, Erleichterung.

Rahmenbedingungen

Wir besprachen die Rahmenbedingungen und im Anschluss an das Erstgespräch wurde Frau Z. von mir behandelt. Die Therapie erstreckte sich über fast drei Jahre und umfasste 187 Stunden. Im ersten Halbjahr arbeiteten wir mit einer Frequenz von einer Stunde, danach mit zwei Stunden wöchentlich.

Therapieverlauf

Bei den Überlegungen zum Therapieverlauf ist einerseits der objekttheoretische Hintergrund von Bedeutung, andererseits macht es die Behandlung von Borderline-Patienten erforderlich, über theoretische Annahmen die KBT-Arbeit zu modifizieren. Ich setze nach Kernberg (1993) den Fokus vom Hier und Jetzt, also von der Oberfläche, zur Tiefe hin zu arbeiten.

Der Behandlungseinstieg fand über reale Botschaften, Erfahrungen und Handlungen statt. Ebenso war es sinnvoll, anfangs und auch später – wenn erforderlich – mit offenen Augen zu arbeiten. Zu

Beginn der Therapie ging es um das Kennenlernen des Raumes und seiner Gegenstände unter Zuhilfenahme der Wahrnehmungsorgane: Augen, Nase, Ohren, Zunge und Hände. Der Umgang mit der Realität des Raumes und seiner Gegenstände ermöglichte langsames Eingewöhnen, gab Sicherheit und einen bewussten Bezug zu sich selbst.
Im weiteren Verlauf ging es um den Körper im Raum; denn der Raum, den der Körper einnimmt, ist im Körpergefühl als ein Teil des Körperschemas integriert. Die Beschaffenheit des Raumes und der Platz, den wir einnehmen, haben immer Rückwirkung auf den Körper und die Bewegung. Wichtig ist hier zu erwähnen, dass eine Verbesserung des Realitätsbezuges durch Wahrnehmungsförderung mit verbaler Bestätigung stattfand.

Angebote aus der ersten Therapiezeit:

- der Raum und seine Gegenstände
- Begrenzung im Raum durch Boden, Decke, Wände, Tür und Fenster
- im Raum gehen, stehen, sitzen, liegen
- Körpermaße im Verhältnis zu Raum- und Platzmaßen
- Körpermaße im Verhältnis zueinander
- Tempo und Zeit: jetzt, vor und hinter mir
- Nähe und Distanz
- Körperwahrnehmung

Die anfangs scheue, ängstliche und vorsichtige Patientin kam langsam, aber Schritt für Schritt – im doppelten Wortsinn – im Raum an. Durch die Verflechtung von Selbst- und Fremdwahrnehmung wurde ein tragfähiger Boden geschaffen, ebenso eine langsame Annäherung an das subjektive, individuelle Erleben. Erste Verunsicherung entstand durch Körperwahrnehmungsangebote mit Sinnesempfindung und Erfahrung.

Erfahrung ist Lebens- und Lerngeschichte. Da Körperwahrnehmungen primären Beziehungen entsprechen, können diese wiederbelebt und über die therapeutische Beziehung bearbeitet werden. So konnte Frau Z. durch Verbalisieren, was Verstehen impliziert, korrigierende Erfahrung erleben.

So leicht, wie diese Sätze zu lesen sind, waren die Stunden »bei Leibe« nicht. Frau Z. erlebte bei dem Angebot »Zeit und Tempo« und dem Teil, in dem es um Zuwenden zu Tageszeit und Nachtzeit, allein und mit Menschen ging, ein Flashback. Sie erlebte Betroffenheit, Ängste und Widerstände während des Angebotes. Sie erinnerte den Missbrauch in den Nächten, und bei dem Wort Zeit fiel ihr ein, dass es jetzt Zeit sei, zu verschwinden oder sich zu schneiden.
In den weiteren Stunden wiederholte sich immer wieder ein Muster: Frau Z. konnte ihre aggressiven Mechanismen und Widerstände erkennen, blieb aber hilflos mit diesen Erkenntnissen, ohne Hoffnung, sie wirklich umsetzen zu können. Der Durchbruch, wie sie es nannte, kam nach einer Therapiestunde, in der es um Körpergrenzen und das Abgrenzen eines Platzes für sich ging. So berichtete sie, dass eine neue Mitbewohnerin in ihre Wohngemeinschaft aufgenommen werden sollte und diese völlig distanzlos in allen Zimmern herumstöberte, Schränke öffnete und Zettel, die auf dem Schreibtisch der Patientin lagen, in die Hand nahm und las. Sie habe sich getraut, sich abzugrenzen und sich gegen diese Bewerberin auszusprechen. Die auftauchenden Schuldgefühle und den Drang nach Selbstverletzung konnte sie verstehen und spüren, musste diesem Impuls aber nicht nachgeben.
In der Folgezeit lag ein besonderer Aspekt auf der Körperarbeit. Es handelte sich um Phänomene wie verbalisierte Selbstwahrnehmung der Schichten des Körpers mit Erfahrung von Festigkeit und Tiefensensibilität, Erfassen und Ertasten der Knochen, das eigene Berühren und das Berühren und das Bewegen des Körpers durch mich. Ich stellte Situationen her, in denen die einzelnen Körperteile, ihre morphologische Struktur und ihre Funktion in der Gesamtheit des Körpers bewusst gemacht und gespürt wurden.

Körperarbeit hat zum Ziel die Ausdifferenzierung von Körperwahrnehmung und Selbstwahrnehmung als Einheit, da diese bei Borderline-Patienten gestört ist.

Wie bei allen Borderline-Patienten kam ich auch bei Frau Z. immer wieder an die Frage meiner Bereitschaft und Fähigkeit, in den möglichen regressiven Situationen sowohl die »holding function« als auch die Hilfs-Ich-Funktionen zu übernehmen. Durch eine dieser Erfahrungen – Körperarbeit im Liegen und von mir bewegt werden – assoziierte die Patientin frühere, sich ekelhaft anfühlende, schleimige und aufsaugende Berührungen. Meine Berührungen seien klar und fest, sie hätte keine Ekelgefühle, erlebe sich nicht sexuell anregend und am meisten sei sie erstaunt darüber, dass sie meine Berührungen noch tagelang positiv »berühren«. Für unsere Beziehung konnte ich dies als einen Schritt in Richtung positiver Mutterübertragung sehen.
Da frühes Erleben und Worte weit auseinander liegen, ließ ich Vorstellungen der Wahrnehmungen, die während eines Therapieangebotes auftauchten, in einer Zwischenstufe zum Gespräch gestalten. Es wurde mit Ton modelliert, gemalt oder es wurden Gegenstände in die Darstellung mit einbezogen. Weiter arbeiteten wir in den folgenden Stunden an den Körperhaltungen im Laufe der Entwicklung, an der Beziehung zwischen Körper und Boden im Gehen, Stehen, Sitzen und Liegen sowie an den verschiedenen Lagen. Geleitet von den Bedürfnissen der Patientin und mit ihrem Einverständnis arbeitete ich im weiteren Verlauf mit meinen Händen oder mit einem Gegenstand, wie Ball, Stab, und Decke, direkt an ihrem Körper. Wir blieben dabei im ständigen Dialog. Ihre Wahrnehmungen und Äußerungen von Bedürfnissen oder Störungen habe ich als Autonomieregungen unterstützt, dies als Entwicklung eigener körperlicher Realität und Identität.
In der ersten Stunde nach den langen Sommerferien war es Frau Z. kaum möglich zu sprechen. Sie habe sich eingefroren, sonst wäre sie bestimmt gestorben, und das Schneiden sei auch nicht zu vermeiden gewesen. Die negative Mutterübertragung und der »Schnitt« in unserer Verbindung waren deutlich spür- und hörbar. Mit einem Seil, in diesem Fall Annäherung – Kontakt – Verbindung, gelang es mir und der Patientin, wieder in Beziehung zu treten.

Eine besondere Schwierigkeit in der Arbeit mit Borderline-Patienten ist der Rückzug aufs Schneiden, um sich wieder zu spüren. Dies geschieht oft als Folge des Verlassen-Werdens. Es könnte so verstanden werden, dass es Frau Z. in der vorherigen Trennungssituation noch nicht möglich war, eine Objektkonstanz aufrechtzuhalten.

In der darauf folgenden Zeit wurden zum Thema »Zwischenräume« Erfahrungen von Annähern und Abstandhalten in der Beziehung zu mir gemacht. Der Patientin gelang es z. B., Schutz und Geborgenheit bzw. Einengung und Bedrängung gut bei sich zu spüren, zu verbalisieren und anhand ihrer Lebensgeschichte zu verstehen. Die manchmal notwendige Grenzziehung meinerseits konnte sie gut aushalten, und das Bestätigen und Aufspüren von Ressourcen führte zu immer mehr Selbstvertrauen. In den weiteren Stunden beschäftigten uns Themen wie: das »Dazwischen-Sein«, Körperinnenräume wie z. B. Mundhöhle, Brustraum und Bauchraum.

Weiter führten Trennungs- und Getrenntheitserlebnisse zum trotzig-triumphierenden Idealisieren der Suizidandeutungen und des Schneidens als »gute« Möglichkeit, schlimme Gefühle nicht aushalten zu müssen. Der destruktive Teil der Patientin, der am Symptom festhalten wollte, trat in den Vordergrund und/oder er stellte eine wichtige Abwehr dar, da sie die soziale und psychische Kompetenz noch nicht übernehmen konnte.

Nachdem die Patientin am Ende einer Stunde, während der es um Missbrauch am Arbeitsplatz durch den Arbeitgeber gegangen war, die Praxistüre laut und kräftig ins Schloss fallen lassen hatte, nahm ich mir vor, in den nächsten Stunden das kraftvoll Aggressive der Patientin zu fördern. In der darauf folgenden Stunde hatte Frau Z. wieder Schuldgefühle und hüllte sich mit den Worten: »Ich muss mich wegen des Türenschlagens entschuldigen!« stehend in eine Decke ein. Mein anschließendes Angebot lautete: Decke als Schutz, Hülle, Grenze und auch als Last erfahren.

Damit bot ich unter anderem Übertragung auf einen unbelebten Gegenstand und die Sichtweise der Grundstruktur ihrer Objektbeziehung an. Aus der Decke als Schutzhülle wurde jetzt ein Übergangsobjekt.

Fortschritte waren zu erkennen, da Frau Z. inzwischen wochenweise ohne Schneiden und Affektausbrüche auskommen konnte und sie anstelle eines diffusen Zustandes von Unruhe, depressiver Gefühllosigkeit und heftiger Bedürfnisse nach Alkohol nun öfter Gefühle wie Angst, Trauer, Eifersucht und Ohnmacht differenzierter erlebte und auch benennen konnte. Sie schaffte es, die Stelle in dem Kinderheim aufzugeben und eine neue Arbeit in einem Kindergarten zu beginnen.

Die vermehrte Hinzunahme von Gegenständen setzte Symbolisierungsprozesse in Gang, die bearbeitet werden konnten. Die frei gewählten Gegenstände wurden unter anderem als Symbol, Identifikations- und/oder Projektionsobjekt bzw. als Ding ins Handeln mit einbezogen.

Fast gleichzeitig mit dieser Beschäftigung in der Therapie lernte Frau Z. einen jungen, verwitweten Vater mit einem vier Jahre altem Sohn aus ihrem Kindergarten kennen und verliebte sich in beide. Im Verlauf weiterer Stunden wurde deutlich, dass die negativen Erfahrungen mit Vater, Großvater und Pflegevater auch auf die neue Beziehung Auswirkung hatten. Trotzdem wirkte die Patientin nicht mehr so starr, sondern berichtete, wie schmerzhaft für sie der Rhythmus von Kontakt und Trennung war.
Themen und Angebote wie Kraft, Stärke, Hochkommen, Auseinandersetzung, Arbeit an und mit Stab, Keule, Seil und Wand begleiteten den weiteren Therapieverlauf. Nach einer dieser Stunden kam Frau Z. unverschuldet zu spät zur Therapie. Sie war völlig außer sich, außer Atem und hektisch. Ich bot ihr an, sich einen sicheren Platz zu suchen und eine Haltung einzunehmen, die es ihr möglich mache wahrzunehmen, was da in ihr hochkäme. Sie setzte sich mit »ihrer Decke« in »ihre Ecke«. Nach einiger Zeit berichtete sie, dass schon längere Zeit eine hämische innere Stimme sie quäle. Jetzt tauche sie wieder auf. Das innere Objekt habe den Namen »Miststück« bekommen. Dieses »Miststück« beunruhigte mich in keiner Weise, obwohl mir deutlich wurde, dass innere Aggressionen jetzt auch nach außen und somit in die Beziehung treten würden.
Die vorangegangene KBT-Arbeit hatte die Patientin so gestärkt und gestützt, dass dieses innere Objekt hatte herauskommen können. Die enge Verbindung zwischen dem Auftreten des »Miststücks« und der Beziehungsintensität zwischen der Patientin und mir wurde in den weiteren Stunden deutlich. Frau Z. berichtete über neue soziale Beziehungen, den Freund mit Sohn, gelegentliches Schneiden, was ich in diesen Augenblicken als Abwehr der Patientin erlebte, und ließ dann immer wieder die »Miststückstimme« sprechen. Ich erlebte Frau Z. einerseits in einer ernsthaften Auseinandersetzung mit dieser beschimpfenden inneren Stimme und in einem guten Kontakt mit mir. Im weiteren Verlauf der Therapie bemerkte ich höchst unterschiedliche Gegenübertragungsreaktionen. Oft erlebte ich die Patientin authentisch in ihrem Kampf, dann wieder bekam der Umgang mit dem »Miststück« einen spielerisch-koketten Charakter. Manchmal geriet ich auch in Gefahr, mit der Patientin über »ihr Miststück« zu reden, wodurch wir beide eine affektive Distanz herstellten.

Der Versuch, die verschiedenen Facetten und Funktionen dieses inneren Objektes nicht aus den Augen zu verlieren, half mir schließlich etwas, der Gefahr zu entgehen, das »Miststück« entweder nur als authentische Darstellung einer inneren Objektbeziehung oder als Widerstandsphänomen zu empfinden und zu deuten. In diesem Sinne konnte das »Miststück« als inneres Objekt aufgefasst werden, das sich aus negativen Erfahrungen mit der Mutter (höhnische Ablehnung und Beschämung), abgelehnten eigenen Selbstaspekten (Überheblichkeit, Kälte, verletzende Aggressivität) und einem Selbstaspekt, der die Wahrheit herausfinden möchte, zusammensetzte. Die Wahrheiten oder Halbwahrheiten bekamen aber einen verfolgenden, beschämenden, selbstbeschimpfenden Charakter und konnten damit nicht in einer Weise aufgenommen werden, die einer Veränderung dienlich wäre. Darin bestand auch eine wichtige Funktion dieses inneren Objektes: Es unterstützte durch sein Auftreten den Widerstand gegen Veränderung, was durch das Angebot »Stand, Stehen, standhaft sein, Widerstand geben« deutlich wurde. Jeweils an der Schwelle zu einer reiferen Beziehungsmöglichkeit, die für die Patientin mehr Eigenständigkeit, aber auch mehr Ertragen von Sehnsucht, Abhängigkeit und Trennungserleben bedeutete, trat die »Miststückstimme« auf.

In einer der nächsten Stunden ging Frau Z. zu den Tüchern und Ketten, nahm einige davon und ging damit vor den Spiegel. Ich bot ihr an sich zu behängen, zu schmücken, zu verändern mit allem, was sie finde. Sie schaute erst mich an, dann in den Spiegel und legte los. Sie band ihre langen Haare frech hoch, behängte sich mit Ketten und Tüchern, die sie mal locker, mal eng und stramm um den Körper spannte. So alberte sie eine Zeit lang herum und es entstand eine lustvoll-heitere Stimmung, in der sie nach Musik verlangte, mich mit einem Tuch »angelte« und wir so tanzend und uns bewegend die Stunde beendeten. In der darauf folgenden Stunde berichtete sie vom ersten sexuellen Kontakt mit dem Freund und den dabei gemachten Erfahrungen. Sie fühlte sich teilweise noch dreckig und schlecht dabei, und danach sei auch eine Zwischenblutung aufgetaucht. Nach einer Wahrnehmungsübung gestaltete sie mit Gegenständen und Fingerfarben ein Objekt, das sie Zwischenblutung nannte. Sie hatte die Phantasie von Fisteln, die vom Darm bis zur Vagina reichten. Kot und Blut waren plötzlich nicht mehr zu trennen. Ich war erleichtert darüber, dass die Patientin sich traute, dieses schwierige Thema anzusprechen; gleichzeitig fiel es mir schwer, das Ausmaß der Störung ihres Körperselbst zu ertragen.

Nach einer Körperarbeit, bei der es um das Ertasten und Erfassen der verschiedenen Schichten wie Knochen, Muskeln, Haut und Organe ging, gestaltete Frau Z. ein lebensgroßes Körperbild aus Gegenständen. Sie stellte zu ihrem Erstaunen fest, dass sie sich zunehmend öfter selbstsicher und stark fühle, trotzdem sei es komisch, sich als Ganzes auf dem Boden liegen zu sehen. Eine besondere Schwierigkeit war, dass in der Beziehung zu ihrem Freund immer wieder alte Themen auftauchen. Mit viel Schamgefühl und Hemmungen konnte sie schließlich erzählen, dass sie mittlerweile sexuelle Kontakte zunächst als schön erleben könne, kurz darauf aber das Gefühl habe, keine Kontrolle mehr über die Situation und kein Recht auf eigene Wünsche zu haben, passiv würde, alles mit sich geschehen ließe, bis schließlich das Missbrauchsgefühl aufkäme. Sie habe das Gefühl schuldig zu sein, wenn sie Sexualität auch als lustvoll erleben könne. Schließlich käme es dann zu einem Umschlagen der Gestimmtheit, zu Ekelgefühlen und dem Wunsch, sich abrupt vom Partner abzuwenden. Selbstbestimmung und eigene Wünsche auszusprechen und diese auch durchzusetzen wurden durch Angebote wie Groß-/Klein-Machen und Ja- und Nein-Sagen unterstützt. Fortschritte waren durch vertiefte und wiederholte Angebote aus Körperarbeit, Raumerfahrung und der Dingwelt, auch in Beziehung zu mir, z. B. Nähe und Distanz, die die weiteren Stunden füllten, zu erkennen. Versuche der Gefühlsabtötung wechselten nun mit dem Erproben konstruktiver Möglichkeiten zur Selbstberuhigung und Selbstvergewisserung.

Frau Z. wurde immer stabiler und fragte sich – aber mit Hin- und Hergerissensein –, ob sie mit dem Freund und dessen Sohn zusammenziehen sollte. Dies würde aber in ca. sechs Monaten das Therapieende bedeuten, da der Freund in 120 km Entfernung einen guten Job angeboten bekommen habe und sie deshalb umziehen müssten.

Mit diesem Termin wurde der Trennungs- und Verselbstständigungsprozess eingeleitet.

Es folgten Angebote, die aus dem Liegen das Organisieren der Kräfte fürs Aufstehen und Gehen möglich machten, ebenso und immer wieder das Spüren der Festigkeit des Bodens und das Wahrnehmen und Fühlen des Knöchernen sowie von Kraft und Aktivität im Stehen und Gehen. Während eines Angebotes, bei dem es um Dasein und Weggehen in Beziehung zu mir ging, konnte Frau Z. Phasen des Anlehnens erleben und sich in der Folge ablösen und selbstständig werden. Ihr fielen Situationen ein, in denen es noch nicht möglich gewesen war, sich von mir zu trennen; jetzt spüre sie aber so etwas wie Kraft und auch Lust, Neues auszuprobieren. In weiteren Stunden waren Nehmen und Loslassen, Neuergreifen von Gegenständen sowie Weggehen und Wiederannähern Themen. Bei den Themen, welche Dinge wichtig und gut, welche schwierig waren, was gestärkt und/oder geschwächt hatte, konnte die Patientin stimmige Aussagen machen. Auch Gedanken daran, sich Selbstverletzungen zuzufügen, um nicht weggehen zu »dürfen« bzw. »müssen«, konnten phantasiert werden.

Es wurde deutlich, wie in Trennungs- und Verselbstständigungsprozessen die Gefahr groß ist, sich vom alten Symptom wieder einfangen zu lassen. Die Tendenz, als Abwehr den Abschied zu verleugnen, tauchte bei Frau Z. immer einmal wieder auf und forderte mich somit heraus, die Abschiedsthematik, die Konfrontation mit Verlusterleben in den Therapieprozess einzubringen. Mein Zutrauen in die Patientin und das Wissen um den gesamten Therapieverlauf machten es mir leicht, diese Themen anzusprechen.

Frau Z. konnte Übertragungsanteile, positive und negative Erfahrungen in unserer Beziehung benennen, ebenso wie sie verbalisieren konnte, dass sie ihren Körper jetzt spüre, aber noch mehr lernen müsse, auf ihn zu hören. Die letzten Stunden waren geprägt von Begrüßungs- und Abschiedsritualen. Diese wurden vorgelesen, mit Gegenständen dargestellt und/oder körperlich ergänzend vervollständigt.

Nachüberlegung zum Therapieverlauf

Im Verlauf der Therapie konnte Frau Z. wichtige Schritte zur Introjektion eines guten inneren Objektes erleben, was ein höheres Maß an Getrenntheit erlaubte. In der inneren Welt gab es eine Entwicklung hin zu einer »genitalen Welt«. Die selbstverletzende Symptomatik wurde nicht mehr eingesetzt. Sie konnte wichtige Schritte zur Wiedergewinnung eines körperlichen Ganzheitsgefühls machen und Kontrolle über Impulsdurchbrüche bekommen.

Nach der anfänglichen Vertrauensphase, in der es um Wahrnehmung und Wahrnehmungsfunktionen sowie das Raumerleben ging, erfolgte eine Regression in oft säuglingshafte Zustände. Der Aufenthalt auf einer regredierten Stufe und die Phänomene in der Körperarbeit machten ein ganz bestimmtes methodisches Vorgehen notwendig. Es zeigte sich, dass Ganzheitsgefühle nur über Körperangebote erfahrbar wurden.

In der Konflikt- und Übungsphase, die folgte, ging es um Partnerarbeit. Dabei diente die Rückmeldung während des Tuns der Verdeutlichung des »Für-sich-einstehen-Könnens« und damit der Abgrenzung von anderen. Die Ich-Aussageform festigte noch einmal das Erlebte als Ich-Bestandteil.

Im Umgang mit Materialien gelang zunehmend die Differenzierung von Selbst- und Objektbildern. Das Arbeiten mit Symbolen machte es Frau Z. möglich zu abstrahieren und somit Erkennen und Distanzieren zu ermöglichen. Dabei erlebte sie auch den Beginn der Integration unterschiedlicher Vorstellungen von sich und anderen.

Die Trennungsphase diente dazu, Angebote zu wiederholen sowie Trennungsthemen und -inhalte anzuschauen. Es wurde deutlich, dass das Schneiden und der Schmerz dazu da waren, sich zu spüren, um sich real zu fühlen, um dem Nicht-Sein, der Leere, dem Sich-nicht-existent-Fühlen entgegenzuwirken, und dass die Selbstverletzung stattfand, wenn aggressive Impulse gegenüber sich oder anderen auftauchten.
Der Therapieverlauf wurde oft durch den Abwehrmechanismus der Spaltung bestimmt. In Abgrenzung zu anderen Krankheitsbildern erlebte ich in meiner Gegenübertragung verschiedene, voneinander abhängige Besonderheiten der Borderline-Pathologie. Aufgrund der eingeschränkten Ich-Funktionen und der gestörten Objektbeziehungsmuster war die Bildung und Aufrechterhaltung eines stabilen, therapeutischen Arbeitsbündnisses erschwert. Wenn die Fähigkeit zur Selbstreflexion in Gefahr war, war diese über Körperlichkeit wiederzufinden.
Eine wesentliche Voraussetzung der Therapie war, Raum, Zeit und meine Präsenz zur Verfügung zu stellen. Die Konzentrative Bewegungstherapie als körperorientierte Psychotherapie erwies sich bei der Behandlung der Borderline-Störung von Frau Z. als erfolgreiche Methode.

Literatur

- Erikson E (1984). Kindheit und Gesellschaft. Stuttgart: Klett-Cotta.
- Kernberg OF (1950). Objektbeziehungen und Praxis. Stuttgart: Klett-Cotta.
- Kernberg OF (1993). Psychodynamische Therapie bei Borderline. Stuttgart: Huber.
- Linehan M (1996). Dialektisch-behaviorale Therapie der Borderline-Persönlichkeitsstörung. Praxis und Manual. München: CIP-Medien.
- Lohmer M (2005). Borderline-Therapie. Psychodynamik, Behandlungstechnik und therapeutische Settings. Stuttgart, New York: Schattauer.
- Mahler M (1975). Die Bedeutung des Loslösungs- und Individuationsprozesses für die Beurteilung von Borderline-Phänomenen. Psyche; 29: 1078–95.

Empfohlene Literatur

- Huber M (2003). Trauma und die Folgen. Paderborn: Junfermann.
- Küchenhoff J (1999). Selbstzerstörung und Selbstfürsorge. Gießen: Psychosozial.
- Lohmer M (1988). Stationäre Psychotherapie bei Borderline-Patienten. Berlin, Heidelberg, New York: Springer.
- Mahler M (1980). Die psychische Geburt des Menschen. Frankfurt/M.: Fischer.
- Rohde-Dachser Ch (1983). Das Borderline-Syndrom. Stuttgart: Huber.
- Rohde-Dachser Ch (1994). Im Schatten des Kirschbaums. Stuttgart: Huber.
- Winnicott DW (1971). Vom Spiel zur Kreativität. Stuttgart: Klett-Cotta.

19 Kinder- und Jugendlichentherapie

Margit Eberl

19.1 Einleitung

Die Wurzeln der Kinderpsychotherapie gehen im Wesentlichen auf die Kinderanalytiker Anna Freud und Donald Winnicott zurück, deren theoretische Aussagen auch Eingang in die Grundlagen der KBT gefunden haben (Becker 1989). Kinder sind oft großem psychischem Leidensdruck ausgesetzt. Aufgrund der wissenschaftlichen Forschungsergebnisse und deren Anwendung in der praktischen pädagogischen, psychologischen und therapeutischen Betreuung von Kindern können Fehlentwicklungen immer früher und besser erkannt und behandelt werden.

Die Methode der Konzentrativen Bewegungstherapie bietet besonders gute Möglichkeiten für die psychotherapeutische Arbeit mit Kindern und wertvolle Ansätze für die Arbeit mit Jugendlichen. Da in der überwiegenden Zahl der Fälle eine Einzeltherapie indiziert ist, werde ich mich bei meinen Ausführungen primär auf diese beziehen und die Besonderheiten der Arbeit in der Gruppe in einem speziellen Abschnitt am Schluss behandeln.

19.2 Störungsbilder

Grundsätzlich sehe ich jedes Neugeborene als von Anfang an eigenständige Persönlichkeit mit seiner biologischen Ausstattung. Angeborene Abweichungen von der Norm können in körperlichem oder geistigem Bereich in allen Abstufungen bestehen und vielerlei sekundäre psychische Problematiken bewirken. Das Menschenkind ist andererseits in seiner Entwicklung in extremem Maß von seiner Umwelt abhängig. Trotz erstaunlicher Kompensationsfähigkeit des Kindes ist daher die Wahrscheinlichkeit von Fehlentwicklungen aufgrund störender oder schädigender Umwelteinflüsse während der langen Zeit der Reifung bis zum Erwachsenenalter relativ hoch.

Im Unterschied vom Erwachsenen ist sich das Kind meist seiner Schwierigkeiten nicht bewusst und noch nicht in der Lage, diese zu verbalisieren. Kinder drücken ihre Beschwerden über das Verhalten, über den Körper oder kreative Medien und Spiel aus. Ist das Verhalten für die Umwelt unangenehm, z. B. Aggressionsdurchbrüche in Kindergarten oder Schule, oder häufiges Einkoten, sind die Chancen gut, dass das Kind rasch Hilfe bekommt. Reagiert das Kind mit Rückzug, wird sein Leiden oft lange Zeit nicht bemerkt.

Hier können die wichtigsten Störungsbilder bei Kindern und Jugendlichen nur erwähnt werden:

- geistige Behinderung, Minderbegabung
- Wahrnehmungsstörungen, besonders Hören, Sehen, Reizoffenheit, Aufmerksamkeitsstörung, Hyperaktivität
- Beziehungsstörungen, Autismus
- Bindungsstörung
- Anpassungsstörung, depressive Verstimmung
- Psychosomatik: Enuresis, Enkopresis
- Essstörungen
- Sprach- und Sprechstörungen, Mutismus, Entwicklungsverzögerungen, Lernstörungen
- Ängste, Phobien
- Störungen im Sozialverhalten: Aggression, Rückzug
- schwere Traumatisierungen, Gewalt, Missbrauch

19.3 Das Spiel als Basis der KBT mit Kindern und Jugendlichen

Jene Ereignisse, die zu psychischen Störungen führen, sind hauptsächlich im impliziten, also nicht sprachlich verfügbaren, Gedächtnis eingespeichert und lassen sich daher nur prozessual aufdecken. Sie können daher in erster Linie durch therapeutische Vorgangsweisen aktiviert und bearbeitbar gemacht werden, die diesen Teil des Gedächtnisses ansprechen. Die Art und Weise, wie gespeichert wird, ist eine primärprozesshafte. Diese Tendenz der nonverbalen Einspeicherung konflikthaften Materials ist umso stärker, je früher der Entwicklungsstand des Kindes ist. Es ist daher grundsätzlich der therapeutisch günstigste Weg, über Körper, Spiel und Imagination den Zugang zu finden. Beim Kind steht das Spiel im Vordergrund, in das leibliche und imaginative Vorgänge integriert werden. Bei den Jugendlichen verschiebt sich die Gewichtung zugunsten der Imagination.
Kinder haben keine Krankheitseinsicht und daher kein Interesse, ein therapeutisches Bündnis herzustellen. Außerdem sind sie von ihrem Entwicklungsstand her noch nicht in der Lage, sich eigenverantwortlich der Auseinandersetzung mit ihrer Persönlichkeit im therapeutischen Prozess zu stellen (A. Freud 1993). Demzufolge sind zwar die verschiedenen Therapierichtungen, die Therapien mit Kindern anbieten, je nach zugrunde liegendem theoretischem Konzept verschieden orientiert, bauen aber fast durchwegs auf dem Spiel auf. Kinder sind gewöhnt zu spielen, sie erobern sich über spielerische Erfahrungen die Welt, sie drücken sich über das Spiel aus, stehen über das Spiel mit ihren Bezugspersonen und anderen Kindern in Beziehung. Daher ist es auch für mich als Psychotherapeutin nahe liegend, das Kind über das Spiel für die therapeutische Beziehung zu gewinnen und in dieser zu halten.
Das Spiel an sich hat vielfältige heilende, therapeutische und klärende Funktionen und stellt so eine gute Basis für meine KBT-Arbeit mit Kindern und Jugendlichen dar:

- Über das Spiel kann das gesamte therapeutische Beziehungsgeschehen stattfinden, insbesondere auch die für den therapeutischen Erfolg zentrale nonverbale Kommunikation mit all ihren Mikroprozessen.

> Nina (5 Jahre, sekundärer Autismus nach Misshandlung in den ersten sechs Monaten) liegt bäuchlings auf dem großen Gymnastikball und rollt vor und zurück. Ihr Gesicht ist zu Boden gerichtet. Manchmal schaut sie nach vorn. Ihr Blick ist leer. Ihre Gesichtszüge verändern sich nicht. Ich dekodiere, verstehe: »Du kannst da sein, aber ich will keinen Kontakt mit dir.«
> Ich knie vorn seitlich von Nina, sodass sie die Möglichkeit hat, mich anzuschauen, aber mich nicht anschauen muss. Ich sitze auf den Fersen, die Hände liegen ineinander auf den Oberschenkeln. Mein Blick ist Nina zugewandt. Ich enkodiere, drücke aus: »Ich bin für dich da.«
> Beim nächsten Vorrollen hebt Nina kurz den Kopf und schaut in meine Richtung. Unsere Blicke treffen sich. Ich spüre Scheu, Ängstlichkeit, daneben Neugierde. Ich freue mich über die kurze Kontaktaufnahme und deute ein Lächeln an. Sofort zieht sich Nina wieder zurück und rollt in eine andere Richtung. Ich verstehe: »Das war genug. Jetzt möchte ich meine Ruhe.« Ich wende mich auch ab und gehe zum Regal.

- Im Spiel stellt das Kind sein inneres Erleben auf der Handlungsebene symbolisch dar, sodass es in jedem Augenblick der Therapie eine diagnostische Funktion hat. Ich als Therapeutin kann das konflikthafte Material sammeln, auf analytischer Basis deuten und verstehen. Je nach Erfordernis des therapeutischen Prozesses werde ich das Material »containen« oder das Kind damit konfrontieren.

Susanna (5 Jahre, partiell mutistisch) geht schnurstracks auf das Puppenhaus zu, um ihre innere Situation szenisch auf der Symbolebene darzustellen. Dazu räumt sie ein kleineres Zimmer im Erdgeschoss des Hauses aus, setzt alle Puppen an die hintere Wand und stapelt die Möbel davor so auf, dass von den Puppen nichts mehr sichtbar ist. Sie sind für die Außenwelt unerreichbar, wie Susanna durch ihre Sprachlosigkeit.
Wir sitzen eng nebeneinander, wobei ich dem Mädchen körperlich zugewandt sitze. Durch meine geschulte Wahrnehmung kann ich über den Körperdialog einen Schmerz spüren, der mich im ganzen Körper erfasst. Hier gibt es keinen Trost, keinen Ausweg, keine Lösung. Als Hilfs-Ich spreche ich aus, was ich fühle: »Manchmal ist alles so schlimm, dass man sich am liebsten verkriechen und niemanden sehen möchte.«
Susanna blickt mich lange an, dann seufzt sie und wendet sich einem Puzzle zu. Meine Gegenübertragung (siehe unten) ist als projektive Identifikation aufzufassen, die auch Teil des Körperdialogs sein kann. Ich übernehme in der Funktion des »Containing« Susannas abgespaltene Gefühle und gebe sie ihr in der für sie aushaltbaren Form zurück. Die Integration dieser Gefühle ist eingeleitet.

- Im Prozess des Spielens kann das Kind seine inneren Konflikte verarbeiten. Es kann seinen spontanen Handlungsimpulsen nachgeben und so sein inneres Gleichgewicht wiederfinden. So kommt die heilende Wirkung des Spiels zum Tragen. Meist geschieht dies in vielen kleinen Schritten, manchmal kommt es zu einem kathartischen Effekt.

Wolfgang (8 Jahre) fällt seit der Scheidung seiner Eltern durch Aggressionsdurchbrüche in der Schule auf. Er kann schrittweise Spannung abbauen, als er in den Therapiestunden den Ball mit aller Wucht gegen die Wand schleudert. Es tut ihm gut, von mir die Erlaubnis zu bekommen, seine Wut zu zeigen und damit angenommen zu sein.

Bei Lukas (5 Jahre, Enkopresis) kann sich bereits in der ersten Stunde in einem kathartischen Vorgang ein großer Teil seines inneren Konflikts lösen. Mit Wasserfarben malt er nichts Gegenständliches auf das große Packpapier, das ich auf den Boden gebreitet habe, vielmehr steht der Prozess des Malens im Vordergrund. Zuerst malt der Bub Flecken in den emotional kühlen Farben blau und blaugrün, dann in violett. Darüber gießt er Wasser und rührt mit dem Pinsel um. Dann verlangt Lukas Fingerfarben, mit denen er weiterschmiert und schließlich alles schwarz überdeckt. Nachdem er so seine Traurigkeit und seine Aggression ausgedrückt hat, kann er wieder mehr Lebendigkeit zulassen, indem er aus einem grünen Fleck einen Baum formt und rotes Gras und gelbe Würmer malt. Schließlich überwiegt die Lust am »Matschen«, in das er seine Bewegungsimpulse fließen lassen kann. Er darf die Grenzen des Papiers überschreiten und alles schmutzig machen. So darf er nach außen bringen, was er bisher zurückhalten und über sein Symptom ausdrücken musste.

- Im Spiel ist eine Sensibilisierung der Wahrnehmung verschiedener Materialien aus der Umwelt möglich.

Der 8-jährige, hyperaktive Alex setzt sich kurz zum Regal. Hektisch nimmt er Bälle und Kugeln aus dem Korb, um sie sofort wieder hineingleiten zu lassen. Ich rege ihn an, einmal durch die Glaskugel zu schauen, was er interessiert tut. Daher nutze ich die bei Alex meist nur kurze Phase der Konzentration zu einer Angebotssequenz zur Sensibilisierung der Wahrnehmung. Er entdeckt, wie kühl, glatt und schwer die Glaskugel ist, lauscht erstaunt dem lauten Geräusch des Rollens.

- Das Spiel ist auch eine leibliche Erfahrung.

Nina (5 Jahre, autistisch) und ich knien nebeneinander auf dem Boden. Das Mädchen badet im Spiel die Baby-Puppe und wirft sie dabei unsanft hin und her. Ich drücke die Puppe vorsichtig in die Schüssel, die als Badewanne dient, und beginne, sie mit kreisenden Bewegungen einzuseifen. Dabei benenne ich die einzelnen Körperteile. Nach einer Weile übernimmt Nina das Einseifen und drückt sich seitlich ein wenig an mich.

- Auf der Handlungsebene des Spiels kann das Kind neue Verhaltensweisen ausprobieren, Erfahrungen sammeln, im weitesten Sinn lernen. Dies kann auch auf der leiblichen Ebene erfolgen.

Ina (9 Jahre) leidet schwer unter der Konkurrenzsituation mit ihrer zehnjährigen, sehr begabten Schwester. Durch die hohe Anspannung blockiert, ist sie nicht in der Lage, ihre Fähigkeiten umzusetzen, auch in den Brettspielen nicht, die sie fast immer in der Therapiestunde wählt. Beim Malefiz-Spiel steige ich aus der Konkurrenzsituation aus. Mit den Worten »Hallo, jetzt gehen wir ein Stück gemeinsam« stelle ich meinen Stein neben den ihren, statt ihn hinauszuwerfen. Endlich kann Ina zur Ruhe finden. Nun kann sie ihre kognitiven Fähigkeiten einsetzen und Strategien entwickeln, wie sie mich austrickst.

Durch frühe Gewalterfahrungen kam es bei der 8-jährigen Eva zu einer weitgehenden Abspaltung des Körpererlebens. In der geschützten therapeutischen Situation kugelt sie auf dem Boden und spielt mit ihren Füßen. Dabei kann sie nachreifen und für sie neue Bewegungserfahrungen machen.

- Das Puppen- oder Rollenspiel gibt dem Kind die Möglichkeit, neue Verhaltensweisen in Beziehungen auszuprobieren.

Katharinas Mutter verließ die Familie, als das Mädchen ein halbes Jahr alt war. Geprägt von schweren Verlustängsten traut sie sich nicht, gegenüber ihren Bezugspersonen ihre aggressiven Persönlichkeitsanteile auszuleben. Als sich die therapeutische Beziehung stabilisiert hat, wünscht sich Katharina, dass ich im Rollenspiel die Mutterrolle übernehme. Sie selbst spielt ein ungezogenes Kleinkind, das meine Regale ausräumt und mit den Dingen umherwirft. Dass ich ihr Verhalten aushalte und sie nicht fortschicke, hat heilende Wirkung. Am Schluss der Stunde kann Katharina problemlos aus ihrer Rolle aussteigen. Gemeinsam räumen wir auf.

Der große Kinderanalytiker Winnicott streicht die grundlegende Bedeutung des Spielens für den Menschen heraus und sieht es als Basis jeglicher Psychotherapie. Winnicott beschreibt Spielen als schöpferische Erfahrung im Kontinuum von Raum und Zeit, als eine »Grundform von Leben« (Winnicott 1993, S. 62). Wichtige Aspekte sind das »Vertieftsein« und die »Konzentration«. Der Spielbereich stellt die Verbindung zwischen intrapsychischer Realität und äußerer Welt dar, das heißt, Objekte und Phänomene aus der äußeren Realität werden einbezogen und für Vorstellungen aus der inneren, persönlichen Realität verwendet. Am Spielen ist der Körper beteiligt, weil Spielen Umgang mit Objekten ist und intensive Beschäftigungen mit bestimmten körperlichen Erregungen verbunden sind. Im Entwicklungsprozess sieht Winnicott eine Folge von Objektbeziehungen, die er mit dem Spielen in Beziehung setzt. Nach einer Phase der Verschmelzung von Kleinkind und Objekt entsteht aufgrund des Vertrauens zur Mutter ein »intermediärer ›Spielplatz‹«, der *»potenzielle Raum zwischen Mutter und Kleinkind, der beide miteinander verbindet«* (Winnicott 1993, S. 59). Dann folgt eine Phase des »Alleinseins in Gegenwart eines anderen«, in der die Bezugsperson im Erleben des Kindes spiegelt, was im Spiel geschieht. In der nächsten Phase kommt es schließlich zur »Überschnei-

dung von zwei Spielbereichen«, das heißt, die Mutter bringt ihr eigenes Spielverhalten ein, ein »gemeinsames Spiel in Beziehung« wird möglich.
Dieses gemeinsame Spielen ist nach Winnicott auch ein zentraler Aspekt der Psychotherapie. Kinder drücken das in der Therapie zu bearbeitende Material im Spielen aus. Deutungen, die den üblichen psychoanalytischen Prinzipien entsprechen, bringen die therapeutische Arbeit voran. Manchmal ist Spielen an sich schon Therapie, manchmal besteht sie auch darin, ein Kind dazu zu bringen, dass es spielen kann. Bei den Erwachsenen manifestiert sich das Spielen in der verbalen Kommunikation, nämlich in Wortwahl, Stimmführung und Stimmung. Daraus ergibt sich, dass Winnicotts Definition für Psychotherapie in gleicher Weise für Kinder und Erwachsene gilt:
»*Psychotherapie geschieht dort, wo zwei Bereiche des Spielens sich überschneiden: der des Patienten und der des Therapeuten. Psychotherapie hat mit zwei Menschen zu tun, die miteinander spielen. Hieraus folgt, dass die Arbeit des Therapeuten dort, wo Spiel nicht möglich ist, darauf ausgerichtet ist, den Patienten aus einem Zustand, in dem er nicht spielen kann, in einen Zustand zu bringen, in dem er zu spielen imstande ist.*« (Winnicott 1993, S. 49)
Becker (1989) zieht eine Analogie zwischen dem therapeutischen Geschehen in der KBT und dem kindlichen Spiel, wobei er besonders den Aspekt der schöpferischen Kraft des Spiels auch für Erwachsene herausstreicht. Ganz konkret zieht er ferner Winnicotts Überlegungen zur Erklärung folgender Vorgänge in der KBT heran:
»*Über Winnicott [...] wird der Bereich im Spiel und entsprechend im therapeutischen Geschehen der KBT angesprochen, den ich als Wiedergewinnung und Bereicherung auch durch Einbezug von Primärprozesshaftem und Körperlichkeit bezeichnen möchte.*« (Becker 1989, S. 107)
So wie Winnicotts Thesen von Becker zur Erklärung des therapeutischen Geschehens in der KBT mit Erwachsenen herangezogen werden, so ist auch die KBT mit Kindern und Jugendlichen, wie ich sie anwende, auf dem Spielen im Sinne Winnicotts aufgebaut. Ich verstehe die Sichtweise Winnicotts in Bezug auf Spiel und Psychotherapie als Integration von Handlungs- und verbaler Ebene und verwende sie als Basis meiner psychotherapeutischen KBT-Arbeit mit Kindern, Jugendlichen und Erwachsenen.

19.4 Erstgespräch

Kontaktaufnahme

In der Regel wird der Erstkontakt für eine Therapie mit einem Kind über eine Bezugsperson möglich, die bei der Therapeutin telefonisch ein Erstgespräch anmeldet. Meist erhält die Therapeutin dabei eine erste Darstellung der Problematik aus der Sicht dieser Person. Sie muss ebenfalls als Teil des (Familien-)Systems gesehen werden, in dem die Problematik entstanden ist. Oft wendet sich die Bezugsperson auf Anraten einer Kindergärtnerin oder Lehrerin an mich. Diese Berufsgruppen haben für die Erfassung von Störungen eine wichtige Funktion und werden diesbezüglich auch immer besser geschult. In seltenen Fällen wendet sich auch ein Kind selbst an die Therapeutin, das im Rahmen der Aufklärungsarbeit in den Schulen von der Möglichkeit einer therapeutischen Unterstützung erfahren hat. In der Kindertherapie ist die systemische Sicht besonders wichtig, da das Kind viel stärker abhängig ist. So ist es notwendig, dass das Bezugspersonen-System in die Behandlung einbezogen wird. Zu Beginn der Therapie nehme ich bewusst alle Kontaktangebote und Informationen so an, wie sie mir angeboten werden, und arbeite im Verlauf der Therapie damit.
Auch bei den Jugendlichen wendet sich in der Regel eine Bezugsperson telefonisch an mich, die mir die Problematik aus ihrer Sicht schildert. Hier sind es relativ häufig Großmütter, die ins Vertrauen gezogen wurden.

Lisa (15 Jahre) geht seit vier Monaten nicht mehr zur Schule und verwahrlost zusehends. Zu ihren geschiedenen Eltern hat sie jegliches Vertrauen verloren. Die Großmutter kann sie in einem langen Gespräch überzeugen, dass sie so nicht mehr weitermachen kann. Im Einverständnis mit der Enkelin vereinbart die Großmutter einen Termin für ein Erstgespräch. Lisa kommt pünktlich mit ihrer Mutter, die sie an der Tür verabschiedet und wieder abholt.

Bei Scheidungskindern ist es ganz selten, dass beide Eltern von vornherein zur Mitarbeit bereit sind. Meistens ist es im Verlauf der Therapie möglich, allmählich das ganze System einzubeziehen, was zur Lösung der Problematik in jedem Fall wesentlich beiträgt. Wenn die Bezugsperson, die zu Beginn anruft, auf dem Wunsch besteht, allein zu einem Erstgespräch zu kommen, weil sie Dinge mitteilen möchte, die bisher vor dem Kind geheim gehalten wurden, respektiere ich auch dies, bin mir aber der Tatsache bewusst, dass hier schon so etwas wie ein Bündnis mit der Bezugsperson geschlossen wurde, bevor das Kind – die eigentliche Hauptperson in der Therapie – überhaupt die Möglichkeit hatte, mit mir in Kontakt zu treten.

Die Mutter der 4-jährigen, als hyperaktiv diagnostizierten Julia äußert mit Nachdruck den Wunsch, zum Erstgespräch allein – das heißt in diesem Fall mit Julias kleiner Schwester (2 Monate) – zu kommen. Im Gespräch bricht es aus ihr heraus: Im Unterschied zu Julia sei ihre jüngere Tochter viel leichter zu versorgen. Sie sei ein richtiges Kind zum »Kuscheln«, was man mit Julia nie habe machen können. Diese empfinde sie immer mehr als Störfaktor, wodurch sich die Spannungen mit dem Kind ständig aufschaukelten.
Für diese Mutter war es ganz wichtig, ihre wahren Gefühle für Julia einmal ehrlich aussprechen zu dürfen. Die Arbeit mit ihr bildete einen wichtigen Teil der Therapie. Bei der ersten Begegnung mit Julia versuchte ich, dieser ganz besonders das Gefühl zu geben, von mir so angenommen zu sein, wie sie ist.

Das eigentliche Erstgespräch

Da das Kind noch nicht in der Lage ist, seine Problematik in ausreichendem Maße zu erfassen und entsprechend darzustellen, erfolgt das anamnestische Gespräch in der Kindertherapie mit zumindest einer Bezugsperson, meist in Anwesenheit des Kindes. Je nach Alter des Kindes wird der Erwachsene einen kleineren oder größeren Teil der anamnestischen Daten mitteilen. Nützlich ist, sich vorhandene Befunde mitbringen zu lassen: Mutter-Kind-Pass, Untersuchungen beim Kinderarzt, Entwicklungsfeststellungen vom Psychologen.
Bei Unklarheiten sollte unbedingt die Möglichkeit einer klinisch-psychologischen Diagnostik in Erwägung gezogen werden. Gröbere Abweichungen in der Entwicklung des Kindes, z. B. kognitive Entwicklungsrückstände, Wahrnehmungsstörungen, vor allem Hör- oder Sehschwäche oder Teilleistungsstörungen, können vielfach die Ursache für psychische Problematiken sein, sind aber oft nicht ohne wissenschaftlich fundiertes Testinstrument erkennbar. Auch Hochbegabung kann hinter auffälligem Verhalten stehen.

Markus (6 Jahre) kommt wegen Aggressionsdurchbrüchen in der Kindergartengruppe zu mir in Behandlung. Nach zwei Monaten kann die Therapie beendet werden, da der Bub in der Gruppe nicht mehr auffällig ist. Da ich aufgrund seines Spielverhaltens, seines Wortschatzes und seiner differenzierten Zeichnungen eine Hochbegabung vermute, empfehle ich den Eltern vor der Einschulung in eine Regelschule, seinen genauen Entwicklungsstand mithilfe einer psychologischen Diagnostik feststellen zu lassen. Die Eltern lehnen ab. Sein Lehrer kann mit seiner Begabung nicht umgehen und Markus wird wieder hochgradig auffällig. Nach mehreren Schulwechseln muss er wegen einer massiven psychischen Störung stationär behandelt werden.

Den Beginn des Erstgesprächs bildet normalerweise die Darstellung der Problematik, die dazu

geführt hat, Hilfe in Anspruch zu nehmen. Soweit das Kind bereit ist, lasse ich mir diese zuerst vom Kind selbst erzählen, dann von den Geschwistern oder Bezugspersonen. Die für die Anamnese äußerst wichtige Schilderung der frühen Entwicklung zeigt in der Resonanz der Kinder nebenbei auch, inwieweit diese Daten im Bewusstsein des Kindes vorhanden sind. Manche, besonders die kleineren Kinder, wollen sofort spielen oder bleiben auf dem Schoß der Bezugsperson, welche die notwendigen Informationen mitteilt. Wie weit und auf welche Weise sich Kinder in das Gespräch einbringen, spiegelt einerseits deren Sicherheit Fremden gegenüber, andererseits deren Einsicht in die Problematik. Im Verlauf des Gesprächs ist es mir möglich, einen ersten Eindruck des Beziehungsgeschehens nicht nur zwischen mir und dem Kind, sondern auch zwischen dem Kind und seinen Bezugspersonen und damit der Beziehungsfähigkeit zu gewinnen.
Im günstigsten Fall wird die ganze Familie zum Erstgespräch erscheinen, sodass ich mir ein Bild vom Beziehungsgeschehen in der Familie machen kann.

Die 5-jährige Ulla hat – für die Eltern ohne ersichtlichen Grund – eine Phobie vor Masken und Menschen in Verkleidung entwickelt. Als ihnen die Kindergartenpädagogin klar macht, dass Ullas Ängste bereits Krankheitswert haben, und sie an mich weiterverweist, meldet sich der Vater umgehend bei mir. Bei der Terminvereinbarung sind die beruflichen Verpflichtungen der Eltern sekundär. Zum nächstmöglichen Termin erscheint die ganze Familie. Ulla stürzt sich auf das Spielzeugregal und entscheidet sich dann fürs Zeichnen. Der Reihe nach nimmt sie einen Buntstift nach dem anderen aus dem Etui und zeichnet Quadrate nebeneinander, die sie anmalt.
Um eine Zeichnung für eine aussagekräftige Persönlichkeitsdiagnostik verwenden zu können, muss sie mit mehreren anderen projektiven diagnostischen Testverfahren zusammen vorgegeben und verglichen werden. Daher kann ich aus dieser Zeichnung keine diagnostischen Schlüsse ziehen.
Ulla zeigt, dass sie in der Lage ist, sich allein zu beschäftigen.
Die Eltern bemühen sich, meine Fragen nach möglichen Auslösern der Phobie umfassend zu beantworten. Abwechselnd und um gegenseitige Rückmeldung bemüht berichten die Eltern, seit wann und in welchen Situationen Ullas Ängste auftreten. In diesem Gespräch ist es möglich, die Wurzel von Ullas Phobie herauszuarbeiten: Die Mutter war zwei Jahre zuvor plötzlich schwer erkrankt und musste operiert werden. Die Eltern hatten damals selbst starke Lebens- und Verlustängste entwickelt, mit denen sie schwer fertig wurden. Anstatt darüber zu sprechen, versuchten sie, ihre Gefühle vor dem Kind zu verbergen. Ihr Leben war aber stark geprägt von Ängsten. Die Halloween-Masken bewirkten nun den Ausbruch von Ullas Erkrankung. Ganz nebenbei begann sie auch, die große Beachtung in Familie und Kindergarten zu genießen, die sie durch ihre Ängste erfuhr.

Bei den Jugendlichen verläuft das Erstgespräch meist anders. Sehr oft bringt ein Elternteil, meist die Mutter, den oder die Jugendliche und verabschiedet sich gleich an der Tür. Dann gestaltet sich das Erstgespräch wie bei einem Erwachsenen. Auch wenn die Bezugsperson mit in den Therapieraum kommt, lasse ich mir zuerst vom Jugendlichen die Problematik schildern. Er sollte dazu in der Lage sein. Falls die Bezugsperson die Problematik zuerst darstellen muss, liegt beim Jugendlichen wahrscheinlich eine starke Hemmung vor, die in die Behandlung wesentlich einbezogen werden muss. Es kann aber auch sein, dass der Jugendliche keine Einsicht in seine Problematik hat oder eine Therapie ablehnt. In diesem Fall bestehen schlechte Voraussetzungen für die Therapie, und es muss gründlich geprüft werden, welche Möglichkeiten zur Lösung der Problematik bestehen. Häufig ist dann eine Familientherapie die bessere Behandlungsform.

Die Eltern von Oliver (16 Jahre) haben sich vor fünf Monaten ohne für ihn nachvollziehbaren Grund

scheiden lassen. Er lebt bei der Mutter und hat guten Kontakt zu beiden Elternteilen, die einander vor ihm extrem abwerten. Seit zwei Monaten bekommt Oliver schwere Magenbeschwerden, wenn er in die Schule gehen soll. Als ich ihn bitte, seine Sicht der Problematik zu schildern, schaut er hilfesuchend zur Mutter, die sofort zu sprechen beginnt. Oliver beantwortet meine Fragen kaum, erweckt aber letztlich doch den Eindruck, seine Situation verändern zu wollen. Daher vereinbare ich fünf Probestunden.
Oliver zeigt sich scheinbar willig, boykottiert jedoch unbewusst jeden Fortschritt und verwechselt zuletzt sogar die Termine. Ich empfehle eine Familientherapie, in der die Familiendynamik bearbeitet werden kann, weil ich vermute, dass Oliver unbewusst durch seine Symptomatik seine Eltern zur offenen Auseinandersetzung zwingen will.

19.5 Setting

Material und Raum

Als Arbeitsmaterial verwende ich das übliche KBT-Material, also Bälle, Kugeln, Seile, Decken, Tücher etc., wobei ich zerbrechliche Gegenstände wie z. B. Glasgegenstände oder Kristalle außerhalb der Reichweite der kleineren Kinder aufbewahre. Zusätzlich biete ich ein Puppenhaus mit den entsprechenden Einrichtungsgegenständen, Puppen mit Puppengeschirr und Pflegeutensilien sowie einen Arztkoffer an. Das Material habe ich in meinem Arbeitsraum mit hohem Aufforderungscharakter angeordnet und lasse das Kind frei wählen, womit es sich beschäftigen möchte.

Therapiebeginn

Ich beginne die erste Stunde fast immer mit dem Raumangebot. Ich fordere das Kind auf, sich im Raum umzusehen, gehe in einem der Situation entsprechendem Abstand mit ihm mit und begleite sein Tun verbal. Am Beginn der Therapie geht es vorwiegend darum, dass das Kind Vertrauen gewinnt. Dies gelingt fast immer, indem ich das Kind dazu einlade zu spielen, was es gerne möchte. Die Grenzen werden im kindgemäßen Arbeitsbündnis festgelegt, das aus drei Regeln besteht:

- Das Kind darf sich selbst nicht absichtlich weh tun,
- es darf mir nicht absichtlich weh tun und
- es darf nichts absichtlich kaputt machen, es sei denn, wir machen uns das aus.

Das folgende Beispiel gibt eine erste Stunde wieder:

Die 5-jährige, partiell mutistische Susanna betritt zögernd den Therapieraum. Schweigend geht sie von einem Regal zum anderen und untersucht das Spielmaterial. Dazwischen schaut sie mich an und fragt durch Gesten, ob sie einzelne Dinge nehmen dürfe. Ich gehe in einigem Abstand mit ihr mit und begleite ihre Handlungen verbal. Schließlich nimmt Susanna das Körbchen mit den Fingerpuppen-Tieren. Sie bedeutet mir, den Affen auf einen Finger zu stecken. Sie selbst gleitet mit Daumen und Zeigefinger der rechten Hand in Ober- und Unterkiefer des Krokodils. Sogleich beginnt das Krokodil heftig nach dem Affen zu schnappen, bis es ihn tief in seinem Schlund hat. Nun soll der Affe weggelegt werden und das Spiel wiederholt sich mit dem Elefanten, dem Löwen, dem Pinguin und dem Schwein, bis alle Tiere vom Krokodil aufgefressen sind. Das zuerst so ernste und blasse Mädchen wird lebhafter, bekommt etwas Farbe, ein Lächeln huscht über ihr Gesicht. Die Schultern senken sich etwas, daraus entnehme ich, dass sich die Anspannung ein wenig löst.
Eine erste therapeutisch nutzbare Spielsequenz hat sich entwickelt. Susanna hat spontan, ihren inneren Impulsen folgend, das für sie aktuelle Spielmaterial ausgewählt. In der Identifikation mit dem Krokodil ist es ihr möglich geworden, einen – vermutlich kleinen – Teil ihrer Aggression

auszuleben. Susanna hat zu etwas mehr Lebendigkeit gefunden.

Bei Jugendlichen geht das Erstgespräch meist nahtlos in den Therapiebeginn über. Sie sind froh, wenn sie Verständnis für ihre Problematik finden, und wollen sich weiter aussprechen.

Therapieabschluss

In den meisten Fällen ergibt sich das Therapieende von selbst. Wenn es dem Kind oder Jugendlichen gut geht, werden andere Dinge wichtiger, sodass das Interesse an den Therapiestunden nicht mehr gegeben ist. Um abzuklären, ob die Problematik ausreichend gelöst ist, bitte ich bei Kindern die Eltern zu einem Gespräch, von dem das Kind – wie immer bei Elterngesprächen – vorher informiert wird. Wenn auch die Eltern damit einverstanden sind, vereinbaren wir eine Abschlussstunde für das Kind. Die Eltern weise ich auf die Möglichkeit hin, mich jederzeit anzurufen, wenn sie mit dem Kind in Schwierigkeiten sind.

In der letzten Stunde mit dem Kind schauen wir oft noch einmal das Spielzeug durch, mit dem das Kind gern gespielt hat. Manchmal wünscht sich das Kind, die Spiele einem Elternteil zu zeigen. Ich lasse es dann mit der Bezugsperson spielen und fasse den Therapieverlauf mit wenigen Worten zusammen. Einige Kinder wünschen sich für die letzte Stunde eine kleine Abschlussfeier mit Kuchenessen. Dann rege ich an, dass das Kind z. B. Kekse mitbringt, während ich den Saft beisteuere. Wenn das Kind eine intensive Beziehung zu mir hatte, biete ich ihm an, dass seine Eltern einen Termin für einen Besuch in der Praxis vereinbaren können. Bei diesem kann es mir von sich erzählen. Das Kind kann mich auch anrufen und mir am Telefon sagen, wie es ihm geht.

Bei Jugendlichen kündigt sich der Therapieabschluss meist so an, dass sie Stunden kurzfristig absagen oder sogar unentschuldigt ausfallen lassen, weil sie mit Freunden unterwegs sind. Manche Jugendlichen bleiben ohne Abschluss weg, einige melden sich nach längerer Zeit, um die Therapie abzuschließen. Sie erzählen gern von ihren neu entwickelten Unternehmungen. Wenn es sich ergibt, lasse ich in das Gespräch einen kurzen Überblick über den Therapieverlauf einfließen, z. B.: »Das hättest du vor der Therapie nicht geschafft.« – »Damals hast du damit Schwierigkeiten gehabt, dann hast du begonnen, das zu ändern.« Falls der Jugendliche möchte, lasse ich ihn noch einmal ein Bild mit Gegenständen für das legen, was jetzt wichtig geworden ist. Damit können wir auch einen Bezug zu dem herstellen, was er am Anfang der Therapie als wichtig empfunden hat, und so einen Bogen über den Therapieverlauf spannen.

Kindern oder Jugendlichen, die sehr an mir hängen, biete ich ein »Ausschleichen«, das heißt ein schleichendes Ende an, indem wir die Frequenz der Therapiestunden allmählich verringern. Schwierig wird es, wenn ein Kind gern kommt, die Problematik noch nicht gelöst ist und die Bezugspersonen die Therapie abbrechen.

Clemens (8 Jahre, Enkopresis) hat als außereheliches Kind einen schweren Stand in der Familie. Er kommt nun seit zwei Jahren zu mir und braucht die Therapiestunde dringend, um emotional aufzutanken. Die Mutter hat zwar eine eigene Therapie begonnen, weil sie erkannt hat, dass ihre Problematik die Störung ihres Sohnes bedingt. Sie schafft es jedoch, ihre Therapeutin in das System hineinzuziehen, in dem Clemens als Symptomträger fungiert, und die Bearbeitung ihrer eigenen Probleme zu vermeiden. In einem intensiven Gespräch mit ihr kann ich ihr endlich die Abläufe in der Familiendynamik klarmachen und sie motivieren, an ihre Konflikte heranzugehen. Allerdings verlangt sie kurz darauf, die Therapie mit Clemens zu beenden. Es gelingt mir gerade noch, eine einzige Abschlussstunde zu vereinbaren.

Clemens wünscht sich ein Kuchenessen, das ich sorgsam gestalte. Wir sprechen über seine Traurigkeit und eventuelle Wut beim Abschied, und ich betone, dass ich in Gedanken bei ihm bleibe.

Als Übergangsobjekt schenke ich ihm ein Stofftier und erkläre ihm, dass dieses alle meine lieben Wünsche und die Kraft, die ich ihm mitgeben will, in seinem Bauch trage. Außerdem bestehe ich darauf, dass Clemens mich jederzeit anrufen darf. Dies ist nie geschehen, ich habe aber durch eine Kollegin erfahren, dass Clemens offensichtlich so viel Kraft aus der Therapie mitgenommen hat, dass er sich relativ gesund weiterentwickeln konnte.

19.6 Das Angebot

Erwachsene und Jugendliche stellen ihre Problematik meistens – zumindest vordergründig – auf der verbalen Ebene dar, was der Ausgangspunkt meiner therapeutischen Arbeit ist. Sie brauchen häufig einen Impuls, um das im impliziten Gedächtnis eingespeicherte konflikthafte Material zu aktivieren. Kinder drücken sich vorwiegend im Spiel und mittels kreativer Mittel aus und sind dadurch von vornherein näher am Konflikt. In meiner psychotherapeutischen Arbeit verwende ich das KBT-Angebot als Impuls, um einen Paradigmenwechsel herbeizuführen, also den Übergang von der verbalen auf die Handlungsebene, und zwar vor allem, wenn der therapeutische Prozess ins Stocken geraten ist. Hier liegt für mich der wichtigste Unterschied zwischen der KBT mit Erwachsenen bzw. Jugendlichen und mit Kindern.

Das Kind ist im spontanen Spiel bereits auf der Handlungsebene, sodass die dezidierte Vorgabe eines Angebots für einen Paradigmenwechsel nicht nötig ist. Ich habe die Beobachtung gemacht, dass Kinder, die zum spontanen Spiel in der Lage sind, selbst am besten spüren, welches Thema zur Bearbeitung passt. Zu diesem Zweck greift das Kind spontan zu dem Arbeitsmaterial, mit dem es im Augenblick seine Problematik am besten darstellen und bearbeiten kann. Ich nehme an, dass dies möglich ist, weil die kognitiven Kontroll- und psychischen Abwehrmechanismen des Kindes in der Regel noch nicht so stark ausgebildet und verfestigt sind bzw. das konflikthafte seelische Material noch nicht so tief verschüttet ist wie beim Jugendlichen oder Erwachsenen.

Wie das Angebot in der Arbeit mit Erwachsenen begleite ich das Spiel verbal und gebe damit Resonanz, ich zeige meine Empathie: »Ich begleite dich«, meine Zustimmung: »Das tut gut, wenn es herausdarf«, meine Akzeptanz, gebe Raum: »Alles, was kommt, ist recht«, »Ich schütze dich, wenn du es brauchst«.

Um das Kind zu neuen Erfahrungen anzuregen, können Teile von KBT-Angeboten in den Spielfluss eingehen, wenn dies sinnvoll erscheint. Der Aufmerksamkeitsspanne des Kindes entsprechend sind dies meist kurze Sequenzen. In der Folge beschreibe ich einige Angebotssequenzen, wie sie sich häufig in den Therapien mit Kindern und Jugendlichen ergeben:

- Angebote zur **Sensibilisierung der Wahrnehmung** lassen sich gut in den Spielfluss einbauen.

Der 9-jährige hyperaktive Michael nimmt neugierig den Korb mit den Bällen und beginnt, sie der Reihe nach herauszunehmen, herumzurollen und zu werfen. Ich bespreche die verschiedenen Qualitäten von weichen, harten, leichten, schweren Bällen, wie sich die Stachelbälle anfühlen etc. Über die Wahrnehmung von Unterschieden ist er fähig, sich für kurze Zeit auf die Bälle zu konzentrieren.

- Sehr oft wird in den Kindertherapien das wichtige KBT-Thema »**Platz**« aktuell.

Der wegen des Krieges aus dem ehemaligen Jugoslawien geflüchtete Christof hat in seinen sieben Lebensjahren viele Ortswechsel durchmachen müssen, die häufig sehr rasch und unter Angst erregenden Bedingungen vor sich gegangen sind.

Nachdem er zu mir Vertrauen gefasst hat, baut er in fast jeder Stunde ein Haus aus Decken, die er über Sessel hängt. Ich erkenne darin das »Platzangebot« aus der KBT und begleite sein Tun entsprechend. Als er mit dem Bauen fertig ist, leite ich ihn an, mit offenen und – wenn möglich – geschlossenen Augen die Größe seines Platzes zu erforschen, auszuprobieren, was er darin alles tun kann, lasse ihn den Platz von außen von allen Seiten betrachten und abgehen, bespreche die Gestaltung der Grenzen. Manchmal baue auch ich mir ein Haus, wo Christof mich besuchen kann und das er ebenso erforschen kann. Schließlich können wir einander besuchen. All diese KBT-Interventionen sind eingekleidet in Christofs Vorstellungswelt, über die wir ständig im Gespräch sind. Zuerst baut er das Haus, in dem er im Moment wohnt, allmählich lässt er Erinnerungen an frühere Zuhause zu und kann so einen Teil seiner schwierigen Lebensgeschichte verarbeiten.

- Das Thema »**Grenze**« ist zentral bei der Bearbeitung von sexuellem Missbrauch. In diesem Zusammenhang stellen die Kinder die Grenzüberschreitung an ihrem Körper und die damit verbundenen Ängste häufig ähnlich symbolisch im Spiel dar.

Rita (8 Jahre) wurde von einem Freund ihres Vaters für einen Pornofilm sexuell missbraucht. In den Therapiestunden gehen wir, mit Spielzeugpistolen »bewaffnet«, in den Wald, wo wir von einem imaginären bösen Jäger bedroht werden. In den ersten Spieldurchgängen verhält sich Rita vollkommen hilflos und ängstlich. Ich vertreibe den Jäger, woraufhin sie mir zuflüstert, dass ich ihn erschießen solle. Mit der Zeit gewinnt Rita an Sicherheit und beteiligt sich immer aktiver am Kampf gegen den Mann. Eines Tages schlage ich vor, als Schutz einen Zaun zu bauen, den der Jäger nicht überwinden kann. Nach einigem Zögern greift Rita meinen Vorschlag auf. Etliche Male versucht der Jäger erfolgreich, den Zaun zu durchbrechen. Schließlich gelingt es, den Zaun mit eingerollten Matten, Decken, Polstern und Seilen so hoch und stark zu bauen, dass der Mann nicht mehr in den geschützten Bereich eindringen kann. Das Vertrauen in die eigenen Grenzen ist wiederhergestellt. Zuletzt kann Rita, ausgehend von dem geschützten Bereich, den Mann unter lautem Geschrei verjagen. Nun lässt sie sich auch nicht mehr völlig aus dem Gleichgewicht bringen, als ihr der Mann auf der Straße begegnet.

Die Angebotssequenzen, die ich in den therapeutischen Prozess einbringe, beziehen sich häufig auf die leibliche Komponente. Auch die leiblichen Erfahrungen, also die Körpererinnerung, sind im impliziten Gedächtnis gespeichert (Gesamtheit der Körperrepräsentanzen = Körperschema bzw. Körperbild) und können dementsprechend über das Aktualisieren von Situationen abberufen und bearbeitbar gemacht werden, die mit der Körpererinnerung verbunden sind. Die leiblichen Aspekte, die in meiner therapeutischen Arbeit mit Kindern zum Tragen kommen, lassen sich in drei Punkten zusammenfassen:

- Arbeit an der Körperwahrnehmung (Körperschema/Körperbild)
- psychosomatische Aspekte
- nonverbale Kommunikation, »Körperdialog«

Angebote zur Sensibilisierung der **Körperwahrnehmung** bestehen zum Beispiel im Begreifen und/oder Erspüren des eigenen Körpers, seiner Stellung im Raum und seiner Grenzen, wobei die einzelnen Körperbereiche von der Therapeutin benannt werden. Einerseits wird dabei das Körperschema vervollständigt, andererseits kann durch die Resonanz der Therapeutin eine positivere gefühlsmäßige Körperbesetzung erfolgen. Zum Beispiel benennen wir im Spielverlauf die Körperteile an einer Puppe bzw. einem Stofftier, wenn Distanzierung erforderlich ist, oder an uns selbst.

Sabine (5 Jahre, sexuell missbraucht) malt sich in pastellfarbenen Flecken, hat also keine abrufbare konkrete Vorstellung von ihrem Körper und dessen Grenzen. Als sie mit dem Teddybären spielt, betasten und benennen wir Augen, Nase, Ohren, Mund, Stirn, Wangen und Kinn. Daraufhin geht das Kind spontan zum Spiegel und betrachtet ihren eigenen Kopf. Am Handpuppen-Krokodil entdeckt sie später das Innere des Mundes, das uns zum Betasten und Befühlen des Gaumens und Kiefers an uns selbst führt.

Auch Jugendliche genießen es zuweilen, im geschützten Raum der Therapie wie ein Kind zu spielen.

Michael (15 Jahre) leidet unter Sozialängsten. Er steht unter ständiger Spannung, die den ganzen Körper erfasst und kann kaum Blickkontakt aufnehmen. Als er beginnt, mit den Holzbausteinen eine Stadt aufzubauen, löst sich diese Spannung das erste Mal. Tief versunken in sein Spiel breitet sich auf seinem Gesicht ein entspanntes Lächeln aus. Unsere Blicke treffen sich, erstmals ohne dass Michael erschrocken zusammenzuckt und sich abwendet.

Viele Jugendliche ziehen jedoch das Gespräch vor. Das Spielen im Sinne Winnicotts erfolgt auf der Gesprächsebene mit Worten, daneben findet der **Körperdialog** statt.

Ines (13 Jahre) wird von ihrer Mutter zur Therapie gebracht, weil sie häufig über Kopfschmerzen, Schwindelgefühle und Übelkeit klagt, ohne dass eine organische Ursache festgestellt werden konnte. Sie ist überängstlich und kann in der Gleichaltrigengruppe nicht Fuß fassen. Ines ist für ihr Alter auffallend klein und vom Körperbau her schmächtig. Sie hält die Schultern nach vorne zusammengezogen, die Nackenmuskulatur ist verkürzt. Die Haltung des Kopfes entspricht der in Gefahrensituationen. Beim Gehen bleibt die Hüfte steif. Ines' Schritte sind klein und zackig und erinnern mich an eine elektronisch gesteuerte Puppe. Ebenso zackig wirft sie sich in den Sessel mir gegenüber, wo sie mit eingerolltem Rücken regungslos sitzen bleibt.
Meine Vorschläge zu einem Angebot werden von ihr sofort als Leistungsdruck empfunden. Für sie wirkt die Freiheit, das Angebot ablehnen zu dürfen, entlastend. Ich verlagere mein Hauptaugenmerk auf den Körperdialog, der zwischen uns beim Gespräch abläuft. Ich empfinde Ines gegenüber ein starkes Mitgefühl, das in einer offenen, ihr zugewandten Sitzhaltung seinen Ausdruck findet. Ihren unsicheren Blick fange ich mit einem Lächeln auf. Anfangs halte ich den Gesprächsfluss aufrecht, indem ich viele Fragen nach ihrem Erleben und Empfinden stelle, auf die sie mit »ja« oder »nein« antworten kann. Dabei lege ich auch in meine Stimme Wärme und Akzeptanz. Ich nicke Ines aufmunternd zu und gebe ihr verbal die Bestätigung, dass ihre Gefühle richtig und in Ordnung sind.
Schritt für Schritt kann Ines zu mir Vertrauen fassen und beginnt, über die Kränkungen zu sprechen, die sie in der Schule erlebt. Sie lernt, ihre Traurigkeit darüber auszudrücken, schließlich auch ihre Wut. Die Verkrampfung in ihren Schultern löst sich etwas, ihre Haltung wird aufrechter, die Stimme fester. Beim Gehen zeigt sie festeren Bodenkontakt. Nach etlichen Stunden beginnt Ines, auch über ihre Eltern zu sprechen. Sie hat keinerlei Freiraum für eine eigenständige Entwicklung. Der Vater wertet Mutter und Tochter ständig ab und bestimmt deren Leben bis ins kleinste Detail. Die Mutter versucht Ines' vermeintliches Unvermögen zu kompensieren, indem sie alle Verpflichtungen für das Mädchen übernimmt.

Oft ist aber der **Paradigmenwechsel** durch das Angebot sinnvoll und notwendig. Die Jugendlichen sind gerade in der Entwicklungsphase, in der sie sich vom Kindsein und daher vom kindlichen Spiel lösen und scharf abgrenzen müssen. Sie lehnen daher vielfach Angebote ab, die in irgendeiner Weise an kindliches Spielen erinnern. Ich habe die Erfahrung gemacht, dass sie sich leichter einlassen können, je genauer ich

ihnen die Funktion des Angebots erkläre. Vor allem die Arbeit mit Gegenständen als Symbol wird gern angenommen und ist meist sehr ergiebig.
Häufig passt als erstes Angebot die Anregung, mit Gegenständen ein Bild von allem zu legen, was dem Jugendlichen im Moment wichtig ist. Dieses Angebot gibt dem Jugendlichen die Gelegenheit, sich seiner Situation besser bewusst zu werden, und macht es mir möglich, mehr über sein Leben zu erfahren, hat also starken diagnostischen Wert. Auch eine Darstellung der Familiensituation ist möglich, ohne dass der Jugendliche in Loyalitätskonflikte gerät.

Eva (15 Jahre) lebt nach der Scheidung ihrer Eltern im Chaos. Sie lehnt es ab, beim Vater zu wohnen, fühlt sich aber von der Mutter und deren Lebensgefährten so unverstanden und vernachlässigt, dass sie bei diversen Freunden nächtigt. Seit vier Monaten verweigert sie den Schulbesuch. Im Bild legt sie bunte Bälle für ihre wichtigsten Freundinnen in die Mitte, denn mit ihnen sei es immer lustig. Auch ihre Schwester – symbolisiert durch einen Plüschbären, denn bei ihr erlebt Eva Geborgenheit – hat einen zentralen Platz in ihrem Leben. Für den Vater wählt sie den Spielpuppen-König, für die Mutter das Krokodil. Diese beiden Gegenstände finden eng beieinander am Rand des Bildes ihren Platz. Schließlich vervollständigt sie das Bild mit Gegenständen für ihre Hobbys. In einer kurzen Besprechung reflektiert Eva, wie sie ihre Eltern sieht. Wie sehr sie die Trennung ihrer Eltern noch verleugnet, ist Eva nicht klar.

In Angeboten mit dem Seil können Kinder und Jugendliche ihren Bericht über längere **Zeitspannen strukturieren**. Angenehme und unangenehme Ereignisse können auf verschiedenen Seiten des Seils dargestellt werden. Auch Zeitstrukturen für die Zukunft können entwickelt werden, z. B.: Wann mache ich was?

19.7 Der Umgang mit dem Symbol

Da in der KBT mit Kindern die sprachliche Ebene zugunsten der Handlungsebene in den Hintergrund tritt, spielt der Umgang mit Symbolen eine besondere Rolle. Bei den Jugendlichen ist – wie erwähnt – die Arbeit mit **Gegenständen** als Symbol jener Bereich der KBT, der meist am besten angenommen wird. Jugendliche und vor allem Kinder sind häufig wenig oder noch gar nicht in der Lage, ihre symbolisierte Ausdrucksweise selbst zu deuten. Auch wenn ich im Angebot die klare Aufgabenstellung gebe, z. B. Gegenstände für bestimmte Ereignisse zu sammeln, nehmen Jugendliche manchmal Dinge, deren Bedeutung ihnen selbst nicht bewusst ist. Trotzdem frage ich nach, bevor ich meine Deutung ausspreche, oder formuliere meine Deutung so, dass sie eine Anregung darstellt, z. B.: »Hast du eine Idee, was die Murmel in diesem Bild bedeutet?« oder: »Kann es sein, dass die Murmel die Freude am Spielen bedeutet?«.

- Ist es wichtig, den Spielfluss nicht durch Fragen zu unterbrechen, wende ich die Einstreutechnik an. Ob meine Vermutung richtig ist, kann ich an der Reaktion des Kindes beobachten.

Katja (5 Jahre, vom Vater sexuell missbraucht) identifiziert sich mit dem Plastikpferdchen, das sie als Pferdemädchen bezeichnet. Sie vergräbt die Figur im Ton, bis sie völlig schmutzig ist. Ich vermute, dass Katja auf diese Weise ausdrückt, wie verschmutzt sie sich durch den Missbrauch fühlt. Ich spreche dies – auf der Symbolebene bleibend – aus und biete gleichzeitig eine Lösungsmöglichkeit an: »Jetzt fühlt sich das Pferdemädchen ganz schmutzig. Komm, gehen wir es waschen!« Dankbar nimmt Katja meine Anregung an und lässt viele Minuten das Wasser über die Tierfigur laufen. Ich unterstütze sie, indem ich mit ihr zusammen die einzelnen Körperteile der Figur sauber reibe. Katjas Gesicht entspannt sich, sie lächelt mich an. Die ärgste

Krise ist überwunden. Von diesem Zeitpunkt an fügt sich das Mädchen viel besser in die Wohngemeinschaft ein, in der es lebt.

Inge (8 Jahre, Schlafstörungen) wird von ihrer allein erziehenden Mutter oft allein gelassen. Sie liebt es, mit meinem Hund zu spielen, der ständig durch die Leine (ein Seil) mit mir verbunden ist. Nachdem ich sie mehrere Stunden in diesem Spiel auftanken lassen habe, spreche ich vorsichtig dessen Bedeutung an. Inge versucht, folgsam wie ein Hund und dadurch immer in Verbindung zur Mutter zu sein. Unter Tränen schildert sie, dass sie sich sehr oft von der Mutter verlassen und einsam fühlt. Leider zeigt sich die Mutter nicht kooperativ und bricht die Therapie ab.

- Gegenstände dienen zur Unterstützung, um die Symbolisierungsfähigkeit zu entwickeln.

Der 8-jährige Peter prügelt sich häufig mit seinem Mitschüler Andreas. Als ich nachfrage, wie es heute in der Schule gegangen sei, wird Peter verlegen. Er hat wieder seine Wut an dem Mitschüler ausgelassen. Ich sage, dass ich sehr gut verstehe, dass sich Peter über ihn ärgere, das sei schon in Ordnung, aber man dürfe dabei niemand anderem weh tun.
Ich hole den großen Pezziball aus der Ecke und lade Peter ein, sich vorzustellen, es sei Andreas. An dem Ball als Symbol für Andreas kann Peter nun seine Wut auf den Mitschüler los werden. Nach anfänglichem Zögern beginnt Peter den Ball mit den Fäusten zu bearbeiten. Ich fordere ihn auf, alles zu sagen, was ihn an Andreas ärgert. Als Hilfs-Ich gebe ich einige Sätze vor, die Peter aufgreift, dann beginnt er wüst zu schimpfen. Ich bestätige ihn in seinem Tun durch meine verbale Begleitung. Vom direkten Ausleben seiner Wut im Schlagen hat Peter zum symbolisierten, verbalen Ausdruck gefunden. Wir besprechen, wie Peter in der Schule mit seiner Wut umgehen kann. Schließlich legt sich Peter erschöpft auf den Ball, den wir nun entsymbolisieren.

Eine überaus große Bedeutung in der Therapie mit Kindern und Jugendlichen haben die **Zeichnungen**, für deren Deutung eigene Techniken entwickelt wurden. Zeichnungen geben Aufschluss über das Erleben des Kindes oder des Jugendlichen und haben auch diagnostischen Wert.
Jugendliche, die ihre Gefühle nicht verbal ausdrücken können, lasse ich oft malen: »Nimm die Farben, die dich gerade ansprechen, und fülle das Blatt aus. Es ist ganz gleichgültig, was dabei herauskommt. Lass einfach deine Hand tun!« Über die Farben können die Jugendlichen ihre Stimmung nach außen bringen und manchmal als nächsten Schritt in Worte fassen, sich also die symbolische Bedeutung bewusst machen. Die Frage danach stelle ich bewusst offen: »Du hast mit Blau begonnen. Verbindest du mit dieser Farbe etwas?« Wenn nichts kommt, betone ich, dass auch das recht ist. Der Prozess des Malens an sich ist entlastend, und das Malen nehmen die Jugendlichen eher an als andere Angebote.

- Auch für Kinder ist der Prozess des Malens oft hilfreich.

Die Eltern des 5-jährigen Otto sind Studenten, die getrennt wohnen und sich abwechselnd um das Kind kümmern. Die primäre Triangulierung ist daher gut möglich, die sekundäre Triangulierung ist noch nicht erfolgt. Als die Eltern zusammenziehen und sich der Bub an einen Alltag zu dritt gewöhnen muss, bringt er seine Eifersucht in vehementen Aggressionsdurchbrüchen zum Ausdruck. Beim Zeichnen eines Bildes schafft Otto die Triangulierung: Er zeichnet einen großen Dampfer mit zwei Rauchfängen als Symbol für die Eltern, die er als eine Einheit begreift. Für sich selbst zeichnet er ein kleines Boot, das durch ein Seil mit dem großen verbunden ist und einen ähnlichen Rauchfang hat. Im Wasser schwimmen zwei größere und ein kleiner Fisch friedlich nebeneinander.

- KBT und Zeichnen können gut kombiniert werden.

Maria (11 Jahre) wird von innerer Unruhe und Ängsten geplagt. Ihr gezeichneter Baum hat keine Wurzeln und schwebt in der Luft. Auf der leiblichen Ebene arbeiten wir an den Füßen, in der Zeichnung stattet Maria den Baum mit Wurzeln und Boden aus. So gewinnt sie einen festeren Stand, Boden unter den Füßen und innere Sicherheit.

19.8 Die Gegenübertragung[1]

Der Gegenübertragung – neurobiologisch über die Spiegelneuronen ablaufend – kommt in meiner Arbeit mit der KBT mit Kindern eine noch wichtigere Rolle zu als in der Arbeit mit Erwachsenen. Das Kind ist noch viel weniger in der Lage, seine Problematik, Gefühle und Empfindungen zu erfassen und verbal auszudrücken. Daher muss ich dies als Therapeutin in viel stärkerem Maß übernehmen.
Ich steige in der therapeutischen Situation voll in das Spiel ein, bin also Gegenüber im Wettstreit, übernehme eine Rolle, muntere auf, gebe Impulse. Dabei spüre ich ständig nach, was meine Gegenübertragung in diesem Moment ist. Ich registriere meine Gefühle und körperlichen Empfindungen und merke sie mir, »containe« sie also. An passender Stelle spreche ich diese Gefühle und Empfindungen aus, wobei ich gern hypnotische Sprachmuster aus der Autogenen Psychotherapie anwende (s. Abschn. 19.10; S. 298).

[1] Ich verwende den Begriff »Gegenübertragung« im Sinne Kernbergs, das heißt als Gesamtheit der Gefühle, welche die Klientin bei der Therapeutin hervorruft.

19.9 Die therapeutische Beziehung

Wie die Therapie mit Erwachsenen ist auch die Therapie mit Kindern und Jugendlichen getragen von der therapeutischen Beziehung. Im Unterschied zur Beziehung zu den erwachsenen Klientinnen erlebe ich die Beziehung zu den Kindern viel direkter und realer. Der Anteil der Übertragungsbeziehung ist geringer.

Anna (12 Jahre) lebt im Heim, nachdem ihr Vater sie sexuell missbraucht hat und ihre Mutter alkoholkrank geworden ist. Immer wieder äußert sie den Wunsch, mich als Mutter zu haben. Ich verstehe ihren Wunsch und erkläre ihr, dass ich für sie nie wirklich eine Mutter sein kann. Ausführlich besprechen wir ihre Beziehung zur leiblichen Mutter. Ich fülle für die Zeit der Therapie einen Teil dieser Funktion aus.

Kinder und Jugendliche spüren sehr genau, ob und wann sie Körperkontakt wollen und holen sich die Nähe, wenn sie diese brauchen.
In der Therapie mit Kindern und Jugendlichen ist auch immer ein **pädagogischer Aspekt** enthalten (A. Freud 1993), das Kind probiert z. B. meine Grenzen aus. Jedes Kind und jeder Jugendliche muss als Persönlichkeit angenommen werden. Um die partnerschaftliche Ebene mit mir zu betonen, stelle ich mich mit meinem Vornamen vor und biete sofort das Du an. Ferner achte ich bei Jugendlichen bei meiner Kleidung darauf, auf sie ansprechend zu wirken.
Das Ziel der Therapie besteht darin, dass das Kind oder der Jugendliche in seiner Umwelt gut zurechtkommt und sich wohl fühlt. Daher werde ich vor allem versuchen daran mitzuwirken, dass sich sein Bezugssystem so verändert, dass dies möglich ist. Erst dann kann das Aufarbeiten von Traumen nachhaltigen Erfolg zeigen. Wenn die Umgebung nicht zur Mitarbeit bereit ist, hilft es dem Kind oder Jugendlichen dennoch, in der therapeutischen Beziehung geborgen zu sein und unterstützt zu werden. Die

Fortschritte werden aber meist gering sein. Andererseits können Kinder oder Jugendliche unter Umständen durch die therapeutische Unterstützung enorme Kräfte entwickeln und ihr Bezugspersonensystem dann doch entscheidend beeinflussen.
Wenn es irgendwie möglich ist, versuche ich den Bezugspersonen Hilfestellungen zu geben, damit sie ihrer Aufgabe entsprechend gerecht werden können. Je weniger gefestigte Bindungen ein Kind in seinem realen Leben entwickeln kann, umso stärker wird die Bindung in der therapeutischen Beziehung sein. Wenn das Kind eine starke Bindung zu mir als Therapeutin entwickelt, ergibt sich dadurch natürlich eine große Verantwortung. Ein zu rasches Ende oder gar ein Abbruch der Therapie würde mehr zerstören, als an Heilung möglich war. Dies muss auch den Bezugspersonen vermittelt werden (siehe »Therapieabschluss«, S. 291).

19.10 Die Sprache

Ganz allgemein muss der Sprache in der Therapie mit Kindern und Jugendlichen ein besonderes Augenmerk geschenkt werden. Vor allem muss ich als Therapeutin meine Sprache der des Kindes oder Jugendlichen so weit wie möglich anpassen, und zwar in Bezug auf Entwicklungsstand, Dialekt und Ausdrucksweise. Gut ist, Modewörter, einfache Sätze und keine Fremdwörter zu verwenden.
Einen wesentlichen Bestandteil meiner verbalen Begleitung des Angebotsverlaufs bilden die **hypnotischen Sprachmuster** aus der Autogenen Psychotherapie. Sie beruhen darauf, dass beiläufig Gesagtes nur dann wahrgenommen wird, wenn es das Unbewusste zulässt, also die Abwehr sozusagen als Zensur fungiert.
Vor allem die **Einstreutechnik** ist in der KBT mit Kindern sehr nützlich. Im Spielverlauf drücke ich ganz nebenbei meine Gegenübertragung verbal aus. So bringe ich das Gefühl auf die verbale Ebene, z. B. sage ich: »Das ist aber traurig!« Trifft meine Gegenübertragung zu und ist das Kind bereit, diese Empfindung ins Bewusstsein dringen zu lassen, wird es erleichtert reagieren. Ansonsten kann das Kind diesen Satz ignorieren.
Auch die **Negativformulierung** wende ich bisweilen an. Dabei spreche ich einen Sachverhalt oder eine Empfindung in negativer Form an. Wenn sie nicht zutrifft oder das Kind sie noch nicht annehmen kann, wird es meiner Aussage zustimmen. Trifft die Aussage zu, kann das Kind mich korrigieren. Auf jeden Fall ist der Inhalt einmal ausgesprochen, ohne sofort Widerstand hervorrufen zu müssen, um nicht zu bedrohlich zu werden.

> Anna (14 Jahre) wurde von ihrem Vater im Alter von 2 Jahren sexuell missbraucht und kann sich nicht daran erinnern. Sie hat den Vater seither nicht mehr gesehen. Nach 12 Jahren will der Vater sie und ihre 15-jährige Schwester kennen lernen. Letztere weigert sich empört, da sie der Vater missbraucht habe.
> Als mir Anna von dem Gespräch mit ihrer Schwester erzählt, sage ich, um sie vor dem Treffen zur Auseinandersetzung mit ihrem eigenen Missbrauch zu bringen: »Dich wird er ja wohl nicht auch missbraucht haben!« So muss sie noch nicht das idealisierte Bild vom Vater ganz aufgeben, bekommt aber einen Impuls, sich mit dem eigenen Missbrauch auseinander zu setzen.

19.11 Bedeutung der Gruppentherapie

Bei Kindern und Jugendlichen manifestiert sich eine psychische Störung sehr oft in auffälligem Verhalten in der Gruppe, meist in Kindergarten oder Schule. Aggressionen entstehen häufig, weil das Kind in seinen Beziehungen zu kurz gekommen ist etc. Meiner Erfahrung nach ist es wesentlich ökonomischer, zuerst den zugrunde liegenden Konflikt in einer Einzeltherapie zu behandeln. Auch das Erlernen von Grenzen und des Aushaltens von Frustrationen kann in der Zweierbeziehung meist rascher und leichter erfolgen. Fast immer verschwinden im Verlauf einer Einzeltherapie die Schwierigkeiten in der Gruppe von allein bzw. das Kind kann mithilfe der einzeltherapeutischen Unterstützung seine Situation in der Gruppe selbst verbessern und sich in die Gruppe eingliedern. Wenn die Störung durch die Einwirkung der Gruppe entstanden ist, muss in Zusammenarbeit mit Kindergartenpädagoginnen oder Lehrerinnen die Gruppensituation für das Kind verändert werden. Ist dies nicht möglich, muss das Kind aus der Gruppe genommen werden.

Auch Jugendliche, die vielfach unter dem Gruppendruck in ihren Peergruppen leiden, ziehen meist vor, ihre Problematik im geschützten Raum einer Einzeltherapie zu bearbeiten, um dann gestärkt in ihre Gruppen hinauszugehen, nachdem sie Konflikte in ihrer Gruppe analysiert und Lösungsstrategien entwickelt haben. Ich halte es gerade bei Jugendlichen für unerlässlich, sie dort abzuholen, wo sie stehen. Wie ich schon erwähnt habe, ist es in diesem Alter außerdem oft besonders schwierig, sich auf KBT-Angebote einzulassen. Da therapeutischer Erfolg davon abhängt, ob sich ein Klient auf den Prozess einlassen kann, erscheint es mir wenig sinnvoll, mit sich sträubenden Jugendlichen KBT in der Gruppe durchführen zu wollen.

Als **Präventionsmaßnahme** konnte die KBT zum Zwecke des sozialen Lernens in der Kindergruppe von meiner Kollegin Roswitha Weixelbaumer hingegen sehr erfolgreich angewendet werden. Die Hengstenberg-Arbeit, die Walter Plagge für Gruppen an Kindergärten, Schulen und in Sportvereinen anbietet, kann die Entfaltungsmöglichkeiten der Kinder fördern. Allerdings ist diese Arbeit mit sozial auffälligen, speziell mit aggressiven Kindern nicht durchführbar.

Bei **sozialen Ängsten** ist nach meiner Erfahrung die therapeutische Gruppe ein so wichtiges Trainingsfeld, dass ihr Einsatz häufig sinnvoll ist. Angst bewirkt ein Vermeidungsverhalten, sodass das Kind oder der Jugendliche von sich aus neue Verhaltensweisen in der Gruppe kaum ausprobieren wird. In Gruppen mit sozial unsicheren Kindern habe ich die besten Erfahrungen mit homogenen Gruppen gemacht. Unter ähnlich ängstlichen Kindern können die Einzelnen eher ermutigt werden, aus sich herauszugehen. In der geschützten Atmosphäre der therapeutischen Gruppe ist der Erwerb sozialer Kompetenz für ängstliche Kinder eher möglich.

Auch für die Kindergruppe ist es günstig, wenn **zwei Therapeutinnen** die Gruppe leiten, da immer wieder Situationen auftreten, in denen ein Kind eine besondere Betreuung braucht. Währenddessen kann die zweite Therapeutin allein die Gruppe weiterführen.

> Die 5-jährige Barbara gerät in Panik und will aus dem Fenster springen. Ich nehme sie an der Hand und gehe mit ihr in einen anderen Raum, während meine Kollegin die Gruppe weiter leitet.

Wie bei allen Gruppen gilt: Die Gruppenleiterin schafft die **Atmosphäre**. Diese versuche ich schon von der Begrüßung jedes einzelnen Kindes an bewusst freundlich und wohlwollend zu gestalten. Durch vorausgehende Anamnesegespräche mit den Bezugspersonen weiß ich um die Problematik der Kinder und kann schon bei der ersten Begegnung in der Gruppe darauf entsprechend eingehen. Wertschätzendes Miteinander verstärke ich positiv, abfällige, verletzende Reaktionen oder Konflikte spreche ich nach Möglichkeit sofort an.

Wie in der KBT-Einzelarbeit wird meine Arbeit in der Gruppe vom **Spiel** getragen. Allerdings ist spontanes Spiel nur innerhalb klar vorgegebener Strukturen möglich. Es können alle möglichen Gruppenspiele oder Übungen aus Rhythmik, Gymnastik und Tanz eingesetzt werden, in die KBT-Angebote integriert werden. Auch »klassische« Angebote aus der Arbeit mit Erwachsenen können als Spiel aufbereitet werden. Im Vordergrund steht dabei das soziale Lernen.

In den **ersten Stunden** geht es primär um das Kennenlernen, Vertrauenfassen, den Aufbau der Beziehung. Altbewährte Spiele werden oft

am besten angenommen, vielleicht gerade weil sie schon vertraut sind. Ein Beispiel: Im Kreis sitzend werfen einander die Kinder einen leichten Ball oder ein Kissen zu und jedes Kind sagt seinen Namen. Nach einer Weile nennt der Werfende denjenigen beim Namen, dem er den Ball oder das Kissen zuwirft.
Wenn die Gruppe vertrauter ist, kann man Übungen aus der Rhythmik anwenden, um das Ich-Bewusstsein zu stärken, z. B. darf der Reihe nach jedes Kind seinen Namen mit einem Orff-Instrument begleiten.
Ein weiteres Beispiel aus der Rhythmik wäre: Verschiedene Instrumente ausprobieren, bei einem bleiben und schließlich einen gemeinsamen Rhythmus finden. So lernen auch ängstliche Kinder, sich hörbar zu machen und sich in der Gruppe zusammenzufinden.
Ebenso sind viele **Angebote mit dem klassischen KBT-Material** möglich:

- Jeder wählt ein Seil, darf damit frei ausprobieren. Nach einer Weile kommt die Anregung, Laute zu produzieren, schließlich einen gemeinsamen Rhythmus zu finden. Ich habe dieses Beispiel mit anderer Zielsetzung auch mit Kindern im Unterricht für modernen Tanz durchgeführt. Hier steht der Aspekt des sozialen Lernens im Vordergrund. Das Seil eignet sich natürlich auch, um zu zweit oder in kleinen Gruppen Kontakt aufzunehmen, also »anzubandeln«. Am Schluss kann man etwa ein gemeinsames Gebilde legen lassen.
- Kinder legen auch in der Gruppe mit Freude Bilder mit Gegenständen. Allerdings finde ich es dabei gut, jedem Kind von vornherein einen festen Platz dafür zu geben, z. B. einen Reifen oder ein Tuch aufzulegen.
- Sehr ergiebig ist das Platzangebot: Kinder bauen sich mit Begeisterung ein Haus. Je nach Erfordernis der Gruppe wird man auf die Gestaltung der Grenzen mehr oder weniger Wert legen. Die Kinder können einen geschützten Raum für sich in der Gruppe erleben und so Ängste abbauen. Beim Betrachten der verschiedenen Plätze kann man gut wertschätzendes Umgehen miteinander üben. Viel Spaß macht das gegenseitige Besuchen.

Zuletzt möchte ich zur **leiblichen Erfahrung**, wie die therapeutische Arbeit in ein Spiel integriert werden kann, zwei Beispiele anführen:

Zum Verdeutlichen ihrer Körpergrenzen sollen sich die Kinder abstreifen. Damit sie auf das Angebot einsteigen, wird es in eine Geschichte eingekleidet: Wir fliegen als Raumfahrer auf einen anderen Stern. Jeder muss sich den eng anliegenden Anzug anziehen und auf dem ganzen Körper glatt streichen.

Eine Gruppe von 5- bis 7-jährigen Kindern kommt wöchentlich zusammen. Die Kinder haben in den ersten sieben Stunden etwas Vertrauen zueinander gefasst, sind jedoch noch nicht in der Lage, direkt in Berührung zu kommen. Wir spielen »Palatschinken-Kochen« (= Pfannkuchen). Ich nehme eine Decke und lasse ein Kind sich darauf legen. Alle gemeinsam wickeln wir das Kind in die Decke ein. Zunächst streichen wir über das Kind, denn wir müssen ja Marmelade in die »Palatschinke« schmieren. Dann klopfen wir das Kind mit den Fingerspitzen sanft ab, um die Palatschinke mit Zucker zu bestreuen. Schließlich rollen wir die Palatschinke ein, indem wir das Kind in der Decke vorsichtig durch den Raum rollen. Zum Schluss wickeln wir es wieder aus, das Kind steht auf und hilft dabei, das nächste Kind einzuwickeln. Die Kinder haben großen Spaß an diesem Spiel und trauen sich mehr, einander zu berühren.

Als Abschluss der Gruppe gebe ich den Kindern gern etwas als **Übergangsobjekt** mit. Wenn es möglich ist, lasse ich jedes Kind für sich etwas gestalten, das es als Zeichen der Gruppenzugehörigkeit mitnehmen kann, z. B. ein T-Shirt bemalen.

19.12 Zusammenfassung

KBT mit Kindern und Jugendlichen stelle ich auf die Basis des Spiels im Sinne Winnicotts. Im spontanen Spiel befinden sich die Kinder bereits auf der Handlungsebene, sodass die dezidierte Vorgabe von KBT-Angeboten für einen Paradigmenwechsel nicht nötig ist, sondern Teile von Angeboten in den Spielfluss integriert werden, wenn dies sinnvoll erscheint. Der Umgang mit dem Symbol und die Gegenübertragung werden besonders wichtig. Die therapeutische Beziehung ist direkter und realer als bei Erwachsenen und enthält immer auch einen pädagogischen Aspekt. In der Gruppe steht das soziale Lernen im Vordergrund. Spontanes Spiel ist im Rahmen klar strukturierter Sequenzen möglich.

Literatur

- Becker H (1989). Konzentrative Bewegungstherapie. 2. Aufl. Stuttgart, New York: Thieme.
- Freud A (1993). Wege und Irrwege in der Kinderentwicklung. 6. Aufl. Stuttgart: Klett.
- Winnicott DW (1993). Vom Spiel zur Kreativität. 7. Aufl. Stuttgart: Klett-Cotta.

Empfohlene Literatur

- Axline V (1993). Kinder-Spieltherapie im nicht-direktiven Verfahren. 8. Aufl. München: Reinhardt.
- Bauer J (2002). Das Gedächtnis des Körpers. Frankfurt/Main: Eichborn.
- Baumgardt U (1985). Kinderzeichnungen – Spiegel der Seele. 5. Aufl. Zürich: Kreuz.
- Besten B (1991). Sexueller Mißbrauch und wie man Kinder davor schützt. 3. Aufl. München: Beck.
- Bielefeld J (Hrsg) (1986). Körpererfahrung. Grundlage menschlichen Bewegungsverhaltens. Göttingen: Hogrefe.
- Buggle F (1993). Die Entwicklungspsychologie Jean Piagets. 2. Aufl. Stuttgart: Kohlhammer.
- Cserny S (1989). Das Leib-Seele-Problem. Entwicklungspsychologische Grundlagen für eine körperorientierte Therapie am Beispiel der Konzentrativen Bewegungstherapie. Diss. Salzburg.
- Dornes M (1993). Der kompetente Säugling. Frankfurt/Main: Fischer.
- Erikson EH (1992). Kindheit und Gesellschaft. 11. Aufl. Stuttgart: Klett-Cotta.
- Hüther G, Bonney H (2002). Neues vom Zappelphilipp. Düsseldorf: Walter.
- Knölker U (2003). Kinder- und Jugendpsychiatrie und -psychotherapie systematisch. 3. Aufl. Bremen: UNI-MED.
- Mentzos S (1984). Neurotische Konfliktverarbeitung. Frankfurt/Main: Fischer.
- Pokorny V, Hochgerner M, Cserny S (1996). Konzentrative Bewegungstherapie. Wien: Facultas.
- Weixelbaumer R (Hrsg) (1999). Out of balance. KBT für Kinder. Wien: Österreichisches Literaturforum.
- Wirtz U (1989). Seelenmord. Zürich: Kreuz.
- Yalom ID (1995). Theorie und Praxis der Gruppenpsychotherapie. 3. Aufl. München: Pfeiffer.

V Beratung und Ausbildung

20 Universitäre Ausbildung

Degenhard Offergeld

20.1 Pädagogisch-psychologisches Praxisseminar mit Methoden der KBT

Im Rahmen meiner religionspädagogischen Lehrveranstaltungen an der Katholisch-Theologischen Fakultät der Universität München führe ich seit dem Sommersemester 1994 in jedem Semester ein KBT-Selbsterfahrungsseminar durch.

Das Seminar wird als interdisziplinäres Praxisseminar für Studenten aus den theologischen, psychologischen, pädagogischen, sozialpädagogischen und medizinischen Studiengängen angeboten. Da dieses Seminar nicht Teil der prüfungsrelevanten Qualifikation ist, können sich die Studenten ohne Leistungsdruck auf die Teilnahme einlassen.

20.2 Stellenwert der Selbsterfahrung im Rahmen der universitären Ausbildung

In der universitären Ausbildung steht die fachbezogene Wissensvermittlung, die Einübung in das wissenschaftliche Denken und Forschen im Vordergrund. Von Studenten, die eine berufliche Tätigkeit im pädagogischen, psychosozialen und seelsorglichen Bereich anstreben, wird daher häufig die Theorie-Praxis-Diskrepanz des Studiums als besonders störend empfunden. Wissensvermittlung, die Studien- und Prüfungsanforderungen werden oft als (unumgänglicher) Ballast angesehen. Diese einseitige Kopflastigkeit des Studiums wirkt sich hemmend auf die Lernmotivation und den Kräftehaushalt aus. Generell gilt, dass in der wissenschaftlichen Ausbildung die Bedeutung der konkret erlebten Beziehungserfahrungen für das Lehren und Lernen vernachlässigt wird. Das Selbsterfahrungsseminar mit Methoden der Konzentrativen Bewegungstherapie versteht sich darum als eine notwendige und hilfreiche Ergänzung zum theoretisch-wissenschaftlichen Pol des Studiums.

Ein Student beschreibt seine Beweggründe zur Teilnahme an dem KBT-Seminar wie folgt:

> »Die Veranstaltungen in der Universität sind, was ja in der Natur der Sache liegt, stark kognitiv ausgerichtet und folgen in der Regel dem gleichen Schema. Man wird oft mit Wissen und wissenschaftlichen Theorien überfrachtet, wobei die emotional-sensitive Dimension des Menschen außer Acht bleibt. Deshalb habe ich mich ganz bewusst, um diese Defizite auszugleichen und eine andere Seite des universitären Lebens kennen zu lernen, für das KBT-Seminar entschieden.«

Ähnlich beschreibt auch eine Studentin ihre Motivation zur Teilnahme:

> »Völlig ohne Vorkenntnisse über Inhalte oder Geschichte der Konzentrativen Bewegungstherapie besuchte ich im vierten Semester meines Philosophie- und Theologiestudiums ein Praxisseminar zu dieser Thematik. Zur Teilnahme bewogen hatte mich weniger das Interesse an dieser Therapiemethode als vielmehr die Hoffnung, durch dieses Seminar eine Art ›Gegenpol‹ zum von mir häufig als ›trocken‹ empfundenen wissenschaftlich-theoretischen Studium schaffen zu können. Ich suchte

nach einer Möglichkeit, auch andere Aspekte des Menschen als das rein Rationale in meinem Studium einfließen zu lassen, und vor allem auch nach Bekanntschaft und Austausch mit Kommilitonen, die vielleicht ein ähnliches Ziel verfolgten.«

Die Arbeit an der Wahrnehmung und Bewegung erweist sich für die Studenten zunächst als ungewohnter Erfahrungs- und Lernraum. So äußern die Studenten schon zu Beginn des Seminars ihr Erstaunen über die Wirkung der KBT-Angebote:

- »Ich verspüre weniger Druck, ich fühle mich jetzt entspannter.«
- »Der Raum ist für mich größer geworden.«
- »Ich fühle mich mit den anderen Teilnehmern vertrauter.«
- »Es hat mir gut getan, mal auf meinen Körper zu achten – das ist sehr ungewohnt.«

Im KBT-Seminar wird für die Teilnehmer ein Raum für das Lernen durch Bewegen und Wahrnehmen geöffnet. Dieser Raum ist für Studierende häufig »verdächtig«, er steht unter dem Verdacht, nicht wissenschaftlich, nicht solide zu sein. Daher treten am Anfang des Seminars immer auch Schwierigkeiten auf, sich auf diese Art des »Lernens« einzulassen. So schreibt ein Student:

»Zu viele Gedanken an noch zu erledigende Dinge machten sich in mir breit. Ich dachte insgeheim daran, was ich in diesen Stunden Wichtiges hätte erledigen können. In den folgenden Stunden gelang es mir immer besser, den Alltag hinter mir zu lassen und meinen inneren Widerstand zu überwinden.«

Da der Leistungsnachweis in den Selbsterfahrungsseminaren entfällt, können sich die Teilnehmer unbeschwerter und stärker von den eigenen Interessen und Bedürfnissen geleitet in das Seminar einbringen.

20.3 Sozial-kommunikative Kompetenz als Ziel des KBT-Selbsterfahrungsseminars

Die Teilnehmer des studentischen Selbsterfahrungsseminars befinden sich in der Phase des jungen Erwachsenenalters. In dieser Lebensphase erfolgt die Existenz- und Familiengründung. Bei vielen Studenten treten diese Aspekte aufgrund der Studiendauer in den Hintergrund, andere wiederum stehen unter der Doppelbelastung von Familiengründung und Kindererziehung sowie den Anforderungen des Studiums.
Entscheidungen über Studiengang, Studienziel und Berufsvorstellung sind schon gefallen, dennoch ist häufig eine Unsicherheit über die Stimmigkeit dieser Entscheidungen festzustellen. Hier eröffnen KBT-Angebote sowohl Zugang zu der Struktur und dem biographischen Hintergrund bisheriger Lebens- und Entwicklungswege als auch die Möglichkeit, eingeschlagene Wege und angestrebte Ziele zu überprüfen. So schreibt ein Student:

»Ich hatte das Bedürfnis, dass ich bestimmte Themenbereiche noch vertiefen wollte. Darunter waren grundlegende Fragen wie: Wer bin ich wirklich? Was steckt noch alles Unbekanntes in mir und für welches Ziel will ich mich einsetzen? Wo stehe ich gerade in meinem Leben? Und damit verbunden vor allem die Frage nach Beruf und Berufung.«

Im Umgang mit einer Gegenstandsskulptur zum Thema »auf ein Ziel zugehen« entstand bei einer Studentin der Satz »mich von meinem Ziel finden lassen«. Damit hatte sie den Gegenpol zu ihrer bisherigen Lebenshaltung und Lebensüberzeugung, immer fest entschlossen und zielstrebig ein Ziel vor Augen zu haben, benannt. Dieser Paradigmenwechsel ließ sie ruhiger werden und sie empfand neue Energie und Zuversicht, um mit dem subjektiv empfundenen hohen Leistungsdruck ihres Studiums und ihrer persönlichen Lebenssitua-

tion umgehen zu können. Sie selbst beschreibt diese Erfahrung:
»In der weiteren Stunde wurde das gesteckte Ziel von dem Satz abgelöst, dass ich mich von meinem Ziel finden lasse und so der Druck des Machen-Müssens von mir abfiel [...] Diese Stunde war für mich doch entscheidend, denn mir wurde bewusst, dass das große Ziel nicht mehr meine Mitte blockierte.«

Pädagogisch-psychologische Fachkompetenz kann nicht allein durch Wissensvermittlung erworben werden. Für angehende Lehrer, Psychologen, Mediziner und Theologen ist es unbedingt notwendig, die eigene soziale Kompetenz und Beziehungsfähigkeit zu schulen und zu intensivieren. Dazu ist in der universitären Ausbildung generell zu wenig Raum. Das KBT-Selbsterfahrungsseminar versteht sich als notwendige Ergänzung zur fachwissenschaftlichen Qualifikation der Studierenden.
Besonders die sozial-kommunikative Kompetenz ist ausschlaggebend für den »Erfolg«, die innere Zufriedenheit und die Gesundheit in den psychologischen, pädagogischen, sozialen und pastoralen Berufsfeldern.
Das KBT-Seminar bietet die Möglichkeit, sich selbst in den unterschiedlichen Beziehungen zum eigenen Körper, zum umgebenden Raum, zu den Dingen im Raum und zu den Mitmenschen wahrzunehmen, sie wertfrei anzunehmen und an ihnen zu arbeiten. Gerade der Aspekt des Wertens und Bewertens ist ein immer wiederkehrendes fundamentales Thema in diesen studentischen Selbsterfahrungsseminaren.
Aufgrund des gesamten Lern- und Lehrkontextes an den Universitäten befinden sich die Studenten im einem dauernden Bewertungsprozess. Dabei geht es meistens um das messbare, leistungsbezogene Werten. Der Prozess der Einübung in das Wertschätzen der eigenen Person mit ihren biographischen und persönlichen Aspekten sowie der Wertschätzung des Anderen, auch in seinen unbekannten und fremden Aspekten, kommt dabei häufig zu kurz. In einem abschließenden Reflexionsbericht schreibt ein Student:

»So konnte ich erleben, dass es für ein Problem kein allgemein gültiges Rezept gab. Es gab auch nie eine hundertprozentige richtige oder falsche Lösung. Es gab zumeist nur so etwas wie eine für das jeweilige Individuum stimmige Lösung.«

Der Blick für die Mehrdimensionalität der Wirklichkeit und die Mannigfaltigkeit menschlichen Erlebens weitet sich durch den Austausch über das unterschiedliche Erleben der KBT-Angebote. Dadurch wird die im pädagogischen und psychologischen Bereich benötigte Empathie- und Dialogfähigkeit gefördert. Dieser Perspektivenwechsel führt auch häufig dazu, mit den eigenen Idealen und Wertvorstellungen anders als bisher gewohnt umgehen zu können.
Der interdisziplinäre Charakter des KBT-Praxisseminars eröffnet einen erweiterten Begegnungs- und Kommunikationsraum, der vielfach zur Überprüfung und Veränderung bisheriger Einstellungen und vorgefasster Meinungen führt. So ist es möglich, in der konkreten zwischenmenschlichen Begegnung zu begreifen, dass Toleranz nicht Indifferentismus, Beliebigkeit und Gleichgültigkeit bedeutet, sondern getragen wird von der Wertschätzung der eigenen Empfindung und der Empfindung des anderen Menschen.

20.4 Die Beziehungsfähigkeit des Menschen als Inhalt des KBT-Selbsterfahrungsseminars

Die konkreten Inhalte des universitären KBT-Seminars werden von den Anliegen der jeweiligen Teilnehmer und dem gesamten Gruppenprozess bestimmt. Dennoch gibt es eine thematische Grundstruktur, innerhalb derer sich der dynamische Prozess entfaltet. Generell orientieren sich die Inhalte der studentischen Selbsterfahrungsseminare an der Wahrnehmung und Intensivierung der menschlichen Beziehungsfähigkeit.

Gerade die Beziehungserfahrungen des Menschen sind es, die nicht nur die Biographie des Menschen entscheidend prägen, vielmehr führen die Beziehungserfahrungen, wie die neueren Ergebnisse der Hirnforschung von z. B. Antonio R. Damasio (2000) und G. Hüther (2000) zeigen, auch zum Aufbau und zur Entwicklung eines neurologischen Ordnungsgefüges, mit dessen Hilfe zeitlebens neue Beziehungserfahrungen strukturell in Form neuer Verhaltensmuster im Gehirn verankert werden können.
Die anthropologische Grunderfahrung der Bezogenheit zu sich selbst und zur Welt, die zur Identitäts- und Sinnerfahrung führt, vollzieht sich über den Weg der körperlichen, sinnhaften Wahrnehmung.
Für den Philosophen M. Merleau-Ponty (1966) ist die »Leiblichkeit« das anthropologische Grundsymbol für das Verständnis des Menschen von sich selbst und seiner Beziehung zur Welt. So gibt es auch in Anlehnung an Martin Bubers Aussage: »Ich werdend spreche ich Du« (Buber 1984) keine in sich isolierte Selbsterfahrung, vielmehr ist jede Selbsterfahrung eingebettet in das zwischenmenschliche Beziehungsgefüge. Das Du, die personale Beziehungsfähigkeit ist sowohl Voraussetzung als auch Ziel jeder Selbsterfahrung.
Umgekehrt führt dann jede Aufnahme von Beziehungen dazu, sich selbst in seinem inneren Wesen näher zu kommen und zu verstehen.

20.5 KBT-spezifische Themenbereiche

Das intermediäre und zwischenmenschliche Beziehungsgeschehen wird in KBT-spezifischen Themenbereichen konkretisiert. Im Einzelnen sind dies folgende Themen:

- im Raum ankommen – sich einbringen
- mein Platz im Raum – das Jetzt
- Wege im Raum – Vergangenheit, Gegenwart und Zukunft
- der Boden – der tragende Grund
- Stand und Standpunkte
- Maßstäbe – Begegnungen
- Umgang mit den eigenen Energien

Diese Themenbereiche werden nicht alle in jedem Semester mit der gleichen Gewichtung angesprochen. Sie variieren nach persönlichen Anliegen und dem Verlauf der Gruppendynamik.

Erfahrungsbereich: Im Raum ankommen – sich einbringen

Die Rahmenbedingungen für das Selbsterfahrungsseminar, seine innere und äußere Struktur sind für die meisten Teilnehmer noch unbekannt.
So ist es zunächst notwendig, den »Seminarraum« als Wahrnehmungsraum zu erleben. Über eine erste Wahrnehmung des Raumes und der eigenen Bewegungsmöglichkeiten im Raum können sie sich auf die noch ungewohnte Situation einstellen. Mit dem Impuls »Worauf ich in diesem Seminar achten will bzw. was ich beachten will« werden dann Sätze oder Themen formuliert, die auf der Grundlage der Raum-, Körper- und Bewegungswahrnehmung entstehen. Hier einige Beispiele von Äußerungen der Teilnehmer:

- mehr bei sich selber sein gegenüber der Hektik des automatisierten Tagesablaufes
- Umgang mit Leistungsdruck
- Nähe und Distanz
- meine Mitte finden
- Neues ausprobieren
- Klärung der eigenen Ziele
- Umgang mit Veränderung
- wertfreie Annahme der eigenen Person
- das Ich im Spiel der Zwischenräume
- Orientierungen finden
- Entscheidungssicherheit gewinnen und fördern
- Kongruenz von Innen und Außen beachten
- ich trage meine Seele offen in den Händen, ich muss darauf aufpassen
- meine Gefühlswahrnehmung stärken statt Kopfentscheidungen treffen

In einer abschließenden gegenständlichen oder bildhaften Gruppenskulptur wird der Raum eröffnet für den achtsamen Umgang mit dem jeweils Eigenen im gemeinsamen Prozess.
In der Wahrnehmung der unterschiedlichen Facetten und der Vielfältigkeit der Ausdrucksmöglichkeiten der einzelnen Teilnehmer beginnt der Prozess der Abgrenzung und Integration des Einzelnen in die Gruppe.

Erfahrungsbereich: Mein Platz im Raum – das Jetzt

Mit dem Themenbereich »Mein Platz im Raum« wird die aktuelle Lebenssituation der Studenten angesprochen.
Die Zeit des Studiums ist eine Übergangszeit. Stärker noch als die Zeit der berufsbezogenen Ausbildung stellt das Studium eine Phase des »Noch-nicht« dar. Trotz aller Anforderungen und Verpflichtungen durch das Studium besteht dennoch ein »Frei-Raum« bezüglich konkreter Lebenspläne. Das Verlassen alter Lebensräume verbindet sich prozesshaft mit der Suche nach dem eigenen Platz in einem neuen Lebensraum. Dies gilt gleichermaßen wieder für die äußere, konkrete, augenblickliche Lebenssituation wie für die inneren Räume der Werte und Ideale.

Über das Angebot, den eigenen Platz im Raum zu finden, ihn zu gestalten und sich gegenseitig zu besuchen, entdeckte beispielsweise eine Studentin zwei unterschiedliche Seiten an sich: das Bedürfnis nach Ruhe und Rückzug einerseits und andererseits die Befriedigung, die ihr das »Verantwortung-für-andere-Übernehmen« verschafft. Diese beiden Seiten empfand sie als widersprüchlich. Beiden Dimensionen Platz zu geben, weckte Widerstand in ihr. So wurde ihr bewusst, dass die Integration dieser beiden Wertbereiche anstand.

Eine andere Studentin, die zeitweise noch in ihrer Herkunftsfamilie lebte und sich für ihren jüngeren Bruder verantwortlich fühlte, empfand die Möglichkeit, sich einen Platz für ihren Rückzug von der Familie zu gestalten, als wohltuend und befreiend.

Im gegenseitigen Besuchen erfuhr eine weitere, verheiratete Studentin, dass das »Sich-auseinander-Setzen« mehr Vertrauen und Intimität schafft als das »Beieinander-Hocken«.

Zwei Studenten machte es offensichtlich viel Freude, sich unbeschwert auf dem Platz des besuchten Partners zu bewegen und zu unterhalten. Beide wollten keinen »Frauenbesuch«. Die Dimension des Gleichgeschlechtlichen stand atmosphärisch im Raum und wurde wahrgenommen; ohne darüber zu diskutieren, konnte sie einen selbstverständlichen Platz finden.

Erfahrungsbereich: Wege im Raum – Vergangenheit, Gegenwart und Zukunft

Unter diesem Leitthema wird die Aufmerksamkeit der Studenten sowohl auf biographische als auch auf allgemeine Sinnfragen gelenkt.
Über die Körperwahrnehmung des Vor- und Zurückgehens, des direkten und indirekten Weges, des Umweges etc. werden biographische Erfahrungen und internalisierte Wertvorstellungen bewusst und über die Raumerfahrung im Hier und Jetzt einer Korrektur oder Weiterentwicklung zugeführt. Die Veränderung einer bisher internalisierten Wertvorstellung deutet sich im Bericht eines Studenten an:

»Beim Gehen des geraden und direkten Weges fange ich plötzlich an auf eine Art zu gehen, welche mich ein wenig an militärisches Marschieren erinnert. Und als die anderen Teilnehmer meinen Weg kreuzen, da stören sie mich, sind mir »im Wege«. Als der Leiter uns als Nächstes auffordert, Umwege zu gehen, erlebe ich die anderen auf einmal überhaupt nicht mehr als störend. Außerdem habe ich das Gefühl, dass sich mein Blickfeld ge-

> weitet hat. Plötzlich kann ich viel mehr vom Raum und von den anderen Teilnehmern wahrnehmen. Der Gedanke vom ›Weg als Ziel‹ schießt mir durch den Kopf.«

Die therapeutische Wirkung bei der Darstellung und der Arbeit an den Lebenswegen lässt sich dem Bericht eines Theologiestudenten entnehmen. Nach der methodischen Beschreibung des KBT-Angebotes fährt er fort:

> »Von entscheidender Bedeutung waren für mich in dieser Sitzung zwei Erkenntnisse: Aussöhnung mit meinem Vater und Öffentlichkeit für meinen ›Schatz‹ [...] Beim Nachgehen des Lebensweges mit der linken Hand von dem Punkt aus, wo eine angemaßte Verantwortung zurückgegeben wurde, war eine unheimliche Energie bei den Verknotungen, Verstrickungen und bei dem ›Stein‹ zu fühlen. Die Energie war zwar groß, aber noch stärker war die Traurigkeit über den ›kleinen und dunklen Schatz‹ [= ein halbierter Kristallstein] zu spüren. Die Energie konnte sich zu der entfalten, die sie wirklich ist, als der Schatz der Gruppe öffentlich gezeigt werden konnte. Die Öffentlichkeit bewirkte eine unglaubliche Erleichterung und ein von ganz tief kommendes Selbstbewusstsein.«

Mit der Wahrnehmungsarbeit an den Wegen wird auch ein Zugang zur Zeitdimension eröffnet. Dabei können die unterschiedlichen Zeitdimensionen als menschliches Konstrukt begriffen werden, mit deren Hilfe Existenz- und Kontingenzbewältigung möglich wird. Dies drückt sich auch in einigen Rückmeldungen in den Gesprächsrunden nach dieser Arbeit aus:

- etwas hinter mir lassen: vielfältige Anstrengungen, Energien und Frustrationen
- das Leben läuft an mir vorbei, ich möchte zupacken können
- es ist gut, dass die Zukunft offen ist
- auf die Wahrnehmung einlassen, der Wahrnehmung trauen, nicht bewerten

Erfahrungsbereich: Der Boden – der tragende Grund

Die ersten drei Themenbereiche bieten auch eine Möglichkeit zur diagnostischen Erfassung der Situation und des Anliegens einzelner Teilnehmer sowie der gesamten Gruppe.
Mit der Erfahrung und Wahrnehmung des Bodens wird die Aufmerksamkeit für die Erde, das Materielle geweckt. Dadurch wird ein Gegengewicht zur verkopften Alltags- und Studienwelt erfahrbar. Die Hinwendung zum Boden vermag den Teilnehmern das Verlässliche und das Tragende in ihrem Leben bewusst zu machen und dient der Ich-Stärkung.

> Ein Student schrieb in seinem Reflexionsbericht, dass ihm in der Sitzung zum Thema »Wege« auch bewusst wurde, wie viele Irrwege er in seinem bisherigen Leben gegangen sei. Dieses Thema wurde aber von ihm in der Gesprächsrunde der entsprechenden Sitzung nicht thematisiert. Nach der Wahrnehmung und Erfahrung des Bodens schuf er eine sehr erdige und sinnliche Tonplastik, die ihm seine männliche Kraft bewusst werden ließ. Das Vertrauen und die Einsicht, bei allen Irrwegen doch den eigenen Weg gegangen zu sein und weiter gehen zu können, war damit wieder gewachsen.

Viel Aufmerksamkeit und Zeit verwende ich bei diesem Thema auch darauf, die Teilnehmer der Gruppe anzuleiten, in Achtsamkeit und Übereinstimmung mit ihren Körperwahrnehmungen vom Liegen ins Stehen zu kommen. In diesem auch entwicklungspsychologisch wichtigen Vorgang, vollzieht sich der Wechsel von der horizontalen in die vertikale Lage und Haltung – von der animalischen zur menschlichen Dimension des Lebens.
Die Erfahrung des aufrechten Stehens, das Gefühl für das Gleichgewicht, ist Bedingung und Voraussetzung für das Vertrauen in das eigene Können und die verantwortete Autonomie des Menschen, seines Handelns und Seins. Im Vorgang des Aufrichtens nimmt er die Kraft und

Festigkeit des Bodens zur Hilfe. Somit stellt er selbst die Verbindung vom Materiellen zum Geistigen dar. Diese beiden Pole verhalten sich nicht konträr zueinander, vielmehr vollzieht sich menschliche Existenz genau in dem, »was dazwischen ist«.
Die regressiven Vorgänge, die hierbei ausgelöst werden können, verdeutlichen den Zusammenhang und das Zusammenwirken von individuell biographisch bedingten Vorgängen und Ereignissen mit den übergeordneten Existenz- und Sinnfragen des Menschen.

Erfahrungsbereich: Stand und Standpunkte

Dieses Thema eignet sich in vielfältiger Weise zur »Bestandsaufnahme«, sowohl in situativer als auch biographischer Hinsicht.
Über das Malen der Fußumrisse – eingebettet in unterschiedliche Arbeiten an den Füßen, z. B. über Säckchen, Stäbe und die eigenen Hände – wird das Vergleichen der unterschiedlichen Standpunkte ermöglicht. Dieser Vergleich eröffnet einen sehr intensiven partnerschaftlichen und gruppenbezogenen Erfahrungs- und Meinungsaustausch.

In den gegenseitigen Rückmeldungen über Körperwahrnehmungen bei den jeweiligen unterschiedlichen Standpunkten werden dann Sätze geäußert wie: »da stehe ich ganz verspannt – hier ganz entspannt«, »hier muss ich die Hinterbacken zusammenkneifen«, » ich bin nicht im Gleichgewicht«; aber auch »das gibt Raum«, »hier stehe ich mit erhobenen Haupt«, »bei dem Stand bin ich auf mich konzentriert«, »von dem Stand aus habe ich das Gefühl, in etwas hinein-gehen zu können«, »wenn ich so stehe, kann ich Nähe zulassen«.
Nach dem »Durchstehen« verschiedener Standpunkte äußerte eine Studentin: »Unterschiede sind gut.«

Bei der Rückkehr zum eigenen Standpunkt kann dann überprüft werden, ob der eigene Standpunkt verändert werden will oder ob er ein sicheres, stimmiges Gefühl vermittelt. Viele sind froh, wieder zum eigenen Standpunkt zurückzukehren, und sie spüren, dass von ihm Sicherheit ausgeht; manche bringen etwas mit von dem Standpunktwechsel und integrieren es als Bereicherung ihres eigenen Standpunktes.

Ein Theologiestudent brachte aus dieser Erfahrung eine Erweiterung seines Verständnisses von »Nachfolge« mit: Es bedeute für ihn nicht mehr, blind in die Fußstapfen eines anderen zu treten, sondern seinen eigenen Stand zu finden und aus der Balance von Standbein und Spielbein einen, seinen eigenen ersten Schritt zu tun – Nachfolge war für ihn nun gefüllt mit der Qualität von »ich muss nicht auf meinem Standpunkt verharren, sondern er ist Ausgangspunkt für das Weitergehen, das Verändern«.

Erfahrungsbereich: Maßstäbe – Begegnungen

Aus dem letzten Zitat wird auch der Stellenwert der Selbsterfahrung für die kommunikative Kompetenz der Teilnehmer deutlich. Kommunikative Kompetenz bewegt sich im Spannungsverhältnis von Eigenständigkeit, Wahrnehmung und Anerkennung der eigenen und fremden Grenzen und der Freude, etwas Neues entstehen zu lassen. In den Angeboten zum Themenbereich »Maßstäbe – Begegnungen« wird dieses Spannungsfeld erfahrbar.
In der Körperwahrnehmung z. B. mithilfe eines Stabes werden die eigenen Körpergrenzen, die äußere Körperhülle, die inneren Körperräume, die Gelenkräume, das Feste und das Weiche, das Gewebe und der Muskeltonus, das Oben und Unten, die Vorderseite und die Rückseite in ihrem Zusammenhang und Zusammenwirken erfahren. In diesem Wahrnehmungsvorgang konstelliert sich das innere Bild des Ichs mit seiner Kraft und Verletzlichkeit, mit seinen

Hemmungen und Impulsen, mit seiner Lust und Angst.
Dieses innere Bild wird über den Stab als Stütze mit ins Stehen genommen. Danach besteht Raum für Begegnungen über den Stab, für das Wahrnehmen der Impulse und die Gestaltung der Begegnung über den Stab.
Die Vielfalt der Begegnungsmöglichkeiten, die unterschiedliche Qualität von Begegnungen und die eigenen Ausdrucks- und Gestaltungsmöglichkeiten werden dabei erfahren. Exemplarisch möchte ich dies durch den Bericht eines Studenten illustrieren.

Zunächst erlebt er über die Arbeit mit dem Stab eine Veränderung seines Körperbildes:
»Bei der Reise durch meinen Körper mithilfe des Holzstabes nahm ich mich als viel größer als sonst wahr [...] Ich erlebte mich als ganz nah bei mir, ich konnte mich und meinen Körper genießen.«
Von der anschließenden nonverbalen Begegnungsphase mit dem Medium Stab berichtet er:
»Jede Begegnung erlebte ich unter einem anderen Thema: die erste stand unter der Überschrift ›Freundschaft‹. Es war ein zärtliches Spiel [...] Die zweite Begegnung erlebte ich als ›Konkurrenzkampf‹. Es war ein wesentlich härteres Aufeinanderzugehen [...] Die dritte Begegnung war wohl am besten mit ›das Spiel‹ zu überschreiben [...] Die letzte Begegnung trägt die Überschrift ›Achtsame Zärtlichkeit‹ [...] Ich verspürte eine unglaubliche Nähe sowohl zu mir als auch zu meiner Partnerin. Viel vorsichtiger und zärtlicher kamen wir miteinander ins Gespräch.«

Im Rahmen der Begegnung über den Stab wird vielfach auch das aggressive Energiepotenzial spürbar. In den studentischen Selbsterfahrungsgruppen ist häufig festzustellen, dass aggressives Verhalten tabuisiert wird. Religiöse und ethische Wertvorstellungen können den Zugang zur körpereigenen Energie blockieren. So berichtet der soeben zitierte Theologiestudent über die als Konkurrenzkampf erlebte Begegnung:

»Ich fühlte mich unsicher, konnte mit dem Harten nichts anfangen, wollte mich darauf nicht einlassen. Es war wohl eher ein Versuch, aber keine wirkliche Kommunikation.«

Kontrastiert wird diese Aussage durch die Erfahrung einer Psychologiestudentin, die über die Partnerbegegnung mit dem Stab ihre weibliche Kraft als eine der männlichen Kraft gleichwertige Energie wahrnahm. Indem sie diese Energie auch über den Stab einsetzte, vermochte sie ein deutliches Signal ihrer Selbstbehauptung zu setzen und sich dadurch vor verletzenden Übergriffen zu schützen.

Erfahrungsbereich: Umgang mit den eigenen Energien

Die Begrüßung des eigenen Körpers über die Hände, das Abrollen des Körpers mit Stab oder Bällen, das »unzensierte« Dehnen und Strecken des Körpers im Raum lassen vitale Energien zum Fließen kommen. Dabei entsteht die Freude am spielerischen Ausprobieren der unterschiedlich wahrgenommenen Kräfte. Als KBT-Angebot eignet sich hierfür gut die Arbeit mit dem Ball. Nach einer angeleiteten, strukturierten Wahrnehmungsarbeit zum Medium Ball und zu Beziehungs- bzw. Berührungsmöglichkeiten des eigenen Körpers mit dem Ball lasse ich in der Gruppe Raum für das spontane, von den eigenen Impulsen geleitete Spiel mit dem Ball.
Beim Werfen des Balls werden die körperlichen Bewegungsräume und die eigene Lebendigkeit erfahren. Im gruppenbezogenen Ballspiel eröffnet sich der Raum für das Zusammenwirken von Beweglichkeit und Konzentration. Aggressive Energien können spielerisch eingebracht werden. Über die spielerischen und natürlichen Bewegungsabläufe im Ballspiel kann eine Balance zwischen Nähe und Distanz gefunden werden. Mit der Möglichkeit, über den Ball die eigenen Körperräume zu erkunden, erfolgt eine abschließende Ich-Stärkung.

20.6 Persönlichkeitsentwicklung durch symbolische Wahrnehmung

Gemäß den drei Regelkreisen des Gestaltkreises ist die Wahrnehmung und Bewegung die Grundlage für das Denken und Sprechen und für die Ich-Identität. In diesen sich gegenseitig bedingenden Vorgängen erschließt sich im Begreifen sowohl der Zugang zur konkreten Realität als auch die Sinndimension menschlicher Existenz. Dabei kommt der Symbolarbeit eine besondere Bedeutung zu, da sich in ihr der Übergang von der Wahrnehmung der konkreten Wirklichkeit zur Erfahrung des sinnvollen Handelns vollzieht.

Der Philosoph E. Cassirer bezeichnet den Menschen als das »animal symbolicum« (Cassirer 1977). Nach Cassirer werden die Welt und alle Objekte in der Welt vom Menschen nicht rein objektiv, rational wahrgenommen, sondern immer in Verbindung mit ihrer Bedeutung für ihn. Damit ist die Identitäts- und Sinnfindung des Menschen an die symbolische Wahrnehmung gebunden. Symbole sind also – im Unterschied zu den Gegenständen – nicht vorfindbare »Dinge« in der Welt, vielmehr werden sie im und durch den menschlichen Wahrnehmungsvorgang geschaffen.

Das universitäre Selbsterfahrungsseminar unterscheidet sich besonders im Hinblick auf den Stellenwert der Symbolarbeit von psychotherapeutisch orientierten klinischen und ambulanten Selbsterfahrungsgruppen. Natürlich lässt sich auch die Arbeit an der Identitäts- und Sinnfindung als therapeutischer Prozess verstehen, doch steht die Psychotherapie nicht im Vordergrund des Seminars. Darauf wird auch zu Beginn des KBT-Seminars hingewiesen. Ist für einen Teilnehmer eine weiterführende psychotherapeutische Begleitung angezeigt, wird dies in einem persönlichen Gespräch geklärt.

In Abgrenzung zu primär psychotherapeutisch arbeitenden Gruppen, in denen frühe neurotische oder traumatische Störungen über die symbolische Darstellung einer Bearbeitung zugänglich werden, kommt in den studentischen Selbsterfahrungsseminaren mehr die transformatorische, bewusstseinserweiternde Bedeutung der Symbole zum Tragen. Der Bericht eines Studenten mag dies verdeutlichen. Der Student beschreibt zunächst den Vorgang der Gestaltung seines Platzes mit Gegenständen. Danach berichtet er von der Vorstellung seines Platzes:

> »Durch anschließendes Assoziieren vor der Gruppe enthüllte sich mir die symbolische Bedeutung der ausgewählten Gegenstände. Sie symbolisierten für mich eben jene schmerzlich vermisste Freiheit und Naturverbundenheit, welche mir als Schüler im Klassenzimmer manchmal gefehlt hatten [...] Durch die spontan ausgewählten Gegenstände kompensierte meine Psyche offenbar jenes aus der Kindheit stammende Gefühl des Eingesperrt-Seins. Die spontane Auswahl der Gegenstände hatte somit eine verblüffende therapeutische Wirkung, indem durch meine projektive Beziehung zum Raum und zu diesen Gegenständen ein altes Trauma symbolisch erinnert, verarbeitet und so mein seelisches Gleichgewicht wieder hergestellt wurde. Nach dieser Übung war nämlich jenes bedrückende Gefühl tatsächlich verschwunden, und ich fühlte mich plötzlich ganz leicht, so wie von einer schweren Last befreit.«

Eine Studentin beschreibt den Vorgang und die Erfahrung, die sie im Umgang mit einer Holzkugel gemacht hat:

> »Sie [die Holzkugel] passte sich ruhig und anschmiegsam an die Höhlung meiner Hände an, ihre leichte, raue, gesunde und in ihrer Natürlichkeit belassene Oberfläche gab mir ein ausgeglichenes Gefühl, eine Art Im-Gleichgewicht-Sein. Bei einem Spaziergang im Freien, nur begleitet von dem ausgewählten Gegenstand, fühlte ich mich so wohlig und ruhig, dass ich am liebsten die Zeit angehalten hätte, um diesen Einklang länger genießen zu können. Auf irgendeine Weise vermittelte der runde angenehme Gegenstand mir

selbst ein rundes, in sich ruhendes und irgendwie äußerst weibliches Gefühl von mir selbst.«

In dieser komplexen Beziehungswahrnehmung der Studentin von Raum, Körper, Gegenstand und Gefühlen wird das konkret-reale Geschehen zu einer Sinnerfahrung transformiert, einer Sinnerfahrung, die Ich-stärkend und identitätsstiftend wirkt.
Durch die symbolische Wahrnehmung der Wirklichkeit erschließt sich eine neue Sinndimension, ein Mehr und eine größere Dichte an Sinn. Die »magische« Wirkung von frühen Erfahrungen und Erlebnissen auf die Gestaltung der gegenwärtigen Lebenswirklichkeit wird in der erweiterten symbolischen Wahrnehmung in eine befreiende und heilende Kraft verwandelt. Die Ich-Identität wird erweitert und ist von mehr Würde und Achtung sich selbst gegenüber durchdrungen.

20.7 Identitäts- und Sinnerfahrung durch das Spiel

Die Voraussetzung für die Sinn und Identität stiftende Kraft der Symbole ist die Einheit von Emotionalität und Rationalität. Vor allem im Spiel wird das Zusammenwirken von emotionalen und rationalen Vorgängen bewusst erfahren. Eine Studentin schreibt:

»Allein am spielerischen Umgang mit solchen ganz normalen Gegenständen konnte ich die Vielfältigkeit und Buntheit meines eigenen Wesens entdecken [...] Ich erkannte, dass ich mir bewusst versagt hatte, so vielschichtig und unterschiedlich zu sein, da es für mich als ein Zeichen von ›Erwachsen-Sein‹ galt, stets gleichmäßig und wohltemperiert zu sein und wechselnde Stimmungen nicht zuzulassen.«

Vor dem Hintergrund des Studienalltags führt das Spielerische in der KBT-Arbeit bei den Studenten zur Erfahrung von Entspannung und Ausgleich. Unter anthropologischem Aspekt wird im Spiel aber auch eine in unserer Gesellschaft vernachlässigte Dimension des Mensch-Seins erfahrbar. Im Kontrast zu der Funktionalität und Zielgerichtetheit des Menschen und der menschlichen Handlungen zeichnet sich das Spiel im Wesentlichen durch seine Zweckfreiheit aus. Im Erwachsenenalter wird das kindliche, zweckfreie Spiel aufgrund gesellschaftlicher Erfordernisse rasch abgelöst durch ernsthafte Arbeit. Das Spielen wird abgewertet als nicht reifes, kindlich-kindisches Verhalten. In unserem westlichen Kulturbereich besteht generell die Tendenz, das Spielen zu instrumentalisieren. Selbst im religiös-kultischen Bereich tritt das Bewusstsein für die spielerische Dimension des liturgischen Vollzuges hinter die Auffassung einer rituell normierten, intentional ausgerichteten Handlung zurück.
Sowohl für die individualgeschichtliche Entwicklung als auch für das sozial-gesellschaftliche Bewusstsein ist es notwendig, das »Spielen-Können« und das Spiel als eine existenzbejahende und lebensfördernde Energie und Haltung im Erwachsenenalter beizubehalten und die kindlichen Spielformen zu transformieren. Im Spiel öffnet sich der Blick für eine Wirklichkeit, die jenseits von Zweck und Nutzen liegt. Eine Wirklichkeit, die ihren Sinn vom freien Spiel, von der Freude an der Bewegung und der in ihr angelegten Entfaltung erhält. Der Theologe Hugo Rahner drückt dies so aus:
Spiel ist *»zunächst einmal eine wesentlich seelisch-leibliche Betätigung des Menschen: der gelungene Ausdruck eines inneren seelischen Könnens mihilfe der leiblich sichtbaren Geste, des hörbaren Tons, der betastbaren Materie. Insofern ist Spiel nichts anderes als eben jenes Einspielen des Geistes auf seine Leibwerdung hin.«* (Rahner 1952)
In der theologisch-anthropologischen Sicht Hugo Rahners hat der Mensch im und durch das Spiel Anteil an der Schöpfung Gottes. Darauf beruht auch die »therapeutische« Wirkung

des Spiels, denn wer spielen kann, »*der weiß um die Mitte zwischen Ernst und Scherz, zwischen Tragik des Daseins und der heiter vertrauensvollen Hingabe an das Spiel des Lebens, das geheimnisvoll gelenkt wird von der Güte einer spielenden Weisheit*« (Rahner 1952).
So geht es auch bei der KBT-Arbeit mit den Studenten darum, das Spielerische als eine Dimension und Qualität des menschlichen Existenzvollzuges zu erfahren und diese Dimension in ihr eigenes Leben und in ihre zukünftige pädagogische, psychologische und seelsorgliche Arbeit zu integrieren.

20.8 Die spirituell-ethische Dimension des universitären KBT-Selbsterfahrungsseminars

Spirituelle Erfahrungen sind keine spektakulären, außergewöhnlichen Bewusstseinszustände, vielmehr ereignet sich Spiritualität im konkreten Erleben des eigenen Daseins und führt zu einem Verbundenheitsgefühl mit einem übergeordneten universalen Sein.
Ihr Erlebnis in einer Partnerarbeit, bei der es um die Wahrnehmung von Berührung ging, beschrieb eine Studentin wie folgt:

> »Bei meiner Partnerin und mir entwickelte sich diese Arbeit zu einer harmonischen Begegnung, dass wir uns am Ende der Partnerarbeit schwer taten, uns voneinander wieder zu lösen. Wie wir im anschließenden Gespräch feststellten, konnten wir uns kaum erinnern, je angenehmer berührt worden zu sein [...] Jegliche ›Zaghaftigkeit‹ war aus meiner Berührung verschwunden, ich hatte keine Angst, etwas zu tun, was für mein Gegenüber unangenehm sein könnte; die Frage ›ob es wohl so richtig ist? Tut es ihr gut?‹ war in mir verstummt. Ich wusste, was die richtige Berührungsweise war. Es war fast so, als sei der Körper meiner Partnerin mein eigener und in diesem Bewusstsein führte ich meine Berührungen durch.«

Diese Schilderung lässt an die Sprache von Mystikern denken, die mit ähnlichen Formulierungen ihre Begegnung mit der transzendenten Wirklichkeit, die »Unio mystica« beschreiben.
Ein Theologiestudent fasst die Bedeutung des KBT-Seminars für seine eigene Spiritualität in drei Punkten zusammen:

> - »Das körperliche Gebet ernster zu nehmen, meinen Gefühlen und inneren Impulsen zu vertrauen und dadurch als ganzer Mensch vor Gott zu stehen.
> - Auch bei einer Gewissenserforschung, beim bewussten Leben in Achtsamkeit und Verantwortlichkeit vom Bewerten wegzukommen und zunächst einmal anzufangen mit dem bloßen Wahrnehmen und Hinspüren.
> - Im bloßen Wahrnehmen auch des anderen eröffnet sich mir ein ganz neuer und wunderschöner Weg, mit anderen umzugehen und auf andere zuzugehen.«

Die spirituell-ethische Auswirkung einer in Partnerarbeit durchgeführten Körperwahrnehmung zum Thema »Stützen« wird im folgenden Bericht deutlich:

> »Auch im Leben brauche ich einen anderen Menschen, der mir dabei behilflich ist ganz zu werden. Das vorher theoretische Wissen, dass der Mensch ein Mängelwesen und auf soziale Kontakte angewiesen ist, wurde zu einer einprägsamen realen sinnlichen Erfahrung und damit zu einer leibhaftigen Erkenntnis [...] Auf diese Weise wurde die Erfahrung einer scheinbar ganz einfachen Körperübung fast zu so etwas wie eine Offenbarung [...] Als existentiell bedeutsame Daseinserfahrung wurde dadurch für mich der Satz aus der Bibel begreifbar, dass es nämlich für den Menschen nicht gut sei, allein zu sein.«

Für einen Theologiestudenten bedeutete die Erfahrung bei einem KBT-Angebot zum Thema »Begleiten und sich begleiten lassen« eine Initialzündung zur Weiterentwicklung der eigenen Religiosität und des Gottesbildes. Nach der KBT-Arbeit des wechselseitigen Begleitens und Sich-begleiten-Lassens berichtet er:

»Ich war erstaunt, wie angenehm und beruhigend es sein kann zu spüren, dass jemand auf dem ganzen Weg durch den Raum, egal wohin ich gehe, mitgeht, auch wenn man ihn eigentlich gar nicht sieht.«

Diese Erfahrung war Auslöser für ein intensives Gruppengespräch über übernommene Gottesbilder, dabei erfuhr auch die sakramentale Glaubenspraxis der Beichte eine neue Sinndimension, als ein Ritual zur Vergewisserung der dauernden Begleitung durch das Göttliche.

20.9 Was nehmen Studenten aus dem KBT-Seminar mit?

Sich selbst in einem anderen Licht zu sehen, etwas aus der Perspektive der anderen Teilnehmer wahrzunehmen, die Mehrdimensionalität des menschlichen Beziehungsgefüges zu begreifen, mit Polaritäten umzugehen und das Dritte, die neue Dimension, die im Umgang mit Polaritäten entsteht, anzunehmen, führt zur Erweiterung der Wahrnehmung und zur Veränderung der »Weltanschauung«. Ein Theologiestudent schreibt in seiner Schlussreflexion:

»Wie soll ich als Seelsorger den Menschen, der sich mir anvertraut, wahrnehmen? Wahr-nehmen, also in Wahrheit annehmen können, wenn ich nicht einmal imstande bin, mich selbst wahrzunehmen und mit meiner Wahrheit anzunehmen? Wie soll ich in ähnlicher Weise als Vater oder Mutter meinen Kindern mit Achtung gegenübertreten und ihnen mit meinem eigenen Verhalten ein Lebensvorbild gewährleisten, das Stärken und Schwächen integrativ bejaht und – ohne sie im Positiven wie Negativen zu überhöhen – annimmt, wie sie tatsächlich sind?«

Ein anderer Student sieht die Bedeutung des KBT-Seminars für sich darin, dass es ihm dazu verholfen hat, sich mit anderen Augen auf seine zukünftige Aufgabe als Religionslehrer einzustellen:

»KBT kann einen wesentlichen Beitrag zur Persönlichkeitsentwicklung leisten. Man wird sensibilisiert für sich selbst und die anderen. Man lernt seinen Leib wahrzunehmen, seine Gefühle auszudrücken und ihnen Raum zu geben. Dies ist eine sehr wichtige Voraussetzung, wenn man Religionslehrer werden will. In der Religionslehrerausbildung an der Universität wird hauptsächlich die theologische Fachkompetenz durch Vorlesungen und Seminare gefördert. Eine Persönlichkeitsbildung und die damit verbundene Reflexionsmöglichkeiten gibt es selten. In den Praktika und den Begleitkursen kann nur peripher auf die Lehrerpersönlichkeit eingegangen werden, im Vordergrund steht dabei die didaktische Methode. Aber um einen Religionsunterricht menschennah zu gestalten und dabei auf die Sehnsucht und Wünsche der Schüler eingehen zu können, ist es notwendig, ein Gespür für sich selber und für andere zu entwickeln. Religionsunterricht sollte meiner Meinung nach eine therapeutische Funktion haben [...] Glaube hat zutiefst mit dem Menschsein zu tun und die Aufgabe des Religionslehrers ist es, dies authentisch seinen Schülern zu vermitteln. Der Religionslehrer muss sensibel für die Schüler sein, wobei er zuerst sensibel für sich selbst sein muss. Dabei kann KBT einen wesentlichen Beitrag leisten.«

Die Wirkung des KBT-Seminars auf das eigene Selbstbewusstsein und die zwischenmenschliche Kommunikation schildert ein weiterer Student mit den Worten:

»Ich beginne anders ›aufzutreten‹, für meine Meinungen ›aufrechter einzustehen‹ und mir selbst wie anderen Menschen mit ein wenig mehr Achtung gegenüberzutreten.«

Die Diskussionen und Veröffentlichungen zu einer neuen, so genannten postmodernen Spiritualität und Ethik betonen die Notwendigkeit des Wechsels von einem in sich geschlossenen, partikulären »Baukastendenken« zu einem neuen, alle Dimensionen des Seins integrierenden universalen »Beziehungsdenken«. Die Gedanken und Reflexionen einer Psychologiestudentin nach dem Besuch des KBT-Seminars lassen hoffen, dass die KBT-Selbsterfahrung im universitären Rahmen eine Basis sein kann für diese notwendige spirituelle und ethische Neuorientierung.

»KBT schafft oder vielmehr fördert Beziehung – Beziehung zu mir selbst und damit auch zu anderen Menschen, weil ich mich selbst als Individuum in einem Bezügesystem erkennen lerne, das ich mit anderen Individuen, deren Bezügesystem ich ebenso – ein Stück weit – erkennen lerne, in lebendige Beziehung setzen kann.«

Literatur

- Buber M (1984). Das dialogische Prinzip. Darmstadt: Wissenschaftliche Buchgesellschaft.
- Cassirer E (1977). Wesen und Wirkung des Symbolbegriffs. Darmstadt: Wissenschaftliche Buchgesellschaft.
- Damasio AR (2000). Ich fühle, also bin ich. Die Entschlüsselung des Bewusstseins. München: List.
- Hüther G (2000). Die Evolution der Liebe. Was Darwin ahnte und die Darwinisten nicht wahrhaben wollten. Göttingen: Vandenhoeck & Ruprecht.
- Merleau-Ponty M (1966). Phänomenologie der Wahrnehmung. Darmstadt: Wissenschaftliche Buchgesellschaft.
- Rahner H (1952). Der spielende Mensch. Einsiedeln: Benziger.

21 Supervision

Anita M. Franz

21.1 Definition

Supervision ist ihrem Wesen nach eine Form der Einführung des Dritten in den therapeutischen Prozess. Die Einführung ihrerseits verändert die ursprüngliche Konstellation und hilft bei der Distanzierung, der Reflexion und der Einbeziehung von Wirkelementen oder Aspekten, die bisher nicht oder zuwenig beachtet wurden.
Supervision dient der Kompetenzerweiterung und als solche ist sie auf das Lernziel gerichtet, bei der Ausübung des Berufs selbstständig und integrativ zu arbeiten, wobei die Beziehungsaspekte eine wichtige Rolle spielen. Supervision spezifiziert sich als Methode durch ihre Zielsetzung, Grundstruktur und methodischen Ausgangspunkte, die miteinander in Zusammenhang stehen.

21.2 Zielsetzung

Ziel ist es, die berufliche Handlungskompetenz unter Berücksichtigung der bereits erworbenen Fachkompetenz zu entwickeln und auszubauen. Es geht darum, die gemachten Arbeitserfahrungen (berufliches Handeln) als Lernmaterial einzusetzen, um in der Arbeit auf immer bessere Weise integrativ tätig zu sein. Supervision stellt die Reflexion in den Mittelpunkt und fördert dadurch die Art der Arbeitsausführung. Reflektieren richtet sich darauf, aus eigenen Erfahrungen zu lernen.

21.3 Theorie und Methode

Allgemeines

Dem Versuch, Theorie und Praxis der Supervision darzustellen, liegen die theoretischen und methodischen Konzepte der Supervision allgemein und der Konzentrativen Bewegungstherapie im Besonderen zugrunde. Die Einbeziehung analytischer und systemischer Ansätze lässt sich meiner Ansicht nach ohne methodischen Bruch vollziehen, da sie die ganzheitliche Betrachtungsweise unterstützen.
Die Fragen, die in diesem Zusammenhang immer wieder gestellt werden müssen, lauten:

- Wieso ist die KBT-Supervision als Verfahren für berufsbezogene Beratung hilfreich und sinnvoll?
- Was will das »neue« Element Körper bewirken?

KBT-Supervision zielt darauf, dass die Supervisandinnen und Supervisanden mithilfe der Supervisorin und der methodischen Ansätze der KBT ihre unbewussten Verstrickungen erkennen können. Dafür hat es sich meiner Erfahrung nach bewährt, mich selbst auch als Katalysator dieses Erkenntnisprozesses anzubieten. Anstatt in erster Linie das Unbewusste zu deuten, was die Gefahr beinhalten würde, die Abwehr zu stärken, versuche ich unter anderem – möglichst entlang meinen Gegenübertragungsgefühlen – meine eigenen Wahrnehmungen und Empfindungen mitzuteilen. Schon Stolze (1994) schreibt:
»*Wahrnehmen, Bewegen, Denken und Sprechen stehen miteinander in Beziehung und nur die Ge-*

samtheit dieser vier Elemente führt zu einem wirklichen Begreifen.«
Selbstheilungs- bzw. Entwicklungsprozesse, mögen sie bewusst, vorbewusst oder unbewusst verlaufen, sind nicht nur ständig aktiv, sondern sie werden auch vom Körper mit erfasst. Dies machen wir uns in der Supervision zunutze. Im Mittelpunkt des nachfolgenden Beitrages stehen die Techniken, die Zusammenhänge von Theorie, Methode und Praxis der Konzentrativen Bewegungstherapie und ihre praktische Anwendung als Supervisionsmethode.
Das erste Beispiel zeigt, wie Formulierungen über körperliches Erleben Beziehungsprobleme in einem Team deutlich machen konnten und wie mit einem körperorientierten Angebot vom Ich zum Du und damit zum interaktionellen Geschehen, dem Wir, und in der anschließenden verbalen Aufarbeitung Lösungsmöglichkeiten gefunden wurden. Im zweiten Beispiel stelle ich die Körperphänomene, die in einer Gruppe von KBT-Therapeutinnen auftauchten, als Spiegelphänomene dar und beschreibe meinen Umgang damit. Als drittes Beispiel habe ich eine Gruppe von Sozialpädagoginnen mit dem Gegenstand und Thema Geld gewählt, um mit dem »Ding« – am Körper und in Interaktion – Supervision vorzustellen. Hier wurden Symbolisierungsprozesse in Gang gesetzt, die ein Wahrnehmen, Erkennen und Distanzieren ermöglichten. Das vierte und fünfte Beispiel, zwei Einzelsupervisionen, verdeutlichen das Spiegelphänomen, den Umgang damit sowie das Einsetzen von Gegenständen als Ding und Symbol.
Wie an den Beispielen deutlich wird, steht im Zentrum der KBT-Supervision die Arbeit am Körper, mit Gegenständen und an den Beziehungen der Gruppenteilnehmerinnen im interaktiven Geschehen. Es geht um »Handeln« im Sinne der KBT, um ein Ganz-bei-der-Sache-Sein und darum, wie dadurch ein einsichtsförderndes, konzentriertes Geschehen erlebt wird. Schon Balint (1970) hat beobachtet, dass der Neubeginn sich zunächst über den Körper ausdrückt. Das heißt, im Körper sammelt sich ein Thema an der Stelle, wo sich der innere Prozess zu aktualisieren beginnt. Dies erlebte ich als Supervisorin im Supervisionsprozess ebenso wie die Supervisanden. Ich registriere meine Körpergegenübertragung, inventarisiere sie und formuliere ein Angebot oder kann später darauf zurückgreifen.

Teamsupervision

Ausgangssituation war die Einladung einer Privatschule mit besonderen pädagogischen Ansätzen, die für das Lehrerkollegium Teamsupervision wünschte. Nach einem kurzen Gespräch mit der Schulleiterin über die Rahmenbedingungen war ich bereit zu einer Zusammenarbeit. Bei dem vereinbarten Probetermin in einem großen Klassenzimmer der Schule traf ich auf 19 Lehrerinnen und Lehrer einschließlich Schulleiterin und Referendaren. Wir saßen auf kleinen Kinderholzstühlen im Kreis. Neugierige, fragende Blicke waren auf mich gerichtet, als die Schulleiterin mich begrüßte, von meiner »besonderen« Arbeitsweise in der Supervision sprach und von der Hoffnung, die sie in diese Art von Supervision setzten.
Nach der Anfangsrunde, in der es um Erwartungen, »Mitgebrachtes«, Stimmung und Befindlichkeit ging, kristallisierte sich heraus, dass das gesamte Kollegium seit vier Jahren einmal im Monat Gesprächssupervision hatte und seit längerem damit unzufrieden war. Da wenig passiere und es nach wie vor im Team Schwierigkeiten und Spannungen gebe, wollten sie eine andere Supervisorin mit einer anderen Methode ausprobieren. Sie erlebten sich als starr und steif und es ging ihnen im besonderen Maße darum, wie sie aufeinander zugehen, aufeinander treffen, miteinander umgehen könnten bzw. sollten, und um die Frage, wo jeder seinen Platz und seine Rolle hatte.
Ich war überrascht, denn ich hatte angenommen, dass die Gruppe aufgrund der letzten vier Jahre Supervision über diese Themen längst Klarheit hätte. Fest an die Rückenlehne gedrückt, saß ich auf dem kleinen Stuhl, atmete flach und hielt mich krampfhaft an den Stuhllehnen fest. Gleichzeitig spürte ich plötzlich eine mir unerklärliche Aggression. Nachdem

mir bewusst geworden war, wie ich da saß und was ich wahrnahm, war ich froh, ein Angebot machen zu können in der Hoffnung, dass etwas deutlich würde und in Bewegung käme. Hierzu nahm ich die Häufigkeit der Formulierungen in den Teilnehmerberichten auf, in welchen Hinweise auf ein konkret-leibliches Erleben ihrer Beziehungsprobleme gegeben wurden. Denn der Körper, die Wahrnehmung des Ichs allein und des Ichs in Beziehung zum Gegenüber und/ oder der Gruppe helfen ebenso wie die dabei gemachten Erfahrungen bei der Lösung der anstehenden Probleme.

Das Angebot umfasste in Stichworten:

- aufstehen, Stühle wegräumen und ins Gehen kommen
- im Gehen den Boden spüren und den eigenen Kontakt dazu, auf den Atem achten
- gehen – langsam, schnell, vorwärts, rückwärts –, eigenes Tempo wahrnehmen
- auf andere zugehen und dabei die Aufmerksamkeit auf den Körper lenken
- Wie sind Begegnungen oder Kontakte? Wer kommt auf mich zu und wie reagiere ich?
- nebeneinander gehen, vorausgehen, hinter jemandem gehen
- umhergehen, hingehen und weggehen

Die Gruppe hatte das Angebot »dankbar« angenommen und kam langsam, aber sicher in Gang. Mit der Zeit waren Beweglichkeit, Lebendigkeit und vielfältiges Ausprobieren sichtbar und auch spürbar. Die Teamdynamik wurde »wiederbelebt«, Steifheit und Starre wichen. Während des Angebots erging es mir ähnlich wie der Gruppe. Ich kam in Gang, spürte den Boden unter mir und mein Atem hatte wieder den natürlichen Rhythmus. Nach einiger Zeit des Ausprobierens bot ich an, dass sich ein Gruppenbild mit dem Thema »Mein Platz im Team« gestalten sollte.

Ich war erstaunt, dass sich nach anfänglicher Unsicherheit der Gruppe ein Gerangel und Geschubse mit anschließender Stille beim Platz-Suchen entwickelte. Am Schluss standen einige Gruppenmitglieder ganz dicht aufeinander, andere weit weg mit dem Gesicht von der Gruppe abgewandt. Die Schulleiterin stand auf einem Stuhl fast in der Mitte, vor, aber ganz dicht an ihr eine junge Referendarin. Eine andere Referendarin lag rücklings am Boden, die Hände vor dem Gesicht, und ein Referendar kniete vornübergebeugt, mit verschränkten Armen über dem Kopf, in der Nähe der Schulleiterin.

Die Gruppe war irritiert ob der Skulptur und der gereizt-gedrückten Stimmung, die da entstanden war. Es waren Sätze zu hören wie: »Oh je!« – »Was ist das denn?« – »Genau so ist es!« – »Mein Gott!« – »Zeit war's!« – »Was machen wir jetzt damit, wo es offensichtlich ist?«

Hier war es möglich, durch das körperorientierte Angebot körperliches Erleben vom Ich zum Du zum Wir wahrzunehmen. Die Beziehungsprobleme im Team wurden deutlich. Die anschließende verbale Aufarbeitung war schwer, ebenso wie das Finden von Lösungsmöglichkeiten. Die hierarchischen Ebenen im Spannungsfeld des Systems konnten nur mühsam einbezogen werden und das Ziel einer Teamsupervision, das Wahrnehmen von Zirkularität und reflektierenden Prozessen, in dem zukünftige Lösungsräume, Perspektiven und Ressourcen sichtbar werden, war hier anfänglich sehr schwierig zu erreichen.

Fallsupervision in der Gruppe

Das Modell der KBT-Supervision (Brand u. Urban 1989) scheint mir in besonderer Weise geeignet, Prozesse und Themen »ans Licht« zu bringen und verständlich zu machen. Die Anwendung dieses Konzepts würde es vielen Berufsgruppen ermöglichen, in Supervision Körperarbeit, Interaktion und Arbeit mit Gegenständen als sinnvoll zu erleben und miteinander zu verbinden. Gerade die ganzheitliche Betrachtungsweise kann dank der Anschaulichkeit und Spürbarkeit dabei helfen, die Dynamik in der Supervision zu verstehen und zu nutzen. Es ist wünschenswert, den Körper zu gebrauchen als Quelle der Information, als Instrument des Ausdrucks und als Mittel der Veränderung durch Eindruck und Bewegung.

Dabei ergibt sich eine wesentliche auf den Prozess der Supervision bezogene Frage: Welche Formen des Erlebens sind nach der Versprachlichung eines Falles am ehesten geeignet, die kreative Flexibilität einer Supervisandin zu erweitern? Meine Erfahrung ist, dass eher das Prinzip »Antwort über Körper, Gegenstände und Interaktionen« der Supervisandin Anhaltspunkte für ihre Reflexion liefert. Und je besser es mir als Supervisorin gelingt, nahe an meinen Gefühlen und Empfindungen zu sein, desto leichter fällt es den Beteiligten, ihrerseits einen Zugang zu ihrem Unbewussten zu finden.

Dabei taucht sicher auch die Frage nach der **Abgrenzung zwischen Therapie und Supervision** auf. In der Therapie geht es meiner Meinung nach um die Beziehung des Patienten zum Therapeuten, in der Supervision geht es hingegen um die Darstellung eines Problems des Therapeuten mit dem Patienten. Meine Rolle als Supervisorin ist die einer anregenden und begleitenden Fachfrau. Darüber hinaus ist Fallsupervision in Gruppen geeignet, um die unterschiedlichen Erfahrungshintergründe und Ressourcen der Mitglieder gezielt für den Supervisionsprozess zu nutzen. Die Frage dabei ist: Fokussiert man die Aufmerksamkeit nur auf die Ressourcen des Patienten bzw. der Supervisandin oder fokussiert man auf »blinde Flecken«, auf Aspekte, die unbewusst übersehen worden sind, und/oder auf Pathologien? Ich halte eine einseitige Fixierung im supervisorischen Kontext für problematisch und nicht wünschenswert.

Ablauf und Vorgehen

Wie in jeder Gruppensupervision ist die Zeit mit 90 Minuten vorgegeben. Wichtig dabei ist eine regelmäßige Abfolge innerhalb des zeitlichen Rahmens. Die **Vorstellungs- oder Anfangsrunde** der Teilnehmer beinhaltet Befindlichkeit, Stimmung und die Themen, die mitgebracht wurden. Hier soll auch schon deren Dringlichkeit deutlich gemacht werden.

Es folgt die **Vorstellung eines Falles** und der konkreten therapeutischen Situation, die für die jeweilige Supervisandin schwierig ist, mit dem Ziel, gemeinsames Verständnis der Ausgangssituation zu erhalten. Die Supervisandin schildert in Erzählform das äußere Erscheinungsbild des Patienten, liefert Daten aus der Biographie und der Krankheitsgeschichte, stellt die konkrete therapeutische Situation dar und formuliert ihre Supervisionsfragen. Sie gibt also relevante Ausgangsinformationen über den Patienten, das therapeutische Gespräch und darüber, wie sie den therapeutischen Prozess aus ihrer Perspektive erfahren hat.

Bei der Bearbeitung des Supervisionsauftrages mit dem Ziel, der Supervisandin zu einer persönlichen Erfahrung ihres Supervisionsanliegens zu verhelfen, gibt die Gruppe in der folgenden Wahrnehmungsphase **Rückmeldung zur Fallschilderung**. Es wird in drei Schritten vorgegangen:

1. Äußere Wahrnehmung des unmittelbar Gehörten und des körperlichen Verhaltens der Berichtenden: »Ich habe gehört – ich habe gesehen ...«
2. Innere Körperwahrnehmung: »Meine körperlichen Empfindungen dabei waren ...«
3. Innere Wahrnehmung der emotionalen Befindlichkeit und Assoziationen: »Ich hatte dabei das Gefühl, das Bild, die Phantasie ...«

Dieser Vorstellungs- und Spiegelungsphase schließt sich eine kurze **Befragung der Supervisandin** durch die Gruppenmitglieder an. Sie dient dazu, dass Gruppenmitglieder die Perspektive und das Vorverständnis der Supervisandin übernehmen können – es handelt sich also um klärende Sachfragen entsprechend der Balint-Gruppen-Arbeit.

In der **Handlungs- und Klärungsphase** kann die direkte Präsentation der konkreten therapeutischen Situation stattfinden. Mittels eines themenzentrierten KBT-Angebots kann nun ein ausgewählter Therapieabschnitt »vorgespielt« werden, bei dem die Gruppe, Gegenstände, Körpererfahrungsangebote und interaktionelles Geschehen von der Supervisorin eingesetzt werden. Dabei kann die Supervisandin oder eine von ihr ausgewählte Gruppenteilnehmerin als »Therapeutin« wechselweise verschiedene Handlungsweisen ausprobieren. Die Supervisandin und die Gruppe kommen mit Identifikationen, Reaktionen, Abwehrmechanismen und Gefühlen in Kontakt, welche zu den Patienten gehören und damit in der Supervision bearbeitbar werden.

In der anschließenden **Bearbeitungs- und Reflexionsphase** findet ein Sammeln der »ersten Eindrücke« bzw. Stellungnahmen der Gruppenmitglieder statt. Diese ergänzt die Supervisandin durch ihre Stellungnahme und Aussagen zu ihrer Befindlichkeit. Sie erhält Unterstützung für eine vertiefte Auseinandersetzung mit ihrer therapeutischen Erfahrung in der vorgestellten konkreten Situation. Die Aufgabe der Gruppe besteht darin, den persönlichen Prozess der Supervisandin mit Akzeptanz und Empathie zu begleiten und zu unterstützen. Hier ist es notwendig, unter Betrachtung der abgelaufenen Prozesse und der Supervisionsergebnisse eine Zwischenbilanz zur Überprüfung des erreichten Bearbeitungsstandes vorzunehmen. Die Supervisandin sammelt und formuliert die für sie wichtigen Ergebnisse der Supervision zum einen in Bezug auf den von ihr eingebrachten Supervisionsauftrag und dessen Erfüllung und zum anderen in Bezug auf ihre persönliche Weiterentwicklung als Therapeutin. Die Supervisorin unterstützt diesen Bilanzierungsprozess, hilft die Ergebnisse einzuordnen und richtet den Blick gegebenenfalls auch auf weitere, hier zurückgestellte oder vernachlässigte Aspekte der vorgestellten therapeutischen Situation.

Fallbeispiel 1

Mit einer Sequenz aus der Handlungs- und Klärungsphase mit der direkten Präsentation der konkreten therapeutischen Situation möchte ich nun fortfahren.

Die Supervisandin stellt die Patientin Frau A. vor, 36 Jahre alt, mit der Diagnose Bulimie/ Borderline-Störung, zusätzlich habe sie Schmerzsymptomatik. Sie sei 1994 schon einmal in der Klinik gewesen. Es gebe einen verhaltensauffälligen gestörten Sohn, sie wolle keine KBT machen, müsse dies gemäß dem Klinikkonzept aber tun.

Die Supervisandin berichtet: »Ich selbst konnte mich von ihrem früheren Klinikaufenthalt nicht an Frau A. erinnern. In der Gruppe macht sie alle ärgerlich, denn sie macht nichts mit. Mit einer Leidensmiene beschwert sie sich überall, alles sei ausweglos; somit gab es viel Ärger auf der Station. Ich möchte nicht die böse Mutter sein und signalisiere der Patientin, dass sie in der KBT sein, aber nicht alles mitmachen muss.« Der Supervisionsgruppe möchte sie gerne die letzte Gruppenstunde vorstellen und möchte wissen, was sie hätte anders machen können.

Auf meine Frage an die Supervisionsgruppe, was gehört, gesehen und wahrgenommen wurde, kamen folgende Zitate: »Muss mir das Alter immer herholen und weiß so wenig über die Patientin.« – »Halte mich total fest, fühle mich geschlossen, kann aber gut zuhören.« – »Dachte, mir verschlägt es die Sprache, ich bekam Sodbrennen und Schmerzen.« – »Mir ist zum Kotzen, es taucht Wut auf und ich dachte: Sie soll doch verschwinden.« – »Dachte, es wird nie das Richtige sein, und dachte auch an Kränkung.« – »Frage mich, wo ist ihr Problem, sieht sie es überhaupt?«

Hier wird deutlich, dass die Supervisandin bei der Vorstellung von Frau A. deren äußeres Erscheinungsbild, ihre Biographie und Anamnese völlig heraushält, ebenso wie in der Gruppe nur »leise« nachgefragt wird. Es geht viel um Denken und Fragen. Beim »Spiegeln« dieses Phänomens stellt sich heraus, dass die Supervisandin selbst über nicht mehr Informationen verfügt, und die Gruppe zeigt sich erstaunt, dass ihre sonst vorhandene »Wachheit« diesmal so verloren ging. Ich nehme die Fragestellung betreffend die Vorstellung der letzten KBT-Stunde der Supervisandin auf und bitte sie, jemanden aus der Gruppe anstelle von Frau A. zu benennen. Es wird eine Teilnehmerin aufgefordert, die mit der Rolle auch einverstanden ist. Die übrigen Gruppenmitglieder bleiben unbenannt. Ich setze die Supervisandin als Gruppenleiterin ein, da es ihr Wunsch ist und wir dies schon öfter mit Erfolg ausprobiert haben und hoffe, dass Ängste und Beschämung ausbleiben oder bearbeitbar werden.

Die Supervisandin macht ein kurzes Angebot, wobei es um »Ankommen – Decke nehmen – im Raum gehen – Boden spüren – Füße wahrnehmen – vom Sitzen zum Stehen und Gehen kommen – sich einen Übergang schaffen – mit einer Decke und einem Stuhl in die Runde kommen« geht. Die Gruppenmitglieder liegen oder sitzen im Raum verteilt und sind sehr eifrig bei der Sache. Die Gruppenleiterin geht während des Angebotes durch den Raum und bewegt sich unruhig und unsicher. Ihre Stimme ist sehr leise und das Angebot wirkt eher wie etwas auswendig Gelerntes. Frau A. sitzt an einer Säule in der Ecke, sieht mürrisch und bockig aus und bearbeitet mit beiden Händen beide Füße gleichzeitig. Ihr Blick richtet sich starr in Richtung der Gruppenleiterin und dann wieder hin zu ihren Füßen.
Beim anschließenden Austausch kommen fast nur negative Äußerungen der gesamten Gruppe über Boden, Füße, Beine, Stehen, Gehen und die Decke. Danach verstummt die Gruppe, es kommt kein Gespräch in Gang und alle schauen zu mir. Ich gehe auf die »Frage« ein und spreche die Gruppe auf Stimmung und Impulse an. Nach dieser Sammlung, in der Aggression, Schmerzen, Übelkeit und Regressionswünsche vorkommen, mache ich der Gruppe an diesem Punkt den Vorschlag, dass Frau A. und die Gruppenleiterin die Rollen wechseln sollten.

Wenn ich einen anderen dazu veranlasse, sich in die Rolle seines Patienten zu versetzen, gebe ich ihm die Möglichkeit, die in der Therapie gewachsene Übertragungs- und Gegenübertragungssituation direkt zu erleben und darzustellen.

Im nachfolgenden Angebot der neuen Gruppenleiterin geht es nochmals um Boden, Sitzen, Stehen, Gehen und neu kommt das Thema Platz hinzu. Diese Gruppenleiterin ist nur auf die Patientin fixiert, aber auch hier treten in der Gesprächsrunde wieder Schweigen und Ratlosigkeit auf. Die Gruppe fordert mich nach einer Weile auf, als Gruppenleiterin weiterzumachen.
Ich verlasse meine Seherposition, die etwas abseits war, und setze mich in die Runde. Die sehr hohe Erwartungshaltung verunsichert mich kurz, aber die Erkenntnis, dass dies auch der Erwartungshaltung der Patientin gegenüber der Therapeutin entspricht, lässt mich ruhiger werden. Mit dem Angebot an alle Teilnehmer, mit und ohne Decke verschiedene Pole – Sitzen, Stehen, Gehen – Haltung, Lage und Platz – Gehen allein und zu zweit – auszuprobieren, kommt vieles innerlich und äußerlich in Bewegung. Die Erwartungshaltung, der Druck der Patientin und der Gruppe erreichen auch mich anfänglich. Ein »Auf-mich-Besinnen«, gepaart mit Theorie und methodischen Vorgehensweisen, macht es möglich, dass die Gruppe durch kurze Selbsterfahrungsanteile in der Reflexionsphase und dem Erfahrungsaustausch an die Punkte kommt, an denen Konsequenzen für die therapeutische Situation deutlich werden.

Bei der Reflexion der Supervisandin wird deutlich, dass sie als Gruppenleiterin an ein »todsicheres« Angebot dachte und sich dabei »so geschlossen wie tot« erlebte und nur sich selbst, nicht mehr die Patientin oder die Gruppe gesehen hat. Als Patientin war sie zunächst im Widerstand. Die Supervisandin weiß jetzt, dass Schmerzen, Ekel und Aggression viel miteinander zu tun haben und von Leben ausschließen. Bei dem allgemeinen Erfahrungsaustausch wird das Erkennen von Übertragungs- und Gegenübertragungsphantasien in der Gruppe auch ohne Anamnese und Biographie deutlich. Spürbare körperliche Gegenübertragung und Identifikation mit der Patientin sind auf verschiedene Gruppenmitglieder übergegangen. Die Einzelarbeit in der Gruppe, also die Körperwahrnehmung, die Erfahrung mit dem Gegenstand Decke, das interaktionelle Geschehen bei der Zweiersituation im Wechsel und in der Gruppe ermöglichte im Hier und Jetzt neue Erfahrungen von aktuellen Beziehungen.

Zusammenfassung

Am Anfang der Supervision wurde deutlich, wie wichtig es war, dass die Supervisandin frei und ohne Aufzeichnungen über ihr Wissen und ihre Erlebnisse mit der Patientin berichtete. Dadurch entfaltete sich das problematische Interaktionsmuster von Beginn an. Diese Vorgehensweise entspricht in etwa der »freien Assoziation« im analytischen Prozess; so können alle möglichen subjektiven Einstellungen, Auslassungen, Überlegungen, spätere Interpolationen usw. zugelassen werden. Der Rollentausch stellt die Kausalität im vorhandenen System infrage und es wird spür- und sichtbar, dass das Geschehen in der Gruppe nicht nur als Übertragungshandlung der Supervisandin zu sehen ist, sondern als Gesamtszene und als ein in sich geschlossenes System. Insofern hat sich die Beziehung zwischen Patientin und Therapeutin des »Dort und Dann« im »Hier und Jetzt« der Supervision reflektiert, also gespiegelt. Hier wird der besondere Wert der Gruppe als »Spiegel« und »Resonanzboden« deutlich.
Das Einbeziehen der Spiegelphänomene (Kutter 1992) hat sich bewährt, um die emotionalen Erkenntnisprozesse nicht als privat isolierte Selbsterfahrung abzuspalten. Alles, was in der Supervision an Persönlichem zur Reflexion gelangt, ist hier mobilisiert worden und hat demnach einen mehr oder minder starken Bezug zur therapeutischen Arbeit. Wachgerufene eigene Wahrnehmungen und Gefühle – auch konflikthafte – lassen sich zurückführen auf den Arbeitsbezug. So werden die Reflexionsergebnisse über persönliche, körperliche Erfahrung in den Arbeitsprozess integriert. Dadurch war es im vorgestellten Fall möglich, weiteres methodisches Vorgehen in den therapeutischen Prozess mit der Patientin einzubeziehen. Hier wird deutlich, wie gerade die KBT Voraussetzungen für den Prozess der kritischen Selbstreflexion mit den dazugehörigen Zweifeln und sich neu entfaltenden Inszenierungen schafft. Dies ist natürlich ein Prozess, der von allen Beteiligten Zeit, Geduld und eine gehörige Portion Neugierde erfordert.
Ebenso können in der Supervision körperliches Erleben und interaktionelles Geschehen mithilfe der Dingwelt, also der Gegenstände, zur Klärung beitragen. Diese können über das Symbol und dessen Macht über den Körper erlebt und als eigenes Thema erfahren werden. Danach ist es wieder möglich, den Patienten abgegrenzter und fallbezogener zu sehen. Es werden also mithilfe des Gegenstandes Symbolisierungs- und Körperprozesse in Gang gesetzt, die »Wahrnehmen«, »Erkennen« und »Distanzieren« ermöglichen.
Bei dem folgenden Fallbeispiel wird das Ding ins Handeln, also in die Interaktion, mit einbezogen und als Identifikations- oder Projektionsobjekt angeboten. Das intersubjektive Erleben der infrage stehenden Interaktion ermöglicht ein gemeinsames Erleben für alle Beteiligten. Die Reflexion über das Erlebte erfolgt dann nicht mehr nur vor dem Hintergrund rationaler Argumentationen und Erkenntnisse, sondern es ist geprägt durch erlebnishafte Beteiligung.

Fallbeispiel 2

In diesem Fall ging es um die Supervision einer Gruppe von Sozialpädagoginnen aus unterschiedlichen sozialen Einrichtungen der Caritas. Es war meine erste Supervision mit Berufsfremden. Die Sozialpädagoginnen kamen alle vier Wochen zusammen, hatten pädagogisches Wissen, therapeutisches Verständnis, waren aber keine Therapeutinnen. Alle Supervisandinnen hatten Arbeitsbereiche wie Schuldnerberatung, soziale Beratung, Stadtteilarbeit, Mütterzentren und betreute Wohngruppen von allein erziehenden Frauen.
Im Laufe der Zeit wurden die verhängnisvollen Auswirkungen ihrer beruflichen Aufgabenvielfalt deutlich: Durch die traditionelle Rollenzuschreibung der Frau und ihre »natürliche mütterliche Begabung« zu einem »Allzeit-Bereit-Sein« schlug die Arbeit der Sozialpädagoginnen um zu einem Helfersyndrom oder führte dazu, dass einige eine gegenteilige Haltung einnah-

men. Das selbst- und fremdbestimmte Rollenverständnis der Sozialpädagogin führte damit oft zu Stolperstellen im beruflichen Alltag.
Im Rahmen der Supervision, in der ich Körperarbeit, interaktionelles Geschehen und die Arbeit mit Gegenständen (einzeln und/oder parallel) einsetzte, wurden die Teilnehmerinnen unter anderem mit der Bearbeitung des Themas »Integration der bestehenden Verhältnisse und der eigenen Grenzen« anhand von Fallvorstellungen konfrontiert. Im folgenden Ausschnitt möchte ich skizzieren, wie mithilfe der Konzentrativen Bewegungstherapie in einer Sequenz körperliches Erleben, die Dingwelt (hier Geld) und interaktionelles Geschehen »Gegenstand« waren und zur Klärung beigetragen haben.
Nach der üblichen Anfangsrunde, in der »Mitgebrachtes«, Stimmung und Befindlichkeit im Mittelpunkt standen, kristallisierte sich ein Fall heraus, bei dem es in der Schuldnerberatung in besonders starkem Maße um das Thema Geld ging. Die anderen Sozialpädagoginnen gingen auf diesen Punkt sofort ein und berichteten ihrerseits kurz, dass Geld ein leidiges Thema sei, denn Schuldnerberatung und »Geldgeben« gehörten auch zu ihren Aufgabenbereichen.
In einem Phantasiespiel sollten alle Gruppenmitglieder einmal schildern, nach welchen Grundsätzen und Haltungen man sich an ihrer Arbeitsstelle wohl bewegen müsse, um allen gerecht zu werden, und worüber nicht laut nachgedacht werden dürfte. Alle Gruppenmitglieder waren beim Zusammentragen dieser Einfälle gleichermaßen stark beteiligt. Die Stimmung war gelöst und angeregt. Jetzt konnten wir vom Allgemeinen zur Person der Supervisandin und zu ihrem Klienten kommen.

Die Supervisandin berichtet: »Herr K. kommt zum ersten Mal in die Schuldnerberatung, ist ca. 45 Jahre alt, ledig, riecht fürchterlich nach Alkohol und möchte Geld. Seine äußere Erscheinung lässt zu wünschen übrig. Er ist ungepflegt, seine Haare fettig, und die Kleider könnten eine Wäsche vertragen. Dieser Mann ärgert mich; denn er würde das Geld, das ich ihm gebe, sowieso in Alkohol umsetzen. Das Thema Geld taucht bei mir immer wieder als etwas Ungutes auf, nicht nur bei diesem Klienten. Soll ich zehn Euro oder mehr geben? Wann verweigere ich Geld und wenn ja, warum? Wie soll ich damit umgehen? So stimmt doch etwas nicht – aber was? Das ist meine Frage an die Supervision.«

Da deutlich wird, dass das Thema Geld für alle Beteiligten ein wichtiges, aber auch zugleich »brenzliges« und schwieriges ist, formuliere ich daraus folgendes Angebot:

- in Gang kommen – Gehen
- Jede Teilnehmerin nimmt sich aus ihrem eigenen Bestand Geld und kommt wieder ins Gehen: Was habe ich mir für Geld genommen? – Hartgeld oder Scheine?
- Was gibt es für Geld? – Hartgeld, Scheine, Wechselgeld, Kleingeld, »großes« Geld, Spielgeld, Haushaltsgeld, Gehalt, Taschengeld, Spargeld
- zum Stehen kommen – das Geld an den eigenen Körper bringen: Wo tue ich es hin? – verschiedene Stellen ausprobieren
- Geld »ablegen« und wieder aufnehmen: Wo trage ich es mit mir? – Wo und wie ist »Geld haben« am Körper spürbar? – Wo und wie sind Geldsorgen am und im Körper spürbar?
- wieder ins Gehen kommen – im Gehen: Geld hergeben, Geld tauschen, Geld nehmen, Geld behalten – Wie geht es mir damit? – Wie ist es, weniger oder mehr zu haben – zu bekommen? – Wie ist es, kein Geld zu haben oder welches zu verlieren?
- wechselweise damit umgehen: Bin ich zufrieden mit dem, was ich bekomme, oder hole ich mir meines zurück?
- Übergang schaffen, das Angebot zu beenden – in die Runde zusammenkommen und überlegen, wo jede ihr Geld ablegt.

Es folgt der allgemeine Erfahrungs- und Erlebnisaustausch: Geldsorgen machen Atemnot und sitzen im Brustbereich. Geld ist Macht, »macht« andere klein und mich groß. »Geld

haben« sitzt im Rücken, in den Schultern, stärkt mich und den Körper. Nur durch Ausprobieren war es möglich, mir das Geld zu nehmen, das mir gehörte. (Es tauchte eine Erinnerung auf, dass Menschen ihre Schulden nicht zurückzahlen und man sich nicht traut, diese einzufordern.) Ich darf nicht zeigen, dass ich Geld habe. Kein Geld haben ist abhängig sein. Spielgeld haben ist etwas Neues für mich. Spargeld ist immer angesagt. Geld haben löst Ruhe im Körper aus und kein Geld haben löst Unruhe im Körper aus. Geldsorgen »schlagen« mir auf den Magen.
Die Supervisandin berichtete in ihrer Reflexion: »Mir wird durch das körperliche Erleben und durch den Kontakt mit den anderen klar, dass ich meine eigene Geschichte und Beziehung zu Geld und den Umgang damit in die berufliche Situation unadäquat und unabgegrenzt einbringe. Die Fakten lasse ich vollkommen außer Acht. Dazu kommen Sympathie, Antipathie und äußeres Erscheinungsbild. Auf der Ebene der Körpererfahrung konnte ich wahrnehmen, dass Geld Macht ist und etwas mit dem Körper macht. Wenn ich z. B. im Gehen Bewegungen mit Geld mache, entsteht ein Gefühl von Verteilen, Großzügig-Sein, Ins-Volk-Werfen. Im Stand spürte ich, dass kein Geld haben mich belastet, dass auf der Brust und der Schulter Druck spürbar wird, und dass Geld haben ein freies Körpergefühl macht. Der Atem fließt, der Rücken ist frei und fühlt sich gestärkt an.«

Zusammenfassung
Es stellt sich heraus, dass die Supervisandin körperlich erspürt, wie das Thema Geld in ihrem Körper Resonanz findet, ebenso die weiteren Auswirkungen auf die Körperreaktionen. Weiteres erlebt sie in den unterschiedlichen Begegnungen, z. B. wie man von ihr Geld will oder man es ihr gibt. Die berufliche Auseinandersetzung im Rahmen der Supervision führt in diesem Fall an die Grenzen und Probleme, die von außen kommen und das sozialpädagogische Handeln beeinträchtigen, aber auch mit uns als Mensch zu tun haben. Diese praktizierte Offenheit und Transparenz erlaubten es mithilfe der KBT, dass nicht nur die Supervisandin, sondern auch die anderen Teilnehmerinnen »ihre« Probleme bearbeiteten.

Fallsupervision als Einzelarbeit

Bei fallorientierter Supervision geht es nach meinem Verständnis darum, kreativen »Entwicklungsraum« der Ressourcen und des Bewusstseins zu ermöglichen, andererseits aber auch darum, dass die Supervisandin die oft konfusionsfördernde Komplexität ihrer Arbeit strukturieren kann, sodass ihre autonome Handlungs- und Entscheidungsmöglichkeit wieder spürbar wird. Die Reflexion über das Erlebte erfolgt nicht nur vor dem Hintergrund rationaler Argumentation und Erkenntnisse, sondern ist geprägt durch erlebnishafte Beteiligung. Die KBT-Supervision vermittelt also nicht nur theoretische Erkenntnisse und Wissen, sondern konkretisiert und ergänzt dieses auch durch Körperarbeit, Gegenstände und Handlungserfahrung im realen Erlebnis.

Fallbeispiel

Über meine Ermächtigung seitens der Bayrischen Ärztekammer, im Bereich der Weiterbildung Psychoanalyse/Psychotherapie mit der KBT in Selbsterfahrung zu arbeiten, kam ein junger Arzt zu mir in Supervision.

Er formulierte zu Beginn einer Stunde: »Ich möchte einen Fall vorstellen, bei dem es mir nicht gut geht und ich überhaupt nicht weiß, was ich tun soll. Es ist eine Patientin mit einer Bulimie. Stellen Sie sich vor, in der ersten Stunde keift diese mich an mit der Frage, wie ich als Mann, der keine Ahnung vom Abnehmen und dem, was Essen macht, hat, mit ihr arbeiten wolle. Weiter gab sie zu verstehen, dass sie sich ritzt und missbraucht wurde. Sie sagt, dass ich als Therapeut eher Täter als Helfer wäre und ich auch sicher nicht wisse, wie es ist, sich zu schneiden. Davon hätte ich ja keine

Ahnung. Irgendwie hat sie Recht. Ich habe keine eigene Erfahrung mit einer bulimischen Symptomatik, weiß nicht, wie es ist, essgestört zu sein oder sich zu schneiden. Was soll ich machen?«
Ich bot dem Supervisanden an, einmal im Raum umherzugehen und sich eine Situation vorzustellen, die er in den letzten Tagen als sehr konflikthaft und für ihn unlösbar erlebt hatte. Der KBT-Raum »beinhaltet« viel Freiraum und es befinden sich viele Gegenstände und Materialien in ihm: Decken, Seile, Stöcke, Tücher und allerlei, was in die Dingwelt eines Menschen gehört; Dinge, die auch z. B. symbolischen Wert haben.
Nach einer Weile deutete er mir an, dass er mit seiner Vorstellung in einer solchen Situation »gelandet« sei. Ich forderte ihn auf, umherzugehen und sich so viele Gegenstände wie möglich »an den Körper« sowie in und an seine Kleidung zu packen. Er ging langsam auf die Suche, packte sich bei seiner »Wanderung« viele Dinge in die Taschen und schaute mich nach einer Weile fragend an. Ich bat ihn, weiter zu sammeln. Nun ging er schneller durch den Raum und stopfte sich in Windeseile alles, was er raffen konnte, ein. Irgendwann sah es so aus, als hätte er die Kontrolle über die Situation verloren. Er rannte und sammelte und sammelte und stopfte. Sogar in die Ohren steckte er sich kleine Glaskugeln, ebenso in die Strümpfe und Schuhe. Wie ein voll gestopftes Paket lief er herum und ließ sich auch nicht durch meine Worte bremsen. Mir wurde leicht übel und mich überkam Unruhe. Ich forderte ihn nun auf, die Dinge wieder »loszuwerden«. Er riss sich die Jacke vom Körper, schleuderte die Schuhe in die Ecke und entleerte die Hosentaschen in rasendem Tempo. Er ritzte sich mit seinem Reißverschluss am Arm und kam beim Anblick des rinnenden Blutes zum Stehen. Völlig erschöpft berichtete er zum Schluss, dass er wahrscheinlich die Dynamik von Fressen, Kotzen und Ritzen am eigenen Körper erlebt habe. Das, was er im Lehrbuch gelesen und in der Klinik gehört hatte, war ihm in dieser Stunde sehr nahe gekommen.

Zusammenfassung

Hier wird deutlich, was Loch 1969 zu den Spiegelphänomenen geschrieben hat: Das Spiegelphänomen besteht einerseits darin, dass sich die Psychodynamik des untersuchten »Gegenstandes« aus der Behandlungssituation an der Behandlerin (Supervisandin) spiegelt, und andererseits darin, dass sich die berichtete Psychodynamik zwischen Supervisorin und Supervisandin spiegelt.
Die KBT-Einzelsupervision ist ziel- und lösungsorientiert, aktiviert vorhandene Ressourcen, weckt kreative Eigendynamik und gibt Hilfe zur Selbsthilfe. Sie führt neue zusätzliche Perspektiven und Handlungsweisen ein. Raum für autonome Selbstorganisation erhöht die Reflexionsfähigkeit in Bezug auf sich selbst und die eigene Arbeit. Die Angebote der Supervisorin richten sich nicht auf die Lebensgeschichte des Patienten aus, sondern auf das, was sich in der Supervision darstellt. Mit der Rückführung der Supervisandin auf ihr eigenes frühes Erleben bekommt das Thema Bedeutung und verändert ihr Leben jetzt und in Zukunft. Die Haltung der Supervisandin wird als Beziehungsangebot und Erfahrungsgrundlage verstanden. Wichtig ist es, dass die Supervisandin ihren Affekt als Gegenübertragungsreaktion und Teil der unbewussten Inszenierungen des Patienten versteht. Durch das Bewusstmachen und Klären der unterschiedlichen Rollenansprüche und Rollenmuster sowie durch die Entwicklung von Abgrenzungsmöglichkeiten können sich neue Motivation und Perspektiven ergeben.

Literatur

- Balint M (1970). Therapeutische Aspekte der Regression. Stuttgart: Klett.
- Brand R, Urban B (1989). Gruppensupervision. Konzent Bewegungsther; H. 17: 62–5.
- Kutter P. Das direkte und indirekte Spiegelphänomen. In: Pühl H (Hrsg) (1992). Handbuch der Supervision. Berlin: Marhold; 291–301.
- Stolze H (1994). KBT in der Balintgruppenarbeit. München: Selbstverlag.

Empfohlene Literatur

- Brandau H (1995). Spiel- und Übungsbuch zur Supervision. Salzburg: Müller.
- Loch W (1969). Balintseminare. Jahrbuch Psychoanalyse; 16: 141–56.
- Schreyögg A (1994). Supervision, Didaktik und Evaluation. Paderborn: Junfermann.
- Siegers F. Professionalisierung von Supervision. In: Pühl H (Hrsg) (1992). Handbuch der Supervision. Berlin: Marhold; 43–7.

Sachverzeichnis